Theorie der medizinischen Fußbehandlung Band 2

Ein Lehrbuch für die Podologie

4. aktualisierte und überarbeitete Auflage

Klaus Grünewald, Christine Kuberka-Wiese

Theorie der medizinischen Fußbehandlung

Band 2

Ein Lehrbuch für die Podologie

4. aktualisierte und überarbeitete Auflage

Verlag Neuer Merkur GmbH

Kapitel 1, 2 und 5:
Klaus Grünewald, Podologe, Braunschweig

Kapitel 3, 4 und 6:
Christine Kuberka-Wiese BSc, Podologin, Rosdorf

Der einfacherer Lesbarkeit wegen verwendet dieses Lehrbuch das generische Maskulinum und damit die verallgemeinernde, grammatikalisch männliche Bezeichnung. Diese ist als geschlechtsneutral zu verstehen, es sind alle Menschen – unabhängig vom Geschlecht – angesprochen.

Die Deutsche Bibliothek – CIP-Einheitsaufnahme
Ein Titeldatensatz für diese Publikation ist bei der Deutschen Bibliothek erhältlich.

Verlagsort: Postfach 12 53, D-82141 Planegg

K. Grünewald, C. Kuberka-Wiese – Theorie der medizinischen Fußbehandlung, Band 2 – Ein Lehrbuch für die Podologie
4., überarbeitete Auflage 2023
ISBN 978-3-95409-070-9
Layout und grafische Gestaltung: Martina Stolzmann
Druck: CPI Books GmbH, Leck

Vorwort

Die Co-Autorin möchte dieses Fachbuch als Nachschlagewerk für Podolog:innen sowie als Basis für jede Podologie-Ausbildung und dabei als Diskussionsgrundlage verstanden wissen.

Durch neue rechtliche und medizinische Erkenntnisse kann es sein, dass mancher Lehrinhalt überdacht oder aktualisiert werden muss. Dann kann dieses Buch als Grundlage für Diskussionen und zur wissenschaftlichen Prüfung beispielsweise einer speziellen Behandlungstechnik herangezogen werden. Zur Überprüfung der Aktualität wird empfohlen, nach zeitnahen Studienergebnissen in den digitalen Datenbanken, wie z. B. PubMed, Central, Cinahl, Embase, Medline und Cochrane Library, nachzuschlagen.

Die den Kapiteln vorangesetzten Kompetenzformulierungen können nach Umsetzung bei der Evaluierung für den speziellen Behandlungsfall dienlich sein. Die Einteilung nach Sachgebieten in diesem Buch befähigt Schüler:innen nach dem Durcharbeiten Krankheiten einzuschätzen und Therapien, nach reiflicher Abwägung der Differenzialdiagnosen, Indikationen und Kontraindikationen, für einen speziellen Fall auszuwählen. In der Praxis oder mit anschaulichem Bildmaterial kann dies eingeübt werden. Die Theorie ersetzt die angeleitete Praxis nicht.

Kommt beispielsweise ein Patient zur Behandlung mit der dermatologischen Diagnose Verruca plantaris sinistra und Onychomykose U1 sinistra, folgt nach Anamnese, Befunderhebung und Diagnostik die Festlegung des Therapieplanes mit Diskussion, Schlussfolgerung und Fazit.

Dabei wird unter Berücksichtigung der möglichen Grunderkrankung und nach der Aufklärung der Patient:innen über Behandlungen und Alternativtherapien eine Entscheidung zur Therapie gefällt und dokumentiert. Eine Bilddokumentation verbessert die Anschaulichkeit und kann bei digitaler Karteiführung bequem hinzugefügt werden. Dadurch besteht auch die Möglichkeit, den Therapiefortschritt zu reflektieren, zu demonstrieren und darzustellen; weitergedacht wird die Evidenz der Behandlung dokumentiert und studienfähig.

Dazu ist anzumerken, dass im Zuge der Globalisierung zusätzliche Lehrinhalte, die in anderen Ländern traditionell und aktuell unterrichtet und im Beruf ausgeübt werden, wie beispielsweise die Plantarorthosentechnik, nicht vergessen werden dürfen, da sie der Fußgesundheit von Menschen zugutekommen. Derzeit wird von einer internationalen Podolog:innen-Gruppe an einer Vereinheitlichung der Berufsausbildungen auf europäischer Ebene in Form eines europäischen Rahmenlehrplans gearbeitet, sodass auch hier ein Kompetenznachschlagewerk in Arbeit ist.

Bei Besuchen von Ausbildungsstätten und bei Kontakten zu Kolleg:innen im benachbarten und ferneren Ausland ist es nicht möglich, diese Einflüsse zu ignorieren, wenn sie denn plausibel und für das Wohl und die bessere medizinische Versorgung der Patient:innen sowie die Verbesserung der Arbeitssituation von Podolog:innen nach intensiver Prüfung sinnvoll erscheinen. Dazu kommt, dass durch die globale Vernetzung im www (World Wide Web/Internet) Behandlungsmaßnahmen in der Podologie weltweit ausgetauscht und in Online-Foren diskutiert, und somit auch dadurch zum Gegenstand des Interesses tätiger Podolog:innen werden.

Dabei ist ein kritischer Blick auf die Ratschläge postender und kommentierender Kolleg:innen zu werfen, denn eine wissenschaftliche Begründung und ein fachlich qualifizierender Hintergrund sind nicht immer gegeben. Und doch tragen diese Veröffentlichungen positiv zur allgemeinen Information bei und verbessern den Austausch untereinander. Priorität für die Berufsausübung der Podologie in Deutschland haben jedenfalls Richtlinien der relevanten Institutionen und die gesetzlichen Vorgaben.

Ein Fachbuch gilt in Fachkreisen nach wie vor als seriöse Quelle abgewogener und gesicherter Informationen. Im Nachgang zu jedem Kapitel befinden sich dementsprechend die Quellen- und Literaturnachweise.

Ich wünsche mir angeregte Diskussionen und eine Ausweitung des Grundfachwissens für Podolog:innen in unserem Land und verbleibe mit freundlichen kollegialen Grüßen

Chr. Kuberka-Wiese

Christine Kuberka-Wiese
Rosdorf, im Juli 2022

Einleitung

Das Tätigkeitsfeld von Podolog:innen ist breit gefächert und zeichnet sich zunehmend durch präventive, therapeutische, rehabilitative und medizinische Behandlungen aus. Dies gilt besonders für an Diabetes mellitus erkrankte Patienten mit Spätkomplikationen. Ihre Neigung zu Angiopathien (Durchblutungsstörungen der Gefäße), Polyneuropathien (multiple Nervenleitungsstörungen), Infektionen und Heilungsverzögerungen ist erhöht.

Die geforderte Einbindung von Podolog:innen in das prophylaktische und therapeutische Betreuungskonzept von Menschen mit Diabetes mellitus stellt hohe Anforderungen an Fachwissen und praktische Kompetenzen. Am Anfang des Buches werden daher mögliche Fußkomplikationen beim diabetischen Fuß beschrieben und durch die Darstellung geeigneter und ungeeigneter Behandlungsmethoden ergänzt.

Für die Anregungen und konstruktiven Vorschläge des Kapitels über die Stoffwechselerkrankung Diabetes danke ich der Ärztin Elisabeth Frank.

Besonderen Wert habe ich in dem darauffolgenden Kapitel auf das Grundlagenwissen der Orthonyxie und der Herstellung von Orthosen gelegt, die ein unverzichtbarer Bestandteil unserer Arbeit geworden sind. Hierbei bekam ich wertvolle Unterstützung durch den Berufskollegen Günther Greppmayr, dessen Familie entscheidend zur Verbreitung und Weiterentwicklung dieser Techniken beigetragen hat.

Im Kapitel Physik sind die wesentlichen, auf unseren Beruf bezogenen Zusammenhänge verständlich erklärt. Soweit möglich, sind deshalb wissenschaftliche Formulierungen vereinfacht dargestellt. Für die Durchsicht dieses Kapitels bin ich Dr. Reinhard Scherm, PTB Braunschweig, und Dr. med. Wolfgang Bringmann, Berlin, zu Dank verpflichtet.

Die in der podologischen Praxis einzuhaltenden Hygienevorschriften sind nur dann für den Ausführenden überzeugend zu erfüllen, wenn die Notwendigkeit dieser Maßnahmen verstanden wird. Durch die über die Jahre gestiegenen Anforderungen in unserem Beruf ist es unerlässlich, sich immer wieder daraufhin zu überprüfen, ob alle hygienischen Maßnahmen und Vorschriften wirklich eingehalten werden. Vielen Dank an Christine Kuberka-Wiese BSc, dass sie mit dem Blick auf die Praxis die beiden Kapitel „Hygiene“ und „Podologische Mikrobiologie“ verfasst hat.

Weitere wichtige Bereiche für die Salutogenese, die Gesunderhaltung, der unteren Extremität und des gesamten Organismus werden in dem Kapitel „Physikalische Therapie“ mit den Unterpunkten Massage, Bewegungsübungen und Hydro-, Balneo- und Phytotherapie von der Berufskollegin Christine Kuberka-Wiese BSc ausgeführt.

Meine Frau Waltrud, meine Tochter Daniela Raake und Wolfgang Stranak, Zorneding, unterstützten mich durch positive Anregungen und produktive Kritik.

Mein Anliegen ist es, das Tätigkeitsfeld der Podologie umfassend zu dokumentieren. Mit der Vollendung des 2. sowie des 3. Bandes habe ich hierzu beigetragen und schließe mit dem Zitat eines mir unbekannten Verfassers:

„Wer das Wissen hat, kann die Bedeutung dessen, was er wahrnimmt, richtig einschätzen und richtig handeln."

Klaus Grünewald, November 2022

Diabetes mellitus und der Fuß

Podologen sollen nach der Durcharbeit dieses Kapitels in der Lage sein, im Rahmen der speziellen Krankheitslehre die Stoffwechselstörung Diabetes mellitus und das damit verbundene Krankheitsbild in den unterschiedlichen Stadien und Entwicklungsstufen mit angiologischen, neurologischen, dermatologischen und psychischen Akut- und Spätkomplikationen zu verstehen. Sie sollen darauf basierend die podologische Therapie und Versorgung auch bei Läsionen individuell abstimmen und durchführen können. Dabei beachten sie die Grenzen ihrer Berufstätigkeit und leiten bei Notwendigkeit Patienten an Ärzte oder andere Therapierende weiter.

1.1 Diabetes mellitus

Der Begriff „Diabetes mellitus" ist zum einen aus dem griechischen Wortteil: Diabet (= hindurchgehen) und dem lateinischen Wort: mellitus (= mit Honig versüßt) zusammengefügt. In freier Übersetzung kann dieser Fachausdruck mit „honigsüßer Durchfluss" bezeichnet werden. In der Tat konnte man in früherer Zeit – bevor andere Untersuchungsverfahren bekannt waren – diese Erkrankung nur durch den süßen Geschmack auf der Zunge beim Probieren des Urins feststellen.

1.1.1 Ursache des Diabetes

Diabetes mellitus ist eine hormonelle Stoffwechselerkrankung, die auf Störungen des Insulinhaushalts zurückzuführen ist. Diese Störung ist entweder:

- absolut, d. h. die Zerstörung der insulinproduzierenden Zellen führt zum absoluten Insulinmangel oder
- relativ, d. h. es besteht keine zeit- und mengengerechte Ausschüttung des Insulins, wobei zusätzlich die Wirksamkeit des Hormons herabgesetzt ist (Insulinresistenz).

Entstehungsort des Insulins ist die Bauchspeicheldrüse (Pankreas). Als endokrines Hormon wird es direkt in die Blutbahn abgegeben.

1.1.2 Absonderungen der Bauchspeicheldrüse

Die für den Diabetes mellitus relevanten Hormone der Bauchspeicheldrüse werden in den Langerhans-Inseln gebildet. Sie enthalten α- und β-Zellen.

Die **α-Zellen** der Langerhans-Inseln bilden u. a. das Glukagon (Antagonist des Insulins).

Die **β-Zellen** der Langerhans-Inseln bilden das Insulin.

1.1.3 Wirkung des Glukagons

Glukagon bewirkt eine Erhöhung des Blutzuckerspiegels durch Abbau des Glykogens* in der Leber. Es steht damit die zuvor gespeicherte Energiereserve (Zu-

Tabelle 1.1: Absonderungen der Bauchspeicheldrüsen

α-Zellen	β-Zellen
Bildung von: **Glukagon** (Antagonist des Insulins)	Bildung von: **Insulin**
Auswirkung:	**Auswirkung:**
Erhöhung des Blutzuckerspiegels (durch Abbau des Glykogens aus der Leber)	Blutzuckersenkung (ermöglicht Aufnahme des Zuckers in die Zellen von Leber und Muskulatur)
	Adenosintriphosphat (ATP)-Synthese (wichtigster Energieträger der Körperzelle mit Schlüsselrolle in der Stoffwechselregulation der Zelle
Baut Eiweiß ab	Eiweißspiegelsenkung im Blut (Aminosäurespiegelsenkung), indem Eiweißtransport in die Zelle ermöglicht wird (Eiweißsynthese von körpereigenem Eiweiß)
Freisetzung von Fetten aus den Fettzellen	Transport von Fetten (Fettsäuren) in die Fettzelle (Lipogenese)

* Glykogen = Polysaccharid/tierische Stärke

cker) den Körperzellen zur Verfügung. Außerdem setzt Glukagon aus den Fettzellen Fette frei und baut Eiweiß ab.

1.1.4 Folgen des Insulinmangels bzw. der reduzierten (eingeschränkten) Insulinwirkung

Ein absoluter oder relativer Mangel an Insulin hat für den Körper komplexe Folgen. Es entsteht eine umfassende Störung des Kohlenhydrat-, Eiweiß- und Fettstoffwechsels. Insulin senkt, als einziges Hormon im Organismus, den Blutglukosespiegel (Blutzuckerspiegel), indem der Eintritt von Glukose in die Körperzellen ermöglicht wird. Zucker kann folglich ohne Schlüssel (Insulin) nicht in die Zellen gelangen. Hiervon betroffen sind vor allem die Leber und die Muskulatur. Die Leber baut den Zucker in Glykogen um und speichert es. Das Muskelgewebe benötigt Insulin zur Speicherung von Glykogen sowie zur Energiegewinnung durch Glykolyse (Abbau der Glukose) und zur ATP(Adenosintriphosphat)-Synthese. Der Aminosäurespiegel (Eiweißspiegel) im Blut wird durch Insulin gesenkt, indem der Eiweißtransport in die Zelle ermöglicht und Glukose in körpereigenes Eiweiß umgebaut werden kann (Eiweißsynthese). Fettsäuren (Fette) werden durch dieses Hormon aus dem Blut in die Fettzelle transportiert (Förderung der Lipogenese). Bei Insulinmangel steigt, neben anderen Folgen, der Anteil der Fettsäuren

Tabelle 1.2: Übersicht der Insulinwirkung

Insulinmangel bzw. eingeschränkte Insulinwirkung
Auswirkung:
Erhöhung des Blutzuckerspiegels
Einschränkung der ATP Synthese
Anstieg des Eiweißspiegels im Blut
Anstieg der Fettsäuren im Blut (= Ansäuerung des Blutes /Azidose)

im Blut an, was zur Ansäuerung (Azidose) des Blutes führt (Tabelle 1.2).

Für die an Diabetes Erkrankten war die Entdeckung des Insulins im Jahr 1921 durch die Wissenschaftler F. G. Bunting und C. H. Best (Toronto, Kanada) ein Meilenstein in der Medizin. Bereits ein Jahr später (1922) stand es für die Therapie des Diabetes zur Verfügung.

Als Medikament kann Insulin nur gespritzt werden, da es im Verdauungstrakt des Körpers zerstört wird, bevor es den Blutkreislauf erreicht.

Eine Behandlung des Diabetes ist entweder durch Insulinzufuhr (nur über Spritzen) oder Einnahme von Medikamenten, welche die insulinproduzierenden Zellen stimulieren bzw. die Kohlenhydrataufnahme verzögern, möglich.

Zur Dosierung des gespritzten Insulins werden Internationale Einheiten (IE) benutzt. (Internationale Einheit/IE). Sie bezieht sich auf die Insulinmenge eines biologischen Standardpräparats. Danach besitzt 1 mg kristallisiertes Insulin die Aktivität von 28 IE. Die Standardisierung ist notwendig, um die unterschiedlich wirksamen, industriell hergestellten Insuline für die ärztliche Therapie verwendbar zu machen.)

Der Insulingehalt im Blut liegt zwischen 5.000 und 15.000 IE/Liter im Plasma des Blutes.

1.1.5 Medikamente bei Diabetes

Natürliches Insulin:
Humaninsulin, Verzögerungsinsulin, Altinsulin.
Lispro: (humananaloges Insulin) ist eine gentechnisch aus dem Bakterium „Escherichia coli" hergestellte Substanz. Biologisch entspricht sie dem Humaninsulin, seine Wirkungsweise (Wirkungskinetik) ist jedoch gegenüber dem natürlichen Hormon verändert. Lispro besitzt einen

sehr schnellen Wirkungseintritt. Zu den häufigsten unerwünschten Nebenwirkungen zählt deshalb die Hypoglykämie (Unterzuckerung).

Wie bei Insulin kann Lispro nur gespritzt werden.

Nach der Nationalen Versorgungsleitlinie „Therapie des Typ 2 Diabetes" (Sept. 2013) gelten folgende zwei Arzneimittel als gesichert für die günstige Beeinflussung der Therapie bei Diabetes mellitus Typ 2:

Sulfonylharnstoff-Präparate: regen die Insulinproduktion und -ausschüttung an.

Metformin-Präparate (Biguanid-Präparate): vermindern die Insulinresistenz.

Neuere Therapeutika (Stoffgruppen) zur Beeinflussung der Diabetes-Therapie:

Alpha-Glukosidasehemmer: hemmen im Dünndarm das Enzym Alpha-Glukosidase, welches im Rahmen der Verdauung Kohlenhydrate in Einfachzucker aufspaltet. (Nur Einfachzucker kann durch die Darmwand ins Blut gelangen.) Der Arzneistoff muss deshalb vor dem Essen eingenommen werden.

SGLT-2-Hemmer (Sodium dependent glucose transporter / von Natrium abhängige Glukose-Transporter): gehören zu Arzneistoffen, die in neuerer Zeit zur ora len Behandlung des Diabetes mellitus erprobt werden. Als erstes Arzneimittel dieser Art wurde **Dapagliflozin** von der Europäischen Arzneimittel-Agentur (EMA) zugelassen. Die Einnahme des Medikaments führt sowohl zur Senkung der Blutzuckerkonzentration als auch zu einem Kalorienverlust. Der Wirkmechanismus der Blutzuckersenkung ist unabhängig von der Insulinwirkung und -ausschüttung sowie der Insulinresistenz oder Insulinproduktion. Der Arzneistoff fördert die Ausscheidung der Glukose durch den Urin.

Glinide: unterstützen die Freisetzung von Insulin aus der Bauchspeicheldrüse. Im Unterschied zum Sulfonylharnstoff wird umso mehr Insulin freigesetzt je höher der Blutzuckerspiegel ist. Umgekehrt nimmt die Insulinfreisetzung wieder ab, wenn der Blutzuckerspiegel sinkt. Somit werden Blutzuckerspitzen nach dem Essen verhindert und das Risiko für Unterzuckerungen vermindert.

Anmerkung
Die hier erwähnten Arzneistoffe können die einschlägige Fachliteratur nicht ersetzen, da die Forschung und Entwicklung neuer Präparate in letzter Zeit rasant fortschreitet.

1.1.6 Einteilung des Diabetes

Die Einteilung der Stoffwechselerkrankung Diabetes mellitus wird hauptsächlich in Typ 1 und Typ 2 vorgenommen. Dabei ist
Typ 1 ein insulinabhängiger Diabetes mellitus (insulin-dependent diabetes mellitus = IDDM) und
Typ 2 ein nicht insulinabhängiger Diabetes mellitus (not-insulin-dependent diabetes mellitus = NIDDM).

Von der WHO (Weltgesundheitsorganisation) wurde 1998 eine neue Klassifikation der Amerikanischen Diabetes Gesellschaft (ADA) übernommen (siehe WHO-Klassifikation auf folgender Seite). Danach ist die Insulinbehandlung nicht mehr Grundlage für die Einteilung des Diabetes. Das bedeutet, dass auch bei einem Typ-2-Diabetiker (NIDDM) in bestimmten Fällen eine Insulin-Medikation notwendig werden kann.

Typ-1-Diabetes (Insulinmangel-Diabetes)

Ursachen dieser Stoffwechselerkrankung sind bei Typ 1 ein absoluter Insulinmangel, verursacht durch eine Autoimmunreaktion gegenüber den β-Zellen der Bauchspeicheldrüse, die dadurch geschä-

Tabelle 1.3: Neue WHO-Klassifikation des Diabetes mellitus

Klassifikation	Ursachen
Typ-1-Diabetes	β-Zelldestruktion, die normalerweise zum absoluten Insulinmangel führt. A: immunologisch vermittelt B: idiopathisch (ohne erkennbare Ursache entstanden)
Typ-2-Diabetes	von vorwiegender Insulinresistenz mit relativem Insulinmangel bis vorwiegend sekretorischem Defekt mit Insulinresistenz.
Andere spezifische Typen:	A. Genetische Defekte der β-Zelle B. Genetische Defekte der Insulin-Wirkung C. Krankheiten des exokrinen Pankreas (Pankreatitis, Pankreatektomie, Trauma) D. Endokrinopathien (Akromegalie, Cushing-Syndrom) E. Drogen- oder Chemikalien induziert (z. B. Glucokortikoide, orale Kontrazeptiva ...) F. Infektionen (Congenitale Rötelinfektion, Zytomegalievirus) G. Seltene Formen eines immunologisch vermittelten Diabetes H. andere genetische Syndrome, die gelegentlich mit Diabetes vergesellschaftet sind
Gestationsdiabetes (GDM)	Schwangerschaft

Die in der Tabelle aufgeführte Klassifikation wurde 1998 durch die Weltgesundheitsorganisation (WHO) von der amerikanischen Diabetesgesellschaft übernommen.

digt und zerstört werden. Als Auslöser der Autoimmunreaktion wird eine Virusinfektion vermutet. Dieser Diabetes wird dann manifest (deutlich erkennbar), wenn nur noch 20 % der β-Zellen vorhanden sind (Zemlin).

Die Symptome der Erkrankung treten plötzlich (akut) auf und betreffen meist Kinder und Jugendliche (juveniler Diabetes). Da nach den heutigen Erkenntnissen dieser Diabetes-Typ in jedem Alter auftreten kann, sollte besser von einem Insulinmangel-Diabetes gesprochen werden (Zemlin). Der Mangel an Insulin bewirkt eine Blutzuckererhöhung.

Von der Gesamtheit der Diabetiker gerechnet, besitzt Typ 1 einen Anteil von zirka 5 %.

Hinsichtlich der Vererbbarkeit der Erkrankung beträgt das Risiko eines Kindes, wenn ein Elternteil an Diabetes Typ 1 erkrankt ist, zirka 3 %.

Typ-2-Diabetes

Bei Typ 2 besteht ein relativer Insulinmangel durch gestörte („starre") Insulinsekretion oder herabgesetzte Wirksamkeit des Insulins. Durch genetische (erblich bedingte) Prädisposition begünstigen Übergewicht (Adipositas) und falsche Ernährung das Auftreten des Typ-2-Diabetes.

Hohe Dosen Kortison, die über längere Zeit genommen wurden, sind ebenfalls in der Lage, einem Typ-2-Diabetes eher zum Ausbruch zu verhelfen. Weitere Auslöser können Schwangerschaft (Gestationsdiabetes) oder Pankreaserkrankungen (z. B. Entzündung, Karzinom der Bauchspeicheldrüse) sein. Beim typischen Gestationsdiabetes tritt nach der Geburt bei den meisten Frauen wieder ein normaler Zuckerstoffwechsel auf, nur etwa vier Prozent bleiben manifeste Diabetikerinnen des Typs 1 oder 2 (Bibergeil).

Das Versagen (die Insuffizienz) der Bauchspeicheldrüse charakterisiert im späteren Stadium auch den Typ-2-Diabetes. Der Patient muss in diesem Krankheitsstadium ebenfalls Insulin spritzen. Er wird dann „insulinpflichtig". Der Prozentsatz an der Gesamtheit der Diabetiker beträgt für den Typ-2-Diabetes 95 %. Die Symptome der Erkrankung beginnen schleichend und treten meist ab dem 40. Lebensjahr auf (Altersdiabetes). Wichtig ist festzuhalten, dass

Tabelle 1.4: Übersicht der Entstehungsfaktoren des Typ-2-Diabetes

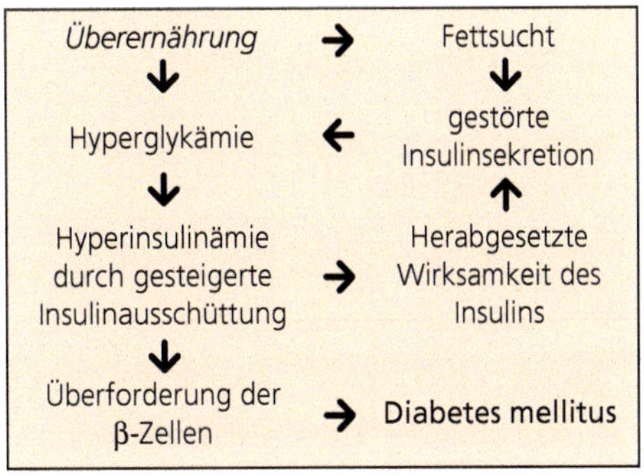

bei dem übergewichtigen Typ-2-Diabetiker Gefäßschäden durch einen zu hohen Insulinspiegel im Blut beginnen. Die Bauchspeicheldrüse ist durch das Nahrungsüberangebot ständig gefordert, zu viel Insulin zu produzieren. Deshalb sollte angestrebt werden, den Typ-2-Diabetiker vor allem durch Diät bzw. bewusste Ernährung und Gewichtsreduktion sowie durch mehr Bewegung auf normale Blutzuckerwerte einzustellen. Medikamente wie Sulfonylharnstoffe, die eine zusätzliche Insulinausschüttung bewirken, sind bei eindeutiger Diagnose in diesem Stadium der Erkrankung nicht angezeigt.

Das Risiko, als Kind ebenfalls an Diabetes zu erkranken, liegt um 50 % höher, wenn beide Elternteile Typ-2-Diabetiker sind.

1.1.7 Symptome des Diabetes mellitus

Der Patient klagt in der Anamnese über Beschwerden wie übersteigerten Durst, Polyurie (übersteigerter Harndrang), Juckreiz, Gewichtsabnahme, Leistungsabfall (Müdigkeit), Sehstörungen, bisher nicht gekannte Infektionsneigung bei Verletzungen der Haut und schlechtere Wundheilung.

1.1.8 Diagnostik

Bei der Diagnostik fällt der erhöhte Blutzucker (Hyperglykämie) auf. (Der Nüchternwert sollte < 126 mg/dl Zucker im Plasma enthalten.) Im Blutserum sind die Fettwerte (Cholesterine/Triglyceride) gestiegen.

Eine vermehrte Eiweißausscheidung im Urin (Mikroalbuminurie) kann Begleitsymptom eines bereits fortgeschrittenen Diabetes sein.

Besonders bei älteren Erkrankten ist ein hoher Blutdruck zu erwarten. Bei der Blutdruckmessung (RR) des Diabetikers sollte der Wert möglichst unterhalb von 140/90 (systolischer/diastolischer Wert) liegen.

Wenn der Harnzucker den Wert von 180 mg/dl Zucker im Plasma übersteigt, ist der Schwellenwert der Niere, den Zucker für die Energieverwertung im Blut zu halten, bereits überschritten (Glucosurie). Er ist erst dann im Urin nachweisbar. Vielen Betroffenen ist nicht bewusst, dass Selbsttestverfahren (Teststäbchen für den Zuckergehalt im Urin) zu spät die Erkrankung signalisieren.

Die Ermittlung des HbA_1- oder HbA_{1c}-Werts im Blutserum (seit 1978 möglich)

Tabelle 1.5: Übersicht der Unterscheidungsmerkmale des Typ-1- und Typ-2-Diabetes mellitus

Merkmale	Typ-1-Diabetes	Typ-2-Diabetes
Beginn der Erkrankung	meist < 20 Jahre	meist > 40 Jahre
Anteil der Gesamtheit d. Betroffenen	5 %	95 %
Auftreten der Symptome	akut	langsam
Genetische Vererbung	selten	fast immer
Antikörper gegen β-Zellen und eigenes Insulin	ja	nein
Anzahl der β-Zellen	verringert	verschieden
Übergewicht	selten	fast immer
Ketoazidose (durch Energiegewinnung aus Fett)	häufig	selten

gibt einen weiteren Anhaltspunkt für das Vorhandensein der Erkrankung.

Zusammenhänge zwischen HbA_1- und HbA_{1c}-Wert

In der Regel liegen diese beiden Werte etwa 1–3 % auseinander, bei einem HbA_{1c}-Wert von 9 % könnte also ein HbA_1-Wert von 10,5 % vorhanden sein. Der Unterschied zwischen beiden Werten beruht darauf, dass beim HbA_{1c}-Wert nur das mit Traubenzucker gebundene Hämoglobin gemessen wird, während mit der Messung des HbA_1-Werts das gesamte mit irgendwelchen Zuckerarten verbundene Hämoglobin untersucht worden ist. Zucker-Hämoglobin entsteht zu einem niedrigeren Prozentsatz auch beim Gesunden. Beim Diabetiker geschieht diese Zuckerbindung umso mehr, je stärker und je länger der Blutzucker erhöht ist.

Zeiten hoher Blutzuckerwerte hinterlassen also an den Hämoglobin-Fäden vermehrt Verzuckerungsspuren. Diese verschwinden erst wieder, wenn die gesamte rote Blutzelle (mit ihrer Zucker-Information) von der Milz ausgesondert wird oder wenn sie aus anderen Gründen vorzeitig verschwindet (z. B. Blutung, krankhafter Blutzerfall). Je mehr Traubenzucker-Teilchen an den Hämoglobin-Fäden angeheftet sind, desto stärker und länger war der Blutzucker überhöht. In den roten Blutzellen wird dabei aber nicht der genaue Blutzuckerverlauf in allen Einzelheiten aufgezeichnet, sondern nur dessen Gesamttendenz. Dieser Trend wird normalerweise für durchschnittlich 60 Tage gespeichert (durchschnittliche Lebenserwartung aller roten Blutzellen von jedem Zeitpunkt aus). Er ist als Prozentsatz verzuckerter roter Blutzellen jederzeit im Blut messbar. „HbA_1 7“ (= 7 %) bedeutet, dass 7 von 100 Hämoglobin-Ketten verzuckert sind, also 93 von 100 frei von Zucker sind. Der HbA_1-/HbA_{1c}-Wert gibt als Blutzuckergedächtnis die Stoffwechseleinstellung/Blutzuckereinstellung der letzten acht bis zehn Wochen an. Dabei ist es gleichgültig, ob die täglichen Messungen in der Zwischenzeit unterschiedlich hoch bzw. niedrig waren (Tabelle 1.6).

Tabelle 1.6: Folgende Werte sind als gut bis schlecht zu beurteilen:

Beurteilung	HbA_1	HbA_{1c}
gut	< 8	< 6,5
mittel	8–9,5	6,5–7,5
schlecht	> 9,5	> 7,5

Eine Übersicht des mittleren Blutzuckergehalts in Bezug zum HbA_1- und HbA_{1C}-Wert gibt die Tabelle 1.7 an.

In neuerer Zeit wird häufig der Blutzuckergehalt in mmol/l (= Millimol pro Liter) angegeben. Die Umrechnung ist mit dem Faktor 18,016 möglich.

Beispiel 1: Der Blutzucker beträgt 6 mmol/l
Umrechnung: 18,016 · 6 = 108,1 mg/dl Blutzuckergehalt.

Beispiel 2: der Blutzucker beträgt 120 mg/dl.
Umrechnung des Wertes in mmol/l mit dem Faktor 0,0555.
Umrechnung: 0,0555 · 120 mg/dl = 6,66 mmol/l.

1.2 Folgen und Komplikationen des Diabetes

Trotz der großen Fortschritte in der Erkennung der Krankheitsursachen und der darauf abgestimmten Behandlung gelingt es nicht immer, die Spätkomplikationen zu verhindern. Das betrifft besonders die Patienten, bei denen der Blutzucker nicht auf einem wegen der Erkrankung konstanten Normalwert gehalten werden kann. Die ärztliche Therapie gegen die Zuckerkrankheit hat nicht nur das Ziel einer normoglykämischen (normal eingestellten) Stoffwechselsituation für den Patienten, sondern auch, rechtzeitig die Folgekomplikationen der Stoffwechselerkrankung zu erkennen.

Tabelle 1.7:

Mittlerer Blutzuckergehalt	HbA_1 (%)	HbA_{1C} (%)
47 mg/dl	3,5	4
81 mg/dl	5,6	5
114 mg/dl	7,2	6
1 47 mg/dl	9	7
180 mg/dl	10	8
214 mg/dl	12	9
247 mg/dl	13	10
280 mg/dl	14	11
314 mg/dl	15	12
347 mg/dl	16,5	13
380 mg/dl	—	14
414 mg/dl	—	15
447 mg/dl	—	16

Die angegebenen Blutzuckergehalte können in Abhängigkeit von der Bestimmungsmethode für den HbA_{1C}-Wert unterschiedlich sein. *Quelle: DDB*

1.2.1 Akute Folgen

Diabetisches Koma/diabetischer Schock
Akute Komplikationen können für den diabetischen Patienten durch die **Überzuckerung** (Hyperglykämie) des Blutes mit den **Folgen des Komas** (Coma diabeticum) bzw. der **Unterzuckerung** (Hypoglykämie) mit den **Folgen des Schocks** entstehen. Von Überzuckerung spricht man, wenn alle Werte über 180 mg/100 ml Blut liegen, von Unterzuckerung, wenn die Blutzuckerwerte unter 60–80 mg/100 ml Blut liegen.

Fieber, Infektionen und eitrige Entzündungen erhöhen beim Diabetiker den Blutzucker durch höheren Energiebedarf der Zelle (= Freisetzung des Zuckers aus der Leber). Es kann auch ein Grund dafür sein, dass Vorzeichen einer Überzuckerung entstehen.

Koma (Hyperglykämie)

Eine Überzuckerung zeigt einen langsamen Verlauf mit immer stärker werdenden Symptomen. Vorzeichen eines diabetischen Komas sind in der Tabelle 1.8 angegeben.

Maßnahmen gegen die Vorzeichen eines Komas

Beeinflusst werden können die Vorzeichen durch Gabe von Wasser ohne Zucker. Wegen der Gefahr einer Überkorrektur des Blutzuckers keine Insulinspritze geben, wenn eine eindeutige Diagnose der Überzuckerung nicht gestellt werden kann. Das Erkennen der Vorzeichen ist umso wichtiger, da ein Bewusstloser kein Wasser mehr schlucken kann und dadurch Gefahren für den Organismus kaum mehr abwendbar sind.

Ist die Bewusstlosigkeit eingetreten, ist als Sofortmaßnahme der Patient in die stabile Seitenlage zu bringen. Die Atemwege sind freizuhalten. Zur Wärmeerhaltung des Körpers ist eine Decke (z. B. Rettungsdecke) erforderlich.

Die durch das Koma entstehende tiefe Bewusstlosigkeit ist für den Patienten lebensbedrohlich. Es muss sofort ein Arzt gerufen oder eine stationäre Aufnahme in einer Klinik veranlasst werden.

Schock (Hypoglykämie)

Eine Unterzuckerung entsteht in wenigen Minuten, in denen es gilt, die Vorzeichen früh genug zu erkennen, um den diabetischen Schock zu verhindern. Die Frühwarnsymptome können völlig verschieden sein und von dem Betroffenen nicht immer eindeutig erkannt werden.

Hypoglykämien entstehen oft durch unzureichende Kohlenhydratzufuhr oder nicht in der Stoffwechseleinstellung berücksichtigten körperlichen Anstrengungen. Wird bei körperlichem Stress zu viel Insulin gespritzt, wirken dann gleich zwei Faktoren blutzuckersenkend. Ebenfalls entscheidend ist die verwendete Insulinart. Altinsulin wirkt in hohen Dosierungen sehr viel intensiver! Eine Unterzuckerung kann zusätzlich durch Trinken von

Tabelle 1.8: Vorzeichen des diabetischen Komas

Symptome	Erklärung der Körperreaktion
Starker Durst	Ausgleich des überhöhten Blutzuckergehalts
Appetitverlust, auch verbunden mit Bauchschmerzen, evtl. Brechreiz und Erbrechen	Elektrolytstörung/Übersättigung des Blutes mit Zucker (gleiches Symptom entsteht auch bei Gesunden, wenn sehr viel Süßigkeiten gegessen wurden)
Acetongeruch in der Atemluft (Aceton = Keton)	Ketonkörper entstehen durch die Fettverbrennung, weil dem Körper kein Zucker für die Energiegewinnung zur Verfügung steht. Insulinmangel verhindert, dass Kohlenhydrate in die Zelle gelangen
Trockene Haut und Schleimhäute, herabgesetzter Hautturgor (besonders sichtbar im Bereich der Tränensäcke am Auge)	Wasserentzug (Dehydration) aus dem Gewebe in den Blutkreislauf, um den Blutzuckergehalt zu verringern
Erniedrigter Blutdruck	Depolarisation der Zellmembran durch erhöhte extrazelluläre Ionenkonzentration
Vermehrter Harndrang	durch osmotische Zwangsdiurese
Puls beschleunigt (tachycard)	Herztätigkeit erhöht
„Kussmaulsche Atmung" (abnorm tiefe Atmung, deren Frequenz normal oder erniedrigt sein kann)	Kompensation der stoffwechselbedingten Azidose des Blutes
Bewusstseinsstörung, Unterhaltungsunlust	Wasser- und Mineralienentzug (K+, Mg++, Phosphat ...) aus dem Intrazellularraum der Nervenzellen, welcher im Gehirn zu zentral nervösen Ausfällen führt

Tabelle 1.9: Vorzeichen des diabetischen Schocks

Symptome	Erklärung der Körperreaktion
Hungergefühl	Unterzuckerung
Schwitzen	Aktivierung von Adrenalin (adrenergene Reaktion)
beschleunigter Puls (tachycard), Herzjagen	adrenergene Reaktion
Zittern	adrenergene Reaktion
beeinträchtigtes Erinnerungsvermögen, Konzentrationsschwäche	Traubenzuckermangel des Gehirns (zerebrale Anzeichen)
pelziges Gefühl um die Lippen	Traubenzuckermangel des Gehirns
Steigerung von Aggressivität	adrenergene Reaktion
Persönlichkeitsveränderung, Depressionen	Traubenzuckermangel des Gehirns
Akkomodationsstörungen (Sehstörungen)	Veränderung des Wasserhaushaltes der Augenlinse (Rehydrierung)

Alkohol (z. B. klarem Schnaps) unterstützt werden.

Anhaltspunkte für Dosierung des Insulins und Ernährung (Risse):

Eine Insulineinheit (Altinsulin) senkt den Blutzucker um 50 mg/dl.

Eine BE erhöht den Blutzucker um 50 mg/dl.

Vorzeichen eines diabetischen Schocks sind in tabellarisch aufgeführter Form in Tabelle 1.9 angegeben.

Es ist aufgrund der Unterzuckerungssymptome auch vorgekommen, dass die davon betroffenen Diabetiker für betrunken gehalten wurden.

Tabelle 1.10: Kurzfassung zur Unterscheidung des Komas und Schocks

Hyperglykämisches Koma	Unterscheidungsparameter:	Hypoglykämischer Schock
langsam	◁ **Entwicklung** ▷	plötzlich
trocken	◁ **Haut** ▷	feucht (Schweißausbruch)
tief (Kussmaulsche Atmung)	◁ **Atmung** ▷	normal
Acetongeruch	◁ **Atemluft des Patienten** ▷	normal
normal bis erniedrigt	◁ **Blutdruck** ▷	normal bis erhöht
beschleunigt	◁ **Puls** ▷	beschleunigt
Bewusstseinsstörung	◁ **Allgemeinzustand** ▷	Zittern, Bewusstseinsstörung
ja	◁ **Durstgefühl** ▷	nein
> 400 mg/dl	◁ **Blutzucker** ▷	< 60 mg/dl

Maßnahmen gegen die Vorzeichen eines Schocks

Aufgehoben werden können die Vorzeichen am geeignetsten durch Säfte wie Orangensaft, Coca-Cola oder mindestens vier Traubenzuckertafeln. Schokolade ist nicht gut geeignet, da der darin enthaltene Zucker durch den Fettgehalt der Süßigkeit zu langsam freigesetzt wird. Ist die Bewusstlosigkeit bereits eingetreten, ist der Patient in die stabile Seitenlange zu bringen. Die Atemwege sind frei zu halten und der Puls ständig zu überwachen. Zur Wärmeerhaltung des Körpers ist eine Decke (z. B. Rettungsdecke) erforderlich.

Ein Patient im Schockzustand benötigt ebenfalls schnellstmögliche ärztliche Hilfe.

Wiederholte Hypoglykämien rufen nicht wieder rückgängig zu machende Schädigungen des Gehirns hervor.

Eine Übersicht zur Unterscheidungsmöglichkeit des Komas und Schocks ist in der Tabelle 1.10 zusammengefasst.

1.3 Spätfolgen

Durch einen ständig erhöhten Blutzuckergehalt lagert sich Glukose an Eiweißverbindungen des Organismus an. Die dadurch entstehenden Schäden äußern sich durch Veränderungen an Blutgefäßen und Nerven. Der Verlauf ist umso ausgeprägter, je mehr der Zuckerstoffwechsel entgleist (= hohe HbA_1- bzw. HbA_{1c}-Werte).

Schädigungen entstehen an den großen Gefäßen (Makroangiopathie), den kleinen Gefäßen (Mikroangiopathie), den Nieren (Nephropathie), den Augen (Retinopathie) und an den Nerven (Neuropathie). Die Krankheitsbilder selbst sind jedoch nicht an das Vorhandensein eines Diabetes mellitus gebunden.

Die Auslöser für den sogenannten diabetischen Fuß (das diabetische Fußsyndrom) sind die Nerven- und Gefäßschäden sowie Immundefekte.

1.3.1 Makroangiopathie

Die Makroangiopathie ist eine Arteriosklerose großer Gefäße mit einer für die Schädigung typischen Lokalisation an:

Herz	–	koronare Herzkrankheit
Gehirn	–	Zerebralsklerose
Arterien	–	periphere arterielle Verschlusskrankheit (pAVK) mit den verschiedenen Stadien für die untere Extremität (siehe Tab. 1.11)

Tabelle 1.11: Stadien der pAVK

Stadium I :	Beschwerdefreiheit, nicht tastbarer Puls als Zufallsbefund
Stadium II mit der Unterteilung in:	Belastungsschmerz/ Claudicatio intermittens
Stadium II a :	Gehstrecke > 200 m
Stadium II b:	Gehstrecke < 200 m
Stadium III:	Ruheschmerz
Stadium IV:	Nekrosen-, Gangränbildung

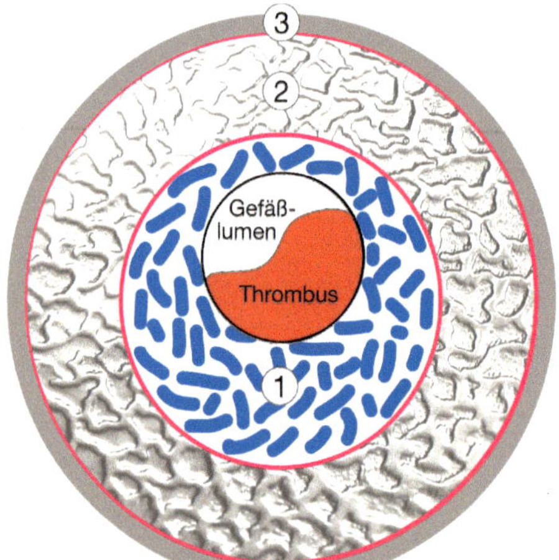

Abb. 1.1: Schema einer Gefäßschädigung (Querschnitt)

① *Intima (innere Schicht) mit herdförmigen Ablagerungen (= arteriosklerotische Plaques) aus Lipoproteinen (Fett-Eiweißkörpern), Bindegewebsfasern, Cholesterin*

② *Media (mittlere Schicht)*

③ *Adventitia (äußere Schicht)*

▬ *elastische Faserschichten*

Gefäßlumen: innerer Querschnitt des Gefäßes

Im **Stadium I** der pAVK liegt bereits eine Lumenverringerung (Verringerung des inneren Durchmessers) des arteriellen Gefäßes von über 80 % vor, ohne dass der Patient subjektiv Beschwerden angibt. Deshalb ist dieser Befund, häufig durch nicht mehr tastbare Pulse, zufällig.

Wichtig ist bei dieser Erkrankung die Früherkennung. Die pAVK am Fuß (auch ischämischer Fuß genannt) führt zu einer Mangelversorgung des Gewebes bis hin zur Nekrose.

Die Arteriosklerose ist bei einem Diabetiker um das 5- bis 6-Fache beschleunigt.

Wenn die Durchblutung bei Belastung nicht mehr ausreicht, kommt es nach einer relativ kurzen Wegstrecke zu einem typischen, distal der Stenose (Verengung) liegenden, Belastungsschmerz. Der Betroffene ist gezwungen, so lange stehenzubleiben, bis sich eine Linderung eingestellt hat. Dieses Erscheinungsbild, auch als Claudicatio intermittens („Schaufensterkrankheit") bekannt, ist das **Stadium II** der pAVK.

Beim Ruheschmerz, dem **Stadium III** der pAVK, ist selbst ohne Belastung die Durchblutung nicht ausreichend. Die Schmerzen entstehen besonders nachts oder beim Hochlagern der Beine.

Schreitet die Einengung der Aterien noch weiter fort, ist die Blutversorgung des Gewebes nicht mehr ausreichend. Hierdurch entstehen Gewebsnekrosen/ Gangräne durch Absterben der Zellen. Es ist das **Stadium IV** der pAVK.

Der Fuß ist bei der Makroangiopathie blass und kühl. Beim Hängenlassen des Fußes füllen sich die Gefäße allmählich. Diese Rötung verschwindet jedoch wieder, wenn der Fuß angehoben wird.

Durch die sehr dünne, mangelernährte (atrophische) Haut bei Vorliegen einer Angiopathie ist die Neigung zu Geschwüren bzw. zum Gangrän durch mechanische Verletzungen, Wundlaufen oder unbehandelte Schwielen erhöht. Bei nur wenigen der an Angiopathie (Stadium IV) erkrankten Menschen besteht eine Heilungschance. Meist droht die Amputation. Da feuchtes nekrotisches Gewebe (Gangrän) eine Infektion begünstigt, ist eine Intoxikation durch Zellgifte mit tödlichem Ausgang für den Patienten gegeben. Heilungsaussichten für schlecht granulierende Wunden sind nur bei durchgängigen Gefäßen möglich. Unumgänglich ist in den meisten Fällen eine Ballonkatheterisierung (Gefäßdilatation/Gefäßweitung) oder, wenn möglich, eine Gefäßchirurgie (Umgehung des verschlossenen Gefäßabschnitts durch Einsetzen neuer Gefäße/Bypass).

Als häufigste Folge der Arteriosklerose sind die Herz- und Kreislauferkrankungen zu nennen. Da sie durch eine schlechte diabetische Stoffwechsellage beschleunigt werden, versterben die meisten Diabetiker eher an Herzerkrankungen (Infarkt) oder an der Apoplexie (Schlaganfall).

1.3.2 Mikroangiopathie

Sie betrifft die Kapillaren hauptsächlich der Netzhaut des Auges (Retinopathie) und der Nieren (Nephropathie). Bei Diabetes mellitus besteht, außer in den genannten Organen (Auge, Niere), keine **okkludierende (verschließende) Mikroangiopathie** im Bereich des Fußes (Risse) (siehe auch 3.5).

Retinopathie

Die diabetische **Retinopathie** (Veränderungen der Netzhaut) des Auges führt zur Sehverschlechterung bis hin zur Erblindung. Sie äußert sich durch Netzhautblutungen, Mikroaneurismen (Ausweitung der kleinsten arteriellen Gefäße/Kapillaren), Lipidablagerungen und das Netzhautödem.

Nephropathie

Bei der diabetischen **Nephropathie** entstehen Schädigungen an den Glomerula der Niere, die dann ihre blutfilternde Funktion nicht mehr erfüllen können. Glomerula bestehen aus von Kapillaren gebildeten Gefäßknäueln in der Niere. Sie filtrieren Inhaltsstoffe des Blutes (Wasser, Stoffwechselprodukte, Salze, Säuren, Alkalien) ab. Bei Diabetes weisen die Gefäßknäuel knotige Veränderungen auf. Die Basalmembran der Kapillarwand verdickt und zeigt eine veränderte Durchlässigkeit für Eiweiß. Es fällt dabei die vermehrte Ausscheidung des Bluteiweißes Albumin auf (Mikroalbuminurie). Wenn unterschiedliche Eiweißkörper ausgeschieden werden, ist die nächste Stufe der Erkrankung, die Proteinurie, erreicht. Mit dieser Stufe der Nephropathie beginnt ebenfalls die eingeschränkte Ausscheidung von Stoffwechselprodukten über die Niere. Die Kreatininkonzentration (**Kreatinin = Stoffwechselprodukt des Eiweißes**) im Blut ist erhöht.

Während die Mikroalbuminurie (als Frühsymptom) nur mit besonders empfindlichen Methoden nachweisbar ist, kann die Proteinurie bereits mit herkömmlichen Teststreifen festgestellt werden. Im fortgeschrittenen Stadium kommt es schließlich zum Nierenversagen und zur Urämie (Harnvergiftung des Blutes), was eine regelmäßige Blutwäsche durch die künstliche Niere (Dialyse) erforderlich macht.

Durch Bildung hormonähnlicher Substanzen wirkt die Niere auch an der Steuerung des Blutdrucks mit. Der **Bluthochdruck** ist eine Begleiterscheinung der Nephropathie. Die Nierenschädigung ist bei Diabetes die bedeutsamste und auch folgenschwerste Erkrankung. Der Betroffene spürt lange Zeit nichts und bemerkt die Beschwerden (z. B. Nachlassen des Allgemeinbefindens, Schwindel durch den begleitenden Bluthochdruck, Ödeme in den Beinen) erst bei fortgeschrittener Nephropathie.

1.3.3 Erhöhter Cholesteringehalt des Blutes

Wenn der Kohlenhydratstoffwechsel des Diabetikers durch relativen oder absoluten Insulinmangel entgleist, erhöhen sich die Blutfettwerte. Das überschüssige Cholesterin/Cholesterol (Blutfett) kann nicht mehr von den Zellen aufgenommen werden und neigt dazu, sich in die Wände der Arterien einzulagern. Vorprogrammiert ist dabei in der Folge eine vorzeitige Verkalkung der Gefäße.

Zur Überprüfung der Einstellqualität eines Diabetikers gehört deshalb auch die Überprüfung der Cholesterin- und Triglyzeridwerte (Triglyzeride = Neutralfette) (siehe auch Tabelle 1.12).

Tabelle 1.12: Übersicht guter bis schlechter Cholesterin- und Triglyzeridwerte im Blut

Cholesterinwerte		
gut	mäßig	schlecht
< 200 mg/dl	220–240 mg/dl	> 240 mg/dl
Triglyzeridwerte		
gut	mäßig	schlecht
< 150 mg/dl	200–240 mg/dl	> 240 mg/dl

Erhöhte Fettwerte können auch unabhängig von Diabetes mellitus vorkommen.

Einen genaueren Hinweis als das Gesamtcholesterin (Gesamtcholesterol) im Blut liefert die Bestimmung von:

HDL-Cholesterin (**h**igh **d**ensity **l**ipoproteins/Lipoproteine mit hoher Dichte) und

LDL-Cholesterin (**l**ow **d**ensity **l**ipoproteins/Lipoproteine mit niedriger Dichte).

Dabei soll das LDL-Cholesterin eher eine Arteriosklerose fördern als das HDL.

Anmerkung:
Die ermittelten Laborwerte können sich – abhängig von den Analysemethoden – stark unterscheiden. Weiterhin kann es saisonale, tages- sowie jahreszeitliche Schwankungen ohne Krankheitswert geben. Laborwerte allein, ohne andere Parameter (Hypothyreose, Diabetes mell., genetische Faktoren ...) mit einzubeziehen, sind meist nicht aussagekräftig.

(Prof. Dr. med. Peter Luppa, Institut für Klinische Chemie und Pathobiochemie, München)

1.3.4 Eingeschränkte Leukozytenfunktion

Der angiopathische Fuß zeigt eine eingeschränkte Leukozytenfunktion, die von der Höhe des Blutzuckers abhängig ist. Je höher der Blutzucker, desto eingeschränkter ist ihre Funktion.

1.3.5 Rheologische Veränderungen des Blutes

Dies sind Störungen der Fließeigenschaften des Blutes.
In Abhängigkeit von hohen Blutzuckerwerten nimmt der Fibrinogengehalt des Blutes zu und verändert seine Fließeigenschaften (hämorheologische Veränderung). Es wird dickflüssiger. In Verbindung mit den arteriell bedingten Durchblutungsstörungen vermindert dies zusätzlich die Sauerstoffversorgung des Gewebes (Hypoxie). Bleibt dieser einer Kapillarverstopfung ähnelnde Zustand länger bestehen, geht das Gewebe zuerst im Bereich der akralen Gefäße unter (Risse).

1.3.6 Hautmilieuveränderung

Durch eine Überzuckerung des Blutes verändert sich die Mikroflora der Haut. Die Anfälligkeit besonders gegenüber Dermatophyten (Hautpilzen) nimmt zu.

Typisch für die arterielle Unterversorgung der Haut ist ihre Atrophie, wodurch sie pergamentartig dünn erscheint (= trophische Veränderung der Haut).

1.3.7 Neuropathie/Polyneuropathie

Die Neuropathie ist eine Erkrankung des Nervensystems. Das Krankheitsbild entsteht durch den teilweisen Zerfall der Markscheiden, markhaltiger Nervenfasern und der Degeneration ihres Axons (Nervenzellfortsatz). Es können jedoch auch marklose Nervenfasern erkranken.

Es wird zwischen der **autonomen Neuropathie** und der **sensibel-motorischen** (sensomotorischen) **Polyneuropathie** unterschieden (siehe Kasten Begriffserläuterungen).

Die autonome Neuropathie

Sie bezieht sich auf die Erkrankung der Muskeln und der Nervenfasern, die die Organe des Körpers versorgen. Jedes Organ kann hiervon betroffen sein. Ursache ist

Begriffserläuterungen

Begriffe für die Reizleitung der Nervenfasern	**Bedeutung**
autonome (Synonym: vegetative)	**unwillkürliche**, nicht unter dem Einfluss des Willens stehende Nerven (z. B. Steuerung von Vitalfunktionen)
sensible	zur Aufnahme von **Empfindungen** befähigte Nerven
motorische	willkürliche **Bewegungen** steuernde Nerven

eine Stoffwechselstörung innerhalb des Axons eines Nervs. Jede Nervenzelle benötigt Glukose (Traubenzucker) als Energielieferant. Steigt durch erhöhten Blutzucker der Traubenzucker in der Nervenzelle an, bewirken Enzyme seine Umwandlung in Sorbitol. Das Zwischenprodukt Sorbitol wird jedoch nur allmählich zu Glukose verändert und staut sich in der Nervenzelle. Hierdurch wird die Funktionsstörung der Zelle verursacht (Zemlin).

Sinkt die Zuckerkonzentration im Blut ab, kann sich gelegentlich die Nervenfaser erholen.

Eine amerikanische Arbeitsgruppe der Universität Michigan hat die mikroskopisch sichtbare Veränderung der Nerven nachgewiesen. Letzteres steht in engem Zusammenhang mit der Abnahme der Nervenleitgeschwindigkeit.

Die autonome Neuropathie entwickelt schneller ein irreversibles Stadium als die sensibel-motorische Polyneuropathie.

Man unterscheidet drei Stadien der autonomen Neuropathie (Gries/Berger):
- **latent**: kaum störende Symptome, bei denen zeitweise eine Normalisierung des Zustandes eintritt
- **manifest**: deutliche Symptome mit ständigen auch teilweise wechselnden Beschwerden
- **irreversibel**: nicht mehr zu behebende Symptome der Erkrankung mit ständigen Beschwerden

Da die Erkrankung das **vegetative Nervensystem** befällt, lassen sich Diagnosen für eine autonome Neuropathie leicht durch die ärztliche Untersuchung des Herzens absichern. Der Sympathikus ist bei der autonomen Neuropathie zuerst geschädigt. Im späteren Stadium ist der Parasympathikus ebenfalls in Mitleidenschaft gezogen. Folgen sind eine Funktionseinschränkung des Herzens (Kardioneuropathie). Häufig erleiden diese Patienten einen „stummen Herzinfarkt", der so lange unbemerkt bleibt, bis er durch eine ärztliche Untersuchung festgestellt wird. Herzrhythmusstörungen können ebenfalls auf eine autonome Neuropathie hindeuten.

Weitere Symptome dieser Erkrankung treten durch Beeinträchtigung des Schluckaktes auf, bei der die Muskulatur der Speiseröhre (des Ösophagus) keinen innervierenden Reiz erhält. Magenstörungen äußern sich als Gastroparese, einer Atonie des Magens. Der Mageninhalt bleibt dabei zu lange im Magen und entleert sich dann sturzartig in den Dünndarm. Für den Patienten kann sich die Gastroparese in der Weise auf den Darm auswirken, dass sich nächtliche wässrige Durchfälle mit Obstipationen abwechseln.

Des Weiteren ist es möglich, dass durch eine autonome Neuropathie die Motorik des Darms vermindert ist. Dadurch gelingt es den Mikroben des Dickdarms, retrograd den Dünndarm zu besiedeln. Es setzen Gärungsvorgänge ein, die zusätzlich die Aktivität der Gallensäuren einschränken.

Am Urogenitalsystem kommt es infolge der Nervenleitstörung zu einer Sphinkterschwäche, die zur Harninkontinenz führt. Wenn der Betroffene die gefüllte Harnblase nicht mehr spürt, kommt es durch den beeinträchtigten Entleerungsreflex zu einer Überlauf-Inkontinenz.

Diese neurogene Blasenstörung führt zu einer vermehrten Restharnbildung, die im späteren Stadium ebenfalls die Nierenfunktion in Mitleidenschaft zieht.

50 % der während einer Studie befragten Männer leiden bei autonomer Neuropathie unter erektiler Impotenz.

Frühzeichen der autonomen Neuropathie äußern sich auch in der Abnahme der Schweißdrüsensekretion (Gries/Berger). Am Fuß erkennbar ist die trockene, spröde und schuppige Haut. Nicht selten entstehen dadurch Einrisse (Rhagaden), die schlecht zuheilen. Einige Patienten klagen über unerträgliches Jucken an den Beinen.

Die sensibel-motorische (sensomotorische) Polyneuropathie

Sie äußert sich in Empfindungsstörungen (Sensibilitätsverlust) der peripheren Nerven durch eingeschränkte/fehlende Tiefensensibilität, dem Verlust der Schmerz- und Temperaturempfindung. Es entstehen Fußdeformitäten und Knochenveränderungen, die als Folge der eingeschränkten willkürlichen Bewegungsvorgänge (Motorik) anzusehen sind.

Die Diagnostik lässt sich einfacher durchführen als bei der autonomen Neuropathie.

Untersuchungsmethoden sind:

- Prüfung der Sensibilität (z. B. mit feinem Haarpinsel) oder des Druckempfindens (z. B. dem Semmes-Weinstein-Filament)
- Prüfung der Tiefensensibilität durch Messung des Vibrationsempfindens (z. B. mit kalibrierter Stimmgabel nach Rydel-Seiffer)
- Prüfung des Kälte-/Wärmeempfindens (z. B. mit einem kalten und warmen Reagenzglas)
- Prüfung der Unterscheidungsfähigkeit zwischen spitzeren und stumpfen Gegenständen

Als Untersuchungspunkte gelten Körperstellen wie z. B. Schlüsselbein (Clavicula), Fußsohle, Fußrücken, Malleolenbereiche und Zehen.

Bei der sensibel-motorischen Neuropathie unterscheidet man die gleichen Stadien, jedoch mit anderen Inhalten, wie bei der autonomen.

Stadien der sensibel-motorischen Neuropathie (Gries/Berger):

- **latent**: zeitweises Auftreten von Brennen und Kribbeln („Ameisenlaufen") der Füße, Gefühl wie rohes Fleisch oder Blasen unter den Füßen
- **manifest**: zeitweise deutliche Symptome der Gefühllosigkeit in den Extremitäten (bei den Füßen beginnend)
- **irreversibel**: anhaltender Zustand der Gefühllosigkeit, die bis in den Unterschenkel reicht

Störungen entstehen bei der sensibel-motorischen Neuropathie immer zuerst an den längsten Nervenfasern.

Die Schädigung gilt für markhaltige ebenso wie für marklose Nervenfasern. Die fehlende Tiefensensibilität (Pallanästhesie) betrifft die nicht markhaltigen Fasern des sympathischen Nervensystems.

Bei einer isoliert vorherrschenden Polyneuropathie heilen Wunden bei fachgerechter Behandlung eher ab als bei der Angiopathie oder bei der Kombination beider Krankheitsbilder (neuropathisch-ischämischer Fuß).

Die periphere Neuropathie (Nervenleitstörung) kann durch die gleiche Hyperglykämie verursacht werden, die auch mikrovasculäre Prozesse bei der diabetischen Nephropathie einleitet.

Die Schwere der peripheren Neuropathie kann deshalb sehr oft mit der Schwere der Nephropathie übereinstimmen. Sie äußert sich mit ähnlichen Charakteristiken wie die periphere Neuropathie mit Taubheitsgefühl, dem Verlust der Tiefensensibilität, den Parästhesien, reduzierten Sehnenreflexen und der Muskelschwäche.

Es sollte deshalb daran gedacht werden, dass sich eine diabetische periphere Neuropathie mit einer urämischen Neuropathie überlappen kann. Dies besonders im Hinblick auf die Entstehung von Fußulcerationen (siehe auch 3.2.2).

Medikamente gegen Neuropathie

Gegen Neuropathie konnten bisher keine Medikamente mit überzeugendem Erfolg eingesetzt werden (Chantelau).

Äußerungen der Polyneuropathie am Fuß

Durch nicht ausreichende Innervierung der Unterschenkel- und Fußmuskulatur kommt es zu Fehlbelastungen und Fußdeformitäten mit Knochenveränderungen.

Die Gefahr für die Bildung eines Malum perforans (Druck-Ulcus) ist dadurch sehr hoch. Der eingeschränkte bis fehlende Reiz des Sympathikus auf die Gefäße bewirkt ihre Weitung und erhöhte Dilatation (Durchlässigkeit). In der Folge ist die Durchflussgeschwindigkeit des Blutes herabgesetzt und der Fuß ödematös. Die Heilungstendenz einmal bestehender Hautdefekte ist extrem beeinträchtigt.

Des Weiteren äußert sich eine Polyneuropathie durch distal betonte symmetrische Sensibilitätsstörungen und nachts verstärkte, nicht an einem Ort verbleibende, stechende Schmerzen im Waden- und Fußbereich.

Der Fuß ist bei einer isolierten Polyneuropathie immer warm und trocken, die Hautfarbe rosig, auch wenn der Fuß angehoben ist. Bei Druck mit dem Daumen auf die Haut entsteht ein heller Fleck, der sich erst langsam wieder rötet.

Im Vorstadium der Polyneuropathie ist eine gesteigerte Schmerzempfindung (Hyperästhesie) vorhanden.

Die Folgeschäden äußern sich weiterhin in:

- den Verlust von Reflexen (Verlust der Motorik)
- dem gestörten Vibrationsempfinden (Verlust der Sensorik)
- der fehlenden bzw. eingeschränkten Schweißbildung
- der erhöhten Infektionsanfälligkeit
- der gestörten Trophik (Ernährungszustand des Gewebes)
- der Neigung zur Geschwürbildung an den für das Erkrankungsbild typischen Belastungspunkten an der Ferse und im Vorfußbereich, die bis zur Gangränbildung führen können
- der starken Hornhautbildung über den Belastungsstellen. Unter den verdickten Schwielen entstehen durch fehlende Abdunstung Mazerationen, die einer Verletzung der Haut gleichzusetzen sind. Es bilden sich dadurch meist sehr tief reichende Wundgebiete, weil Beschwerden durch Verhornungen meist verharmlost und keiner Behandlung zugeführt werden.
- der hängenden Fußhaltung durch die fehlende Nerven-Stimulierung
- der Veränderung der Fußform. Hierfür typisch sind die motorischen Störungen mit Gangbildveränderungen, die bis hin zu Lähmungen führen.

3.7.5 Neuropathisch-ischämischer Fuß

Tritt eine Mischform der diabetischen Polyneuropathie mit der peripheren arteriellen Verschlusskrankheit auf, spricht man vom neuropathisch-ischämischen Fuß (Zemlin).

Die Äußerungen der pAVK (z. B. durch Schmerzen in der Beinmuskulatur nach einer definierten Gehstrecke) werden nicht oder kaum mehr wahrgenommen. Die ärztliche Diagnostik erhält bei diesem Krankheitsbild einen noch höheren Stellenwert, da sich ebenfalls Ulcera bilden.

Eine Schwielenbildung wird bei der Mischform der Polyneuropathie nicht so ausgeprägt sein wie bei der isolierten Polyneuropathie (Chantelau).

Diabetische Neuroarthropathie/ Charcot-Fuß

(Synonym: Neuroosteoarthropathie)
Das Krankheitsbild hat im Jahr 1868 der französische Neurologe Jean-Marie Charcot (Paris) beschrieben. Bei den Untersuchungen syphilisinfizierter Patienten mit Tabes dorsalis (Degeneration der Hinterstränge des Rückenmarks) machte er die ersten Feststellungen über arthropathische Veränderungen. Erst etwa 70 Jahre

später (1936) ist der Begriff „Charcot-Fuß" von W. R. Jordan auf das diabetische Krankheitsbild bezogen worden.

Für die Entstehung des Charcot-Fußes wird die autonome und sensibel-motorische Neuropathie des Diabetikers in Kombination mit einer Überbeanspruchung des Knochengefüges verantwortlich gemacht. Dabei ist die Dauer der Diabeteserkrankung, oft im Zusammenhang mit einer schlechten Stoffwechselkontrolle, vermutlich mitentscheidend für das Auftreten der Erkrankung.

Am häufigsten tritt die Neuroarthropathie zwischen dem 50. und 70. Lebensjahr auf. Von dieser Gruppe weisen zirka 80 % eine Diabetesdauer von mehr als zehn Jahren und 60 % von mehr als 15 Jahren auf (Chantelau/Purewal).

Tabelle 1.13: Prozentuale Aufteilung der Komplikationen beim diabetischen Fuß (Zemlin)

Komplikation	Anteil der betroffenen Diabetiker
Polyneuropathie (PNP)	37,4 %
pAVK	12,3 %
pAVK + PNP	35,0 %
Charcot-Fuß	9,2 %

Äußerungen der Neuroarthropathie

Im Anfangsstadium erkennt man bereits äußerlich Veränderungen im Bereich des Chopart- und Lisfranc-Gelenks. Meist bricht die Struktur des medialen Fußgewölbes zusammen und birgt damit die Gefahr, durch Knochenvorsprünge Ulcerationen hervorzurufen.

In gleichem Maß kann auch der Vorfuß (Phalangen, Metatarsalknochen) betroffen sein.

Nicht sehr häufig kommen beim Charcot-Fuß Deformierungen im Rückfuß vor.

In der Literatur (Chantelau) wird auch von spontan auftretenden Frakturen (Ermüdungsbrüchen) berichtet, die in den meisten Fällen zu den Deformierungen und Subluxationen der Fußgelenke führen.

Im fortgeschrittenen, akuten Stadium ist der Fuß im beschriebenen Bereich überwärmt, rot und geschwollen (Ödem). Der Blutfluss im Bereich der betroffenen/gebrochenen Fußknochen ist durch die Entzündungsreaktion erhöht. Dies führt im weiteren Verlauf zur Knochenresorption und -erweichung und eventuell zu neuen Frakturen.

Der Patient beschreibt diesen Zustand, im belasteten sowie unbelasteten, meist als gering oder gar nicht schmerzhaft. Er läuft in der Regel ohne Beschwerden. Durch die Fehlbelastung entstandene Ulcerationen (Malum perforans) werden erst dann bemerkt, wenn sich an den Strümpfen feuchte Stellen zeigen.

Erkennung des Charcot-Fußes

Der Charcot-Fuß zeigt ein besonderes Muster der Reizempfindung. Bei den unterschiedlichen Testverfahren wird z. B. Wärme gut wahrgenommen, Kälte dage-

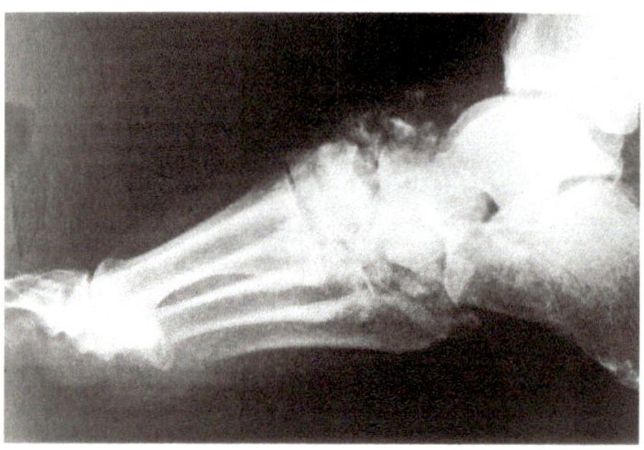

Abb. 1.2: Röntgenaufnahme eines Charcot-Fußes

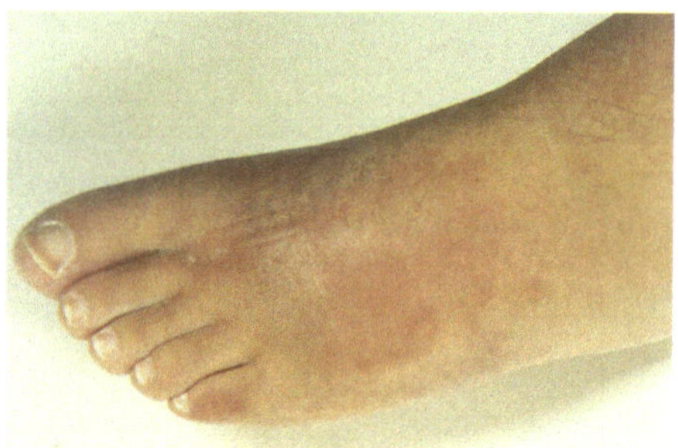

Abb. 1.3: Bild eines Charcot-Fußes

gen nicht (Chantelau). Die Drucksensibilität mit dem Semmes-Weinstein-Filament (10 g) ist gering erhalten. In den Fällen einer manifesten Neuropathie versagen allerdings auch diese Anzeichen für das Vorhandensein eines Charcot-Fußes.

Ein röntgenologischer Befund, der zu Beginn allerdings unauffällig sein kann, oder ein Knochenszintigramm kann die ärztliche Untersuchung über das Vorliegen dieser Neuroarthropathie des Fußes abklären.

Behandlung

Die beste Behandlung des Charcot-Fußes liegt in der Prävention, sodass Deformierungen nicht entstehen können. Auch wenn bereits Schäden des Knochengefüges entstanden sind, kann der Krankheitsprozess durch Abstützung des Fußes aufgehalten werden. Hierzu sind keine Einlagen geeignet. Es muss eine vollständige Druckentlastung/Polsterung und Stabilisierung durch Maßnahmen wie dem „Zwei-Schalen-Cast" aus Polyurethan (Zemlin) oder einem Gipsverband erfolgen. Der „Zwei-Schalen-Cast" hat den Vorteil, dass er jederzeit abgenommen werden kann und eine evtl. notwendige Wundversorgung und -kontrolle problemlos ermöglicht. Die grundsätzlich einzuschränkende Mobilität bleibt durch eine Laufsohle unterhalb der Kunststoffschale erhalten. Zur Unterstützung der Knochendefekt-Abheilung und der Ulcus-Behandlung sind zusätzlich Gehstützen oder ein Rollstuhl erforderlich. Im Gegensatz zum Zwei-Schalen-Cast bergen Gipsverbände die Gefahr von nicht sofort zu erkennenden Druckulcera. Außerdem sind sie schwerer abnehmbar und reizen die Haut durch ein ständig feuchtwarmes Milieu, was auch Infektionen begünstigt.

Eine oft zur konsequenten Abheilung empfohlene Bettruhe begünstigt das Risiko einer Inaktivitäts-Osteoporose. Zur Vermeidung dieser zusätzlichen Komplikation kann eine differenziert (unter Aussparung der beteiligten Gelenke) durchgeführte Krankengymnastik erfolgen.

Mit der vollständigen Frakturheilung, die bis zu sechs Monate dauern kann, sind die ehemals gelenkigen Verbindungen des Fußes versteift und verlieren dadurch ihre stoßdämpfende Eigenschaft. Der drohenden Fehlbelastung muss nach der Abheilung des Krankheitsprozesses durch orthopädieschuhtechnische Maßnahmen vorgebeugt werden.

Da der nicht betroffene Fuß meist mehr belastet wird, ist ebenso wie bei dem erkrankten eine ständige Inspektion notwendig.

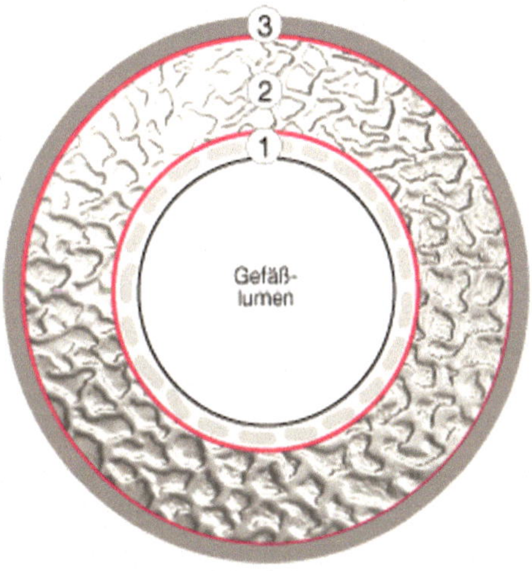

Abb. 1.4: Aufbau einer Arterie (Schema)
① Intima (innere Schicht)
② Media (mittlere Schicht/Muskelschicht)
③ Adventitia (äußere Schicht) (Basalmembran)
▬ elastische Faserschichten
Gefäßlumen: innerer Querschnitt des Gefäßes

1.3.8 Mönckeberg-Sklerose

Dieser Begriff bezieht sich auf die Verkalkung der Tunica media (mittlere Schicht) von Arterien.

Die Verkalkung schränkt die Elastizität der Arterienwand ein. Beschrieben wurde diese Form der Arteriopathie zuerst von J. G. Mönckeberg im Jahr 1903.

Die Sklerose betrifft kleine bis mittelgroße Arterien der unteren Extremitäten und ist nahezu symptomlos. Sie führt nicht zu einer Verringerung des Arterienlumens und somit zu keiner ischämischen Reaktion (Blutleere) wie bei der peripheren arteriellen Verschlusskrankheit (pAVK). Die Wandstarre der Gefäße führt zu einer Umkehrung der Blutdrucksituation. Danach ist bei den betroffenen Patienten der Blutdruck im Liegen erhöht, beim Stehen erniedrigt.

Seit einiger Zeit ist bekannt, dass nicht allein der Diabetes mellitus, sondern auch die diabetische Polyneuropathie mit der Mönckeberg-Sklerose in Zusammenhang stehen. Der durch diese Erkrankung bedingte Ausfall der sympathischen Nervenfasern, die Arterien und Arteriolen mit einem dichten Geflecht umgeben, kommt die Nerventätigkeit an den Gefäßen zum Erliegen. Die Media-Verhärtung des Gefäßes wird mit dieser Entwicklung in Verbindung gebracht.

Gehäuft kommt die Mönckeberg-Sklerose u. a. in Verbindung mit der Osteoporose, der chronischen Niereninsuffizienz und Urämie auch bei nicht diabetischen Patienten vor (Chantelau/Lee). Sie findet sich außerdem bei jedem Charcot-Fuß (Zemlin).

Zur Diagnose der Mönckeberg-Sklerose werden hauptsächlich Röntgenaufnahmen der Arterien ausgewertet. Eine Früherkennung ist zurzeit nicht sicher möglich.

1.4 Situation diabeteskranker Menschen

Von den zirka 850 Millionen, die in Europa leben, sind laut einer WHO-Studie (2014) 60 Millionen an Diabetes mellitus erkrankt. Das entspricht 10 bis 12 Prozent der Bevölkerung; in Deutschland rechnet man mit etwa 7 Prozent der Bevölkerung. Davon haben wiederum über 90 Prozent Typ-2-Diabetes, zirka 5 Prozent Typ-1-Diabetes (Deutscher Gesundheitsbericht Diabetes 2015).

Eine ständig steigende Anzahl von Diabetikern leidet an Fußkomplikationen in Form schlecht heilender Ulcera, bedingt durch angiopathische, neuropathische oder dem gemischten Vorkommen der Spätkomplikation. Bei den am häufigsten vorkommenden Komplikationen fällt der geringere Anteil auf die Angiopathie und der weitaus größere auf die Neuropathie. Repräsentative Angaben zur Prävalenz (Häufigkeit) der Neuro-

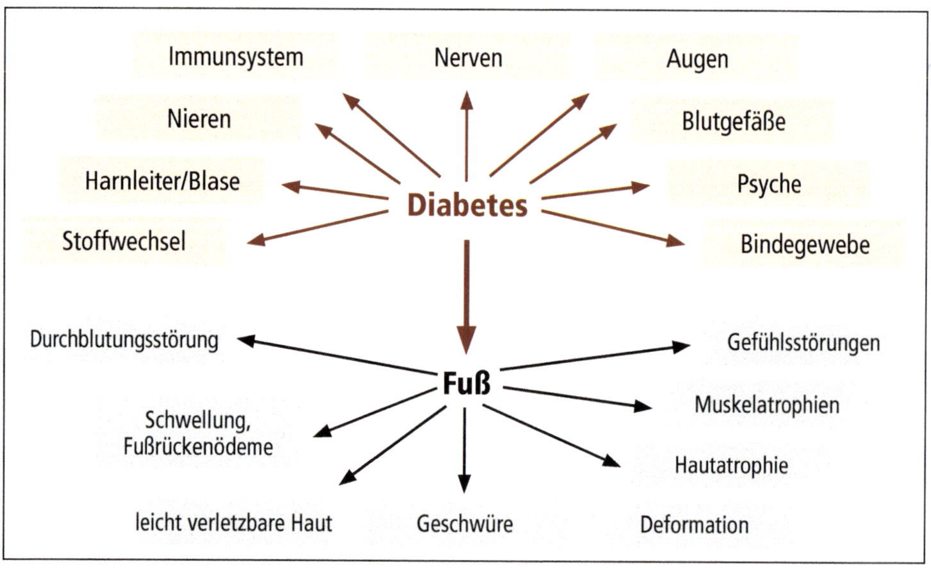

Abb. 1.5: Auswirkungen des Diabetes [4]

pathie von Typ-2-Diabetikern wurden 2011 in einer schwedischen Untersuchung erhoben. Die Prävalenz eines akuten oder früheren diabetischen Fußsyndroms betrug in dieser Studienpopulation 7 Prozent, 26 Prozent der untersuchten Diabetiker hatten eine pAVK. Bei 66 Prozent aller Typ-2-Diabetiker fand sich eine Form einer Nervenfunktionsstörung, und 23 Prozent aller untersuchten Diabetiker hatten eine Polyneuropathie.

Die Amputationsrate durch nicht oder schlecht abheilende Wunden liegt um das 40-Fache höher als bei Nicht-Diabetikern. Jährlich werden in Deutschland etwa 40.000 Amputationen durchgeführt.

Die gesundheitliche Bilanz in der Versorgung chronisch kranker Diabetiker ist ein weltweites Problem. Dies mag zum einen daran liegen, dass der Diabetes noch nicht heilbar ist, und zum anderen ein hoher Anteil der Betroffenen diese Erkrankung nicht annimmt. Es besteht eine hohe Ignoranzschwelle, bei der die Betroffenen entweder vorhandene Symptome nicht beachten oder verordnete Therapiemaßnahmen nicht einhalten.

Die World Health Organization (WHO) – eine internationale Förderation zur Zusammenarbeit auf dem Gebiet des Gesundheitswesens (Sitz: Genf) – hat mit Vertretern der Gesundheitsministerien, Patientenverbänden und Diabetesexperten eine Deklaration für eine verbesserte Diabetesbetreuung verfasst. Nach dieser im Oktober 1989 in dem kleinen italienischen Ort St. Vincent verfassten Erkärung („St.-Vincent-Deklaration“) sollten in fünf Jahren folgende Ziele erreicht werden (Auszug):

- **Entwicklung, Ausführung und Auswertung umfassender Programme** zur Diagnose und Kontrolle des Diabetes mellitus und seiner Komplikationen.
- **Weckung von Bewusstsein in der Bevölkerung und bei den Trägern des öffentlichen Gesundheitswesens** über bestehende Möglichkeiten und zukünftige Notwendigkeiten zur Prävention der Komplikationen des Diabetes und des Diabetes selbst.
- **Organisation und Schulungen im Diabetesmanagement** und zur Diabetesbehandlung für Diabetiker jeden Alters.
- **Unterstützung bereits bestehender Zentren,** die sich bei der Diabetesbehandlung, -schulung und -forschung bewährt haben. Schaffung neuer Zentren nach Bedarf.
- **Förderung der Selbstständigkeit, Gleichstellung und Unabhängigkeit aller Diabetiker.**
- **Beseitigung von Hindernissen zur bestmöglichen Integration des Diabetikers in die Gesellschaft.**
- **Durchführung wirksamer Maßnahmen zur Vermeidung schwerwiegender Folgeschäden wie:**
  - Reduzierung der Zahl neuer diabetesbedingter Erblindungen um ein Drittel oder mehr.
  - Reduzierung der Zahl neuer diabetesbedingter Fälle von terminalem Nierenversagen um mindestens ein Drittel.
  - Reduzierung der Zahl der Amputationen aufgrund diabetischer Gangrän um die Hälfte.
  - Verminderung der Morbidität und Mortalität der diabetesbedingten koronaren Herzkrankheit durch energische Programme zur Reduzierung der Risikofaktoren.
  - Bemühung um ein Schwangerschaftsergebnis bei Diabetikerinnen, das dem Stoffwechsel gesunder Frauen entspricht.
- **Einrichtung von Überwachungs- und Kontrollsystemen** unter Verwendung moderner Informationstechnologie zur Qualitätssicherung der Diabetesbetreuung sowie für labortechnische Verfahren zur Diagnostik, Behandlung und Selbstkontrolle des Diabetes.
- **Förderung der europäischen und internationalen Zusammenarbeit** bei Forschungs- und Entwicklungsprogrammen im Bereich Diabetes durch nationale, regionale und WHO-Vertretungen (z. B. Internationale Diabetes-

förderation/IDF) und aktive Partnerschaft mit den Selbsthilfeorganisationen der Diabetiker.
- **Sofortiges Handeln** im Sinne des WHO-Programms „Gesundheit für alle".

Diese Forderungen der WHO haben alle europäischen Gesundheitsminister wegen der enormen finanziellen Belastung des Gesundheitswesens durch Diabeteserkrankungen angenommen. DDG*-Präsident Siegel stellte 2014 fest, dass die Deklaration hauptsächlich in Bezug auf die Folgeerkrankungen erfolgreich war. „Es erkranken nur noch zehn bis fünfzehn Prozent der Patienten mit Diabetes Typ 2 an einer Netzhaut-Erkrankung, die zu Erblindung führen kann. Vor einigen Jahrzehnten waren es beim Typ-2-Diabetes noch 40 Prozent." Auch beim Diabetischen Fußsyndrom zeichne sich ein positiver Trend ab. Noch zu Beginn der 1990er Jahre waren Fuß-Amputationen bei Diabetespatienten 20-mal häufiger im Vergleich zu Menschen ohne Diabetes. Inzwischen sei das relative Risiko auf bis zu 8,8 bei Männern und 5,7 bei Frauen gesunken. In der Primärprävention sei jedoch ein klares Versagen zu beklagen.

Tabelle 1.14: **Gegenüberstellung der Auswirkungen diabetischer Neuropathie und Angiopathie für den Fuß** (ohne Berücksichtigung der Mischformen)

Neuropathie	**Angiopathie/Arteriopathie**
keine arterielle Durchblutungsstörung im Sinne der Ischämie, jedoch gestörte Blutversorgung des Gewebes durch Strömungsverlangsamung des Blutes. Oft nicht obliterierende (gefäßverschließende) Mediasklerose (nach Mönckeberg)	arterielle Durchblutungsstörung durch Lumenverringerung im Sinne der Arteriosklerose
Heilungsverzögerung des Gewebes mit guter Behandlungsaussicht	Heilungsverzögerung mit schlechter Behandlungsaussicht
Mikroflora der Haut ist gestört, wodurch sich die Neigung zu Infektionen erhöht. Besonders häufig: Mykosen	
Förderung der Abheilung durch Ruhe	Förderung der Abheilung der unteren Extremität (bis Stadium 2 der pAVK) durch Bewegung (Bildung von Kollateralen)
unbedingte Druckentlastung des Wundgebiets notwendig	
erhöhte Allergieneigung	
Sensibilität reduziert bis nicht mehr vorhanden (im Anfangsstadium Hyperästhesie möglich)	Sensibilität erhalten, oft überempfindlich
schmerzlose Läsionen	**schmerzhafte** Läsionen
gut tastbare Pulse (Doppler-Index > 0,8)	kaum bis nicht tastbare Pulse (Doppler-Index < 0,8)
warmer, rosiger Fuß	kalter, meist blasser, livider Fuß
starke Verhornungstendenz mit erhöhter Neigung zur Schwielenentzündung	verringerte Verhornungsneigung mit verringerter Neigung zur Schwielenentzündung
Pergamenthaut selten	Pergamenthaut
meist starke seröse Absonderungen des Ulcus	meist geringe seröse Absonderungen des Ulcus (trockenes Gangrän)
typische Ulcusneigung (Malum perforans) an den Hauptbelastungspunkten des meist deform. Fußes, z. B. Ferse, Met. 1–4	Gewebsdefekte überwiegend an den Akren, z. B. Großzehe und zweite Zehe (Gangränbildung)

* DDG = **D**eutsche **D**iabetes **G**esellschaft

1.5 Die Behandlung des diabetischen Fußsyndroms

Die Behandlung des „diabetischen Fußsyndroms“ setzt die Kenntnis über Ursache und Verlauf des Diabetes mellitus voraus. Die Erkrankten neigen zu:
- Wundheilungsstörungen (immune Resistenz ist vermindert)
- erhöhter Allergieneigung (Ekzeme)
- Anfälligkeiten für Infektionen (Pilze, Bakterien, Viren)

Eine kontrollierte Blutzuckereinstellung, die der eines Gesunden nahekommt, vermeidet Spätkomplikationen. Spätkomplikationen mit den bekannten Folgen kann man wegen der heute möglichen Therapieverfahren und Aufklärung über die Erkrankung nicht mehr als schicksalhaft ansehen. Risiken für die Fußbehandlung ergeben sich bei vorhandenen Spätkomplikationen des Diabetes im Wesentlichen aus der Angiopathie im Sinne der Arteriopathie und Neuropathie (Tabelle 1.14).

Ob eine Neuropathie, eine Angiopathie/Arteriopathie oder beide Formen gemischt vorliegen, ist oft durch eine ärztliche Untersuchung bereits diagnostiziert. Trotzdem hat der Podologe vor der Behandlung einen Fußstatus zu erstellen, weil dem Patienten die Bedeutung seiner Erkrankung oft nicht bewusst ist oder das Ausmaß von ihm ignoriert wird. Bei nicht wenigen Fällen machte ein auffälliger Befund auf den Diabetes selbst oder seine Spätkomplikationen aufmerksam. Zur Abklärung eines im Befund des Podologen geäußerten Verdachts ist der Patient unmittelbar an den behandelnden Arzt weiterzuleiten (siehe Muster).

Das Erkennen der Krankheitsbilder wird umso wichtiger, wenn es dabei um behandlungsunterstützende Maßnahmen geht.

Während die Verletzung am Fuß bei Neuropathie zur Abheilung unbedingt Entlastung und Ruhe benötigt, verlangt sie bei Angiopathie/Arteriopathie Bewegung und Entlastung der betroffenen Extremität in Abhängigkeit von dem Stadium der pAVK. Die Empfehlung zur Belastung gilt nur bis zum Stadium 2; die Stadien 3 und 4 bedeuten höchstes Risiko für Verletzungen am Fuß.

In den Fällen, bei denen eine geringe Mobilität erhalten bleiben kann, ist der Wundbereich nach ärztlicher Indikation durch speziell gefertigte Entlastungsmaßnahmen wie:
- Schaumgummipolster
- Orthosen
- Taping
- Weichbettungen
- „Zwei-Schalen-Cast“

oder orthopädietechnisch gefertigte Schuhe zu schützen.

Muster zur Abklärung eines Befundes durch den Arzt

(Praxisadresse)

Sehr geehrte(r) Frau / Herr Dr.

Datum: ________

Betrifft Patient/in: ____________________

Anamnese: ____________________

____

Diabetes: Typ 1 Typ2 HbA_{1c}: ____ RR: ____

Erkrankung seit: ________

Unser Untersuchungsbefund:

Neurolog. Status: re.: ___/8 li.: ___/8
(Test mit Neurol. Stimmgabel nach Rydel-Seiffer /2.MFK*)

ASR re.: ______ li.: ______
(Achillessehnenreflex)

Gefäßstatus:

A. tib. posterior re.:____ tastbar / li.: _____ tastbar

A. dors. pedis re.:____ tastbar / li.: _____ tastbar

Trophik: ____________________
(Hautzustand)

Ich bitte um Abklärung meines Verdachts auf:

____

Für Ihre Bemühungen und Rückinformation herzlichen Dank.

(Unterschrift d. Therapeuten)

* MFK: Mittelfußköpfchen

Beispiel für einen Dokumentationsbogen zur Befunderstellung beim diabetischen Fußsyndrom

Anamnese:		
Diabetes Typ 1 ☐ Typ 2 ☐ insulinpflichtig ☐ nicht insulinpflichtig ☐	Jahr der Diabetes-Diagnose: Letzte Blutzuckeruntersuchung am:	Blutzuckerwert: mg/dl HbA$_1$-Wert: % HbA$_{1C}$-Wert: %
Neuropathie ☐ (sensibel-motorisch) Angiopathie ☐ (pAVK)	Belastungsschmerzen: nein ☐ > 200 m ☐ < 200 m ☐	Ruheschmerzen: ja ☐ nein ☐ Art:
Nephropathie ☐	Blutdruck: mm/Hg	Implantate:
Medikamente:	Allergien:	Andere Erkrankungen:
Fußbefund:		
Ödeme/Schwellungen ja ☐ nein ☐	Venenerkrankungen:	Ulcera:
Bereich:	Haut-, Nagelerkrankungen:	
Ursache:		
Farbe der Haut: blass ☐ rosig ☐ normal ☐	Hautzustand: trocken ☐ feucht ☐ warm ☐ kalt ☐	Hyperkeratosen: plantar ☐ dorsal ☐ Art: Farbe:
Fußpulse: (Zutreffendes einkreisen) A. dorsalis pedis: A. tibialis posterior:	**Re** stark/schwach/keine stark/schwach/keine	**Li** stark/schwach/keine stark/schwach/keine
Sensibilitätssempfinden:	**Re** Wert: /8	**Li** Wert: /8
Drucktest: (Monofilament/10 g): Thermoempfinden: Achillessehnenreflex (ASR) Patellasehnenreflex (PSR)	pos. ☐ neg. ☐ pos. ☐ neg. ☐ pos. ☐ neg. ☐ pos. ☐ neg. ☐	pos. ☐ neg. ☐ pos. ☐ neg. ☐ pos. ☐ neg. ☐ pos. ☐ neg. ☐
Beweglichkeit der Fußgelenke: (oberes/unteres Sprunggelenk)	**Re** gut ☐ vermindert ☐ kontrakt ☐	**Li** gut ☐ vermindert ☐ kontrakt ☐
Beweglichkeit der Zehengelenke: (Großzehe, Kleinzehen)	gut ☐ vermindert ☐ kontrakt ☐	gut ☐ vermindert ☐ kontrakt ☐
Zehenform: (Subluxiert/SL, Digitus malleus/Dm, Hallux valgus/Hv ....)		orthopädische Einlagen:
Exostosen:	Fußform: (Hohlfuß, ...)	Beinlängenunterschiede: keine ☐ vorhanden ☐ mm
Amputationen:	Sonstige Veränderungen:	Schuhinspektion: Trittspur:

Belastungen direkt auf dem Wundbereich beeinträchtigen grundsätzlich die Heilung.

Durch verminderte Sehkraft oder Sensibilitätsverlust sind Selbstverletzungen oder unbemerkte Verletzungen häufig.

Die Bereitschaft des Patienten zur Mitarbeit (Compliance) nimmt mit dem Grad der Schulung durch Diabetes-Schwerpunktpraxen, Selbsthilfegruppen, Krankenkassen etc. spürbar zu. Eine Compliance wird oft dadurch erschwert, dass der Diabetes selbst, als Signalwirkung für den Körper, keine Schmerzen verursacht.

1.5.1 Erstellung des Fußstatus

Den Gesundheitszustand des Patienten festzustellen, gehört zu den wichtigsten Maßnahmen vor jeder Behandlung. Er gibt Aufschluss über Veränderungen, die bei Fußbehandlungsmaßnahmen und -arten zu berücksichtigen sind. Der Sinn der hier aufgeführten Befunderstellung liegt in der Dokumentation der Untersuchungsergebnisse, die im weiteren Verlauf der Behandlungsintervalle helfen, vorhandene Risiken des Patienten besser einschätzen und beobachten zu können. Da in unserem Beruf der Fuß oft zuerst und meist auch regelmäßig gesehen wird, können Verschlechterungen seines Zustandes festgestellt und geeignete Maßnahmen früher ergriffen werden. Der Fußstatus/-befund ist bei der Übernahme der Behandlungskosten durch die Krankenkasse von allen Podologen zu erstellen (siehe dazu Rahmenempfehlungen und Leistungsbeschreibung nach § 125 Abs. 1 SGB V für Podologische Therapie i. d. F. vom 01.04.2010).

Die Befunderstellung teilt sich in zwei Bereiche auf. Der 1. Teil befasst sich mit der Anamnese (Krankheitsgeschichte). Im 2. Teil werden die Ergebnisse der Fußuntersuchung festgehalten.
Sie lässt sich unterteilen in:

- Inspektion
- Palpation
- neurologischer Befund
- Mobilität (Beweglichkeit der Fußgelenke)

Für die Dokumentation der Befunderstellung eignet sich ein Formblatt, welches aus der Karteikarte herausnehmbar ist und jederzeit individuell ergänzt werden kann (siehe Beispiel für einen Dokumentationsbogen).

Am Kopf des Blattes befinden sich der Praxisname, der Name/Vorname und das Geburtsdatum des Patienten sowie der Tag der Erhebung. Der vorhandene Status wird auf dem vorbereiteten Bogen angekreuzt oder mit Werten bzw. Notizen ergänzt. Da nicht alle in der Anamnese aufgeführten Punkte von einem Patienten beantwortet werden können oder auf ihn zutreffen, macht man in diesen Bereichen evtl. einen kurzen Vermerk oder lässt diese Rubriken frei.

Bei der Inspektion wird der Fuß überwiegend mit dem Auge auf Hautauffälligkeiten untersucht.

Die Fußpulse tastet man (Palpation) hinter dem Malleolus medialis und zwischen dem ersten und zweiten Zehenstrahl. Hinter dem medialen Malleolus verläuft die Arteria tibialis posterior (hintere Schienbeinarterie) und auf dem Fußrücken zwischen den beiden Zehenstrahlen die Arteria dorsalis pedis (Fußrückenarterie).

Zur Sensibilitätsprüfung (neurologischer Befund) am Fuß folgt eine ausführliche Beschreibung unter Punkt 5.2.

Bei der Testung der Fuß- und Zehengelenke (Mobilität) kommt es lediglich auf die Prüfung ihrer Beweglichkeit an. Versteifte Fuß- bzw. Zehengelenke bergen grundsätzlich die Gefahr einer Fehlbelastung und somit die Neigung zur Ulcusbildung. Auch die Haut zeigt hierfür typische Veränderungen wie Rötungen, Callositas- oder Clavi-Bildung. Sind die Beinlängen unterschiedlich, wird das kür-

Tabelle 1.15: Möglichkeiten der Sensibilitätsprüfung am Fuß

Testverfahren	Art des Verfahrens
Kalibrierte Stimmgabel (C 128) nach Rydel-Seiffer (Neurologische Stimmgabel) Hersteller: Fa. Martin, Tuttlingen Tel.: 07461/7060	Messung des Vibrationsempfindens. Durch skalierten Schwingungsausschlag der Stimmgabel ist eine Angabe von reproduzierbaren Werten möglich, bei denen die Vibration noch wahrgenommen wird.
Vibrameter Hersteller: Somedic Stockholm, Schweden	Messung des Vibrationsempfindens mittels elektrisch betriebener Sonde. Der jeweils angewendete Amplitudenwert, bei dem die Vibration noch wahrgenommen wird, kann als reproduzierbares Ergebnis abgelesen werden.
Semmes-Weinstein-Filamente Vertrieb: Sensory Testing Systems 1815 Dallas Dr., Suite 11 A Baton Rouge, LA 70806 Tel.: (504) 927-7923, Fax: (504) 926-9053 oder. Thio-Feel Mikrofilament der Fa. ASTA medica, Frankfurt	Messung des Berührungs- und Druckempfindens. Durch standardisierte Dicken und Längen der zu verwendenden Nylonfasern ist eine Angabe von reproduzierbaren Werten möglich.
Temperaturwahrnehmung (Kälte-/Wärmeempfindung) **„Tip-Therm"** (Fa. Disetronic GmbH, Otto-Volger-Str. 7c, 65843 Sulzbach i. Taunus) „Thermit" (Fa. Axon)	Festellung der Unterscheidungsmöglichkeit zwischen kalten und warmen Reizen. Ein mit kaltem und ein mit warmem Wasser gefülltes Reagenzglas/Gefäß dient als Testinstrument. Verlässliche reproduzierbare Ergebnisse sind nur mit größerem Aufwand möglich. Alternative: „Tip-Therm" oder „Thermit"
Reflexhammer	Der herabgesetzte oder aufgehobene Achillessehnenreflex (ASR) ist eine verlässliche Reaktion auf Nervenleitstörungen. Ebenso der Patellasehnenreflex (PSR).

zere Bein mehr belastet. Hierdurch kann die Haut bei vorhandener Prädisposition ebenfalls mehr gefährdet sein. Eine Trittspur/Podografie (Fußabdruck) dient dazu, die Fußform (z. B. Hohlfuß ...) und plantare Fehlbelastungen des Fußes sichtbar zu machen und bildlich zu fixieren. Hierzu benutzt man entweder ein Trittspurgerät (Harris and Beath Mat) oder ein Podoskop mit eingebautem Scanner. Das Trittspurgerät enthält ein breites textilkaschiertes Gummiband, welches auf einen Rahmen gespannt ist. Für den Fußabdruck streicht man die kaschierte Seite des Gummis mit Stempelfarbe ein und legt diese Fläche anschließend auf weißes Papier. Wenn der Fuß auf das leicht gespannte Gummiband tritt, zeichnen sich die druckbelasteten Zonen deutlich dunkler auf dem Papier ab.

Das Podoskop mit eingebautem Scanner besteht aus einem Kasten, dessen oberer Teil mit einer starken Glasplatte abschließt. Durch an den Schnittseiten des Glases angebrachte Lichtquellen werden die Belastungszonen des Fußes heller sichtbar, wenn der Patient auf der Glasplatte steht. Das Bild der Fußsohle kann entweder durch einen im Kasten angebrachten Spiegel betrachtet oder durch einen Scanner (Bildaufzeichnungsgerät) im Computer gespeichert werden.

Bestehen gravierende Fehlbelastungen des Fußes, sollte durch eine besondere **biome-**

chanische Fußuntersuchung die Ursache abgeklärt werden. Dies liegt auch im Interesse des Patienten, um weitere Fußschäden zu vermeiden. Der Zeitaufwand für eine biomechanische Fußuntersuchung beträgt etwa 45 Minuten. Für diese spezielle, eingehende Untersuchung des Fußes muss folglich zusätzliche Zeit eingeplant werden.

Die Biomechanik befasst sich mit der Bewegung und den damit verbundenen Einwirkungen von Kräften auf den menschlichen Fuß. Sie ist ein spezielles und sehr umfangreiches Teilgebiet der medizinischen Fußbehandlung/Podologie. Ich erwähne die Biomechanik, um die möglichen Untersuchungsverfahren zu vervollständigen. Das Thema wird im dritten Band der „Theorie der medizinischen Fußbehandlung" eigenständig behandelt.

1.5.2 Sensibilitätsprüfung am Fuß des Patienten

Um Gewebsschädigungen der Haut zu vermeiden, ist es notwendig, Sensibilitätsstörungen (sensibel-motorische und autonome Neuropathie) am Fuß zu erkennen.

Zu Beginn zeigt sich an fehlbelasteten Stellen eine Schwiele (Callositas), die sich in die Haut eindrückt. Unterhalb dieser Verhornung kommt es meist durch Einwirkung von Scherkräften zur Zerreißung des Gewebes und letztendlich zur Nekrose. Wenn der Schmerz als Warnsignal einer beginnenden Ulceration nicht wahrgenommen wird, erhält die Wunde in der Regel weder Beachtung noch Versorgung. Je nach Stadium der Grunderkrankung und der Stoffwechseleinstellung des Betroffenen liegt das Risiko sehr hoch, dass der Gewebsdefekt an Umfang und Tiefe zunimmt. Wenn eine Schwiele nach außen durchbrochen ist, nimmt damit auch die Infektionsneigung zu. Als schwerwiegendste Folge dieser Ulcerationen droht die Amputation von Teilen oder des ganzen Fußes. Eine Sensibilitätsmessung bei der Fußuntersuchung ist sinnvoll, um im Rahmen der Prävention auf die im Testverfahren bereits auffälligen, aber noch symptomlosen Patienten aufmerksam zu werden. Die allgemeine Untersuchung auf sensibel-motorische Neuropathie sollte bei gefährdeten Patienten jährlich vorgenommen werden. Wenn der Verdacht auf eine Neuropathie besteht, muss die ärztliche Behandlung so früh wie möglich beginnen.

Eine Übersicht der in der Praxis möglichen Testverfahren zeigt die Tabelle 1.15.

Kalibrierte Stimmgabel nach Rydel-Seiffer (C 128) (Neurologische Stimmgabel) Messung: Tiefensensibilität

Die Neurologische Stimmgabel (128 Hz) ist insgesamt 22,5 cm lang und besitzt am Ende der beiden Schwingungsarme je einen feststellbaren Dämpfer, auf den ein weißes bzw. schwarzes spitzes Dreieck und eine Skalierung aufgedruckt ist.

Die Konstruktion unterscheidet sich deutlich von einer gewöhnlichen Stimmgabel (440 Hz), welche sich für die Untersu-

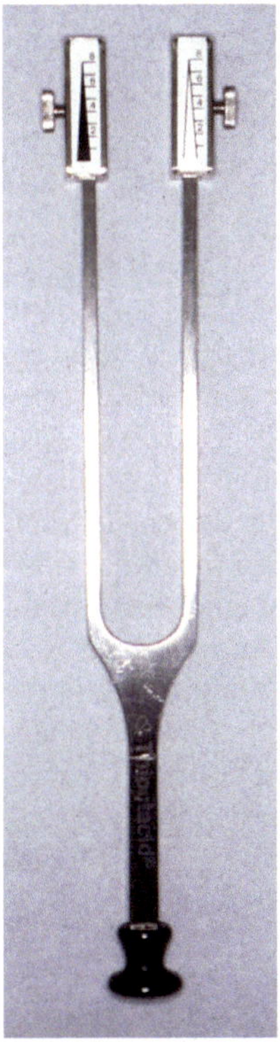

Abb. 1.6 a: Neurologische Stimmgabel nach Rydel-Seiffer

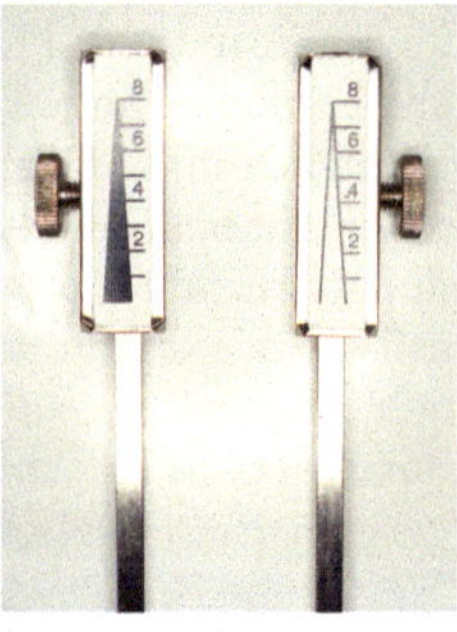

Abb. 1.6 b: Dämpfer der kalibrierten Stimmgabel nach Rydel-Seiffer

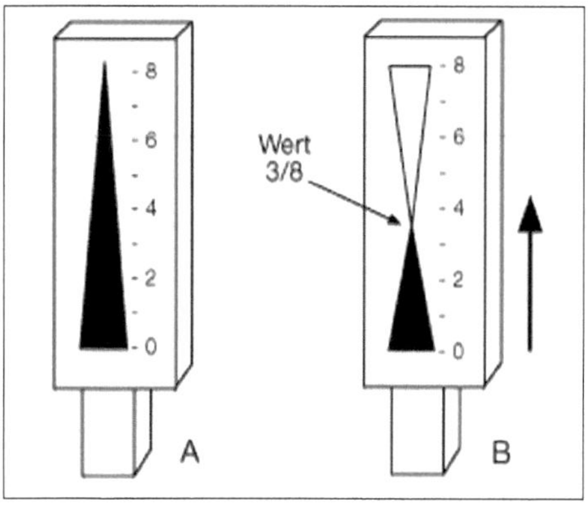

Abb. 1.7: Skala der kalibrierten Stimmgabel im Ruhezustand (A) und die sich während der Schwingung visuell nach oben bewegenden Schnittpunkte der Dreiecke (B)

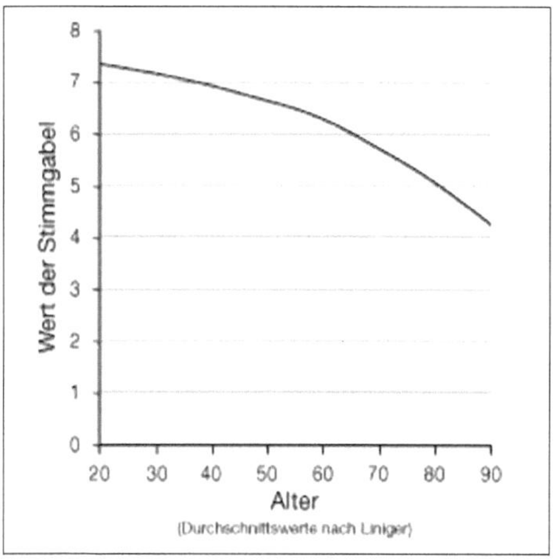

Abb. 1.8: Durchschnittswerte der Stimmgabelprüfung (nach Liniger) im Verhältnis zum Alter (ohne Diabeteserkrankung)

chung nicht eignet. Zur richtigen Einstellung der Dämpfer wird ihre Unterkante auf die Markierungen der Gabel justiert. **In der Regel schließt dann die Oberkante mit den Gabelenden ab (= längere Schwingungsdauer der Gabel und dadurch genauere Ablesbarkeit).** Nur bei gleicher Einstellung sind reproduzierbare Messungen gewährleistet. Um die Schwingungen zu erzeugen, hält eine Hand die Stimmgabel am unteren Ende in Höhe der Kontaktplatte aus Hartgummi fest, während die Finger der anderen Hand beide Schwingungsarme zusammengedrückt halten (spannen). In Höhe der Messpunkte des Fußes werden die Schwingungsarme schnell entspannt, wobei gleichzeitig die Kontaktplatte lotrecht zur Hautoberfläche geführt und mit konstantem Druck gehalten wird. Der Patient soll sich während der Messung in gelockerter Haltung befinden. Unterschiedlicher Anpressdruck der Stimmgabel, auch unterschiedliche Stärke der Schwingungserregung beeinflussen das Vibrationsempfinden. Für reproduzierbare Ergebnisse ist es demnach sinnvoll, dass ein und derselbe Untersucher die Messung bei einem Patienten vornimmt.

Mögliche Messpunkte beider Extremitäten liegen an:
- **der distalen Phalanx der Großzehe,**
- **den medialen Malleolen,**
- **dem Metatarso-Phalangeal-Gelenk 1 (MTP 1),**
- **der Schienbeinkante (Crista anterior).**

Die Messungen sind einfach durchzuführen. Die Ermittlung des Werts hängt jedoch entscheidend von der Mitteilung des Patienten davon ab, wann keine Vibrationen mehr wahrgenommen werden. Eine falsche Fragestellung wäre, ob der Patient Vibrationen spürt. Die Antwort darauf würde in nicht wenigen Fällen immer positiv ausfallen, da der Betroffene die Erwartungen des Testenden oft erfüllen will.

Nach dem Entspannen der Stimmgabel beginnen sich die auf der Skala aufgedruckten Dreiecke visuell durch die Schwingungen zu überschneiden.

Wenn keine Vibrationen mehr wahrgenommen werden, liest man den Wert neben dem nach oben gewanderten Kreuzungspunkt ab. Die Skaleneinteilung reicht von 0 bis 8 (Abb. 1.7).

Die Ablesung erfordert Erfahrung, sodass von weniger Geübten meist ein bis zu zwei Skaleneinteilungen höherer Wert ermittelt wird. Schwankungen der Werte hängen aber auch von der Konzentration und Reaktionsfähigkeit des Patienten ab. Da die Skala acht Unterteilungen besitzt, wird der ermittelte Wert in Achtel angegeben (z. B. 3/8, wenn die Vibrationen bei dem Wert drei gerade noch wahrgenommen wurden).

Bei bestehendem Diabetes ist nach Aussage Schweizer Wissenschaftler [2] bereits eine Prädisposition für Druckschädigungen (Malum perforans) bei dem Wert ≤ 4/8 gegeben. Das Alter des Patienten kann hierbei unberücksichtigt bleiben.

Für die Feststellung einer sensibel-motorischen Neuropathie gelten die ab einem bestimmten Schwellenwert (6/8–7/8) nicht mehr wahrnehmbaren Vibrationen als Anzeichen für den Beginn dieser Erkrankung. Ein unmittelbarer Zusammenhang zwischen dem HbA_1/HbA_{1c}-Wert eines Diabetikers und dem Vibrationsempfinden konnte nicht festgestellt werden. Entscheidend für den Grad der Sensibilitätsstörung ist jedoch die Dauer der Diabeteserkrankung [1].

Zeitbedarf der Untersuchung: ca. 5 Minuten. Frequenz der Stimmgabel: 128 Hz.

Die neurologische Stimmgabel wurde erstmals 1903 von A. Rydel und W. Seiffer beschrieben und angewendet.

Vibrameter
Messung: Tiefensensibilität

Das Gerät misst ebenso wie die Neurologische Stimmgabel das Vibrationsempfinden. Es bestehen die gleichen vier Testpunkte je Extremität wie bei der Stimmgabel (distale Phalanx der Großzehe, mediale Malleolen, der Fußrücken und die Crista anterior). Auf einem Display wird die zu variierende Schwingungs-Amplitude elektronisch angezeigt. Die Skala reicht von 0,05 bis 399 µm. Der Vibrameter wird zur Messung der Sensibilität lotrecht zur Hautoberfläche mit konstantem Druck gehalten. Der Patient soll dabei entspannt sein.

Mit dem Vibrameter erhaltene Werte sind sehr viel exakter, lassen sich aber nicht unmittelbar mit denen der Neurologischen Stimmgabel vergleichen. Hierzu wäre eine Umrechnung notwendig.

Tabelle 1.16

75-g-Filament	Wahrnehmungsschwelle bei bestehender manifester Neuropathie sehr gering (9 %). Kein Patient mit Ulcerationen und Sensibilitätsstörungen spürt Druckreize von weniger als 75 g.
10-g-Filament	Wichtigstes Filament der präventiven Sensibilitätsprüfung zur Einteilung in Risikogruppen
1-g-Filament	Sensibilität des gesunden Fußes

Tabelle 1.17

Risikogruppe	**Beschreibung** Grundlage der Sensibilitätsmessung: 10-g-Semmes-Weinstein-Filament
Gruppe 0	Prädisposition zu Sensibilitätsstörungen vorhanden. Kein Sensibilitätsverlust. Testwiederholung: jährlich
Gruppe 1	Das Filament wird nicht gespürt. Es sind keine Fußdeformitäten vorhanden. In der Vorgeschichte kein Vorkommen von Geschwüren (Ulcerationen) am Fuß. Vorstellung in der Fußambulanz: alle sechs Monate
Gruppe 2	Das Filament wird nicht gespürt. Fußdeformitäten sind vorhanden. In der Vorgeschichte kein Vorkommen von Geschwüren (Ulcerationen) am Fuß. Vorstellung in der Fußambulanz: alle drei bis vier Monate. Entsprechende Entlastung am Fuß über spezielle Druckverteilungsmaßnahmen
Gruppe 3	Das Filament wird nicht gespürt. Ein Ulkus hatte bestanden. Vorstellung in der Fußambulanz: alle ein bis zwei Monate Entsprechende Entlastung am Fuß über Druckverteilungsmaßnahmen/orthopädische Hilfen durch spezielle Schuhe oder Schuhzurichtungen

Einteilung der Risikogruppen nach dem Carville Project, USA (5/92)

Abb. 1.9: Semmes-Weinstein-Filament

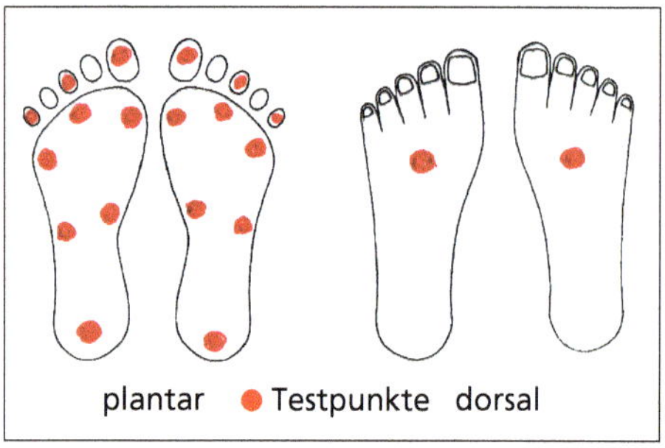

Abb. 1.10: Testpunkte am Fuß

5.2.3 Semmes-Weinstein-Filamente/ Thio-Feel Mikrofilament Messung: Oberflächensensibilität

Das seit 1978 in den USA eingeführte Untersuchungs-Set besteht aus 20 standardisierten Nylonfasern verschiedener Länge und Dicke. Jede Faser besitzt eine Klassifizierung nach Gewichten. Für die Messung der Sensibilität wird eine ausgewählte Faser des Sets lotrecht gegen die Hautoberfläche gedrückt bis sie umknickt (Abb. 1.9). In diesem Moment ist die auf dem Faserhalter angegebene Kraft (Einheit: Gramm/g) erreicht, mit dem die Faser auf die Fläche drückt.

Unterschiede im Anpressdruck, wie bei der Neurologischen Stimmgabel, gibt es bei diesem Verfahren nicht. Die Ergebnisse sind somit auch bei verschiedenen Untersuchenden sicher reproduzierbar. Die Unempfindlichkeit der Fußsohle gegen Berührung und Druck gilt bei Neuropathie jedoch nicht immer als verlässliches Maß für die Schwere der Nervenschädigung. Viel barfuß laufende Menschen besitzen z. B. grundsätzlich eine geringere Empfindlichkeit der Fußsohle gegen Druck- und Berührungsreize. In der Praxis haben sich drei Grundfilamente mit den Gewichtsklassifizierungen 75 g, 10 g und 1 g durchgesetzt. Das 10-g-Filament wird hiervon am häufigsten benutzt. Die Bedeutung der Filamente ist in Tabelle 1.16 beschrieben.

Da einige Autoren die Ansicht vertreten, dass zwischen dem Grad des Sensibilitätsverlustes und der Neigung zu Geschwüren ein Zusammenhang besteht, hat das Carville Project [3] eine Einteilung in Risikogruppen vorgenommen (Tabelle 1.17).

Je höher die Kategorie der Risikogruppe, desto höher ist die Gefahr für:
- das Fortschreiten der Fußdeformitäten
- ein Ulkus-Rezidiv
- eine mögliche Fußamputation

Besteht für den Patienten ein Risiko, ist die Vorstellung beim Arzt/Diabetologen zwingend.

Der Patient sollte bei der Untersuchung entweder entspannt sitzen oder besser sogar liegen, weil er möglichst nicht beobachten sollte, wann das Filament benutzt wird. Die Belastung der Haut mit der Nylonfaser beträgt nur eine Sekunde. Nach einer Pause von mindestens einer weiteren Sekunde kann man zum nächsten Messpunkt übergehen. Falls eine weitere Differenzierung der Sensibilität notwendig ist, soll der Patient in der Lage sein, den Bereich der Fußsohle anzugeben, der gerade getestet wird. Das setzt ebenfalls voraus, dass sich die Position des Filaments nicht erkennen lässt.

Die Messpunkte liegen an der Peripherie des Fußes, damit die Ergebnisse nicht durch dickere Hautschichten verfälscht werden können (Abb. 1.10). Für jeden Fuß sind zehn Teststellen geeignet [3].

Zeitbedarf der Untersuchung mit den Semmes-Weinstein-Filamenten: zirka sieben Minuten.

Temperaturwahrnehmung (Kälte-/Wärmeempfindung) Test: Oberflächensensibilität

Zur Überprüfung der Temperaturwahrnehmung eignen sich am besten zwei

Reagenzgläser, die mit einem Korken zu verschließen sind (Bezug durch Chemie-Laborhandel).

Mit destilliertem Wasser gefüllt und verschlossen, sind sie schnell verfügbar, wenn sie im Kühlschrank bzw. auf der Heizung (im Winter) aufbewahrt werden. Die Füllung mit destilliertem Wasser empfehle ich wegen der längeren Haltbarkeit, besonders des ständig warm gehaltenen Wassers.

Die Temperaturen des im Reagenzglas befindlichen Wassers müssen sowohl im oberen wie im unteren Bereich begrenzt sein. Die Wärme des Wassers darf 38 °C nicht überschreiten und die Kälte 6 °C nicht unterschreiten.

Die Alternative zu den Reagenzgläsern bietet ein runder Plastikstab (Tip-Therm/ Firma Disetronic), der an einer Seite mit einem Metallmantel überzogen ist und an der gegenüberliegenden lediglich eine Plastikfläche besitzt. Selbst bei Zimmertemperatur ist das Metall immer kälter als die Umgebung.

Wichtig sind besonders bei dem Test für die Temperaturwahrnehmung vergleichende Untersuchungen (r. und l. Fuß). Getestet wird auf dem Fußrücken.

Reflexhammer
Test: Motorik

Zur Überprüfung der motorischen Neuropathie ist der Test auf Eigenreflexe erforderlich. Ein herabgesetzter oder nicht vorhandener Achillessehnenreflex (Reflex des M. Triceps surae) kann dafür ein deutlicher Hinweis sein. Bei dem Schlag mit dem Reflexhammer auf die Achillessehne bei angewinkeltem Kniegelenk (Abb. 1.11 a + b) geht der Fuß in die Plantarflexion, wenn keine Nervenleitstörung vorhanden ist. Um die Intensität des Reflexes zu spüren, drückt eine Hand des Untersuchenden den Fuß in maximale Dorsalextension.

Gleiche Bedeutung für motorische Nervenleitstörungen besitzt auch der Patellasehnenreflex (PSR). Er wird durch einen Schlag mit dem Reflexhammer unterhalb der Patella (Sehne des M. quadriceps femoris) ausgelöst. Das Bein geht bei angewinkeltem Kniegelenk in die Streckbewegung, wenn die Leitfähigkeit der Nerven intakt ist.

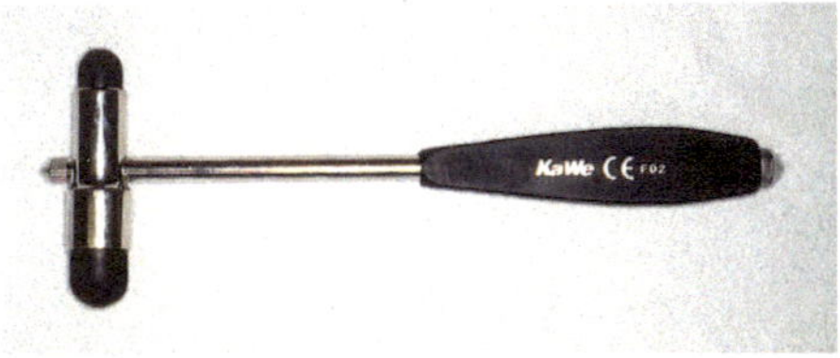

Abb. 1.11 a: Reflexhammer

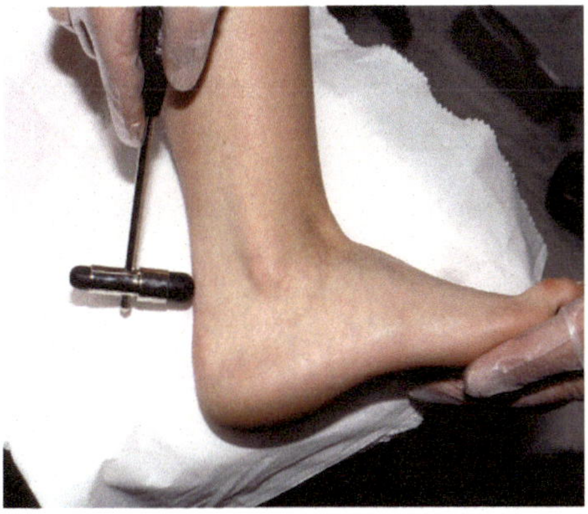

Abb. 1.11 b: Auslösung des Achillessehnenreflexes

Anmerkung

Die Einschränkung bzw. der Verlust des Vibrationsempfindens am Fuß gilt zurzeit als das verlässlichste Anzeichen einer möglichen oder vorhandenen Sensibilitätsstörung (sensibel-motorischen Neuropathie).

Im Sinne einer präventiven Sensibilitätsprüfung ersetzen die genannten Untersuchungsverfahren in keinem Fall die Diagnose des Facharztes, der zusätzlich die Impulsleitung der peripheren Nerven überprüft (Nervenleitgeschwindigkeit).

Eine Neuropathie des Patienten muss bei den Maßnahmen der Fußbehandlung berücksichtigt werden. Der Podologe soll auch in der Lage sein, unsichere Angaben des Patienten über seine Erkrankung durch eine Fußuntersuchung präzisieren zu können.

Auf Beschreibungen ebenfalls gebräuchlicher Sensibilitätstest-Verfahren wie z. B. mit Wattebausch, Weichhaar-Pinsel oder Feder ... wurde verzichtet.

1.6 Hautbehandlung

1.6.1 Entfernung der Hornhaut (Callositas) beim diabetischen Fußsyndrom

Die Entfernung der Hornhaut geschieht in schneidender Bewegung mit einem scharfen Skalpell, um den Druck auf das Gewebe niedrig zu halten. Je weniger Druck auf das Gewebe ausgeübt wird, desto geringer ist die Verletzungsgefahr. Die Grenze für die Hornhautentfernung ist erreicht, wenn die Elastizität der abgetragenen Hornhautfläche mit den benachbarten Hautbereichen übereinstimmt.

Nicht ausreichend entfernte Schwielen besitzen ein typisch glasiges Aussehen. Belässt man Schwielen auf der Haut, drücken sie sich tiefer ein und können besonders bei Neuropathie eine Schwielenentzündung hervorrufen. Die Entzündungsreaktion verursacht Mazerationen der Schwiele. Sie erhält dadurch eine gelbliche Eintrübung (Abb. 1.13).

Beim neuropathischen, in der Regel stark verhornenden Fuß, sind offene mazerierte Schwielen besonders im Randbereich der stark nässenden Ulcera zu finden. Die erweichten Schwielen des Wundbereichs müssen wegen der möglichen Taschenbildung entfernt werden, um eine Vergrößerung der Wundfläche zu vermeiden. Sie bilden ebenfalls Eintrittspforten für pathogene Keime, deren Infektion durch das Hautmilieu eines Diabetikers begünstigt ist.

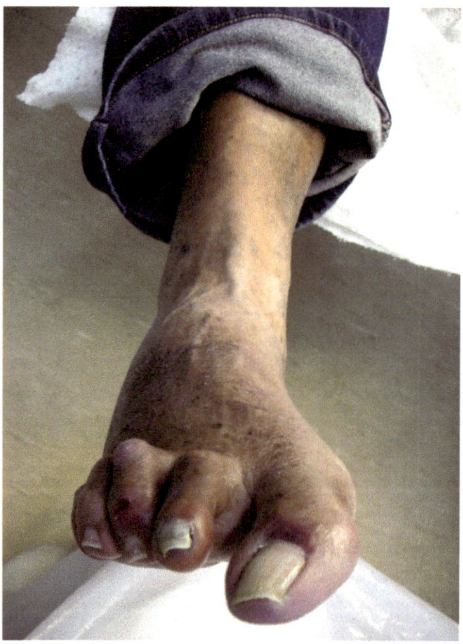

Abb. 1.12 Durch die Begleiterkrankungen des Diabetes mellitus Polyneuropathie und Angiopathie (Nerven- und Gefäßerkrankungen) verändern sich als Spätkomplikation die Füße. Hier von dorsal: Hautveränderung hin zu trocken und durch in die Haut gelangtes Hämoglobin braun verfärbt, Scheuerstelle Digitus 3, subunguales Hämatom Unguis 2

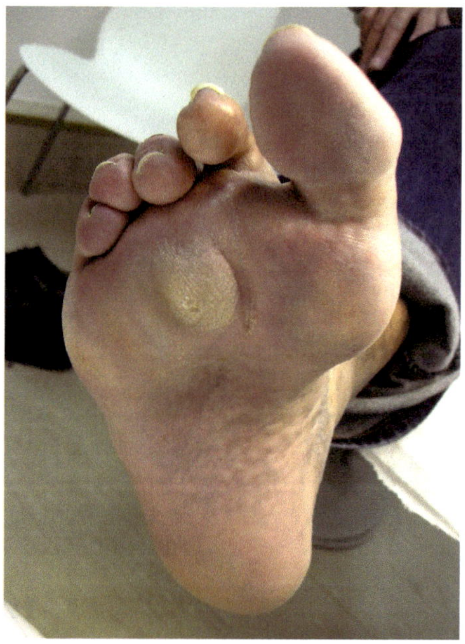

Abb. 1.13 Von plantar: Tyloma/Callositas, eine Hornhaut-Schwiele unter dem luxierten Metatarso-Phalangeal-Gelenk 3, ausgeprägte Krallenzehen Digitus 2-5, im Hintergrund die verordneten orthopädischen Schuhe

1.6.2 Entfernung der Hühneraugen (Clavi) beim diabetischen Fußsyndrom

Ist der Clavus an einen hornigen Kern gebunden, wie beim Clavus durus, Clavus mollis, Clavus papillaris, muss dieser Kern so weit entfernt werden, bis ein rotes Häutchen sichtbar wird. Das Vorgehen bis zur Verhornungsgrenze der Oberhaut ist deshalb notwendig, um sichergehen zu können, dass sich keine Entzündungsreaktion unter dieser Schicht befindet. Weniger problematisch zeigt sich dagegen die Behandlung des Clavus neurovascularis und Clavus neurofibrosus. Beide Fomen besitzen uneinheitlich tiefe Verhornungen mit erheblich weniger Neigung zu Entzündungen. Durch hypertrophierte Papillen zwischen den Verhornungen sind oberflächliche Verletzungen in Form von Punktblutungen leicht möglich (geeignete Medikamente zur Blutstillung siehe Punkt 14.1).

Entzündungsreaktionen der Clavi

Den überwiegend aseptisch entzündeten Clavi fehlen typische Entzündungssymptome wie Hitze, Rötung und Schwellung. Lediglich der Schmerz und die eingeschränkte Funktion ist in den meisten Fällen ein Hinweis darauf. Zeigt sich trotzdem eine Rötung in dem umliegenden Bereich der Verhornung, ist sie überwiegend durch Reizung (Reibung) der Haut entstanden.

Bei der sensibel-motorischen **Neuropathie** kann der Schmerz des Clavus wenig oder gar nicht wahrgenommen werden. Wenn eine auf diese Art symptomlose Schwiele bereits über dem Clavus mazeriert ist, sind meist schon tiefere Gewebsdefekte entstanden.

Bei der **Angiopathie/Arteriopathie** zeigt ein gewöhnliches Clavus oft eine übersteigerte Schmerzempfindlichkeit, welche eine Entzündungsreaktion vortäuschen kann.

Relativ **therapieresistente Entzündungsreaktionen** entstehen beim Clavus papillaris. Unterhalb der Verhornungsgrenze befinden sich beerenförmige Infiltrate, die als Fremdkörper die spontane Abheilung der relativ kleinen Wundfläche verhindern (siehe dazu auch „Theorie der medizinischen Fußbehandlung“, Band 1).

Die Neigung zur Wiederverhornung kann bei dem Clavus papillaris bereits schon nach einer Woche gegeben sein. Unter der Verhornung evtl. entstehende seröse Absonderungen führen zur Mazeration des Gewebes und vergrößern den Gewebsdefekt.

Merke! Hautdefekte am Fuß bei Menschen mit Diabetes mellitus und Spätkomplikationen können zu lebensbedrohlichen Zuständen führen und müssen zur Abklärung dem Diabetologen oder einem anderen Arzt überstellt werden. Die weitere Mitbehandlung durch den Podologen muss individuell entschieden werden und ist abhängig von der Qualifikation des Podologen als Wundexperte oder Wundtherapeut und der Schwere der Läsion.

Etwa 90 % aller Wundkomplikationen entstehen durch Infektionen, d. h. die Besiedlung eines Hautdefekts durch krank machende (pathogene) Mikroorganismen (Kleinstlebewesen). Dabei kann die Besiedlung der Wunde u. a. durch Kontakt mit kontaminierten Instrumenten, Händen oder Anflugkeimen geschehen. Das desinfizierte bzw. sterilisierte Instrumentarium des Podologen ist in dem Moment als kontaminiert anzusehen, sobald damit Hautflächen zur Behandlung berührt wurden. Das mikrobiologische Gleichgewicht ist gestört, sobald das umgebende Milieu die Vermehrung bestimmter Spezies begünstigt. Bei geschwächter Abwehrlage des Körpers verhindert auch eine starke seröse Absonderung der Wunde letztendlich nicht die Neigung zu Infektionen.

Durch Strümpfe und Schuhe kann die Feuchtigkeit der Fußhaut nicht ablüften und generiert ein konstant feuchtwarmes Milieu, das die Wundheilung behindern kann. Und die zwingend erforderliche komplette Druckentlastung wird vom selbstbestimmten mobilen Patienten selten eingehalten. Zusätzlich heilungsverschlechternd wirken sich Herz-Kreislauf-Erkrankungen, die Folge einer Arteriosklerose sind, auf die periphere Lage des Fußes aus. Entlastungsmaßnahmen sind für den Wundbereich am Fuß zwar möglich, sie erfordern jedoch ein hohes Maß an Adhärenz (Übereinstimmung der Therapeutenempfehlung für das Therapiekonzept, früher Compliance/Bereitschaft zur Mitarbeit). Entlastungen müssen mit den Intervallen des Verbandwechsels wieder angebracht werden. Für den Patienten erfordert dies in vielen Fällen über Wochen oder Monate Termingebundenheit, besonders dann, wenn durch Bewegungseinschränkung eine Selbstversorgung der Wundfläche unmöglich ist.

Durch orthopädietechnische Schuhversorgung (z. B. Vorfußentlastungsschuhe), Gehstützen oder einen Rollstuhl sind die plantaren Flächen des Fußes ideal zu schützen, die dorsal liegenden erfordern nach wie vor den Ideenreichtum und das Geschick des Wundversorgers.

Behandlung des entzündeten Clavus beim diabetischen Fußsyndrom

Zur Erstversorgung des entzündeten Clavus werden keine äußerlich anzuwendenden Medikamente benutzt. Die Wunde wird lediglich mechanisch mittels Pinzette oder Hautzange gesäubert und danach mit Ringer-Lösung ausgespült. Die mechanische Säuberung ist notwendig, wenn Deckelbildungen durch Hornsubstanz, abgestorbene Zellmassen (Fibrinbeläge), mazerierte Hornhaut oder Verbandstoffreste, die sich nicht selbst abbauen, auf der Wunde verblieben sind. Zum Schutz der Fläche benutzt man einen sterilen Wundverband, der mit einer Druckentlastung versehen wird. Anschließend ist der Patient (möglichst mit einem kurzen Bericht über die Art der Clavus-Versorgung) dem Arzt vorzustellen.

Das Behandlungskonzept für eine phasengerechte Wundbehandlung wird nachfolgend tabellarisch (Tab. 1.18) erläutert.

Tabelle 1.18: Konzept für eine phasengerechte Wundbehandlung (nach: Arbeitskreis Wunde, St. Barbara Hospital, Gladbeck/1999)

Phasen	Behandlungskonzept
Phase 1: Bereiten des Wundgrunds	- Beurteilung der Wundverhältnisse - Entfernung von avitalem, nekrotischem Gewebe (Debridement) - Spülung mit Desinfizienzien (z. B. Octenisept®, Lavasept®, Prontosept®) - Verbandwechsel alle zwölf Stunden
Übergangsphase: Granulationsbeginn	- Zurückdrängen der Infektion - Granulationsförderung - Anfrischen der Wundränder - milde mechanische Wundreinigung - Verbandwechsel alle 24 Stunden
Phase 2: Granulationsprotektion (-schutz)	- Schutz des sprossenden Granulationsgewebes - Vermeidung einer erneuten Infektion - Entfernung der Keratosen am Wundrand - Spülung mit Ringer-Lösung oder Hydrokolloid-Verbände - Verbandwechsel alle 24 Stunden
Phase 3: Epithelisierung	- Verlassen der feuchten Wundbehandlung - Häutchen über der Wunde (Silberhäutchen) nicht zerstören - Haut cremen - Verbandwechsel alle 24 Stunden

1.7 Verwendung von Externa beim diabetischen Fußsyndrom

Die Auswahl eines Medikaments zur Wundbehandlung richtet sich nach folgenden Merkmalen:
- Reparaturfähigkeit des Gewebes
- Abwehrlage des Gewebes
- Allergieneigung des Patienten gegenüber Inhaltsstoffen des Medikaments
- Aggressivität der Inhaltsstoffe gegenüber körpereigenen Zellen
- antiseptischer Wirkungsgrad des Medikaments mit ausreichender Wirkung gegen Staphylokokken und Streptokokken
- Art der Verletzung (oberflächliche, tiefe, nässende, infizierte Verletzung)
- Ursache der Verletzung

Grundsätzlich sind bei allen unter diesem Kapitel aufgeführten Fertigarzneimitteln die Fachinformationen der Hersteller zu beachten.

1.7.1 Wundreinigende Medikamente

Ringer-Lösung

Für den diabetischen Patienten mit Spätkomplikationen sollte man Wundspülungen mit Ringer-Lösung vornehmen, weil sie nach experimentellen Untersuchungen von Kallenberger/Willenegger die Zellteilung nicht beeinträchtigt. Dagegen lassen sich in einer physiologischen Kochsalzlösung in Zellkulturen keine Teilungen feststellen.

Die Ringer-Lösung*, die ein ausgewogenes Verhältnis an Mineralstoffen enthält, sowie die standardisierte 0,9%ige Kochsalzlösung besitzen keine desinfizierenden Eigenschaften.

Hydrogele

Durch Hydrogele, die einen bestimmten Anteil Wasser enthalten, lassen sich Fibrinbeläge selbstständig ablösen (autolytische Reinigung). Das Gel wird auf die nicht infizierte Wunde gestrichen und mit einer nicht haftenden Folie (z. B. Bioclusive, Cutifilm) abgedeckt. Der Verband kann bis zu drei Tage auf der Wundfläche verbleiben.

Produktnamen für Hydrogele sind unter anderen Opragel, NU-Gel, Hydrosorb.

Hydrogele bestehen aus hydrophilen Polymeren (mehrkettige Kohlenstoffverbindungen), sind aber selbst wasserunlöslich.

Enzymatika

Eine andere Möglichkeit, leichten Fibrinbelag von der Wundoberfläche zu entfernen, bieten enzymhaltige Salben wie z. B. Actihaemyl®, Actovegin®, Fibrolan® (verschreibungspflichtig). Sie reinigen auf enzymatischem Weg die Wunde und unterstützen gleichzeitig den oxidativen Stoffwechsel der Zellen. Die Anwendung ist langwierig und erstreckt sich über mehrere Tage. Der überwiegende Teil dieser Salben enthält keine desinfizierenden Stoffe.

Tabelle 1.19: Zusammenfassung der Maßnahmen für eine Wundreinigung beim diabetischen Fußsyndrom

Mechanische Verfahren	Medikamentöse Verfahren
Pinzette	Ringer-Lösung
Hautzange	Hydrogele
Debridement	Enzymatika

(Anmerkung: Die Wundbehandlung geschieht nur auf Anweisung eines Arztes.)

1.7.2 Desinfektion mit flüssigen Externa

Beim diabetischen Fußsyndrom dürfen zur Desinfektion des Wundgebietes keine

* Inhaltsstoffe der Ringer-Lösung:
0,86 % Natriumchlorid
0,03 % Kaliumchlorid
0,03 % Kalziumchlorid

aggressiven Lösungen wegen ihrer heilungsverzögernden Wirkung verwendet werden. Sie sind in der folgenden Tabelle 1.20 aufgelistet (Konzentrationsangaben entsprechen der üblichen Verwendungsart, siehe auch 7.3.2):

Tabelle 1.20: **Nicht** zu verwendende Lösungen zur Hautdesinfektion beim diabetischen Fußsyndrom

3%ige Wasserstoffperoxidlösung
70%iger Isopropylalkohol
80%iger Ethylalkohol
Rivanol
Brillantgrün
Tannin
Mercuchrom
Iodlösungen
Solutio Castellani
Pyoktanin (Gentianaviolett)
Kaliumpermanganat

Merke! Durch die Aggressivität dieser Stoffe werden Zellen des sich gerade neu bildenden Gewebes zerstört (siehe auch „Theorie der medizinischen Fußbehandlung“, Band 1). Bei Diabetikern ohne Spätkomplikationen ist dieser Effekt vernachlässigbar gering, weil die Zellproliferation (Neubildung der Zellen) ausreicht, um den Wunddefekt zu schließen.

Bei den im folgenden Text genannten Externa geschieht die Auswahl nach den schonendsten Verfahren für die Wundbehandlung. Üblicherweise verwendete Medikamente werden, falls notwendig, hinterfragt und den geeigneten Maßnahmen gegenübergestellt.

Als geeignete, schonend desinfizierend wirkende Lösung eignet sich Octenisept®. Der Inhaltsstoff gehört chemisch in die Gruppe der Bispyridine und ist kationaktiv. Die Verbindung reagiert mit anionaktiven Stoffen (z. B. Seife, anionische Cremes und PVP-Ioden (z. B. Braunovidon®, Betaisodona® ...). Diese Wechselwirkung der Stoffe untereinander lässt das Medikament unwirksam werden. Möchte man Octenisept® in Kombination anderer Externa verwenden, ist auf diese Zusammenhänge zu achten.

Besonders bei neuropathisch bedingten Heilungsverzögerungen treten starke seröse Absonderungen auf, wodurch sich Lösungen leichter aus dem Wundgebiet ausschwemmen lassen. Eine intensive Vermengung mit Wundsekreten ist deshalb nicht zu erwarten.

1.7.3 Desinfektion mit Salben

Salben sind bei tiefen Wunden kontraindiziert. Zur Versorgung einer oberflächlichen Wunde erfüllt die Salbenanwendung den Grundsatz der „Feucht in Feucht“-Behandlung. Die Wirkstoffe können nach dem Prinzip der Brownschen Molekularbewegung tiefer in den Wundgrund eindringen und sind im Gegensatz zu anderen Externa länger verfügbar. Sie dürfen nicht zu dick aufgetragen werden, da sonst ein zu feuchtes Wundmilieu geschaffen wird. Es kann zu weiteren Mazerationen (Erweichungen) der Wundränder führen, was sich auf den Heilungsprozess grundsätzlich nachteilig auswirkt.

Es gibt auch konfektionierte Wundgazen, die bereits mit der zur Behandlung erforderlichen Salbenmenge getränkt (imprägniert) sind. Der Name des als Gaze angebotenen Medikaments ist mit dem Produktnamen identisch. In vielen Fällen verhindert der Fettgehalt in der Salbengaze auch ein Verkleben des Verbandstoffes mit der Wunde. Zu dem gleichen Zweck eignen sich auch inerte Salbengazen, falls das desinfizierend wirkende Medikament nicht als Gaze erhältlich ist. Inerte Salbengazen enthalten – außer dem Trägerstoff – eine Emulsion, die mit keinem anderen Stoff eine Verbindung eingeht. Sie können in Verbindung mit allen bekannten Wundbehandlungsmitteln angewendet werden.

Die inerten Gazen legt man zu diesem Zweck in der Regel zwischen Medikament und Verbandmull bzw. Wundabdeckung.

Produktnamen für inerte Salbengazen sind z. B. Cuticerin®, Lohmann-Tüll®, Adaptic®.

Aggressive chemische Bakterizide in Salben

Zu den aggressiven chemischen Bakteriziden, die sich **nicht** zur Dauertherapie heilungsverzögerter Wunden eignen, zählen folgende tabellarisch (Tabelle 1.21) aufgeführten Inhaltsstoffe:

Tabelle 1.21: Aggressive chemische Bakterizide

Iodophore/Povidon-Iod (z. B. Braunovidon®, Betaisodona®)
Iod (als anorganische Verbindung)
Ammoniumbituminosulfonat (z. B. Ichtholan®)
Phenol

Gegen eine einmalige Behandlung mit Iodophoren bestehen keine Bedenken, wenn hiermit eine sicherere Desinfektionswirkung auf die Wundoberfläche erzielt werden soll. Ihr Vorteil liegt in dem besonders breiten mikrobiziden Spektrum.

Zellfreundliche chemische Bakterizide in Salben

Für die zellfreundliche Desinfektion einer heilungsverzögerten Wundfläche eignet sich Chlorhexidindigluconat, wie es z. B. in Hermalind® vorliegt. Der Inhaltsstoff ist kationaktiv (siehe dazu auch Band 1, Kap. 13, Medikamentöse Versorgung des Fußes).

Als weitere zellfreundliche chemische Bakterizide gelten quartäre Ammoniumverbindungen (Abkürzung: QAV). Eine zu dieser Substanzgruppe gehörende chemische Verbindung ist z. B. als Dequaliniumchlorid in Evazol® enthalten. Zur sicheren Wunddesinfektion eignen sich QAVs wegen ihres hohen Eiweißfehlers (Ausfällung in Gegenwart von Blutserum, Eiter) allerdings nicht. Die Verbindungen sind ebenfalls kationaktiv. Zu den ebenfalls zellfreundlichen (Körperzellen schonenden) Bakteriziden gehört auch die Stoffgruppe der Polyhexanide mit ebenfalls kationaktiven Eigenschaften wie z. B. die Produkte Lavasept®, ProntoMan®, ProntoSan® ... .

Äußerlich anzuwendende **Antibiotika** (z. B. Nebacetin®, Cicatrex®, Fucidine®) sind beim diabetischen Fußsyndrom kontraindiziert, da die Keime in der tieferen Wundfläche nicht sicher abgetötet werden.

Innerlich verabreichte Antibiotika besitzen jedoch einen besonderen Stellenwert bei der systemischen Bekämpfung einer Wundinfektion.

1.7.4 Heilungsunterstützende Salben

Salben mit pflanzlichen Inhaltsstoffen (z. B. Echinacea-Salbe), tierischen Ölen (z. B. Lebertran-Salbe) oder Vitaminkomplexen (z. B. Bepanthen®) bieten keine Sicherheit gegen das Infektionsrisiko. Sie können zur Nachbehandlung bereits granulierender Wunden beim diabetischen Fuß eingesetzt werden.

1.7.5 Heilungsunterstützende Lösung

Als Monotherapeutikum, das ohne zusätzliche Mittel (Lokaltherapeutika) angewendet werden soll, gilt Oxoferin®. In vielen Fällen ist es das Mittel der Wahl. Die ausgezeichnet granulationsfördernde Wirkung eignet sich sehr gut zur Behandlung angiopathischer sowie neuropathischer Wunden. Dazu werden entweder mit Oxoferin® befeuchteter steriler Verbandmull oder mit Oxoferin® befeuchtete Schaumstoffkompressen direkt über die gereinigte Wundfläche gelegt. Zur Abdeckung kann man ebenfalls alle wirkstofffreien Materialien (z. B. Verbandmull, Schaumstoffkompressen oder selbsthaftende Fixierungsmittel) verwenden. Ein Verbandwechsel wird bei stark absondernden Wunden zweimal täglich, im Allgemeinen nur einmal täglich empfohlen.

Oxoferin® besitzt keine desinfizierenden Eigenschaften.

1.7.6 Austrocknend wirkende Externa

Kalziumalginatfasern

Kalziumalginatfasern (z. B. Algosteril®, Sorbalgon®) sind locker gepresst und bestehen aus dem Kalziumsalz der Alginsäure. Bei Kontakt der Fasern mit dem Wundsekret entsteht durch Ionenaustausch wasserlösliches Natriumalginat. Hierdurch quillt die Faser auf und ermöglicht dadurch eine hohe Sekretaufnahme. Umgekehrt kann eine zu trockene Wundfläche durch mit Ringer-Lösung getränkte Kalziumalginatfasern die zur Heilung notwendige Feuchtigkeit zurückerhalten (Rehydrierung des Gewebes).

Faserreste, die mit der Wunde verklebt sind, müssen nicht entfernt werden, weil sie sich durch die Wundsekrete auflösen. Falls notwendig, können sie mit Ringer-Lösung ausgewaschen werden.

Bei starken serösen Absonderungen ist mehrmaliger Verbandwechsel erforderlich. Kalziumalginatfasern selbst enthalten keine Wirkstoffe. In Verbindung mit Salben verlieren sie ihre austrocknende Wirkung.

Actisorb® Silver 220 (vormals: Actisorb® 3)

Actisorb® Silver 220 besteht aus einem Aktivkohlegewirk, das 0,22 % elementares Silber enthält. Actisorb® Silver 220 besitzt durch den Silberanteil bakterizide Eigenschaften. Die Poren der Aktivkohle binden Fremdkörper (Bakterien, abgestorbene Zellen) und unterstützen somit die Wundreinigung. Darüber hinaus ermöglicht das Gewirk ein ungehindertes Ableiten der Sekrete in den Sekundärverband (Verbandmull).

Der direkte Kontakt von Actisorb® Silver 220 mit der Wunde ist wichtig. Eventuell kann eine inerte Wundauflage mitverwendet werden, um ein Verkleben der Wunde mit der Vlieseinsiegelung des Präparats zu vermeiden. Diese Einsiegelung soll nicht entfernt oder beschädigt werden. Nach meinen Erfahrungen wirkt es sich nicht nachteilig aus, wenn Actisorb® Silver 220 zu kleineren Auflagen zurechtgeschnitten wird. Die Auflage sollte jedoch immer größer als die abzudeckende Wundfläche sein.

Falls keine Infektion vorliegt, kann Actisorb® Silver 220 bis zu drei Tage auf der Wunde verbleiben.

Zinkoxid

Die in Wasser nahezu unlösliche Verbindung wirkt nur in Gegenwart von Wundsekreten leicht adstringierend und schwach antiseptisch. In Salben eingearbeitet, eig-

Tabelle 1.22: Zusammenfassung der für eine Wundbehandlung indizierten bzw. kontraindizierten Externa beim diabetischen Fußsyndrom (Einteilung überwiegend nach Stoffgruppen):

Indizierte Externa	Kontraindizierte Externa
Bispyridine (z.B. Octenisept®)	aggressive chemische Bakterizide (z.B. Iod)
Polyhexanide (z.B. ProntoMan®, ProntoSan®, Lavasept® ...)	Antibiotika
Oxoferin®	Sulfonamide
Chlorhexidindiglukonate (z. B. Hermalind®)	
Heilungsunterstützende Salben	Puder
Kalziumalginatfasern	Zinkpaste
Actisorb® Silver 220	

(Anmerkung: Die Wundbehandlung geschieht nur auf Anweisung eines Arztes.)

net sich Zinkoxid (ZnO) zur Behandlung mazerierter Wundränder. Auf Wundflächen ist eine Zinkoxid-Salbe (bis 20 % ZnO) wegen möglicher Abdeckeffekte (Deckelbildung) sehr umstritten.

Zinkpasten, als extrem wasserarme Zubereitungsform, sind grundsätzlich kontraindiziert.

Puder

Sie sind wegen ihrer oberflächlichen Wirkung und möglichen Deckelbildung bei diabetischen Wunden kontraindiziert.

1.8 Wundverband

1.8.1 Aufgabe des Wundverbands

Der Wundverband soll die Wunde vor Verunreinigungen wie Schmutzteilchen, Fremdkörpern und Mikroben schützen.

Ich setze voraus, dass der Verbandstoff, der die Wundfläche abdeckt, für eine Wundversorgung steril ist. Er darf selbst nicht durch Anfassen mit den Händen oder offene Lagerung kontaminiert (verunreinigt) worden sein.

Als weitere Eigenschaften soll der Wundverband:
- Wundsekrete gut aufnehmen können,
- die Luftdurchlässigkeit garantieren,
- die aufgenommene Feuchtigkeit nach außen wieder abgeben können, um ein ausgeglichenes feuchtwarmes Milieu zu schaffen,
- die Temperatur auf der Wunde nahe der Körpertemperatur halten, um optimale Bedingungen für die Zellproliferation zu schaffen.

Die Entwicklung neuer Wundverbandarten oder deren Kombination (z.B. Hydrokolloide mit Hydropolymeren) schreitet ständig fort. Viele Produkte sind nahezu identisch mit denen anderer Hersteller. Das Buch erhebt deshalb keinen Anspruch auf Vollständigkeit oder Aktualität der Produktangebote. Die Informationen hierzu sind durch Seminare bzw. Produktvorstellungen der Firmen „aufzufrischen". Auch habe ich auf die Beschreibung klinischer Wundbehandlungsverfahren (z.B. Vakuum-Therapie, Maden-Therapie) verzichtet. Sie lassen sich ambulant nicht durchführen.

Bei der Beschreibung der neueren Verbandstoffe (Hydrokolloide, Hydropolymere, Hydrogele) habe ich mich auf deren Eigenschaften beschränkt.

In der Podologie waren – durch die Belastungssituation des Fußes – diese neueren Entwicklungen im plantaren Bereich nur eingeschränkt anwendbar. Bei starker seröser Absonderung der Wunde „schwamm" der Verband bei Belastung plantar des Fußes weg (Situation ohne Entlastung der Wundfläche).

Ist die Belastung der Wundfläche unvermeidbar, kann nach meinen Erfahrungen auf den herkömmlichen Verbandstoff aus Baumwolle oder Vlies nicht verzichtet werden.

1.8.2 Verbandmaterial

Für die besondere Situation des Fußes eignet sich am besten der achtlagige Verbandmull aus 100%ig reiner Baumwolle (Bw), 20-fädig. Er ist in unterschiedlichen Größen als fertige sterile Kompresse (z. B. Gazin, ST-Kompressen) erhältlich. In doppelter Lage (16-lagig) soll der Verbandmull nur dann verwendet werden, wenn eine starke Absonderung vorhanden ist.

Der Verbandwechsel sollte dann täglich mindestens zweimal erfolgen, und zwar immer dann, wenn die serösen Absonderungen den Mull durchtränkt haben. Erst wenn sich die Absonderungen normalisieren, reicht der achtlagige Verbandmull aus.

Ebenfalls eignen sich Wundauflagen aus Vlies (Verbundfasern aus Zellwolle und Baumwolle, z. B. Topper 8), mit denen bisher gute Erfahrungen gemacht wurden. Die als Beispiel genannte Wundabdeckung ist vierlagig.

Verweildauer des Verbands

In der Regel muss der Verband bei Heilungsverzögerungen nach 24 Stunden erneuert/kontrolliert werden.

Ist die Abwehrlage des Körpers intakt, reicht eine Kontrolle des Verbands innerhalb von drei Tagen.

1.9 Verbandfixierungsmittel

Das Verbandfixierungsmittel darf die Eigenschaften des Verbandmulls nicht beeinträchtigen. Es muss ebenfalls luftdurchlässig sein.

Als luftdurchlässige Verbandfixierungsmittel für den Fuß eignen sich:
- Schlauchverband (z. B. tg; tube-gauze; Stülpa; Hinweis: die Größen sind nicht genormt.)
- Fixomull-stretch; Chirofix (hypoallergene Kleberbeschichtung)
- Netzverband
- elastische Mullbinden
- selbsthaftende (kohäsive) Polyurethan-Binden (z. B. Sixt elast, Urgofix, Haftelast ...)

Hyperallergene Pflaster (z. B. Leukoplast oder Blankoplast) reizen durch ihre Klebemasse (Zinkoxid-Kautschuk) die Haut. Sie sind deshalb als Verbandfixierungen bei Spätkomplikationen des Diabetes nicht empfehlenswert.

Unelastische hypoallergene Pflaster (z. B. Leukosilk; Fixomull) greifen durch ihre Klebemasse (Polyacrylat) die empfindliche Haut weniger an.

Trotzdem sind die genannten Pflasterarten (hyperallergene/hypoallergene) als Fixierungsmittel weniger überzeugend. Sie sind nicht elastisch und deshalb an den Rundungen des Fußes schlechter anzubringen.

1.10 Hydrokolloid-Verbände

Hydrokolloide gehören zu den neuzeitlichen Wundverbänden, die ohne medikamentöse Zusätze verwendet werden. Sie erfüllen durch die Zusammensetzung der Wundauflage das Prinzip der „Feucht in Feucht"-Behandlung.

Aufbau: Die Außenseite des Verbands besteht aus einer hydrophoben (wasserabweisenden) Polyurethanfolie, auf die hydrophile (wasseranziehende) natürliche oder halbsynthetische Substanzen (z. B. Carboxymethylcellulose, Kalziumalginat, Pektine) aufgebracht sind. Sie können bis zum Zwölffachen ihres Eigengewichts aufquellen. Die Unterseite des Verbands ist vollflächig mit (hypoallergenem) Klebstoff beschichtet, der die Haftung auf trockener Haut ermöglicht. Seine Klebewirkung geht aufgrund der Wasserlöslichkeit im Wundbereich verloren.

Wirkungsweise: Die Polyurethanfolie schützt zum einen die Wundfläche vor Feuchtigkeit und Mikroben von außen. Zum anderen verhindert sie ein Austrocknen der Wunde, da sie nur bedingt dampfdurchlässig (diffusionsfähig) für die abgesonderte Wundflüssigkeit (das Exsudat) ist. Die gelblich aussehende, wasseranziehende Substanz quillt durch die serösen Absonderungen der Wunde auf und bindet das Exsudat.

Ergebnis: Durch die Wasseraufnahme des Hydrokolloids entsteht ein Gel, das durch Mazeration eine hellgelbe Färbung annimmt und an Eiter denken lässt. Beim Abnehmen des Verbands haften diese, gelegentlich übel riechenden, Gelpartikel an seiner Unterfläche und verbleiben zu einem Teil auch in der Wunde. Das an Eiter erinnernde Aussehen und der Geruch sind sehr gewöhnungsbedürftig und schrecken oft vor weiterer Anwendung der Hydrokolloide ab. Unter Umständen ist sogar eine Vergrößerung der Wundfläche feststellbar. Diese Phase der Wundbehandlung ist jedoch als normal anzusehen. Grundsätzlich lässt sich der tatsächliche Heilungsverlauf (Granulation des Gewebes) erst nach Ausspülen des Gels aus der Wunde erkennen.

Haupteinsatzgebiete des Hydrokolloid-Verbands sind Ulcera bei Dekubitus und das Ulcus cruris.

Der Verbandwechsel richtet sich im Allgemeinen nach der Sekretionsstärke. Wenn keine Feuchtigkeit mehr aufgenommen werden kann, sind unter der Polyurethanfolie Blasen zu erkennen. In diesen Fällen muss der Hydrokolloid-Verband eventuell sogar mehrmals täglich gewechselt werden.

In der Granulationsphase empfiehlt sich ein Verbandwechsel alle zwei bis drei Tage. Später reicht ein wöchentlicher Verbandwechsel aus. Eine ausreichende Abdeckung der Wunde mit diesem Verbandmaterial ist notwendig. Er soll die umgebenden Hautbereiche zirka 2 bis 3 cm überlappen.

Die Dicke der in unterschiedlichen Größen erhältlichen, relativ flexiblen Verbände variiert zwischen 0,5 und 2,5 mm.

Produktnamen sind u. a.:
- Askina Biofilm
- Varihesive
- Hydrocoll
- Comfeel Plus

1.11 Hydropolymer-Verbände

Es sind semipermeable, im Gegensatz zum Hydrokolloid strukturbeständige Verbände, bestehend aus:
- einer Polyurethandeckschicht (semipermeabel)
- einem hautfreundlichen Polyurethan (PU) Gel-Kleber
- einer Lage Vlies
- einem Wundkissen aus einem flüssigkeitsbindenden, strukturbeständigen PU-Schaum

Diese Verbände enthalten keine Wirkstoffe. Der PU-Schaum nimmt Wundsekrete auf, ohne sie unter Einfluss von Druck wieder an die Wundfläche abzugeben. Das Wundkissen quillt dabei auf, verflüssigt sich aber nicht. Es lässt sich rückstandsfrei von der Wunde abnehmen. Die semipermeable Deckschicht verhindert eine unangenehme Geruchsbildung. Die Handhabung, Indikation und Kontraindikation des Verbands entspricht denen der Hydrokolloide.

Beispiel für ein Hydropolymer-Produkt: Tielle (Johnson & Johnson Medical GmbH)

1.11.1 Einschränkungen für die Anwendung

Bei infizierten Wunden sollten wegen der Sepsisgefahr keine Hydrokolloide bzw. Hydropolymere verwendet werden. Für angiopathisch bedingte, ischämische Wunden, wie sie auch beim Diabetes mellitus vorkommen, sind diese Verbände ebenfalls nicht geeignet.

1.12 Hydrogel-Folien (transparente Wundverbände)

Es sind durchsichtige, zu einem geringen Teil wasserhaltige Verbände, die aus einer Polyurethanfolie mit selbsthaftender Hydrokolloid-Beschichtung bestehen. Die zusätzliche Flüssigkeitsaufnahme ist begrenzt, da keine Gelbildung möglich ist. Bei stark nässenden Wunden würden diese Verbände folglich ins „Schwimmen" geraten.

Hydrogel-Folien sind im Vergleich zu den Hydrokolloid-Verbänden sehr dünn, flexibel und meist durchsichtig. Es lassen sich hiermit saubere oberflächliche Wunden und durch Reibung entstandene Blasen versorgen. Der Verband wirkt kühlend und schützt die abgedeckte Fläche vor Wasserkontakt von außen.

Bei infizierten Wunden wird von der Verwendung des Pflasters abgeraten.

Tabelle 1.23: Tabellarische Aufstellung möglicher Ursachen einer Heilungsverzögerung beim diabetischen Fuß

Exogene Ursachen (lokal bedingt)	**Endogene Ursachen** (systemisch bedingt)
Wundgröße	schlechte Stoffwechseleinstellung
Infektion/Entzündung	Arteriosklerose
Lokalisation	Innervationsstörungen
physikalische Einflüsse (Belastung, Temperatur ...)	Nephropathie
Fremdkörper (Kontaminationen)	chronische Magen-Darm-Erkrankungen
Medikamente (Allergien, Aggressivität, Wechselwirkungen ...)	systemisch wirkende Medikamente (z. B. Kortison)
fehlende Wundruhe	Eiweißmangel
Fibrinablagerungen	Ödeme
	zelluläre Immunitätsschwäche

Produktnamen sind u. a.:

- Comfeel flexibler Wundverband
- Cutifilm
- Bioclusive

1.13 Wundruhe

Unter diesem Begriff werden alle Einflüsse zusammengefasst, die bei schlechter Heilungstendenz die Granulation eines Gewebes unterstützen können. Um eine optimale Heilungsaussicht zu schaffen, sollten zwischen den üblichen Behandlungsmaßnahmen Ruhephasen der Wunde gewährleistet sein.

Voraussetzungen dazu sind:

- es dürfen keine mechanischen Belastungen wie Druck oder Reibung auf die Wundfläche einwirken können
- Verklebungen der Wundfläche mit dem Verbandstoff sind nicht abzureißen
- chemische (z. B. Ätzstoffe) sowie aggressive aktinische Reize (UV-Strahlen) dürfen nicht auf die Wunde gelangen
- Erhaltung der Wundtemperatur (37 °C) durch Abdecken der Wundfläche. Den Wechsel des Verbands nach begründeten Indikationen vornehmen.

1.14 Eignung/Nichteignung weiterer in der Fußbehandlung verwendeter Externa zur Behandlung des diabetischen Fußsyndroms

1.14.1 Hämostiptika (blutungsstillende Mittel)

Bei den möglichen kleinen Verletzungen, die während einer Fußbehandlung auftreten können, sind bei Heilungsverzögerungen keine Hämostiptika anzuwenden, die koagulierend wirken. Sie zerstören körpereigene Zellen, die nicht mehr ausreichend ersetzt werden. **Bei der Angiopathie sowie der Neuropathie eignen sich deshalb keine Präparate, die:**

- Eisen-III-chlorid/$FeCl_3$
- Alaune/$K\text{-}AL(SO_4)_2$
- Milchsäure
- Silbernitrat/$AgNO_3$

enthalten.

Das oft zur Blutstillung eingesetzte Albothyl® enthält ebenfalls eine schwache Säure und denaturiert (verändert) Zelleiweiß. Auch wenn keine unmittelbaren Nachteile in einer Risikowunde feststellbar sind, verzögert dieser Ätzstoff die Heilungstendenz.

Für den genannten Patientenkreis sind Medikamente anwendbar:

- die auf enzymatischem Weg Gerinnungsfaktoren aktivieren (z. B. Clauden®-Gaze),
- durch die Vergrößerung der Oberfläche die Fließgeschwindigkeit des austretenden Blutes verringern (z. B. Gelastypt®, Tabotamp®).

Hinweise:
Clauden® enthält geringe Mengen der Iodverbindung Clioquinol (chemisch: 5-Chlor-7-iod-8-chinolinol). Es ist bei Iodüberempfindlichkeit deshalb nicht anzuwenden.

Gelastypt® besteht lediglich aus einem sterilen Gelatineschwamm, der nicht mit Medikamenten imprägniert ist.

Tabotamp® verliert seine Wirkung u. a. in Gegenwart von Thrombin (Inhaltsstoff von blutstillenden Medikamenten).

1.14.2 Keratolytika

Grundsätzlich verbietet sich die hoch dosierte Anwendung keratolytisch wirkender Stoffe bei allen Spätkomplikationen des Diabetes, die mit Heilungsverzögerungen verbunden sind.

Zu den bekanntesten Keratolytika zählen Salicylsäure und Harnstoff. Die Warennamen der Produkte, die diese Stoffe enthalten und sich zur medikamentösen Ablösung der Hornhaut eignen, sind u. a.: Eidechse-Salbe, W-Tropfen, Dedi, Schälpaste, jede Art von Hühneraugenpflaster wie Zino-pads, Guttaplast®, Ivy-Leaf u. a.

Durch die hohe Konzentration der Inhaltsstoffe in diesen Mitteln erweicht die Haut bei vorhandener Prädisposition derart, dass tief reichende Entzündungsreaktionen mit den bekannten Heilungsverzögerungen entstehen. Bei diabetischen Patienten ohne Spätkomplikationen können bei abgesicherter ärztlicher Diagnose hornhautablösende Stoffe eingesetzt werden.

1.14.3 Ätzstoffe

Ätzen bedeutet Zerstörung der Zellen eines Gewebes durch Koagulation. Der Zerstörungsgrad ist abhängig von der Konzentration und Menge des aufgetragenen Ätzmittels.

Merke! Zu den Ätzstoffen zählen Säuren und Laugen. **Sie dürfen bei Heilungsverzögerungen nicht zur Behandlung der Clavi verwendet werden.**

Beispiele für saure Ätzstoffe:

- Salpetersäure (HNO_3) und deren Salze wie Silbernitrat/$AgNO_3$ und Bleinitrat/ $Pb(NO_3)_2$
- Essigsäure
- Acetocaustin®/= Monochloressigsäure
- Karbolsäure (= Phenol)

Beispiele für alkalische Ätzstoffe:

- Kalilauge

Tabelle 1.24: Zusammenfassung der Indikationen/Kontraindikationen in der Fußbehandlung verwendeter Externa zur Behandlung des diabetischen Fußsyndroms mit Spätkomplikationen:

Indiziert	Kontraindiziert
Clauden®-Gaze	Eisen-III-Chlorid
Gelastypt®	Alaune
Tabotamp®	Milchsäure
	Albothyl®
	Keratolytika
	Ätzstoffe (Säuren/Laugen)

1.15 Eignung/Nichteignung der in der Fußbehandlung verwendeten physikalischen Therapien zur Behandlung des diabetischen Fußsyndroms

(Siehe dazu auch Kapitel 5: Physik)
Physikalische Therapiemöglichkeiten bestehen in der podologischen Praxis hauptsächlich aus Bestrahlungen, Ozon- und Laseranwendungen.
Geräte dieser Art sind:

- die Silber-Hexamikron-Lampe (SHM-Lampe)*
- die Sollux-Lampe*
- das Ozonbedampfungsgerät
- das Hochfrequenzgerät (2 MHz)
- der Softlaser (3,6–6 mW)
- Kryotherapie

Die hier aufgeführten Geräte stellen lediglich eine Zusammenfassung der in der Podologie anwendbaren Therapieverfahren dar. Über ihren Einsatz zur Mitbehandlung des diabetischen Fußsyndroms entscheidet letztendlich der Arzt.

1.15.1 Silber-Hexamikron-Lampe*

Die SHM-Lampe bewirkt eine Durchblutungssteigerung des Gewebes durch tieftemperierte Silberstrahlen. Von der Eigenschaft des Silbers leitet man auch eine desinfizierende Wirkung der Strahlen ab.

Angeregt wird das Silber durch einen Infrarot-Dunkelstrahler, der intensive, therapeutisch nicht nutzbare Wärme abgibt. Der Bestrahlungsabstand sollte bei Spätkomplikationen des Diabetes mindestens 80 cm betragen.

Es fehlen klinische Untersuchungen, die mit dieser Therapieform eine Verbesserung der Wundheilungstendenz speziell beim diabetischen Fuß festgestellt haben.

* Sollux- und SHM-Lampe werden nicht mehr hergestellt.

1.15.2 Sollux-Lampe*

Die Sollux-Lampe wirkt durchblutungsanregend.

Strahlungsquelle ist ein Infrarot-Hellstrahler mit der Wellenlänge von 780 bis 1.400 nm. Je nachdem wie viele IR-Strahlen von der Haut absorbiert werden, steigt auch die Hauttemperatur.

Es fehlen klinische Untersuchungen, die mit dieser Therapieform eine Verbesserung der Wundheilungstendenz speziell beim diabetischen Fußsyndrom festgestellt haben.

1.15.3 Ozonbedampfung

Die physiologische Wirkung einer Ozonbedampfung äußert sich in der:

- Durchblutungssteigerung durch die Wärmewirkung des Wasserdampfs
- desinfizierenden Wirkung durch atomaren Sauerstoff
- Förderung oxidativer Vorgänge im Gewebe durch molekularen Sauerstoff
- epithelisierenden Wirkung durch geringste Mengen UV-Strahlung

Zur Unterstützung der Heilung sind angiopathisch sowie neuropathisch bedingte Wunden für die Bestrahlung geeignet. Durch vergrößerten Abstand des Geräts zur Bestrahlungsfläche ist weniger die durchblutungssteigernde Wärme als vielmehr die Förderung des Oxidationsstoffwechsels durch Zerfallsprodukte des Ozons maßgebend.

Die Heilungsaussichten lassen sich in Abhängigkeit von der Stoffwechseleinstellung und dem Stadium einer evtl. vorhandenen Angiopathie des Patienten durch diese Bestrahlungsart verbessern. Wegen der Durchfeuchtung und Quellung der Haut können Verhornungen leichter abgetragen werden.

Für die anschließende Versorgung der Wunde sollte die umgebende Haut wegen ihres hohen Feuchtigkeitsgehalts zirka zehn Minuten abgedunstet sein.

Bestrahlungszeit: 30 Minuten ein- bis zweimal wöchentlich.

Bestrahlungsabstand: mind. 40–50 cm.

1.15.4 Hochfrequenz

Es wird zwischen Geräten mit:
a) niedriger Leistung ohne veränderbare Wellencharakteristik und
b) höherer Leistung mit veränderbarer Wellencharakteristik
unterschieden.

a) Durch eine Glaselektrode wird hochfrequenter Strom geleitet. Wenn man die Elektrode in die Nähe der Hautoberfläche bringt, finden schwache Entladungen in Form von Lichtblitzen statt. Sie wirken auf intakter Haut nicht zerstörend. Die Elektrode selbst bleibt kalt. Die Reaktionen des durch die schwachen Entladungen entstehenden Ozons sind mit denen der Ozonbedampfung identisch. Durch den fehlenden Wasserdampf entsteht keine Durchfeuchtung der Haut. Da Entladungen hohe Energien erzeugen, ist eine Zerstörung granulierender Zellen in dem Wundbereich möglich. Bei Heilungsverzögerungen rate ich von der Anwendung des Geräts zur Unterstützung der Wundbehandlung ab.

b) Diese Geräte dienen ausschließlich zur oberflächlichen Zerstörung (Koagulation) von Gewebe und zur Blutstillung. Sie sind deshalb nur nach strenger Indikationsstellung (z. B. Zerstörung von Caro luxurians („wildes Fleisch“) oder beerenförmigen Infiltraten) bei Risikopatienten einsetzbar.

1.15.5 Softlaser

Die physiologische Wirkung der Laser-Lichtabsorption durch die Hautzellen beschreibt man als stoffwechselaktivierend. Kranke Zellen werden durch Beeinflussung der Stoffwechselaktivität energetisch aufgebaut. Gesunde Zellen erfahren durch die Laser-Bestrahlung keine Beeinflussung.

Es wird von einigen guten Wundbehandlungs-Ergebnissen mit dem Softlaser bei diabetischer Neuropathie berichtet (M. Gloor).

Befriedigende Ergebnisse zur Wundheilungsunterstützung bei der Angiopathie stehen nach meinem Erkenntnisstand aus.

1.15.6 Kryotherapie

Die Kryotherapie wird dazu verwendet, Hautzellen zu zerstören, und überwiegend zur Warzenbehandlung eingesetzt.

Bei beiden Spätkomplikationen des Diabetes, der Angiopathie sowie Neuropathie, ist die Kryotherapie **nicht angezeigt**.

1.15.7 Fußbäder und Umschläge

Der Einsatz von Fußbädern und Umschlägen wird immer wieder kontrovers diskutiert. Sie finden in der neueren Medizin zur Behandlung schlecht heilender Ulcera keine Akzeptanz mehr.

Tabelle 1.25: Zusammenfassung der Indikationen/Kontraindikationen in der Fußbehandlung verwendeter physikalischer Therapien zur Behandlung des diabetischen Fußsyndroms

Indiziert	Kontraindiziert	Fehlende klinische Untersuchungen
Ozonbedampfung	Hochfrequenz	SHM-Lampe
Softlaser	Kryotherapie	Sollux-Lampe
	Fußbäder	
	Umschläge	

1.16 Maßnahmen zur Behebung der Stressbelastung der Haut

Reibung und Prädisposition (Veranlagung) sind Voraussetzung für die Entstehung von Clavi (Hühneraugen) und Callositas (Schwielen) auf der Haut. Sie können die Ursache von Entzündungsreaktionen und dadurch mitverantwortlich für die Entstehung eines Ulcus sein (siehe „Theorie der medizinischen Fußbehandlung", Band 1).

Druck und Prädisposition lassen ein neuropathisch bedingtes Ulcus (Malum perforans) entstehen.

Die Angiopathie ist oft die Ursache dafür, dass eine Entzündung der Haut nicht mehr abheilt.

Gemeinsam ist allen Hautdefekten, dass sie für ihre Abheilung eine Entlastung erhalten müssen.

Hierbei unterscheidet man zwischen der:

- **symptomatischen Entlastung**, die nur den Bereich des Symptoms (z. B. ein Clavus, Ulcus ...) von Druck und Reibung entlastet,

und der

- **Druckverteilung**, die nicht belastete Stellen zur Entlastung einbezieht. Sie kann nur plantar eingesetzt werden.

1.16.1 Symptomatische Entlastung

Zur Entlastung eines entzündeten Clavus (z. B. über dem phalangealen Gelenk eines Zehs) eignen sich individuell zugeschnittene Schaumgummipolster. Das elastische weiche Material lässt sich für den Patienten angenehmer tragen und passt sich den Rundungen des Fußes an. Um die größte Effektivität zu erzielen, sollte das Polster im dorsalen Bereich der Zehen unmittelbar hinter (proximal) der zu entlastenden Stelle liegen. Es lässt sich dadurch der Kompromiss zwischen Entlastungspolster und Schuh leichter finden, weil die Polsterdicke geringer ausfallen kann. Komprimiert muss das Material den Schutz vor Stresseinwirkungen (Druck, Reibung) garantieren. Um eine bessere Anpassung und keine weiteren Druckstellen zu schaffen, ist die Entlastung am Ende abzuschrägen (siehe Punkt 3.1 in „Angewandte Techniken").

Die Schaumgummifläche sollte von der Haut durch hypoallergene Klebefolie (z. B. 3M-Doppelklebeband) isoliert sein, damit weniger Reizungen entstehen können. Das Polstermaterial ist auch mit hypoallergenem Kleber beschichtet erhältlich. Eine zusätzliche Fixierung mit hypoallergenem Pflaster ist notwendig, welches gegen Verrutschen schützt.

Dicke des Schaumgummis:

- mindestens 6 mm für weniger belastete gekrümmte Zehen.
- mindestens 10–12 mm für stärker belastete, gekrümmte Zehen.

Bei Schaumstoffen (z. B. Ligasano®, Tubi-Schläuche, 3M-Schaumstoffkissen ...), überwiegt der Effekt des Reibungsschutzes. Diese Materialien heben, je nach Volumen, nur zu einem geringen Teil die Druckbelastung auf. Sie werden über die zu versorgende Stelle oder evtl. notwendige Wundversorgung gelegt.

Ob eine Entlastung oder lediglich ein Reibungsschutz angelegt wird, muss im Hinblick auf die Schuhversorgung individuell entschieden werden.

1.16.2 Druckverteilung

Einige Deformitäten lassen den funktionellen Bewegungsablauf des Fußes nicht mehr zu. Hierdurch werden bestimmte Bereiche des Vorfußes fehlbelastet. Liegen rigide (versteifte) strukturelle Veränderungen (Fehlstellungen) vor, kann eine nur symptomatisch vorgenommene Entlastung an anderen Stellen zu Beschwerden führen. Bei einer Druckverteilung wird die bestehende Veränderung der Fußstellung durch die Form des

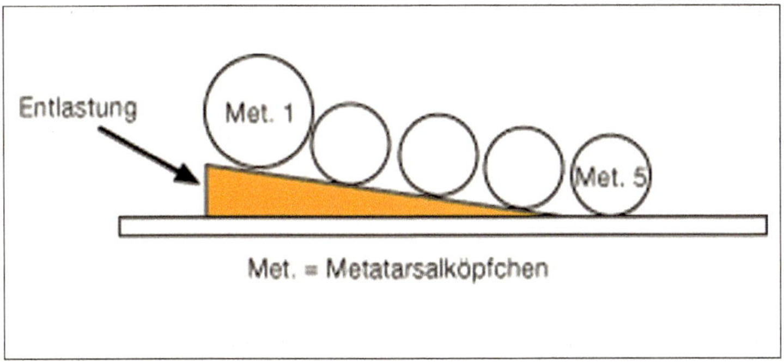

Abb. 1.14: Prinzip der Druckverteilung bei überlastetem Metatarsale 5 (rigide Varusstellung des Vorfußes)

Polsters bestätigt. Das Unterfangen der vormals nicht mehr belasteten Bereiche führt zur Entlastung der Beschwerdezone (Abb. 1. 14).

Die Maßnahme einer Druckverteilung ist zur Entlastung plantarer Ulcera des diabetischen Fußsyndroms geeignet.

Beim Charcot-Fuß ist die Compliance des Patienten besonders gefordert, da trotz stabilisierender Entlastung (z. B. Zwei-Schalen-Cast) ohne wesentliche Einschränkung seiner Mobilität kaum eine Chance für die Abheilung seines Ulcus besteht.

1.16.3 Orthosen

Orthosen sind aus einem beständigen Material hergestellte symptomatische Entlastungen. Das Material für Orthosen, z. B. Silikonkautschuk oder Latex-Gummi, kann bei dafür prädisponierter Haut Mazerationen hervorrufen. Die Orthose sollte deshalb so konstruiert werden, dass ohne Einschränkung ihrer Funktion Luft zur Haut gelangen kann.

Wie weit Orthosen zur Entlastung/Korrektur geringer Zehenfehlstellungen bei Spätkomplikationen des Diabetes geeignet sind, ist vorher durch einen hypoallergenen Tape-Verband zu testen. Der Vorteil einer Orthose liegt darin, dass sie jederzeit abgenommen und je nach Belastung des Fußes individuell getragen werden kann.

Die absolute Kontraindikation für eine korrigierende Orthose gilt für Muskel- und Gelenkkontraktionen der Zehen bei Spätkomplikationen des Diabetes. Es besteht in diesen Fällen die Gefahr der Luxation (Ausrenkung) des metatarsophalangealen Gelenks.

1.16.4 Taping

Die Methoden des „Tapings“ haben sich in letzter Zeit sehr verbessert. Pflasterallergien des Patienten sind kein unmittelbarer Hinderungsgrund mehr. Tapeverbände eignen sich für kurze Zeit auch als eigenständige Maßnahme, um Hammerzehen zu entlasten oder überlagerte Zehen wieder einzugliedern. Zu dem letztgenannten ist eine eingehende Untersuchung der Gelenke, Muskulatur und Sehnen Voraussetzung.

Die Haut kann, falls erforderlich, durch hautfreundliche Binden wie:

- Acrylastic
- Tricoplast
- Gazofix

geschützt werden. Durch Verwendung der genannten Binden kommt das Tapepflaster mit der Haut nicht mehr in Berührung.

Tape-Verbände sind in der Lage, für einen begrenzten Zeitraum auch bei Risikofüßen die für diese Maßnahmen indizierten Ursachen von Fußläsionen zu beheben.

1.16.5 Plantarorthosen

Sie gelten als therapeutische Dauermaßnahme, um plantaren Fehlbelastungen am Fuß vorzubeugen oder bereits vorhandene wirksam zu entlasten.

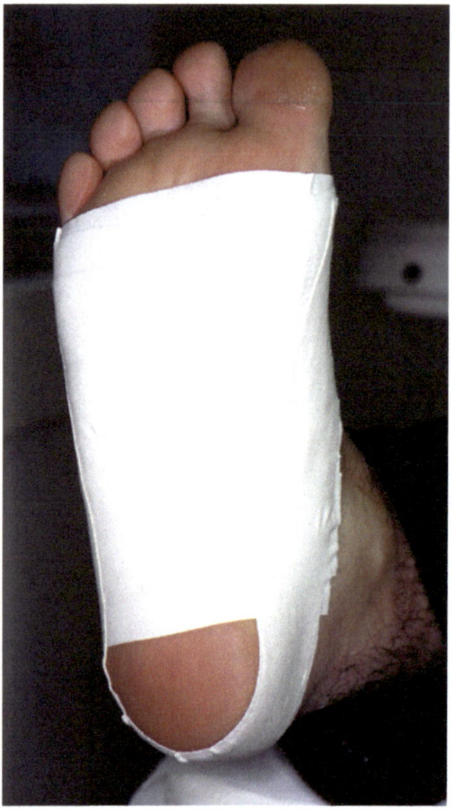

Abb. 1.15: Antipronation-Tape des Rückfußes (Low Dye Tape) (siehe dazu auch Kap. 2 „Tapeverbände für den Fuß" in diesem Buch)

Zu ihrer Herstellung ist eine biomechanische Fußuntersuchung durch den dafür ausgebildeten Podologen notwendig. Hierdurch lässt sich feststellen, welche strukturell (z. B. Vorfuß varus, valgus ...) oder aber funktionell (z. B. Muskeldysbalance ...) bedingten Deformitäten vorliegen.

Die Auswertung und die Messergebnisse der Untersuchung sind neben dem erforderlichen speziellen Gipsabdruck beider Füße Grundlage für die Herstellung einer Plantarorthose. Mit der Anfertigung der Orthose kann ein hierin geschulter Orthopädieschuhtechniker/-mechaniker beauftragt werden. Er benötigt hierzu eine auf die Untersuchungs- und Messergebnisse gestützte Beschreibung für die Verarbeitung des Materials.

Es existieren im europäischen Raum (z. B. Belgien, Großbritannien) bereits Laboratorien, die für diese speziellen Arbeiten eingerichtet sind.

Plantarorthosen können die geforderte Prävention zur Ulcusbildung beim diabetischen Fußsyndrom erfüllen.

1.17 Eignung/Nichteignung weiterer Behandlungsverfahren

1.17.1 Warzenbehandlung

Eine Warzenbehandlung ist bei diabetischen Patienten ohne Spätkomplikationen mit allen zur Verfügung stehenden Verfahren möglich. Die Aussicht auf eine erfolgreiche Therapie wird u. a. durch das gestörte Stoffwechselmilieu auf der Haut geschmälert. Gegen das spezielle um den Warzenhof siedelnde bakterielle Milieu empfiehlt sich ein geeignetes Desinfizienz, z. B. polymeres Biguanidhydrochlorid/Polyhexanid (ProntoMan).

Da Warzen durch Virusinfektionen entstehen, ist für eine erfolgreiche Entfernung auch die körpereigene Abwehrlage mitverantwortlich. Besonders bei Spätkomplikationen des Diabetes stellt sich daher eine konventionelle Behandlung als wenig aussichtsreich dar. Entscheidet man sich trotzdem für eine Therapie, sollte sie sich auf nicht aggressive Verfahren beschränken.

Zu den schonenden Behandlungsmethoden zählen:
- Thuja Urtinktur (äußerlich)
- Thuja (innerlich). Potenzierung von D4 bis D12 nach homöopathischer Indikation
- suggestive Methoden
- Colchicin-Präparate (Berberitze) (äußerlich) mitosehemmend
- Schöllkraut (äußerlich) Pflanzensaft der frisch gepflückten Pflanze, Pflanzen-Zubereitung

1.17.2 Nagelbehandlung

Nagel- und Nagelfalzveränderungen können bedingt sein durch:
- mechanische Schädigungen (z. B. Trauma)
- Beeinflussung der Statik des Nagels (z. B. ständiges Abtrennen der seitlichen Nagelränder)
- Nagelextraktionen
- Verletzungen der Matrix
- genetische Disposition
- Infektion bei entsprechender Disposition (Bereitschaft)

Verletzungen in tief liegenden Bereichen des Nagelfalzes neigen schnell zu Entzündungen, weil seröse Absonderungen durch die Taschenbildung schlecht abdunsten können.

Zu viel Feuchtigkeit führt zu Mazerationen (Erweichungen), die weiteres Gewebe zerstören. Zur Vorbeugung einer Entzündungsreaktion kann der Nagelfalz z. B. mit Actisorb® Silver 220 tamponiert werden.

Durch eine korrekte Behandlung des nicht verformten, gesunden Nagels entstehen weder Verhornungen des Nagelfalzes (Hyperkeratosen des Sulcus) noch einwachsende Nagelteile (Unguis incarnatus).

1.17.3 Nagelkorrekturverfahren

Alle Korrekturverfahren am Nagel lassen sich nur dann erfolgreich und ohne Schäden für das Nagelorgan durchführen, wenn seine Zellproliferation intakt ist.

Als Korrekturverfahren gelten z. B.:
- die Orthonyxie-Spange nach Fraser
- die BS-Spange und ähnliche Methoden

Da das Nagelwachstum bei Neuropathien im Anfangsstadium wenig eingeschränkt ist, sind korrigierende Maßnahmen möglich.

Eine Durchführung dieser Behandlungsverfahren bei Arteriopathie ist in Abhängigkeit zur Durchblutungssituation nur dann aussichtsreich, wenn die Nagelplatte noch wächst.

Die Orthonyxie-Spange erfordert ein hohes Maß an Sachkenntnis, um eine schädigungsfreie Korrektur des Nagels zu gewährleisten. Dieses Verfahren zählt, bei entsprechender Indikation, seit nunmehr über 50 Jahren zu den erfolgreichen und zuverlässigen Korrekturmethoden.

1.17.4 Nagelprothetik

Die Nagelprothetik dient zur Korrektur oder dem Schutz des Nagelbetts.

Nach den dafür gebräuchlichen Verarbeitungsverfahren mit Kunststoffen bestehen Risiken für die Anwendung bei diabetischen Spätkomplikationen.

Gefahren können durch unzureichende Tamponierung bei Vertiefungen des Nagelbetts entstehen. Es ist hierbei möglich, dass der Kunststoff durch unregelmäßige Aushärtung Randzacken bildet und Verletzungen hervorruft.

Entzündungsreaktionen des Nagelbetts sind unter der dickeren Kunststoffschicht nicht unmittelbar festzustellen, wenn Schmerzen nicht mehr wahrgenommen werden (Neuropathie).

Falls eine Nagelprothetik notwendig ist, muss eine sorgfältige Nachuntersuchung erfolgen.

1.17.5 Onychomykose

Eine der häufigsten Erkrankungen der Nagelplatte tritt durch Pilzinfektionen auf. Für die Heilungschance einer Onychomykose ist die Abwehrlage des Körpers ausschlaggebend. Beim Diabetes ist daher ein Dauererfolg in der Beseitigung einer einmal aufgetreten Mykose selten.

Alle mykotisch infizierten Teile des Nagels können am schonendsten mechanisch, durch Ausfräsen mit schnelllaufenden (> 32.000 U/Min.) wassergekühlten Spraymotoren oder Ausschneiden, entfernt werden. In manchen antimykotisch wirkenden lokal aufzubringenden/topischen Medikamenten sind keratolytische Stoffe enthalten. Sie lösen nicht nur die erkrankten Nagelteile, sondern oft auch die umliegende Haut des Nagels und des Nagelbetts ab. Bei Spätkomplikationen des Diabetes ist die Gefahr sehr hoch, dass hierdurch Wunden entstehen. Keratolytisch wirkende Stoffe sind wegen ihrer „Aggressivität" nicht als Maß für die Wirksamkeit des Antimykotikums anzusehen.

Für die anschließende Behandlung der Pilzinfektion, nach der mechanischen Entfernung der befallenen Nagelteile, sind alle topischen Präparate geeignet, die eine schonende Desinfektion bewirken.

Einige bekannte Stoffgruppen dafür sind:

- Azole (z. B. Canesten®, Daktar®)
- quartäre Ammoniumverbindungen
- Biguanidin-Derivate
- Undecylensäure-Derivate
- Ciclopiroxolamin (Batrafen®)
- Amorolfin-HCP (Lozeryl®)

(siehe „Theorie der medizinischen Fußbehandlung", Band 1).

1.18 Hygiene in der Fußbehandlung

Um die Infektionskette zu unterbrechen und die möglichen Zufallswunden während der Fußbehandlung ohne Risiko einer Infektion zu versorgen, ist die Einhaltung der Hygienevorschriften der Länder zwingend notwendig.

Ergänzend hierzu geben das Robert-Koch-Institut (RKI), Berlin, sowie der Verbund für Angewandte Hygiene (VAH) Listen geprüfter Desinfektionsmittel heraus.

Der Podologe sollte wissen, dass bei einer möglichen Infektion eines Patienten der Beweis erbracht werden muss, dass vom Behandlungsumfeld keine Infektionsquelle ausgegangen ist.

Ausführlich wird das Thema im Kapitel 4 Hygiene behandelt.

1.19 Grundsätze zur Pflege des diabetischen Fußes

Um den Fuß gesund und beschwerdefrei zu erhalten, ist es besonders für den Diabetiker mit Spätkomplikationen (Nervenleitstörungen, Blutgefäßerkrankungen) notwendig, Nägel und Haut nach bestimmten Regeln zu pflegen und zu schützen.

Merke! Die Nägel sollen mit einer geeigneten Nagelzange nach der Form der Zehenkuppe geschnitten und an den Nagelecken leicht abgerundet werden (Abb. 1.16). Abtrennen des im Falz verborgenen seitlichen Nagelrands fördert das Einrollen und Einwachsen des Nagels.

Spitze (z. B. Schere) und scharfe Instrumente (z. B. Hornhauthobel) zum Abtragen der Hornhaut bergen ein hohes Verletzungsrisiko in der Hand des Laien. Besser geeignet sind deshalb Hornhautschwämme oder Hornhautfeilen, die man an noch feuchter Haut (z. B. unmittelbar nach dem Duschen) oder trocken benutzt. Zu viel abgetragene Hornhaut macht die Haut gegenüber Verletzungen anfällig!

Beim Schuhkauf ist auf die ausreichende **Länge, Weite** und vordere **Kappenhöhe des Schuhs** zu achten. Nur im Stehen lässt sich kontrollieren, ob der Schuh wirklich passt!

Nach Ansicht des Deutschen Schuhinstituts (schuhinstitut.de/home) sind, vom Großzeh bis zur inneren Schuhspitze gemessen, 1–1,5 cm Platz zur Gangabwick-

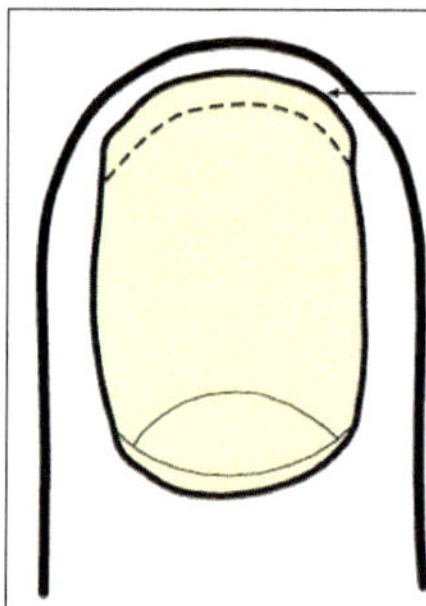

Abb. 1.16: Form eines richtig geschnittenen Nagels (Draufsicht)

lung des Fußes notwendig. **Auf gewohnte Schuhgrößen zu beharren, ist wegen unterschiedlicher Normen der Schuhhersteller falsch.** Für den Fuß am besten geeignet sind Schuhe, deren Obermaterial und Decksohle aus Leder bestehen. Nach dem Tragen neuer Schuhe können sich Blasen gebildet haben, worauf die Füße, besonders bei Neuropathie, untersucht werden sollten.

Merke! Barfußlaufen ist wegen der hohen Verletzungsgefahr zu vermeiden. Die Verletzungsgefahr ist besonders bei bestehender Polyneuropathie groß, weil Verletzungen wegen der herabgesetzten Sensibilität unbemerkt bleiben können.

Reine Kunstfaserstrümpfe (wie Perlonstrümpfe) oder kunstfaserhaltige Strümpfe halten Feuchtigkeit am Fuß. Feuchte Haut ist nicht mehr widerstandsfähig gegen pathogene Mikroorganismen und ist leichter verletzbar.

Tabelle 1.26: Übersicht der häufigsten Behandlungsfehler bei der Fußbehandlung

Podologische Behandlungsfehler	**Folgen**
Abschneiden der seitlichen Nagelränder	Einrollen des Nagels mit der Folge starker Verhornungen des Nagelfalzes
Nicht vollständiges Abtrennen und Glätten seitlicher Nagelteile bei zu tiefem, weiten Ausschneiden	Einwachsen des nicht vollständig abgetrennten Nagelteils und dadurch Verletzung des Nagelfalzes mit der Folge einer Entzündung (Unguis incarnatus)
Stehenlassen der Nagelecken	Verletzungsmöglichkeit der benachbarten Zehen
Entfernung des Nageloberhäutchens (Cuticula)	**Entzündung** des Nagelwalls/Wucherung der Nageloberhäutchens
Benutzung hornhautablösender Mittel (Salicylsäurepräparate) gegen Nagelpilzerkrankungen oder Hühneraugen	Verletzung der Haut durch Erweichung und Eindringen der Säure in die Haut. **Entzündungsgefahr!**
Übermäßige Entfernung der Hornhaut	**Wundlaufen** – mögliche Entstehung großer Wundflächen/Blasen
Nichtentfernen der Hornhaut	Einschränkung der Elastizität der Haut mit der Folge der Rhagadenbildung (Einreißen der Haut). Durch Mazeration unterhalb der Hornschicht kann eine **Schwielenentzündung** entstehen.
Stehenlassen der Randbezirke einer Verhornung	Die verhornten Randbezirke werden tiefer in die Haut eingedrückt = Schmerzen mit evtl. **Entzündungsreaktion**
Fußbäder mit Badesalz Badewassertemperatur wichtig! Badedauer max. 10 Min. bei 36-38 ° Celsius (mit Thermometer gemessen!)	Vermehrte Austrocknung der Haut
Wechselbäder bei arteriellen Durchblutungsstörungen (Angiopathie)	Verkrampfung der arteriellen Gefäße (Gefäßspasmen) mit evtl. Folge von Nekrosen
Wechselbäder bei Empfindungsstörungen (Neuropathie)	Verbrühungen der Haut möglich, falls kein Thermometer zur Temperaturkontrolle benutzt wird (Bad nicht über 38 °C)
Unzureichendes Abtrocknen der Füße nach Bad/Dusche oder nach dem Abtrocknen auf der Haut keine Gelegenheit zum Abdunsten gelassen	Erweichung/Mazeration der Haut, besonders der Zehenzwischenräume, mit der Gefahr der Entstehung von Rhagaden und **Hautpilzinfektionen**
Versorgung einer Verletzung mit luftundurchlässigen Verbandstoffen oder aggressiv wirkenden Heilsalben zur Wunddesinfektion	**Vergrößerung der Wundfläche** durch Erweichung (Mazeration) der Wundränder. Beeinträchtigte Wundheilung!

Besonders nach längerem Wasserkontakt (Baden, Duschen ...) ist es deshalb ratsam, die Haut nach dem gründlichen Abtrocknen (auch zwischen den Zehen) mindestens zehn Minuten abdunsten zu lassen, weil die Hornschicht trotz gründlichem Abtrocknen für eine begrenzte Zeit die Feuchtigkeit (Restfeuchte) bindet.

Regelmäßige Inspektion der Füße ist wichtig, um Schwellungen, Druckstellen, Hauteinrisse zwischen oder unter stark gebeugten Zehen frühzeitig zu erkennen. Falls die Körperbewegung eingeschränkt ist, eignet sich ein auf den Boden gelegter Spiegel zur Betrachtung der Fußsohlen.

Zur allgemeinen Pflege der Haut eignen sich Fußcremes, die neben dem Fettanteil auch Wasser enthalten (Emulsionen). Grundsätzlich ziehen Cremes schneller in die Haut ein als reine Fette (z. B. Vaseline) oder Öle (z. B. Paraffinöl).

Merke! Eine trockene Haut benötigt zur Erhaltung ihrer Elastizität nicht nur Fett, sondern auch Feuchtigkeit. Hierzu sind beide Emulsionsformen (O/W* und W/O*) erforderlich. Sie entsprechen dem **physiologischen Fettfilm auf der Haut** (siehe „Theorie der medizinischen Fußbehandlung“, Band 1). Das ausgeglichene Verhältnis der Fett-/Wasseranteile in einer Creme ist bei der Schweißdrüseninaktivität eines neuropathischen Fußes zur Erhaltung des mikrobiologischen Gleichgewichts der Haut notwendig.

Die Creme wird dünn aufgetragen und in die Haut eingerieben. Zehenzwischenräume müssen hierbei **nicht** ausgespart bleiben.

In vielen Diabeteshandblättern wird das Gegenteil veröffentlicht, ohne einen Grund dafür zu nennen. Naheliegend ist die Erfahrung, dass sich feuchte Rhagaden in diesem Bereich bilden.

Diese Gefahr bergen nur **reine Fette** bzw. fetthaltige Stoffe (z. B. Vaseline). Mit diesen Mitteln sind besonders eng anliegende, in der Bewegung eingeschränkte Zehen gefährdet, bei denen die Abdunstungsmöglichkeit der Haut (z. B. nach Wasserkontakt durch Duschen, Baden ...) extrem behindert ist. Fette lassen sich ohne Hilfsmittel nicht mit Wasser emulgieren (vermengen). Sie ziehen schlecht in die Haut ein und ermöglichen keine Abdunstung der Haut in gefährdeten Bereichen (Manteleffekt). Sie sind deshalb als Hautpflegemittel nicht zu empfehlen. Um Verletzungen der Haut schneller zu erkennen, sollte der Patient darauf hingewiesen werden, dem Arzt bei medizinischen Untersuchungen auch unaufgefordert die Füße zu zeigen!

---

*O/W = Öl-in-Wasser-Emulsion;
*W/O = Wasser-in-Öl-Emulsion

Resümee

Podologen brauchen systematisches Grundlagenwissen über die Auswirkungen von Diabetes mellitus auf den gesamten Organismus und speziell auf die untere Extremität, denn die Krankheitsfolgen wirken sich auch besonders an den Füßen aus. Behandlungsmaßnahmen müssen reflektiert und individuell an jeden zu Behandelnden und die jeweilige Situation angepasst werden. Die Art der Kommunikation und auch die therapeutische Kommunikation mit den zu Behandelnden hat großen Einfluss auf die Adhärenz zur Therapie, und Sachkenntnis ist ein wichtiger Aspekt für eine erfolgreiche Behandlung. In diesem Sinne unterstützen die gegebenen Informationen eine gelungene Therapie und die Prävention weiterer Folgeschäden, denn Podologen haben während der Behandlung Zeit, ihre Patienten aufzuklären, zu ermutigen und zu ermuntern die Maßnahmen zur Verbesserung ihrer Krankheitssituation ernst zu nehmen und einzuhalten - mehr Zeit als andere mit Diabetikern befasste Berufsgruppen.

Prüfe Dein Wissen!

1. Was bedeutet Diabetes mellitus, welche Typen gibt es, was hat Insulin damit zu tun und welche Medikamente werden gegeben?
2. Zu welchen körperlichen Komplikationen und Veränderungen kann es kommen?
3. Welche Spätfolgen mit welchen Auswirkungen können sich einstellen?
4. Welche Sensibilitätsprüfungen am Fuß sind auch Podologen-Sache?
5. Die Wundbehandlung und das Aufbringen topischer Externa kann bei Menschen mit Diabetes mellitus Risiken bergen. Worauf muss bei der podologischen Behandlung besonders geachtet werden?

Quellenangaben:
[1] **Charles H. Thivolet**, MD, Clinique Endocrinologique, Hopital de l' Antiquaille, 69321 Lyon, Cedex 05, (1990)
[2] **C. Liniger**, Diabetes Treatment and Teaching Unit, Hopital Cantonal Universitaire, 1211 Geneva 4, Switzerland (1990)
[3] **Gillis W. Long Hansen's Disease Center**, Rehabilitation Branch/The CARVILLE Project, 5445 Point Clair Road, Carville, LA 70721-9607 (1992)
[4] **Fleischner Dr. Gerhard,** Podologische Dermatologie Band III, Verlag Neuer Merkur1998, ISBN 3-929-360-21-7, 1. Auflage, S. 193

Literatur:
M. Dreyer/H.-G. Dammann, „Diabetes heute", Editio Medica, Hamburg (1992)
W. Pschyrembel, Klinisches Wörterbuch, 257. Auflage, W. de Gruyter Verlag (1994)
„Diabetes mellitus – Leitfaden für Klinik und Praxis"
Hrsg.: Pfeiffer/Groß, Deutscher Ärzte Verlag
„Innere Medizin", Fachzeitung
Hrsg.: Gerd Herold „Diabetes mellitus"
Hrsg.: H. Bibergeil, Springer Verlag, 3. Auflage (1989) „The Management of the Diabetic Foot"
I. Faris, Verlag Churchill Livingstone, London (1989) „Pharmakologie Dermatologischer Externa"
M. Gloor, Springer Verlag (1982)
„A Pharmacopeia for Chiropodists"
J.N.L.E. Rosignol/C.B. Holliday, MPS
Verlag Faber and Faber Ltd., London (1971)
„Externa", Achim Zesch, Springer Verlag (1988)
„Verbandlehre", E. Most/N. Kaiser, Thieme Verlag (1978)
Erfahrungsberichtzusammenstellung der Fa. MKW Vertriebsgesellschaft für mediz.-techn. Geräte mbH, Ooser Bahnhofstr. 14, Baden-Baden
A. Kallenberger, Chr. Kallenberger, H. Willenegger, „Experimentelle Untersuchungen zur Gewebeverträglichkeit von Antiseptika" Zeitschrift Hygiene u. Medizin Nr. 16/1991
„Diabetes mellitus – Leitfaden für Klinik und Praxis"Hrsg.: Pfeiffer/Groß, Deutscher Ärzte Verlag
„Innere Medizin"Hrsg.: Gerd Herold
H. Bibergeil, „Diabetes mellitus", 3. Auflage, Springer Verlag, Wien, New York (1989)
Prof. Dr. med. Helmut Henrichs, Diabetes-Zentrum Quakenbrück, Dr. med Klaus Forster, Internist, Stuttgart 30. 5.1992
DDB, Hannover (1999)
Dr. med Risse, Dortmund (Vortrag 10'96/ Braunschweig)
Prof. Dr. E. Chantelau/Priv. Doz. Dr. M. Spraul, „Amputation? Nein Danke!", Verlag Neuer Merkur GmbH, München (1999)
Dr. med. Carola Zemlin, Seminarausarbeitungen, Internistin/Diabetologin, 39164 Wanzleben
Dr. med. Carola Zemlin, „Der diabetische Fuß", Podologie Nr. 8 (1997)
A. Kallenberger, Chr. Kallenberger, H. Willenegger „Experimentelle Untersuchungen zur Gewebeverträglichkeit von Antiseptika, Hygiene und Medizin Nr. 16 (1991)
N. Scholz, „Wundbehandlung in der Podologie" Podologie Nr. 6 (1998)
Priv. Doz. Dr. W. Bringmann, „Lasertherapie beim Ulcus venosum und beim diabetischen Druckulcus, Podologie Nr. 10 (1998)
Dr. med. Reinhard Zick, „Thio-Feel", Sonderdruck ZFA, 72 Jahrgang, Heft 9, 5. Mai 1996

2

Angewandte Techniken

Podologen sollen nach der Durcharbeit dieses Kapitels in der Lage sein, natürliche und industriell gefertigte podologische Materialien und Hilfsmittel zu kennen, zu unterscheiden, zu bearbeiten und herzustellen. Unter Beachtung der Indikationen und Kontraindikationen sollen sie Nagelkorrekturspangen und andere Methoden zur Nagelkorrektur, Nagelprothetik und Inlays, Druckentlastungen, Reibungsschutz, dauerhafte Hilfsmittel wie Orthosen und Spezialverbände unter Beachtung podologisch medizinischer Grundsätze des podologischen Grundwissens, der Physik und der Chemie, vor dem historischen und aktuellen Hintergrund, samt Aufklärungsgespräch und Patientenhinweisen fachgerecht anfertigen, anpassen und abgeben können.

2.1 Nagelkorrekturmethoden

Indikationen für Nagelkorrekturmaßnahmen sind Beschwerden in Form von Schmerzen oder anderer Anzeichen einer Entzündung im Nagelumfeld. Ursache kann ein übermäßig eingerollter Nagel (Unguis convolutus) oder auch eine Nagelspitze, die beim Nachwachsen in das Nagelfalzgewebe sticht und eine Entzündung hervorruft (Unguis incarnatus), sein. Komplikationen ergeben sich durch Schuhdruck besonders im Zehenbereich, geschlossene Kompressionsstrümpfe mit engem, unnachgiebigen Zehenbereich oder Strumpfnähte, die Callositasbildung und Entzündungsreaktionen nach sich ziehen können. Wunden entstehen ebenfalls durch falschen Nagelschnitt am seitlichen Nagelrand und können einen Unguis incarnatus, einen eingewachsenen Zehennagel, verursachen.

Merkmale des gesunden Nagels, der keine Indikation für eine Nagelkorrekturmaßnahme darstellt, sind

- gleichmäßiges Aussehen
- rosig-hautfarben, durchscheinend
- Lunula weißlich nur an Eponychium
- die drei Nagelschichten sind fest verhaftet
- Elastizität, Verformen ohne Schädigung bei mäßiger Belastung gegeben
- Nervenleitung, Verstärkung des Tastempfindens gegeben
- Dicke ca. 1–1,5 mm
- Wölbung der Nagelplatte 1–2 mm abfallend zum Sulcus

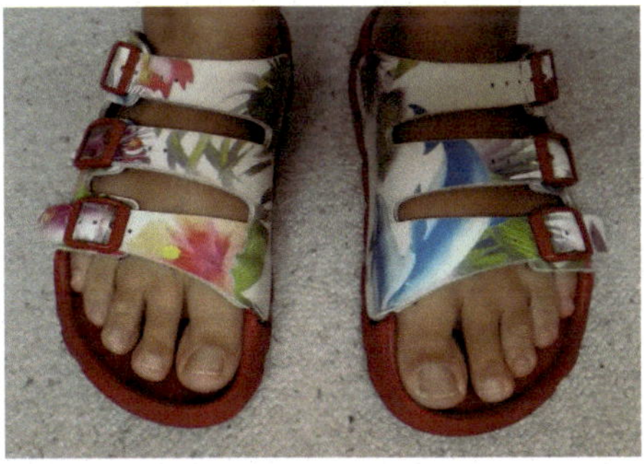

Abb. 2.1: Gesunde Füße und Nägel

Kontraindikationen für die Wölbung korrigierende Maßnahmen sind ebenfalls Onycholyse oder Onychomykose > 1/5 der Nagelplatte je nach Lokalisation und ein Stillstand des Nagelwachstums hervorgerufen durch pAVK oder Chemotherapie.

Einteilung des Unguis convolutus

Werden die beiden seitlichen Nagelränder an der von distal aus gesehenen Zehenkuppe mit einer Linie verbunden und eine Parallele durch den am weitesten von dieser Linie entfernten dorsalen Punkt der Nagelplatte gezogen, ergibt der Abstand dieser beiden Parallelen einen Wert in Millimeter – nämlich die Höhe der transversalen Krümmung des Nagels.

Die Entfernung der beiden Linien voneinander und die Länge der Strecke zwischen den beiden (medialen und lateralen) Nagelrändern in Beziehung gesetzt ergeben den „Grad“ des convoluten Nagels

„normaler“ Nagel	Höhe < 1,5 mm bei Abstandslänge > 15 mm
U convol Grad 1	Höhe 1,5 mm – 2,9 mm bei Abstandslänge > 15 mm
U convol Grad 2	Höhe 3 mm – 4,9 mm bei Abstandslänge > 15 mm
U convol Grad 3	Höhe > 5 mm bei Abstandslänge > 15 mm
U convol Grad 4	Höhe > 5 mm bei Abstandslänge < 15 mm - Pincer Nail
Koilonychie	Höhe = Minusbetrag bei Abstandslänge x

Anmerkung: U = Unguis

Nachfolgend Abbildungen unterschiedlicher Nagelkrümmung.

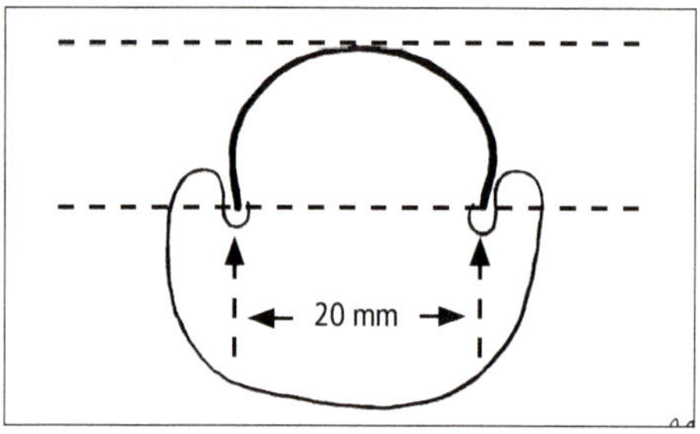

Abb. 2.2: Beispiele unterschiedlicher Krümmung bei einem Sulcusabstand von 20 Millimetern

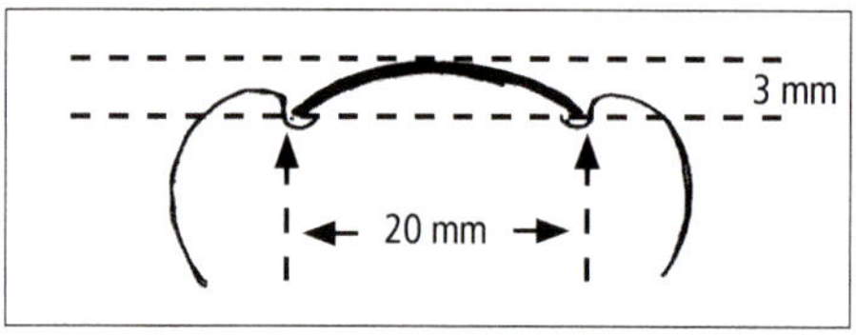

Abb. 2.3: Mit 0,15 liegt der Verhältniswert bei einer Nagelhöhe von 3 mm und 20 mm Nagelfalzabstand (3:20 = 0,15) ≥ 0,1 was eine übermäßige pathologische Nagelwölbung anzeigt – hier Unguis convolutus Grad 2

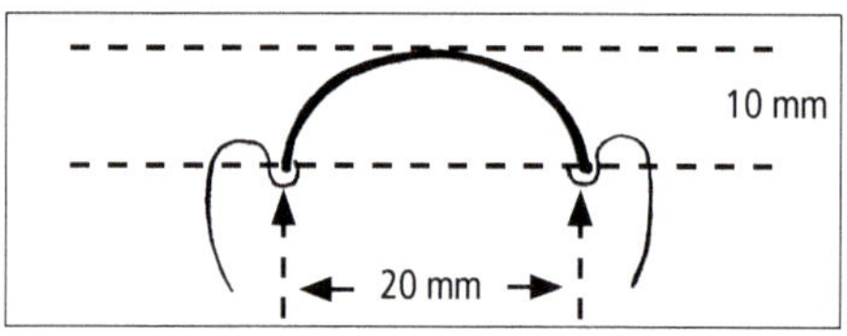

Abb. 2.4: Mit einer Nagelhöhe von 10 mm bei einem Sulcusabstand von 20 mm ergibt sich ein Verhältniswert von (10:20 = 0,5) 0,5 der erheblich größer ist als ≥ 0,1 und einen Unguis convolutus Grad 3 bezeichnet

Ein Verhältniswert stellt den Wert bzw. den Grad der Einrollung deutlicher dar. Für den normalen Nagel könnten sich folgende Werte ergeben:
Höhe 1 mm bei Länge/Abstand seitliche Nagelränder 20 mm = 1 : 20 = 0,05 oder auch
Höhe 1,5 mm bei Länge/Abst. seitl. Nagelränder 20 mm = 1,5:20 = 0,075
Höhe 1 mm bei Länge/Abstand seitliche Nagelränder 25 mm = 1:25 = 0,04 oder auch
Höhe 1,5 mm bei Länge/Abst. seitl. Nagelränder 25 mm = 1,5:25 = 0,06

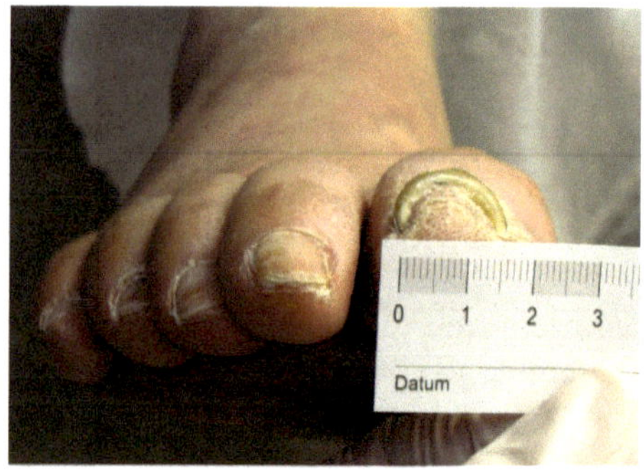

Abb. 2.5: Mit Hilfe eines Papierlineals (Einwegartikel) wird der Abstand der beiden Sulci (medial und lateral) voneinander bestimmt – hier 15 mm; ein Markierungspunkt auf der Sulcusabstandslinie hilft anschließend die Höhe zu bestimmen

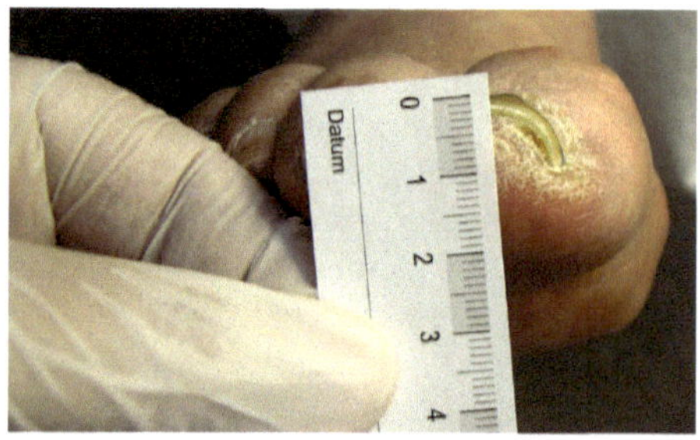

Abb. 2.6: Die Höhe der Nagelwölbung wird ebenfalls gemessen – hier 7 mm; anhand der beiden Werte kann der Grad der Nagelwölbung des Unguis convolutus bestimmt werden: Nagelhöhe > 5 mm bei der Abstandslänge 15 mm bezeichnet den Grenzbereich zwischen Grad 3 und 4, und den Übergang zum Pincer Nail; der Verhältniswert von 7:15 = 0,47 ist erheblich größer als ≥ 0,1

Bei variierenden Werten von Wölbungshöhe und Abstand der seitlichen Nagelränder zueinander ergeben sich Verhältniswerte, die den Grad der Nagelwölbung anzeigen.

→ Je größer der errechnete Verhältniswert, desto höher der Grad der Einrollung des Nagels.

Zum Beispiel ergibt sich bei einer Höhe von 10 mm und dem Sulcusabstand von 2 mm der Verhältniswert von 5 (10 mm : 2 mm = gekürzt mit 2 → 5 : 1 = 5), was eine starke Wölbung der Nagelplatte ausdrückt, wie auch bei den folgenden Beispielen:

Höhe 7,5 mm bei Länge/Abst. seitl. Nagelränder 20 mm = 7,5 : 20 = 0,375
Höhe 10 mm bei Länge/Abstand seitl. Nagelränder 10 mm = 10 : 10 = 1
Höhe 10 mm bei Länge/Abst. seitl. Nagelränder 2 mm = 10 : 2 = 5

Aus den Beispielreihen und Überlegungen ergibt sich das Fazit, dass ein Verhältniswert „größer gleich (≥) 0,1" eine übermäßige pathologische Nagelwölbung bezeichnet, vorausgesetzt, dass der Wert für die Höhe größer gleich (≥) 1,5 mm ist, denn diese Wölbungshöhe gilt noch als normal.

Eine weitere Ausnahme bei der Berechnung bildet die pathologische Nagelform Koilonychie, wobei die Nagelplatte konvex gebogen ist und sich beim Verhältniswert ein negativer Betrag ergibt, weil die Höhe der Nagelwölbung unterhalb der Verbindungslinie/Abstand der seitlichen Nagelränder liegt und deswegen die Höhe mit einem Minusmesswert in die Gleichung eingeht.

Überschneiden sich die beiden seitlichen Nagelränder bei einem Pincer Nail, entsteht ebenfalls ein negativer Wert, wenn die Überlappung in mm und Minus angegeben wird.

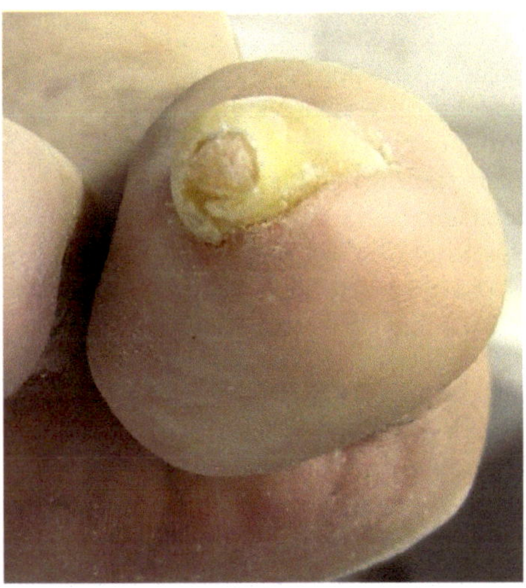

Abb. 2.7: Pincer Nail

Einteilung des Unguis incarnatus

- Stadium 1
  Der Nagel beginnt seitlich in die Haut einzuwachsen, es entstehen Schmerzen und eine Entzündung beginnt
- Stadium 2
  Neues nässendes Gewebe (Granulationsgewebe) bildet sich am Rand des eingewachsenen Nagels
- Stadium 3
  Im betroffenen Nagelbereich ist eine chronische Entzündung entstanden, die von Zeit zu Zeit eitert, und das überschießende Granulationsgewebe (Caro luxurians) beginnt über den Nagel zu wachsen

Die Stadien 2 und 3 sind von Podologen in enger Abstimmung mit einem Arzt mit einer geeigneten individuell anzupassenden Nagelkorrekturmaßnahme zu versehen.

Das Ziel der Nagelkorrekturmaßnahmen ist die Entlastung des Weichteilgewebes, die Förderung oder Wiederherstellung eines physiologischen Nagelwachstums und die Rückführung in eine natürliche Nagelform, die keine Reizung darstellt. Es soll ein Fortschreiten des Entzündungsprozesses und des Einwachsens in die Umgebungshaut verhindert werden.

Die Methoden sind vielfältig und werden individuell eingesetzt. Nachfolgend finden sich Beispiele, chronologisch aufgeführt.

1.1 Orthonyxie-Spange nach Fraser

Der Begriff Orthonyxie ist abgeleitet von orthos (griech.): gerade, richtig; onyx: der Nagel

Es handelt sich um eine Methode, den transversal (in der Querrichtung) eingerollten Nagel (Unguis convolutus) „gerade zu richten" und damit die meist schmerzhaften Veränderungen mit den Folgen

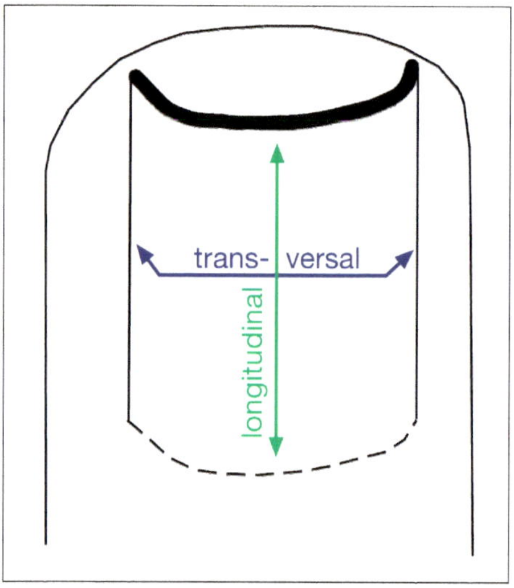

Abb. 2.8: Transversale und longitudinale Krümmung des Nagels

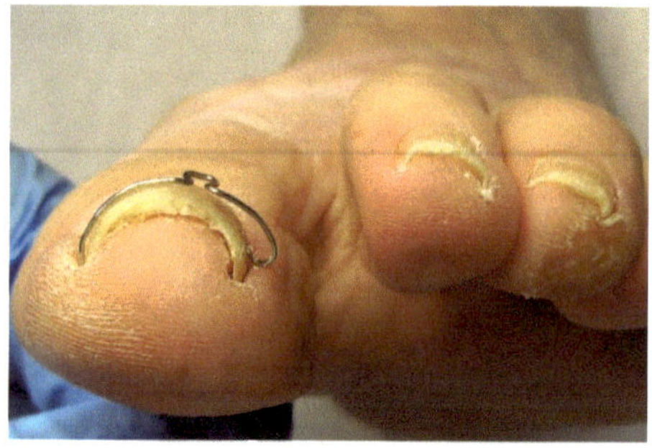

Abb. 2.9: 1 mm Aktivierung des lateralen Spangenschenkels, der mediale Spangenschenkel ist durch die Umlenkung der Kraft in der Omega-Schlaufe von der Aktivierung nicht betroffen und kann unabhängig aktiviert oder so passiv belassen werden – je nach Korrekturnotwendigkeit.

- Hyperkeratosen, auch Onychophosis, im Sulcus (Nagelfalz)
- Clavi im Sulcus
- Unguis incarnatus (Einwachsen eines Nagelteils)

zu vermeiden.

Die Orthonyxiespangentherapie ist eine ärztlich verordnungsfähige Leistung, die seit dem 28.12.2001 gemäß der Podologischen Ausbildungs- und Prüfungsverordnung des Podologengesetzes (PodAprV) zum Leistungsspektrum der Podologie gehört. Zudem ist diese Therapie seit 1973 eine international anerkannte podologische Therapieform.

Der Name „Orthonyxie" ist durch Ross Fraser, Schottland, geprägt worden. Er versteht unter dieser neuen Wortbildung die **Korrektur eines übermäßig gewölbten Nagels durch eine Drahtspange.**

Der Begriff „Orthonyxie" wird leider auch für ähnliche Methoden verwendet. Sie beziehen sich jedoch nicht immer auf die von Fraser beabsichtigten Prinzipien für eine individuelle Verflachung des transversal eingerollten Nagels.

Die dagegen in der vergangenen Zeit und zum Teil auch heute noch praktizierten Methoden:

- Einkerben der Mitte des distalen Nagelrands
- Dünnerfräsen der Nagelmitte
- Herausschneiden der seitlichen Nagelränder („Ecken")

verändern die Statik der Nagelplatte.

Unter Statik verstehe ich, dass der Nagel mit gleicher Stärke in allen Bereichen seiner Auflagefläche auf einem stabilen Nagelbett aufliegt. Da der Nagel in transversaler Richtung leichter zu verformen ist als in der longitudinalen, kann durch ständigen oder intermittierenden seitlichen Druck seine Krümmung verändert werden. Ferner besitzen genetische Prädisposition (Veranlagung) oder in der Genese (Entstehung) noch unbekannte Stoffwechselstörungen die gleiche Auswirkung (Samman).

Die Form der auf seiner Unterfläche (dem Nagelbett) festhaftenden Nagelplatte wird von der Krümmung des Nagelbetts grundsätzlich mitbestimmt.

Die zuvor genannten Methoden (Einkerbung, Dünnerfräsen des Unguis convolutus) können zwar den Reiz im Nagelfalz lindern, aber nicht die Ursache beheben. Wenn in solchen Fällen das Nagelbett den immer zu erwartenden seitlichen Schuhdruck erhält, wird die weitere Verformung begünstigt. Auch ist durch diese ständigen physikalischen Einwirkungen auf den Fuß eine Selbstkorrektur der transversal gekrümmten Nagelplatte nicht möglich.

Wenn die seitlichen Nagelränder bei jeder Behandlung abgetrennt werden, wirkt sich diese Maßnahme extrem negativ aus. Die Haut des Nagelfalzes füllt die entstandene Lücke aus und verschmälert dadurch das Nagelbett. In der Folge rollt sich die Nagelplatte weiter ein.*

2.1.2 Methode Scholl

1946 wird zum ersten Mal in dem englischsprachigen Fachbuch „The human foot" von Dr. William M. Scholl eine Sterling-Silberfeder gegen eingewachsene Nägel erwähnt.

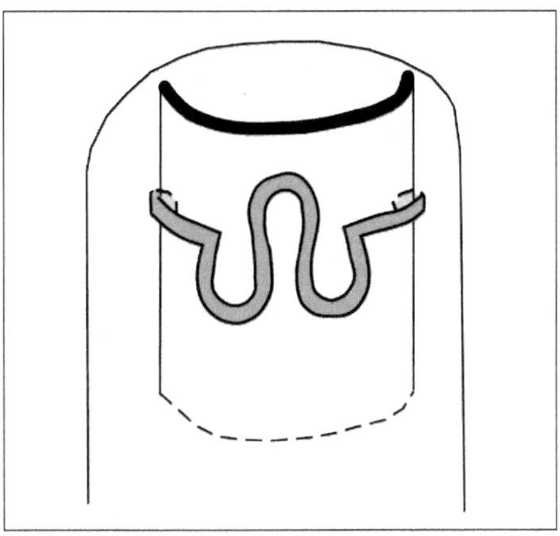

Abb. 2.10: Form der Sterling-„Silberfeder" von W. M. Scholl

Sie war in drei unterschiedlichen Längen als Fußpflegemittel erhältlich und als solche zum Verkauf (konfektioniert) angeboten. Es ist anzunehmen, dass der Patient diese Spange selber aufsetzen sollte. Sicherlich wird dieses Vorhaben für die meisten nicht ohne Probleme gewesen sein.

Scholl bietet derzeit eine Plastikkonstruktion zum Selberaufschieben auf den Nagel an, die auch im Internet bestellt werden kann.

* (siehe Klaus Grünewald „Theorie d. med. Fußbehandlung" Band 1, Verlag Neuer Merkur

2.1.3 Methode Rosenstein

1950 veröffentlichte der Engländer Rosenstein in der Oktoberausgabe der englischen Fachzeitung „The Chiropodist" eine „Knüpfmethode", um den Nagel zu korrigieren.

Für die Vorbehandlung des Nagels mussten alle Verhornungen des Nagelfalzes entfernt und ein 2–3 mm breiter freier seitlicher Nagelrand geschaffen werden. An jeder Nagelseite wurden anschließend zwei Löcher im Abstand von ca. 2 mm gebohrt. Um eine Nagelkorrektur zu ermöglichen, fädelte man einen Catgut-Faden (Nr. 2 – extra stark) mit einer gebogenen Nadel durch die Löcher. Die Fadenführung verlief zuerst von oben durch Loch 1, dann von unten durch Loch 2 und anschließend schräg über den Nagel nach dem gleichen Verfahren zu Loch 3 (von oben) und 4 (von unten). Anschließend wurden die Fadenenden durch eine Schleife miteinander verknotet. Je nachdem wie stark sich der Zug auf die Nagelränder auswirkte, konnte die transversale Form des Nagels allmählich korrigiert werden. War die Schleife zu locker, fand allerdings keine Veränderung statt. Bei zu starkem Zug konnten Schmerzen, Onycholysen oder sogar subunguale Hämatome (Blutergüsse) entstehen.

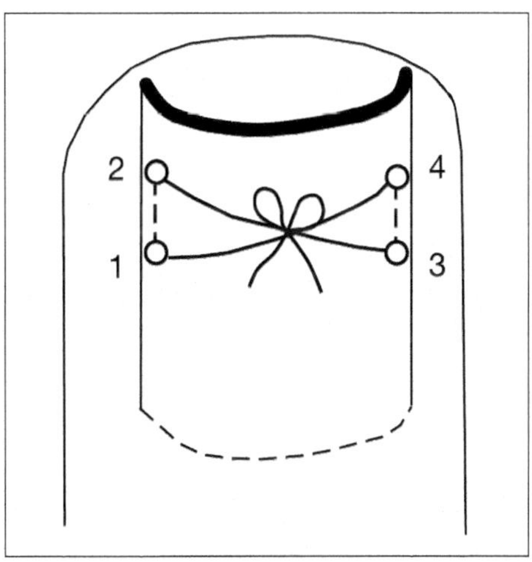

Abb. 2.11: Knüpfmethode nach Rosenstein (1–4 Reihenfolge des Fadenlaufs)

Die Methode nach Rosenstein hat sich aus verschiedenen Gründen nicht bewähren können. Das Bohren der Löcher ist in besonders tief liegenden seitlichen Nagelbereichen mit hohen Nagelwällen schwierig. Ein zu geringer Nagelsaum und die meist eng anliegende Haut unterhalb der Nagelplatte haben eine verletzungsfreie Führung der Nadel durch die seitlichen Löcher erschwert.

Da der Fadenzug nur gefühlsmäßig dosiert werden konnte, war die Gefahr von Nagelschädigungen, evtl. auch durch Ausreißen der Löcher, sehr hoch.

2.1.4 Methode Södergard

Etwa zur gleichen Zeit (ca. **1954**) hat der dänische Arzt Södergard eine Behandlung mit Heftpflaster gegen den eingerollten Nagel empfohlen. Er benutzte hierfür ein ca. 8 cm langes und ca. 2 cm breites Heftpflaster (z. B. Leukoplast), welches er in der Mitte zusammenfalzte. Dieser Teil des Pflasters wurde unter den distalen freien Nagelrand geschoben, die freien Enden des Pflasters an den Zehenseiten nach proximal gezogen und anschließend fixiert. Zum besseren Halt der Korrektur klebte Södergard ein zweites Pflaster um den Zeh.

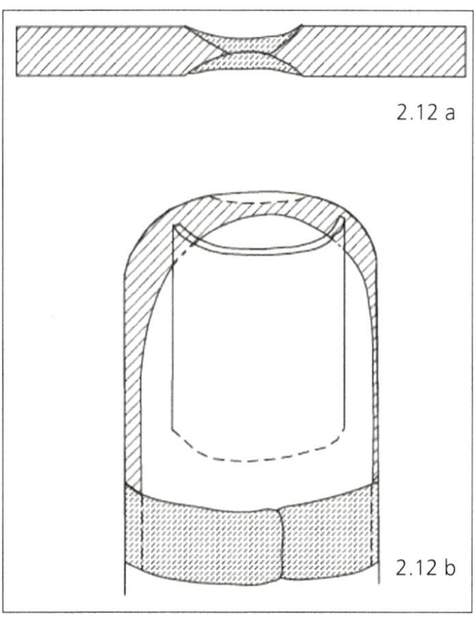

Abb. 2.12 a: Vorbereiteter Pflasterstreifen für die Södergard-Methode
Abb. 2.12 b: Angelegter Pflasterstreifen

2,1.5 Methode nach Fraser

1960 greift Ross Fraser, Schottland, die Idee der Scholl-Spange wieder auf. Er unterscheidet seine Methode nach der unilateralen (einseitigen) und bilateralen (zweiseitigen) Form und verwendet als Material für die Spange federharten Chrom-Nickel-Stahldraht. Als Grundlage für die Herstellung der bilateralen Orthonyxie-Spange dient ein Nagelmodell des Patienten. Der Therapeut muss die Spange nach diesem Modell selbst anfertigen und auf den Patienten-Nagel aufsetzen.

Die Korrekturwirkung der Orthonyxie-Spange nach Fraser wird durch Zugkräfte erreicht, die durch die Elastizität des Drahts (= elastische Kräfte) den seitlichen Nagelrand anheben.

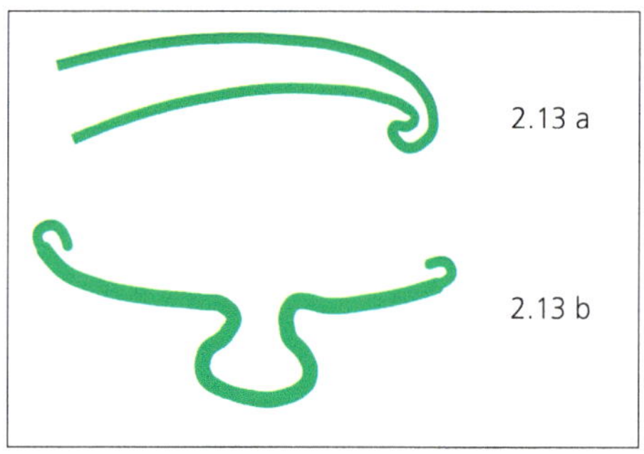

Abb. 2.13 a: Form der unilateralen Spange nach Fraser
Abb. 2.13 b: Form der bilateralen Spange nach Fraser

Wie so viele Methoden in der Fußbehandlung kommt der Gedanke der Orthonyxie aus dem zahntechnischen Bereich. Ähnliche Korrekturmöglichkeiten bieten Zähne, deren Stellung durch eine Zahnspange verbessert werden kann.

1964 führt der deutsche Fußpfleger Josef Greppmayr, München, Ross Frasers Methode auf einem Kongress der Medizinischen Fußpfleger vor. Dieser Zeitpunkt gilt auch gleichzeitig als Beginn für die Übernahme dieser Methode in das Behandlungsverfahren des Medizinischen Fußpflegers in Deutschland.

1973 findet ein internationales Gespräch über die Orthonyxie-Spange statt. Sie wird von den Berufsangehörigen/Podologen als Korrekturhilfsmittel für den Nagel allgemein anerkannt. Die Fraser-Spange gilt als Grundlage für alle Korrekturverfahren, die eine Kraftwirkung auf die Nagelplatte ausüben. Zum Erlernen des Verfahrens ist außer der umfassenden Kenntnis der Nagelanatomie auch die der Nagelmechanik erforderlich. Dies setzt auch Wissen um physikalische Zusammenhänge voraus.

Die Herstellung der Fraser-Orthonyxie-Spange benötigt mehr Zeit als andere Techniken. Der Mehraufwand für die Fertigung wirkt sich jedoch auf den universellen Einsatz der Spange, ihre Wiederverwendbarkeit sowie die Behandlungsqualität und -erwartung positiv aus (siehe auch bei Herstellung der Orthonyxie-Spange nach Fraser).

2.1.6 Methode Waldmann

Waldmann (Utrecht, Niederlande) versuchte im Jahr **1964** den federharten Chrom-Stahldraht (Ø 0,3 mm) ohne Modell direkt an den Nagel des Patienten anzubringen.

Zu diesem Verfahren gehörte der sogenannte Waldmann-Nagelkorrektor (Abb. 2.14 a) und eine aus zwei gleichen Stücken bestehende Spange (Abb. 2.14 b und c). Der Korrektor bestand aus zwei Teilen, einem nach oben offenen Plastikring, dessen Durchmesser die Großzehe umfassen konnte, und zwei, ebenfalls aus Plastik bestehenden, beweglichen Hebelarmen. Die Hebelarme wurden durch Federn nach außen gespreizt. Man hakte ein Spangenende unter die zu korrigierende Nagelseite und das andere, zu einem Ring geformte Ende der Spange in einen der keilförmigen Einschnitte des Hebelarms ein. Die

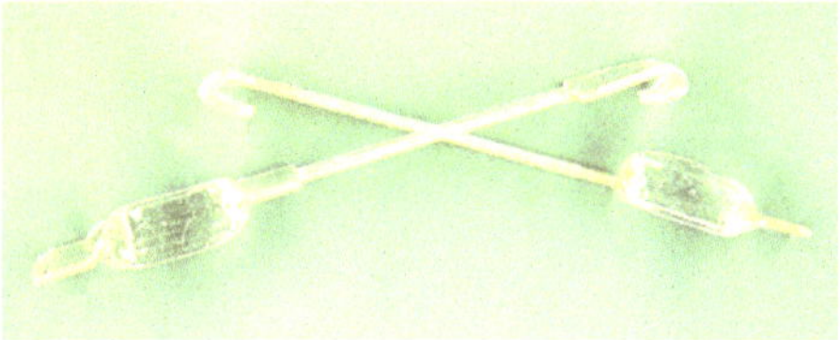

Abb. 2.14 a: Weiche Plastikspange nach Waldmann

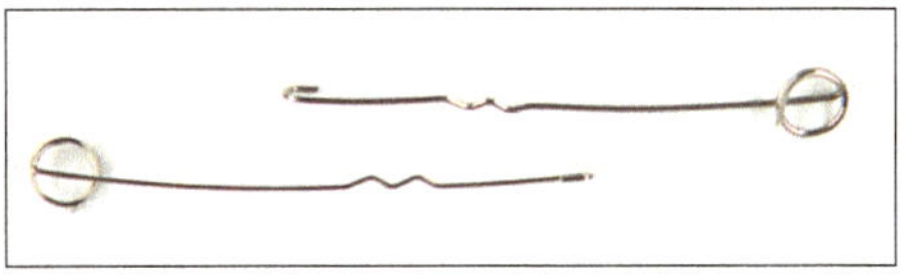

Abb. 2.14 b: Gewellte Drahtspangen nach Waldmann

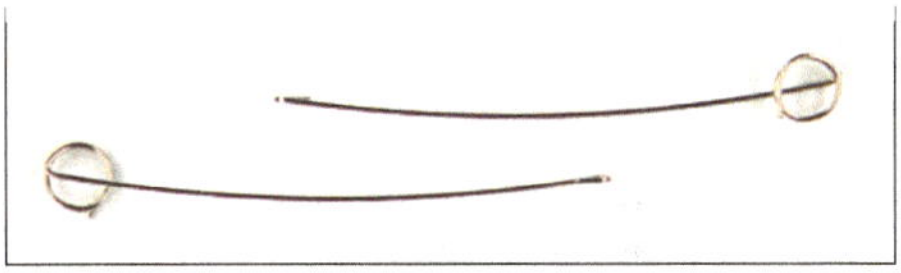

Abb. 2.14 c: Ungewellte Drahtspangen nach Waldmann

so erzeugte Spannung des Drahts über dieser Seite des Nagels hatte eine korrigierende Wirkung. Durch die im Abstand zur Nagelplatte verschieden hoch angebrachten Einschnitte (Stufen) des Hebels war die Kraftwirkung des Drahts veränderbar. In die oberste Stufe eingehängt, besaß der Draht die geringste, in der untersten (nahezu in Höhe der Nagelplatte liegenden) Stufe die stärkste Korrektur für den Nagel. Außerdem konnte der Draht mit einer Rundzange leicht nachgebogen werden, falls die Krümmung der Nagelplatte zu ausgeprägt war.

Mit dem zweiten Spangenteil verfuhr man auf der Gegenseite in gleicher Weise. An den Kreuzungspunkten wurden die Drähte auf der Nagelplatte mit Kunststoff verklebt und nach Aushärtung der Masse abgeschnitten. Es war selbstverständlich auch möglich, nur eine Seite des Nagels mit einer Spange zu versorgen. Diese Methode ließ nur eine gefühlsmäßig dosierbare Kraftwirkung an den Nagelseiten zu.

Neben diesem Verfahren lieferte Waldmann auch weiche Plastikspangen (Abb.

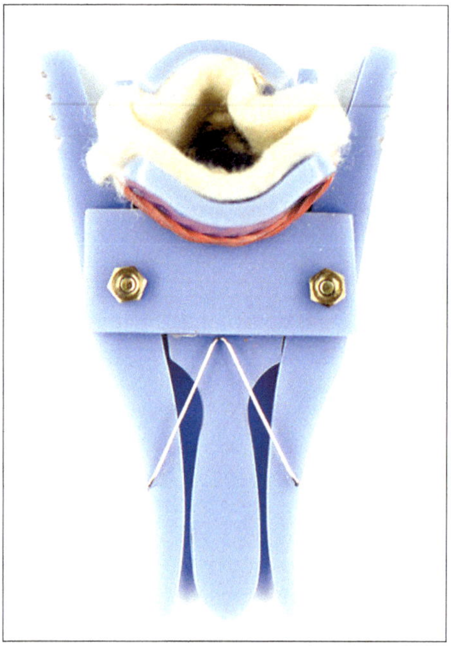

Abb. 2.14 d: Nagelkorrektor zum Aufsetzen der Drahtspange (breiterer seitlicher Schlitz zum Einhängen der Spange)

2.14 a), die mit dem Korrektor (Abb. 2.14 e) angebracht wurden. Von der Materialbeschaffenheit her war diese Spange mehr zur Stabilisierung als zur Korrektur der Nagelform gedacht. Beide Spangenmethoden Waldmanns waren nur einmal verwendbar.

2.1.7 Methode Rading

Rading stellt seine Spangen direkt am Nagel des Patienten her. Ihre Form ist identisch mit der Fraser-Spange. Er verzichtet, im Gegensatz zu Fraser, auf Silikonabdruck und Nagelmodell. Zur Formung der Schlaufe wird die „Rading-Zange" (Abb. 2.15) benutzt. Sie beschleunigt den Vorgang, der am meisten Übung verlangt. Mit diesem Instrument ist es möglich, Schlaufe und Haken zu biegen. Zweck seines Verfahrens ist es auch, die komplizierte Herstellung der Spange zu vereinfachen. Rading fertigt die Spange etwas größer als die vorhandene Nagelbreite an. Die geschätzte Länge der Schenkel wird

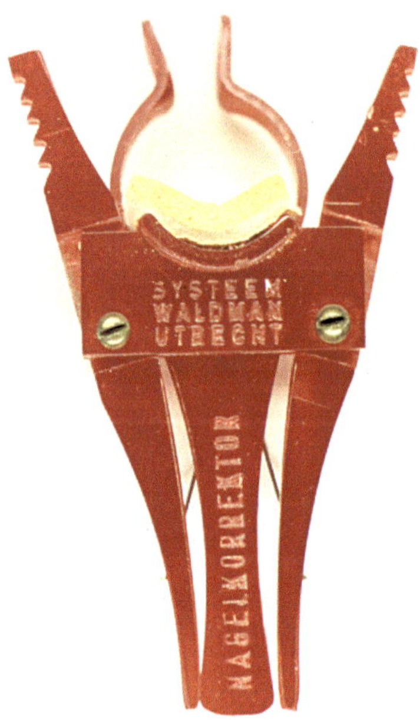

Abb. 2.14 e: Nagelkorrektor zum Aufsetzen der Plastikspange (schmaler seitlicher Schlitz zum Einhängen der Spange)

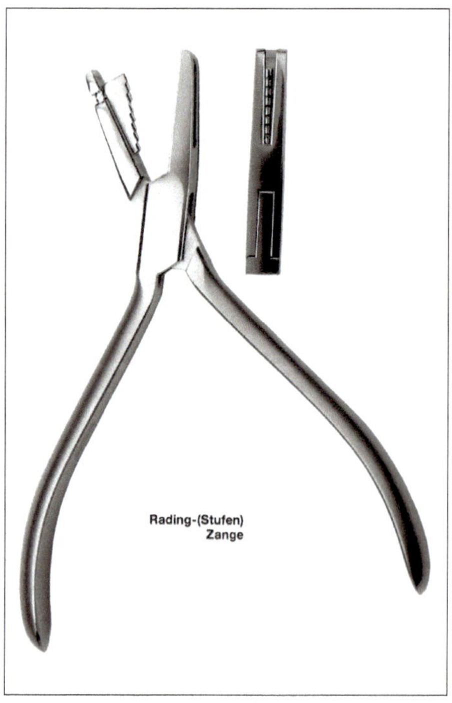

Abb. 2.15: Rading-Zange

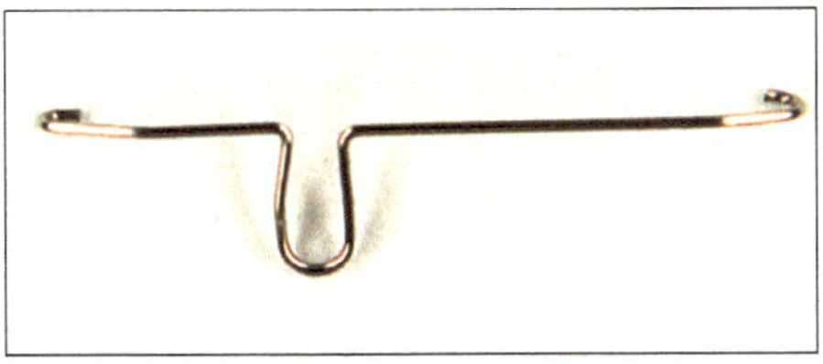

Abb. 2.16: Rading-Spange

anschließend durch Vergrößern der Schlaufe verkürzt und so allmählich an die Nagelbreite angepasst. Wegen der Materialermüdung des federharten Drahts (Fraser) sollte diese Maßnahme nicht zu oft vorgenommen werden.

Bei jedem Verstellen der Schlaufe muss man die Biegung des Drahts nachstellen, damit keine Schädigungen des Nagels eintreten. Bei sehr stark eingerollten Nägeln ist ein exaktes Anliegen der Spangenschenkel am Nagel nur mit zusätzlichem Instrumentarium möglich.

Zur Dokumentation der ursprünglichen Form des Nagels benutzt Rading ein sehr einfaches, aber nicht manipulationsfreies Verfahren. Die Schenkel der Spange werden vor dem Aufsetzen im passiven (spannungslosen) Zustand auf der Karteikarte des Patienten abgebildet. Hierzu fasst man die Spange mit einem Nadelhalter an der Schlaufe an, drückt ihre Schenkel auf ein Stempelkissen und danach auf die Karteikarte.

Die Herstellung der Rading-Spange begann 1968 in Schweden. Der Durchmesser des Drahts variiert zwischen 0,3 mm und 0,4 mm.

Die Spange ist in den Korrekturabschnitten des Nagels wiederverwendbar.

2.1.8 Methode Kitzka

Die Methode Kitzka, ungefähr **1969** in Deutschland entwickelt, hatte zum Ziel, dem Therapeuten eine nahezu fertige Spange in die Hand zu geben. Kitzka ging von der Vorstellung aus, dass sich die Spangen nur in ihrer Gesamtlänge voneinander unterscheiden. Hierzu lieferte er ein vorgefertigtes Sortiment von ca. 20 Spangen aus 0,4 mm starkem, federhartem Chrom-Nickel-Stahldraht. Um die für die Anpassung notwendige Länge der Spange zu finden, benutzte Kitzka einen schmalen, über den Nagel gelegten Pflasterstreifen. Auf ihm wurden die Nagelränder angezeichnet. Anschließend zeigte derselbe Pflasterstreifen, über ein Lineal gelegt, die auszuwählende Spangengröße in Millimeter an. Die Form glich im wesentlichen der Fraser-Spange.

Ohne das Fachwissen des Therapeuten kam jedoch auch diese Methode nicht aus. Auf den Nagel aufgezwängt, waren Schädigungen der Nagelplatte vorprogrammiert. Kitzka ließ außer Acht, dass zusätzliches Werkzeug zur Anpassung an die Konvexität der Nägel notwendig ist.

Die Spange war in den Korrekturabschnitten des Nagels wiederverwendbar.

2.1.9 Methode Gorkiewicz

Stanislaus Gorkiewicz (Österreich) veröffentlichte im September **1978** in der Fachzeitung „der fuss" ein System, welches er mit „Halbspange" und „Ganzspange" bezeichnete.

Statt federhartem Runddraht verwendete Gorkiewicz ein Stahlband mit 0,4 mm Breite, 0,2 mm Stärke und ca. 36 mm Länge.

An einer Seite der Halbspange wird ein Haken gebogen und am Nagelrand eingehängt. Das andere Ende des Flachdrahts klebt man in der Mitte der Nagelplatte mit Cyanacrylat-Kleber fest. Zum besseren Halt wird die Spange mit Kunststoff überstrichen.

Bei der Ganzspange werden auf beiden Seiten des Stahlbands Haken gebogen. Ihr Abstand voneinander richtet sich nach der Nagelbreite. Die Spange erhält keine Schlaufe. Ein Längenausgleich zum Aufsetzen der Spange bei kompliziert eingerollten Nägeln (Tütenform) ist daher nicht möglich. Diese Methode sieht nicht

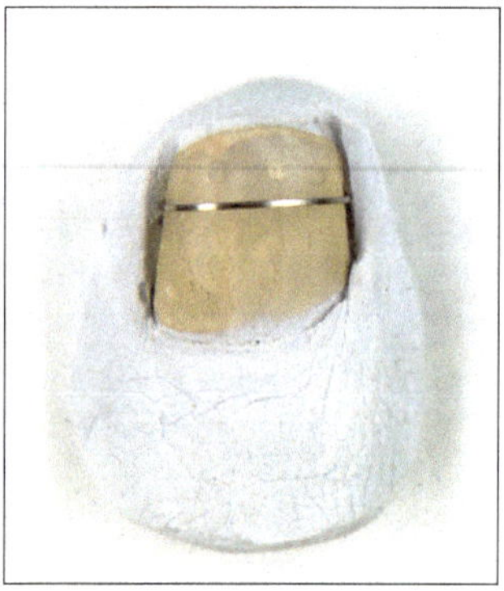

Abb. 2.17: Gorkiewicz-Spange

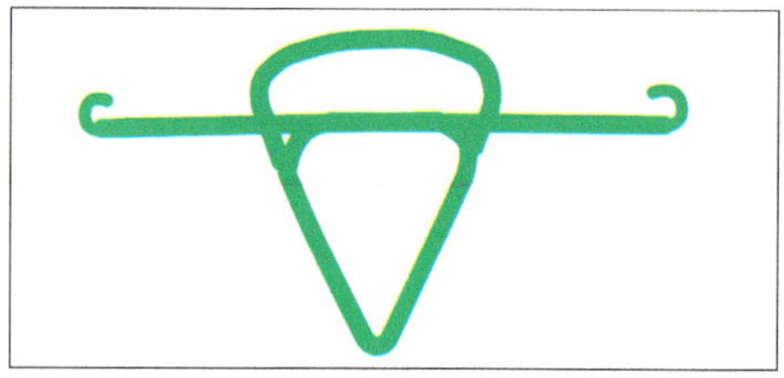

Abb. 2.18 a: Form der passiven Plouchart-Spange

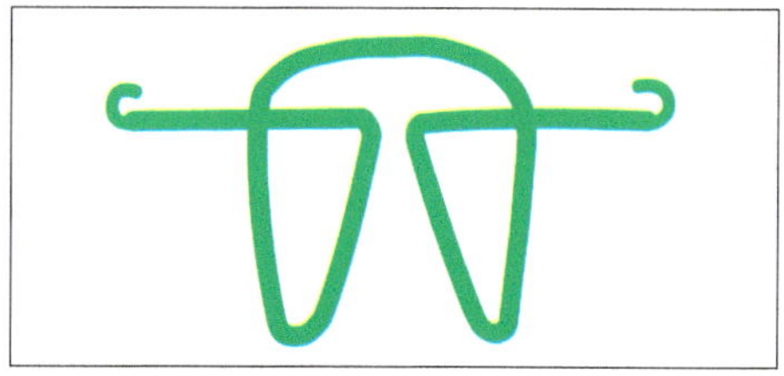

Abb. 2.18 b: Form der akiven Plouchart-Spange

vor, das Stahlband für eine sorgsame Korrektur an die unterschiedlich starke Rundung des Nagels anzugleichen.

Das Überstreichen der gesamten Spangenschenkel mit Kunststoff bei beiden Methoden (Halbspange/Ganzspange) fixiert die im Augenblick des Aufsetzens vorgegebenen elastischen Zugkräfte des Stahlbands.

Die Ganzspange ist nur dann wiederzuverwenden, wenn sich die Nagelbreite nach einem Korrekturabschnitt nicht verändert hat.

Falls der sehr dünne Flachdraht beim Abnehmen der Halbspange nicht beschädigt wurde, kann man ihn erneut auf den Nagel aufsetzen.

2.1.10 Methode Plouchart

Der Franzose Plouchart geht von einer gänzlich anderen Konstruktion der Nagelspange aus. Sie besitzt die Form einer Triangel, deren Mitte sich auseinanderziehen lässt. Je weiter man die Spangenschlaufe durch Auseinanderziehen der Spangenschenkel spannt, desto größer ist ihre Zugwirkung auf die Breite des Nagels.

Wie bei nahezu allen anderen Methoden besitzt die Spange gebogene Haken, die unter die seitliche Nagelplatte greifen.

Zur Befestigung (Fixierung) der Spange auf dem Nagel erhält jeder Spangenschenkel vor dem Aufsetzen ein Plastikröhrchen. Damit die Zugwirkung des Drahts auf die Breite des Nagels immer aktiv bleibt, wird die Kunststoffmasse zur Fixierung nur im Bereich dieser Röhrchen aufgetragen.

Benutzt wird ebenfalls federharter Stahldraht. Die Stärke variiert zwischen 0,2 mm und 0,3 mm.

Der Korrekturerfolg dieser Spange ist gering. Für den Tragekomfort besteht der Nachteil, dass die Strümpfe/Bettdecke an der großen Schlaufe hängen bleiben.

Die Spange ist in den Korrekturabschnitten des Nagels wiederverwendbar.

2.1.11 3TO-Spange (3-teilige Orthonyxie-Spange, ehemals VHO-Spange)

Diese im Jahr **1988** von Elvira Osthold, Erlangen, entwickelte Methode, Virtuose Human Orthonyxie (Abk. VHO), basiert auf einem ähnlichen Prinzip, das Waldmann 1969 entworfen hat. Sie benötigt ebenfalls kein Nagelmodell. Die bereits vorgeformte Spange besteht aus 0,4 mm starkem federhartem Stahldraht. Zur Korrektur der Nagelplatte werden die Schenkel der Spange nach der Form des Nagels spannungsfrei gebogen und jeweils an den seitlichen Nagelrändern ein-

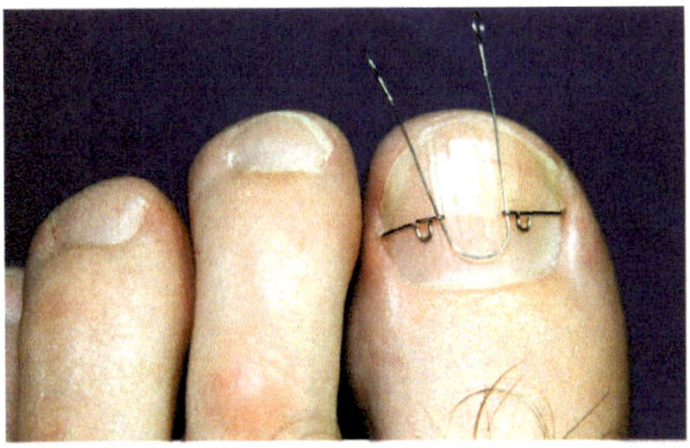

Abb. 2.19 a: Aufgesetzte VHO-Spange mit noch nicht verdrilltem Draht

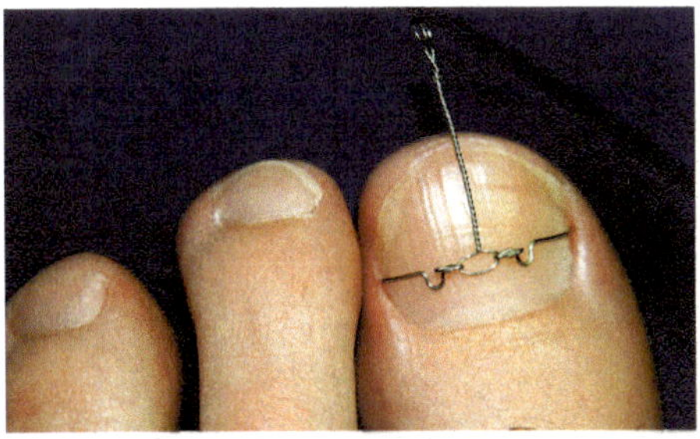

Abb. 2.19 b: Aufgesetzte VHO-Spange mit bereits verdrilltem Draht

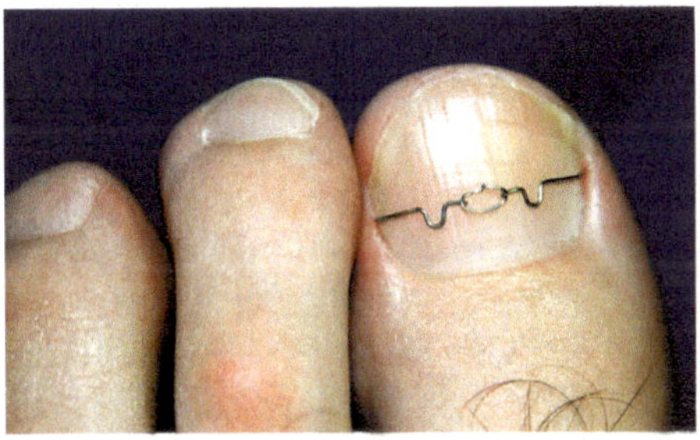

Abb. 2.19 c: Aufgesetzte VHO-Spange mit abgeschnittenen Enden des Drilldrahtes

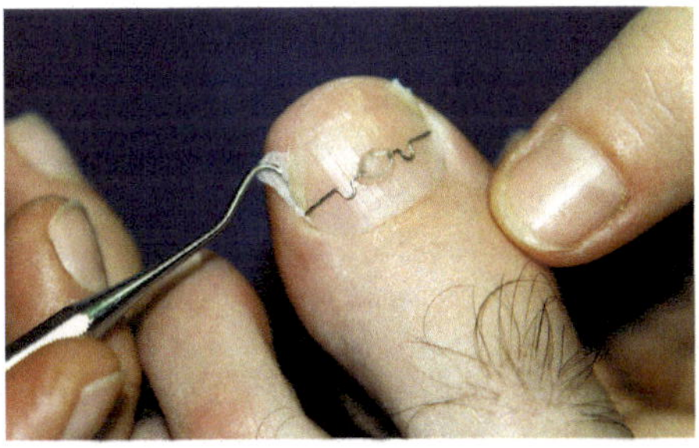

Abb. 2.19 d: Fertig aufgesetzte VHO-Spange (die Enden des Drilldrahtes sind mit Kunststoff abgedeckt)

gehakt. Die zwei frei stehenden, über der Nagelmitte zusammenlaufenden Enden sind so gebogen, dass sie durch einen dritten, weichen Draht, miteinander verdrillt werden können. Hierzu benutzt man einen sogenannten Windehaken, der einer Häkelnadel ähnlich sieht. Die Spannung des Drahts kann durch die Anzahl der Windungen reguliert werden und ist mit dem Patienten abstimmbar. Alle überstehenden Drahtteile werden anschließend so weit abgeschnitten, dass sich ihre Verbindung dadurch nicht lockert. Zur Abdeckung der Drahtenden dienen entweder mit Pulver und Flüssigkeit polymerisierende oder mit Licht aushärtende Kunststoffmassen (Methacrylsäuremethylester bzw. Urethandimethacrylat).

Der Zug der Spange wirkt auf die Breite des Nagels ein, indem die Schenkel der Spange in der Mitte bzw. seitlich zusammengezogen werden. Sie verkürzen hierdurch die ursprünglich vorhandene Strecke der transversalen Nagelkrümmung. Elastische Kräfte des federharten Drahts wirken bei diesem Prinzip zweitrangig.

Die beiden Spangenschenkel können nach Entfernen des Drilldrahts und der Kunststoffmasse zur weiteren Korrektur verwendet werden. Hierfür ist lediglich der Drilldraht (Mittelteil der Spange) zu erneuern.

Ebenfalls kein Nagelmodell erfordern die beiden neuen Entwicklungen des 3TO-Konzepts mit dem Namen: COMBIped® und podofix®. Beide Produkte bestehen aus der Kombination von Klebe- und Drahtspangen.

COMBIped® besteht aus drei unterschiedlichen Drahtstärken (soft, medium, hard) und einem Haltezapfen (Pad) aus Kunststoff. An einem Ende des Spangendrahtes wird ein kurzer Haken gebogen, der auf den freien seitlichen Nagelrand eingehängt und auf die Breite des Nagels angepasst wird. Das andere Drahtende wird in einem Haltezapfen befestigt und auf die gegenüberliegende Nagelseite geklebt. Die überstehenden Zapfen des Pads

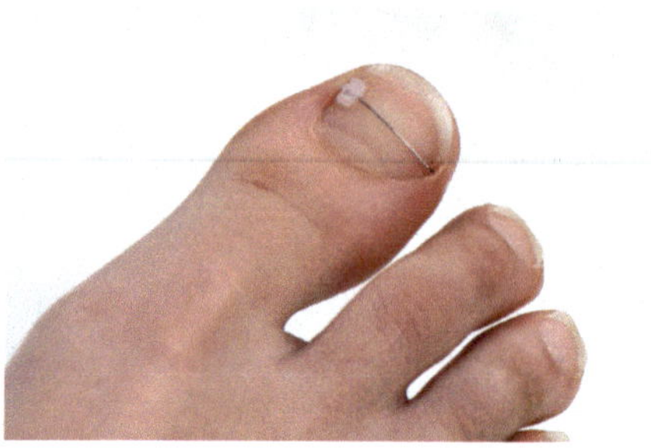

Abb. 2.20: Aufgesetzte COMBIped®-Spange mit medial auf der Nagelplatte angebrachten Haltezapfen

werden anschließend mit einer Zange abgezwickt und abgeschliffen.

Auf gleiche Weise ist es möglich, mit einer zweiten COMBIped®-Spange die gegenüberliegende Seite des Nagels zu behandeln. Die zweite Spange wird dann auf dieser Seite des freien Nagelrandes – ober- oder unterhalb der ersten COMBIped®-Spange gelegen – angebracht.

Die podofix®-Spange besteht aus einem flexiblen, in vier Längen (mini, S, M, und L) erhältlichen Kunststoffpad, das in der

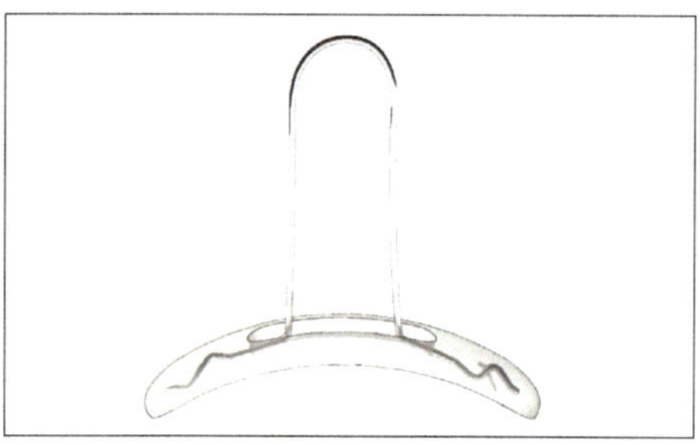

Abb. 2.21 a: Aufbau der podofix®-Spange mit Kunststoffpad und dem darin verankerten Draht

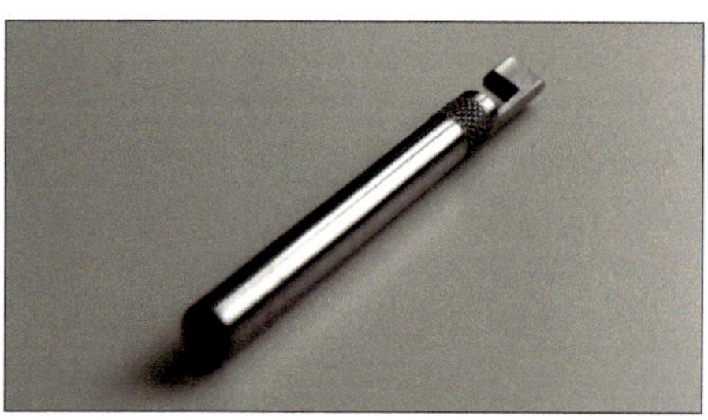

Abb. 2.21 b: Spanninstrument für den Drahtbügel der podofix®-Spange

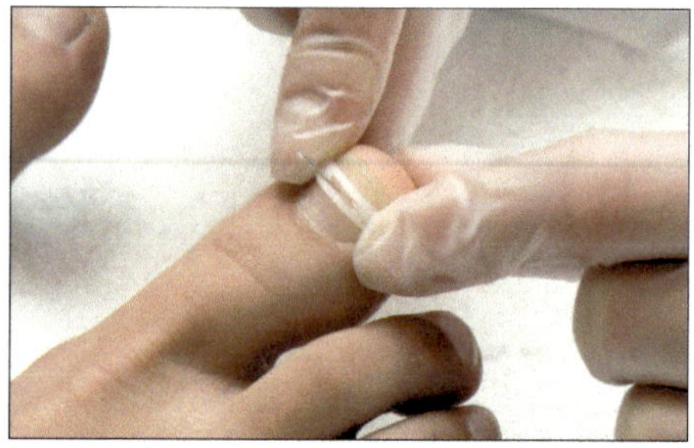

Abb. 2.21 c: Anpassen der podofix®-Spange

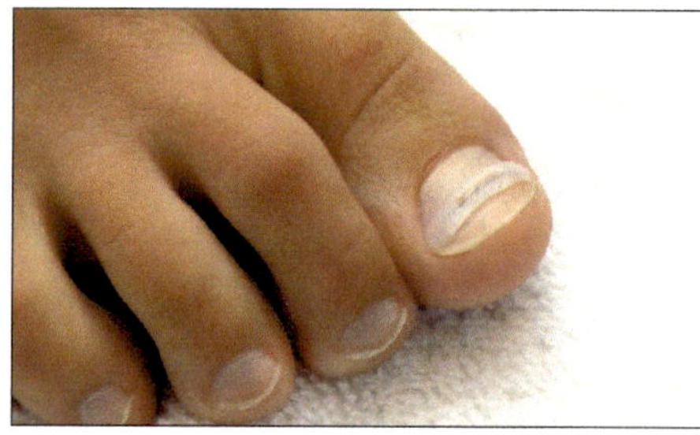

Abb. 2.21 d: Fertig aufgesetzte, mit Kunststoffgel versiegelte podofix®-Spange

Länge ohne Vorkorrektur an den Nagel angepasst und aufgeklebt wird. Mit einem zu dieser Methode gehörenden Spanninstrument wird der in dem Pad verankerte Draht stufenlos aktiviert (gedrillt). Die Aktivierung wird mit dem Patienten abgestimmt. Der über dem Pad verbleibende Draht wird mit einer Zange abgeschnitten und mit einem Kunststoffgel versiegelt.

2.1.12 Erki-Technik – Nagelkorrektur (Fa. Erkodent)

Die Firma Erkodent bietet zur Nagelkorrektur ein Set an, welches aus Plastikhaken (ERKIs), Gummiringen mit verschiedenen Durchmessern und einem Überzugschlauch für die Gummiringe besteht. Man kann die Plastikhaken mittels Cyanacrylat-Kleber auf die vorbereiteten (beschliffenen) seitlichen Nagelränder fixieren. Wie bei allen Verklebungen müssen Haken und Nagelplatte fettfrei sein. Danach wird ein passender Gummiring ausgewählt, dessen Durchmesser im Verhältnis zur Nagelbreite eine Zugwirkung auf

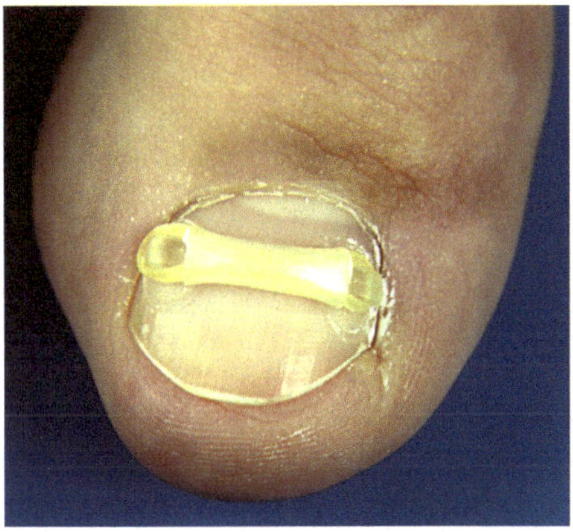

Abb. 2.22: Auf der Nagelplatte befestigte Erki-Spange mit Schlauchüberzug

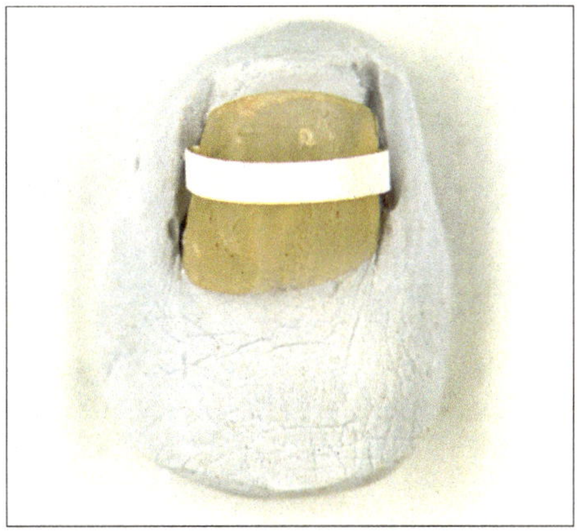

Abb. 2.23: Mit vorgeformtem Haken auf einem Modell aufgesetzter Onyclip-Korrekturstreifen

die seitlich angebrachten Haken ausüben kann. Bevor der Ring eingehängt wird, zieht man ihn mit einer feinen Häkelnadel durch den Überzugschlauch. Er ist dadurch vor Reibung durch das Oberleder des Schuhs geschützt.

Um ein Abstreifen des Gummirings zu vermeiden, kann er im Bereich des Schlauchüberzugs ebenfalls mit Cyanacrylat-Kleber fixiert werden.

Diese Methode besitzt durch die hochstehenden Haken und das Gummiband ein beträchtliches Volumen. Bei einem ausgeprägten Unguis convolutus lässt sich der Plastikhaken nicht weit genug an den Nagelrand einsetzen. Es ist oft festzustellen, dass sich der seitliche Nagelwall über die Stellen des Nagels wölbt, die am stärksten eingerollt sind.

Die Spange ist in den Korrekturabschnitten des Nagels nicht wiederverwendbar.

2.1.13 Onyclip-Nagelkorrektur (Fa. Erkodent)

Zusätzlich bietet die Firma seit **1990** ein „Onyclip"-Nagelkorrektursystem an. Onyclip besteht aus einem 4 mm breiten, beschichteten federharten Edelstahl mit unterschiedlicher Materialstärke (0,1 und 0,15 mm). Er wird in der Regel ohne Haken mit Cyanacrylat-Kleber auf der Nagelplatte befestigt. Man wählt die Stärke der Korrekturstreifen je nach Nageldicke bzw. Korrekturabsicht aus. Zum Anpassen an die Breite des Nagels ist dem Set ein Messstreifen beigelegt. Das ermittelte Maß entspricht der Länge des zu verwendenden Onyclipstreifens. Man kann ihn mit einem Seitenschneider kürzen. Die dadurch entstandenen Schnittkanten sind mit einem Korundschleifer abzurunden und zu glätten. Um Reizungen des Nagelfalzes zu vermeiden, empfiehlt es sich, das Maß um 1 mm zu verringern. Falls notwendig, kann Onyclip zur Anpassung an den Nagel oder zur Aktivierung leicht gebogen, aber nicht geknickt werden.

Treten Beschwerden nach dem Aufsetzen der Spange auf, lässt sie sich leicht durch einen flachen Spatel vom Nagel absprengen.

Wird ein „Onyclip" mit Haken versehen und auf einem nach distal konisch verlaufenden Unguis convolutus aufgesetzt, entstehen Überstände im Nagelfalz, die zu Reizungen führen können.

Nach Angabe der Fa. Erkodent vom 23.5.2014 ist die Spange in den Korrekturabschnitten des Nagels mehrmals wiederverwendbar (s. a. Tabelle 2.1).

Tabelle 2.1: Federkraft der Onyclip-Streifen

Länge des Streifens	Federweg	Federkraft 0,1 mm	Federkraft 0,15 mm
15 mm	2 mm	≈ 4 g	≈ 5 g
15 mm	4 mm	≈ 7,2 g	≈ 9 g
20 mm	2 mm	≈ 3 g	≈ 4,2 g
20 mm	4 mm	≈ 5 g	≈ 7,5 g

Angaben sind der Produktbeschreibung Fa. ERKODENT, Pfalzgrafenweiler, entnommen.

2.1.14 Methode Godefroy

Der Franzose Denis Godefroy bietet ein Set vorgefertigter Spangen aus federhartem Stahldraht und dem dafür benötigten Instrumentarium an.

Das Set besteht aus:

a) einer speziellen **Schublehre** (patentiert) zum Ausmessen der Nagelbreite (Abb. 2.24),
b) einem Instrument, um die Spange und die Haken zu biegen (**Rundungsinstrument** – Abb. 2.25) und
c) 15 Paar vorgefertigter Spangen mit Haken in unterschiedlichen Längen und dem Drahtdurchmesser von 0,3 mm (ein Paar besteht aus jeweils nach links oder rechts versetzten Schlaufen).

zu a: Die spezielle **Schublehre** wird so auf den Nagel platziert, dass die feinen, mit einem Faden durchzogenen Röhrchen die freien Nagelränder im Nagelfalz berühren. Den Faden muss man durch vorsichtiges Ziehen der Nageloberfläche angleichen. Die Schublehre wird vom Nagel abgenommen und der Abstand zwischen den Röhrchen so weit vergrößert, bis der Faden sich spannt. Danach kann man die erforderliche Länge der Spange an der Maßskala ablesen und aus dem Sortiment auswählen.

zu b: Rundungsinstrument
Bei jeder vorgegebenen Größe des Sortiments gibt es jeweils einen längeren linken oder rechten (medialen/lateralen) Schenkel. Der Sitz der Schlaufe muss immer so ausgewählt werden, dass sie auf dem höchsten Punkt der Nagelkrümmung liegt.

Ist das Profil der Nagelplatte bestimmt, kann man mit dem Biegen der Spange beginnen.

Ein Haken der Spange wird auf den rechten oder linken Teil des Instruments geschoben. Je nach vorhandenem Nagelprofil kann der Schenkel der Spange um die entsprechende Rundung des Instruments gebogen werden.

Die Spange sollte beim Anpassen passiv (ohne Zugkraft) am Nagel anliegen.

Hierfür benutzt Godefroy, ebenso wie Fraser, ein Gipspositiv, das er durch einen Silikonabdruck des Nagels erhält. Die Kontrolle der exakten Nagelbreite erhält er durch das zuvor ermittelte Maß. Alle wesentlichen Arbeiten für die Herstellung

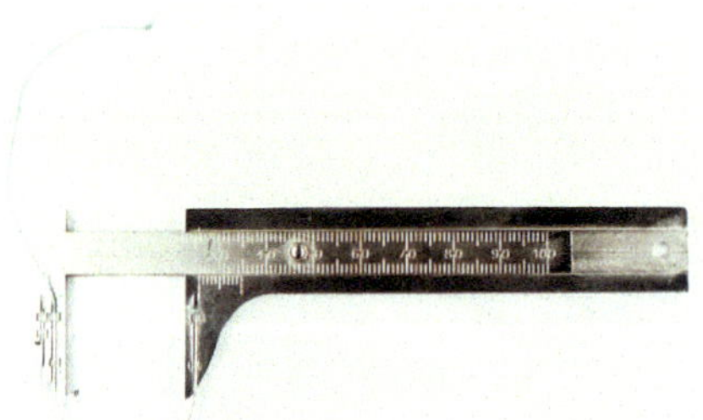

Abb. 2.24: Schublehre nach Godefroy

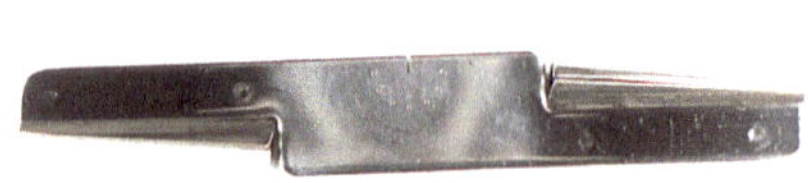

Abb. 2.25: Rundungsinstrument nach Godefroy

sind in das Labor verlegt. Erst am Patienten wird die Spange durch Begradigen (Heben) der Schenkel aktiviert und aufgesetzt. Zur Befestigung benutzt Godefroy Cyanacrylat-Kleber. Um die auf den Nagel einwirkende Zugkraft zu kennen, ist eine Tabelle dem Set beigelegt. Da starre Drahtlängen vorgegeben sind, kommt diese Methode nicht ohne selbst vorzunehmende Verkürzungen der Spange aus. Obwohl die Arbeit für die Herstellung der Orthonyxie-Spange erleichtert ist, ersetzt die Vorfertigung nicht die notwendigen Fachkenntnisse. Zur Fixierung der Spange wird distal der Schenkel nur eine dünne Schicht Cyanacrylat-Kleber aufgetragen.

Tabelle nach Godefroy

Sie erlaubt für jede Spangengröße die Kraftwirkung der hochgebogenen Schenkel in Bezug auf die Gegenkräfte der Nagelplatte abzulesen (Tab. 2.2). Godefroy

Tabelle 2.2: Kraftwirkung der Spangenschenkel nach Godefroy
(Bei den Angaben in dieser Tabelle ist der mediale Schenkel jeweils kürzer als der laterale.)

Größe (Länge)	Biegung	Schenkel (medial)	Schenkel (lateral)
20 mm	5°	85,5 g	57 g
	10°	171 g	114 g
	15°	242 g	171 g
	20°	356,5 g	228 g
	25°	427,5 g	242 g
	30°	498,5 g	285 g
	35°	524 g	339 g
22 mm	5°	68,4 g	51,3 g
	10°	136,8 g	102,6 g
	15°	178,6 g	154 g
	20°	205,2 g	187 g
	25°	360,4 g	256,6 g
	30°	410,4 g	308 g
	35°	478,8 g	359,2 g
24 mm	5°	57 g	42 g
	10°	114 g	84 g
	15°	171 g	128 g
	20°	228 g	168 g
	25°	242 g	212 g
	30°	285 g	256 g
	35°	339 g	296 g
26 mm	5°	42 g	40 g
	10°	84 g	79 g
	15°	128 g	118 g
	20°	168 g	158 g
	25°	212 g	203 g
	30°	256 g	240 g
	35°	296 g	282 g
28 mm	5°	41 g	34,2 g
	10°	82 g	68,4 g
	15°	123 g	102,6 g
	20°	164 g	136,8 g
	25°	205 g	171 g
	30°	246 g	205,2 g
	35°	287 g	239,4 g

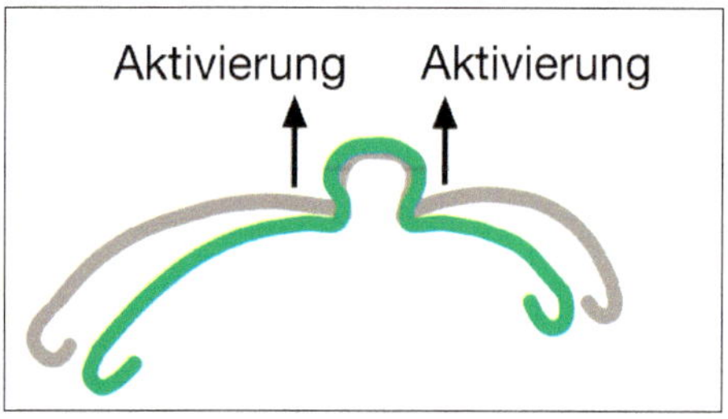

Abb. 2.26: Schema der Aktivierung nach Godefroy

berücksichtigt hierbei nur den Winkel, der sich aus der Hebung der Schenkel im Bereich der Schlaufe ergibt.

Diese Methode entspricht, nach Ansicht des Verfassers, keiner korrekt durchgeführten Aktivierung der Spange (siehe Punkt 1.19.4.1/c).

Mit welcher Methode die Werte der Tabelle ermittelt wurden, erwähnt Godefroy nicht.

Die Spange ist in den Korrekturabschnitten des Nagels wiederverwendbar.

In einem Skript vom Februar 1986 der Hoogeschool Eindhoven, Niederlande (Abt. Podotherapie), ist von Rosemarie Sek-Hamers eine früher erschienene Methode nach Godefroy beschrieben, die mit der Erki-Technik-Nagelkorrektur identisch ist.

2.1.15 Methode Robert A. van Lith

Van Liths Methode besteht aus einer unilateralen Spange. Er wendet sie alternativ zur bilateralen Orthonyxie nach Fraser an.

Indikationen dafür sind:

- sehr dünne Nagelplatten bei Jugendlichen mit Hyperhidrosis
- leichte Entzündungsneigungen des Sulcus (Nagelfalzes)
- fehlende freie seitliche Nagelränder, bei denen sich die Spange nicht einhaken lässt

Der 0,2–0,3 mm starke, federharte Stahldraht wird nach der Form einer „Antenne" gebogen. Wie bei der Fraser-Spange

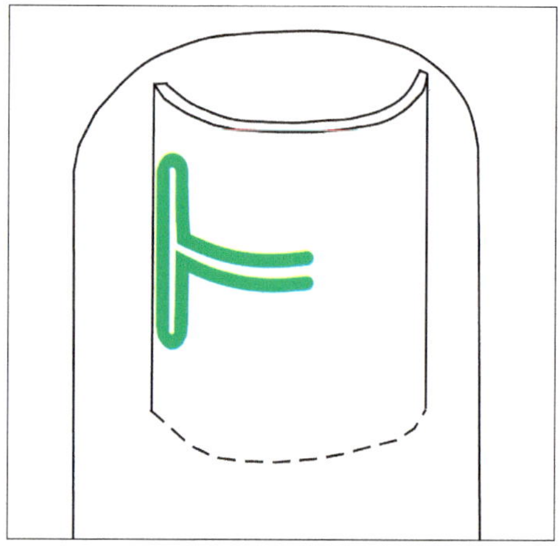

Abb. 2.27: Spange nach R. A. van Lith

können die Zugkräfte durch mehr oder minder starke Angleichung des Drahts an die Nagelform dosiert werden.

Der T-förmig gebogene Teil des Schenkels liegt beim Anbringen der Spange so weit wie möglich am äußeren seitlichen Nagelrand. Dort wird er mit Kunststoff befestigt. Nach dem Aushärten der Masse legt man den anderen Teil des Schenkels über die Nagelplatte und klebt ihn ebenfalls mit dem gleichen Mittel fest. Überstehende Drahtenden werden abgeschnitten und mit einem Korundschleifer entgratet.

Die Spange ist in den Korrekturabschnitten des Nagels wiederverwendbar.

2.1.16 Nagelspange Link®

Die Klammerspange (**1982** in Deutschland entwickelt) besteht aus einem U-förmigen Metallbügel. An der offenen Seite ist eine Rändelschraube angebracht, mit der sich an der Klammer befestigte Drahthaken auf die Nagelbreite einstellen lassen.

Zum Aufsetzen der Spange muss der distale Nagelrand genügend Fläche aufweisen, um die Haken unter die seitlichen Nagelränder schieben zu können. Der Metallbügel liegt danach über der Nagelplatte. Um die Nagelkorrektur vorzuneh-

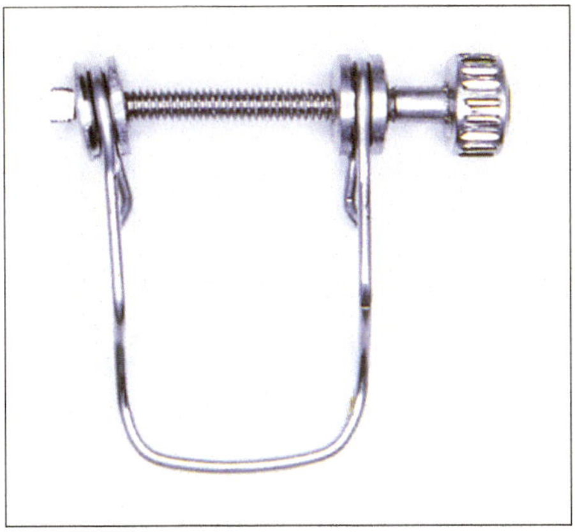

Abb. 2.28: Nagelspange Link®

men, wird der Bügel mit dem Daumen festgehalten und die Distanz der unter den Nagelrändern liegenden Drahthaken mit der Rändelschraube vergrößert.

Mit der so angelegten Klammerspange ist der Fuß ca. 15 Minuten zu baden. Eventuell kann dem Fußbad Seife zugegeben werden, um die Feuchtigkeitsaufnahme des Nagels zu verbessern.

Nachdem die Nagelplatte weich geworden ist, muss man die Haken geringfügig weiter auseinanderschrauben, um die Korrekturwirkung zu erhöhen.

Die Spange wird nach dem Bad bis zur Aushärtung des Nagels für weitere 15 Minuten in dieser Position belassen. Um die Spange danach leichter abnehmen zu können, verringert man die Distanz der Haken.

Die Spange ist nicht zum dauernden Tragen gedacht.

Bei Bedarf kann die Behandlung öfter wiederholt werden. Ein dauerhafter Erfolg ist mit dieser Therapieform jedoch nicht zu erwarten, da sich die Form des Nagelbetts nur für sehr kurze Zeit geringfügig verändert. Der eingerollte Nagel wird sich danach immer wieder seiner vorgegebenen Auflagefläche (Nagelbett) anpassen. Zusätzlich wirken formverändernde äußere Einflüsse (Seitendruck des Schuhs) auf die nur kurzzeitig veränderte Nagelform ein.

Die Klammerspange kann in Apotheken gekauft werden. Sie ist aus rostfreiem Stahl hergestellt. Wegen ihrer Ausmaße ist sie nur für Großzehennägel zu verwenden.

2.1.17 B/S®-Spange (Bernd-Stolz-Spange)

Das Spangensystem zur Nagelkorrektur ist in elf europäischen Ländern als Europa-Patent (Nr. 0282 645) eingetragen.

Die Spange besteht aus einem schmalen Streifen glasfaserverstärkten Kunststoffes. Die Fläche der Spange wirkt durch ihre Rückstellungskräfte gegen das Einrollen der Nagelplatte.

Zur Anpassung auf die benötigte Nagelbreite ist die Spange in den Längen 14, 16, 18, 20, 22 und 24 mm erhältlich. Das Material kann außerdem mit einer Schere geschnitten oder mit einem Schleifer bearbeitet werden. Es lässt sich somit individuell an die Nagelbreite anpassen.

Zu dieser Nagelkorrektur-Methode werden vier Systeme angeboten:

- **System classic** (3 mm Breite). Als Hilfe zum Verkleben der Spange mit der Nagelplatte kann ein Stahlapplikator verwendet werden (siehe Abb. 2.29 a).
- **System classic** (3 mm Breite) **mit Magnetstreifen** als Haltevorrichtung zum Aufkleben der Spange in Verbindung mit dem Magnet-Applikator (siehe Abb. 2.29 b + c).
- **System Quick** (3 mm Breite). Die Spange haftet hier auf einem gleich großen Silikonstreifen. Es wird hiermit die Handhabung der Spange beim Verkleben auf der Nagelfläche erleichtert. Nachdem die Verklebung abgeschlossen ist, wird der Haltestreifen aus Silikon entfernt.
- **System classic+** (4 mm Breite) mit **Magnetstreifen** als Haltevorrichtung zum Aufkleben der Spange mit dem Magnet-Applikator. Durch mehr Breite und Fläche der Spange entsteht eine höhere

Kraftwirkung. Zur besseren optischen Unterscheidung zu den übrigen Classic-Systemen ist ein rotes „+“ hinter die Produktbezeichnung gesetzt.

Zur Korrektur der Nagelplatte wählt man von den angebotenen sechs Größen die Spange aus, welche den sichtbaren Bereich der transversalen Nagelkrümmung

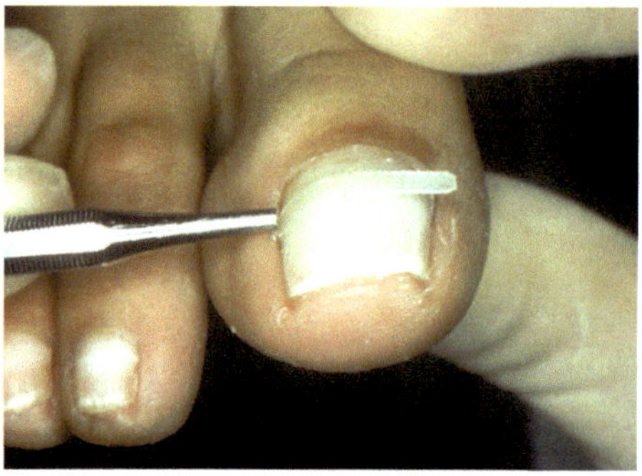

Abb. 2.29 a: Aufsetzen der B/S-Spange „Classic“ mit Stahlapplikator

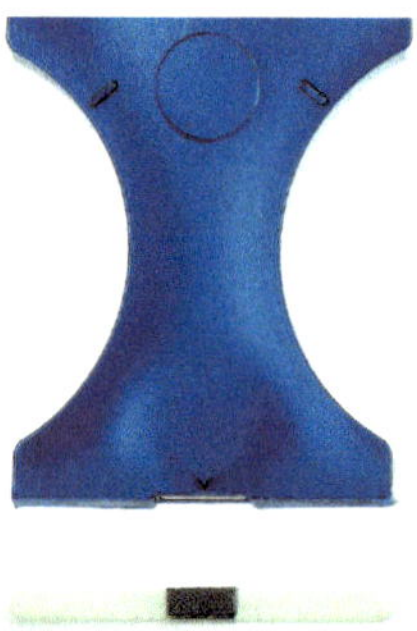

Abb. 2.29 b: Magnet-Applikator und B/S-Spange „Classic“ mit Magnetstreifen (unterer Bildrand)

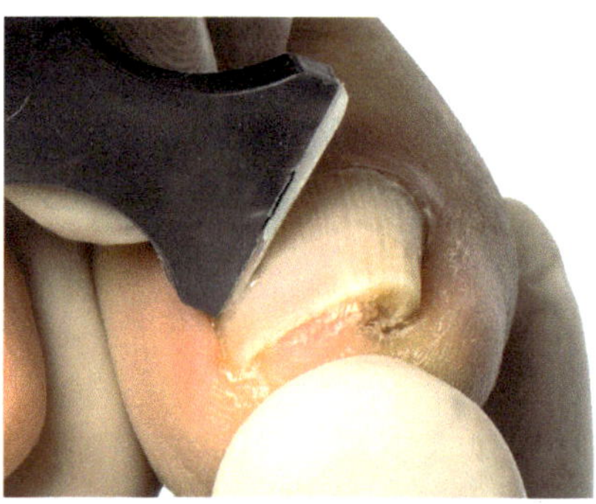

Abb 2.29 c: Aufsetzen der Spange mit Magnet-Applikator

überdeckt. **Im Nagelfalz verborgene seitliche Nagelränder bleiben unberücksichtigt.** Dieses System ist daher, wie andere ähnliche Methoden auch, nicht für alle Behandlungsfälle geeignet, die z. B. mit der Orthonyxie nach Fraser möglich sind.

Alle Formen der B/S-Spange werden mit Cyanacrylat-Kleber auf die Nagelplatte geklebt.

Die elastischen Kräfte der Kunststofffeder sind dadurch im Augenblick des Verklebens fixiert. Der vorgegebene Zug auf den sichtbaren Nagelbereich besitzt, bis zur Angleichung des Nagelbetts, eine konstante Intensität.

Bei **stark gekrümmten** Nägeln empfiehlt es sich daher, die Spange an ihrer rauen Seite etwas dünner zu schleifen, um Schädigungen (z. B. Onycholysen, Entzündungsreaktionen des Nagelbetts ...) zu vermeiden. Die richtige Aktivität der Spange zu ermitteln, ist vom Gefühl des Therapeuten abhängig.

Wenn der Nagel an seinem distalen Rand eine stärkere Wölbung aufweist als im proximalen Bereich, wird die B/S-Spange oft auf den weniger gekrümmten (proximalen) Bereich aufgeklebt. Hiermit lässt sich eine Stabilisierung der ursprünglichen Nagelform erreichen. Durch die Wachstumsrichtung schiebt sich der Nagel wie von einer „Schiene“ gehalten nach distal. Ein weiteres Einrollen wird so verhindert. Die B/S-Spangen lassen sich sehr gut in Kombination mit der Orthonyxie-Spange nach Fraser verwenden.

Die Spange kann in der Regel so lange auf dem Nagel verbleiben, bis sie durch das Vorwachsen des Nagels an seinem distalen freien Nagelrand (Margo liber) liegt. Es empfiehlt sich jedoch, sie alle vier Wochen zu erneuern. Eine Wiederverwendung der einmal aufgesetzten Spange ist nicht möglich. Wegen der Klebefläche müsste sie erneut angeschliffen werden, wodurch sich die Zugkraft und damit der Korrekturerfolg beträchtlich verringern.

Da ausgehärtete Cyanacrylat-Kleber sehr spröde sind, lassen sich damit geklebte Spangen leicht mit einem stabilen flachen Spatel absprengen. Eine etwas zeitaufwendigere Methode, um die Spange wieder zu entfernen, ist das Abtragen mit einem Korundschleifer.

Indikationen

- Nagelkorrektur nach Teilresektionen, wenn kein freier seitlicher Nagelrand vorhanden ist
- Verwendung in Kombination mit der Orthonyxie-Spange nach Fraser
- Nachbehandlung eines Unguis incarnatus mit Caro luxurians („wildes Fleisch")
- Erhaltung der Nagelform, wenn seitliche Nagelränder abgetrennt wurden
- Clavi/Verhornungen im Nagelfalz

2.1.18 Goldspange (Synonym: Goldstadt-Spange)

Sie ist im Jahr **1990** von der Fa. Ruck entwickelt worden. Sie besteht, wie der Name bereits vermuten lässt, aus vergoldetem Edelstahl. Diese Beschichtung garantiert eine bessere Verklebungsmöglichkeit mit der Nagelplatte. Die Länge der Spange beträgt einheitlich 36 mm, die Breite 3 mm und die Stärke ca. 0,1 mm. Eine Schlaufe zum Längenausgleich der Spange ist, bedingt durch den Flachdraht, nicht möglich.

Es sind drei Herstellungsvarianten anwendbar:

- als bilaterale Spange mit Haken zur Befestigung an den seitlichen Nagelrändern (Abb. 2.30)
- als unilaterale Spange mit einem Haken zur Befestigung an dem seitlichen Nagelrand
- als Klebespange, die nur auf den sichtbaren Nagelbereich mit Cyanacrylat-Kleber* fixiert wird.

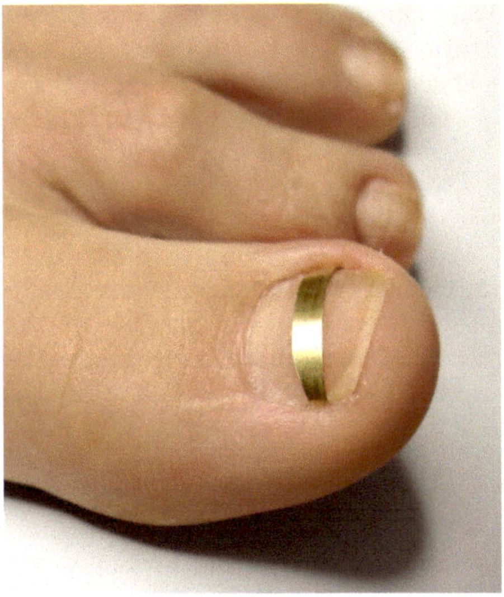

Abb. 2.30: Goldspange

Das Material lässt sich mit einem Seitenschneider oder einer Verband-Schere schneiden. Die Länge der Spange und, falls erforderlich, auch die Breite der Haken sind dadurch einfach zu verändern. Entstehende Grate sind anschließend **nur an den Schnittkanten** durch einen Korundstein abschleifbar. Die Goldauflage auf der Fläche der Spange darf nicht beschädigt werden. Eine Aktivierung/Passivierung der Spange kann bei Bedarf vorgenommen werden.

Die Verarbeitung der bilateralen bzw. unilateralen Goldspange geschieht nach den bereits beschriebenen ähnlichen Verfahren.

Die Spange ist in den Korrekturabschnitten des Nagels nicht wiederzuverwenden.

2.1.19 ORa®-Spange (Brigitte-Rathenow-Spange)

Eine seit 2005 patentierte, zweiteilige, vorgeformte Nagelkorrekturspange aus federhartem Cr/Ni-Draht (oder nickelfreiem Scheu-Dental-Draht) wurde von der Podologin Brigitte Rathenow entwickelt.

* Der Name „Cyanacrylat-Kleber" bezeichnet den darin enthaltenen chemischen Grundstoff (Cyanacrylat). Markennamen, die diesen Klebstoff enthalten, sind unter anderem: Sekundenkleber, Basic-Kleber, UHU-fix … .

Die Orthonyxie nach Rathenow stellt eine Synthese aus der Methode nach Fraser und der nach Osthold dar. Die ORa-Spange wird in ihren beiden Einzelteilen direkt und unabhängig voneinander unmittelbar am Nagel angepasst und auf die beabsichtigte Wirkung hin aktiviert.

Dadurch dass beide Spangenteile gelenkig miteinander verhakt sind, wirkt sich die Federkraft des einen Schenkels nicht gleichzeitig auch auf den gegenüberliegenden Spangenschenkel aus. Somit ist auch eine einseitige Aktivierung möglich.

Der Spangenaufbau lehnt sich mit seinem ersten Teil an die von Fraser bekannte Omega-Form mit Spangenschenkel und Haken an. Der zweite Teil besteht dagegen nur aus einem Schenkel mit zwei unterschiedlich geformten Haken. Die den seitlichen freien Nagelrand umfassenden Haken können abgeflacht und individuell der Nageldicke angepasst werden.

Für das Aufsetzen der Spange auf den Nagel können beide vorgeformten, an die Nagelwölbung angepassten bzw. aktivierten Spangenschenkel in der Nähe des Omegas mit einem speziellen Werkzeug ineinandergehakt werden. Die Länge der Spangenschenkel – in Bezug auf die Lage des Null-Punkts – kann individuell bestimmt werden. Aufgesetzt ist die Spange nahezu zugfrei. Montagebedingte, nicht mehr benötigte überschüssige Bauteile werden knapp abgezwickt.

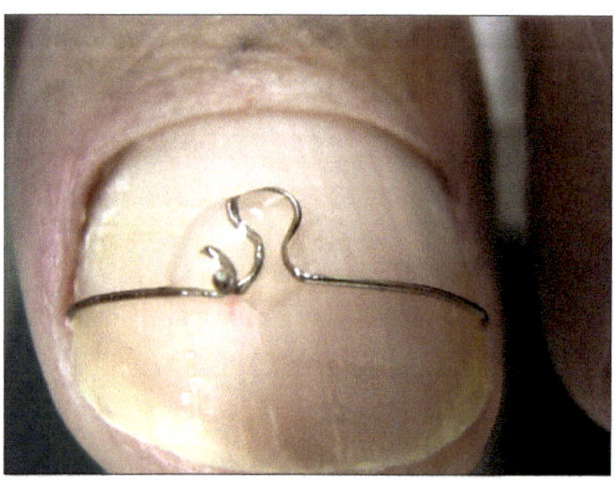

Abb. 2.31: Auf dem Nagel aufgesetzte ORa-Spange

Die Stelle, an der beide Spangenteile miteinander verhakt sind, wird – wie bei anderen ähnlichen Methoden auch – versiegelt. In der Abbildung wurde dazu lichthärtender Kunststoff verwendet.

Mithilfe des ORa-Systems ist es auch möglich, eine unilaterale Spange herzustellen. Sofern die Nagelplatte trocken ist und der Kleber gut haftet, kann der erste Spangenschenkel gleich vor dem Omega abgezwickt werden. Auf dem Nagel verbleibt dann der aktivierte Spangenschenkel.

In der Regel ist die ORa-Spange nicht wiederverwendbar.

Das Prinzip der ORa-Spange ist anwenderfreundlich. Die zu erzielende Wirkung ist optisch abschätzbar, dokumentierbar und messbar

2.1.20 Onyfix®

(Entwicklung: Michael Löfvall, Vertrieb: neubourg skin care), seit 2018

Das Wirkprinzip der Onyfix-Korrekturmasse besteht darin, die Form des Nagels, wie er aus der Matrix auswächst, zu fixieren und diese, im besten Fall, weniger konvolute (eingerollte) Form zu erhalten, während der Nagel nach vorn auswächst.

Auch eine unilaterale Korrektur ist möglich, indem die Korrekturmasse lediglich auf der Hälfte des Nagels entweder lateral oder medial angebracht wird und der seitliche Nagelrand zusätzlich vom Therapierenden mit einem Spatel angehoben wird. Die Korrekturkraft hängt dabei vom Therapierenden ab und lässt sich bei dieser Methode nicht berechnen.

Für normale und stärkere Nägel wird die Masse hard und für dünne Nägel die Korrekturmasse soft aufgebracht.

Anwendung
Nach Aufrauen der Nageloberfläche mit dem Diamantfräser wird der Nagel entfettet, mit einem Wattestäbchen der Primer auf dem gesamten Nagel aufgetragen und mit einer LED-Blaulichtlampe getrocknet. 1 mm Kompositmasse wird mit dem

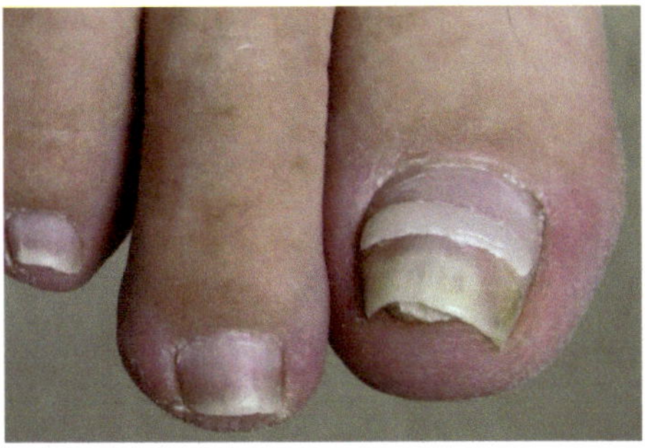

Abb. 2.32: Onyfix-Klebespange, hier bereits vier Wochen distal herausgewachsen nach dem Applizieren proximal auf der sichtbaren Nagelplatte. Zu den Nagelfalzen hin ist die Masse etwas dünner, in der Mitte der Nagelplatte maximal 2 mm dick anmodelliert worden.

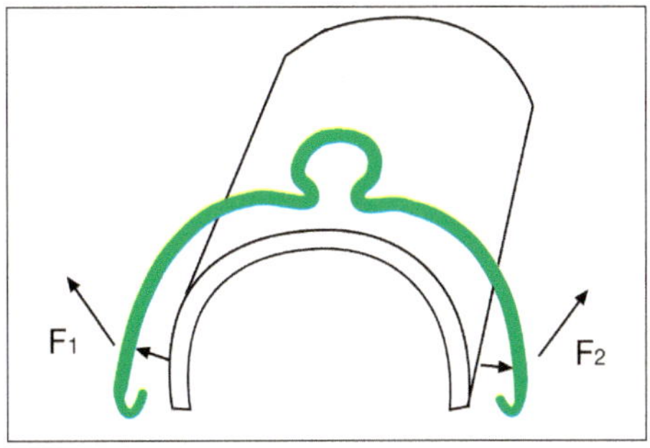

Abb. 2.33: Zugkräfte durch Elastizität

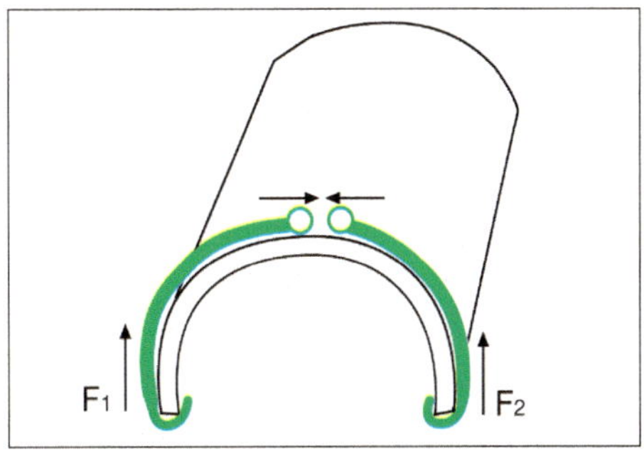

Abb. 2.34: Zugkräfte auf die Breite des Nagels

Spatel aus der Onyfix-Hard-Spritze entnommen und so proximal wie möglich quer über den Nagel ohne starken Druck von medial nach lateral anmodelliert. Dabei darf die Nagelkorrekturmasse die Haut nicht berühren, maximal 2 mm hoch und zu den Sulci (Nagelfalzen) hin dünner aufgetragen werden. Mit der LED-Blaulichtlampe härtet das während der Anmodellierung weich gewordene Material aus. Die Beispiele der konfektionierten Orthonyxie lassen sich fortsetzen. Sie erheben deshalb keinen Anspruch auf Vollständigkeit.

2.1.21 Herstellung der Orthonyxie-Spange nach Fraser

Bei der Korrektur des übermäßig transversal gekrümmten Nagels stellt sich immer wieder heraus, dass nur die Nagelspange nach Fraser ein breites Anwendungsgebiet abdeckt. Voraussetzung ist allerdings die Beherrschung dieser Methode. Sie bildet die Grundlage für das Verständnis aller bereits beschriebenen Techniken.

Wenn man von Vorteilen dieser Spange spricht, so haben auch andere, bereits geschilderte Verfahren, ähnliche Wirkungen. Sie entsprechen jedoch nicht immer dem medizinischen Therapieverständnis.

Bei einer ausgeprägten transversalen Biegung des Nagels sollen die eingerollten Seiten aus dem seitlichen Nagelfalz herausgehoben werden. Dies kann man durch elastische Zugkräfte (Abb. 2.33) erreichen, die am Ort der Wölbung direkt einwirken. Der höchste Punkt der Nagelwölbung senkt sich durch das Omega der Schlaufe ab. Wegen seiner großen Fläche ist das unschädlich.

Im Gegensatz dazu stehen Zugkräfte, die man durch Verkürzen des transversalen Materialweges (z. B. Spannen des Drahts durch Zusammendrücken der Schlaufe) erreicht (Abb. 2.34). Die Kräfte wirken dabei auf die Breite des eingerollten Nagels ein. Wenn sich dadurch die Nagelplatte nicht in Falten wirft, ist es ihrer Stabilität und der festen Auflage auf dem Nagelbett zu verdanken. Solche Methoden beheben nach meiner Auffassung nicht die eigentliche Ursache des Nagelproblems. Die Nagelplatte soll nicht in der Breite, sondern in der transversalen Biegung beeinflusst werden.

Tabelle 2.3: Übersicht der Nagelkorrekturmethoden

System	Material	Material Stärke	Wirkung	Wiederverwendbarkeit der Spange nach einem Korrekturabschnitt
B/S	Kunststoff (flach)	0,26 mm + 0,28 mm Breite: 3mm	H + E	nein
Erki	Gummiring	verschied. Ø	V	nein
Gerlach	Cr/Ni-Stahl	0,3 mm	H+E	ja
Godefroy	Cr/Ni-Stahl federhart (Draht)	Ø 0,3 mm	H + E	ja
Goldspange	vergoldeter Edelstahl (flach)	ca. 0,1 mm Breite: 3 mm	H + E	nein
Gorkiewicz	Stahlband (flach)	0,2 mm Breite: 0,4 mm	H + E	mit Einschränkungen
Kitzka	Cr/Ni-Stahl federhart (Draht)	Ø 0,4 mm	H + E	ja
Link	Metall	entfällt	Werkzeug	ja
Onyclip	beschicht. Edelstahl federhart (flach)	0,1–0,15 mm Breite: 4 mm	H + E	ja
Onyfix	lichthärtende Kunstharzmasse	max. 2 mm	H	nein
ORa-Spange	Cr/Ni-Stahl bedingt federhart (Draht)	Ø 0,4–0,5 mm	H + E	wiederverwendbar
Orthonyxie-Spange nach Fraser	Cr/Ni-Stahl federhart (Draht)	Ø 0,3–0,5 mm	H + E	ja
Plouchart	Cr/Ni-Stahl federhart (Draht)	Ø 0,2–0,3 mm	H + E + V	ja
Rading	Cr/Ni-Stahl federhart (Draht)	Ø 0,3–0,4 mm	H + E	ja
Södergard	Heftpflaster	entfällt	Barriere	entfällt
van Lith	Cr/Ni-Stahl federhart (Draht)	Ø 0,2–0,3 mm	H + E	ja
VHO/ 3TO-Spange	Cr/Ni-Stahl federhart (Draht)	Ø 0,4 mm	H + E + V	nein
Waldmann	Cr/Ni-Stahl federhart (Draht)	Ø 0,3 mm	H + E	nein

Erklärung der Abkürzungen:
H = Hebelwirkung
E = Zugkräfte durch die Elastizität des Materials
V = Zugkräfte durch Verkürzung des Materialweges (z. B. Verkürzung der Spangenlänge)

Nach meiner Einschätzung sind bis zu 95 % der Beschwerden, die durch einen Unguis convolutus hervorgerufen werden, mit der Orthonyxie-Spange nach Fraser zu therapieren. Die verbleibenden 5 % fallen entweder auf alternative Techniken oder chirurgische Maßnahmen (z. B. nicht mehr konservativ zu behandelnde Ungues incarnati).

Vorteile der Orthonyxie-Spange nach Fraser

- Sie wirkt im Schuh nicht störend (trägt kaum auf).
- Sie ist in den Korrekturabschnitten wiederverwendbar.
- Im gesamten Korrekturzyklus ist in der Regel nur eine Spange notwendig.
- Sie erlaubt eine individuelle und definierbare elastische Zugwirkung ihrer Schenkel auf den eingerollten Bereich der Nagelplatte.
- Sie verursacht bei sachgemäßer Anwendung keine mechanischen Schäden der Nagelplatte, des Nagelbetts und -falzes.
- Sie kann auch für kleine Nagelplatten (2. bis 4. Zehe) angewendet werden.
- Sie befreit von Schmerzen.
- Sie ist universell einsetzbar.
- Sie tut nicht weh.
- Die Therapie kann zu jedem Zeitpunkt unterbrochen werden.

Methoden

Fraser unterscheidet zwischen der unilateralen Orthonyxie-Spange (einseitigen Orthonyxie-Spange) und der bilateralen Orthonyxie-Spange (zweiseitige Orthonyxie-Spange).

Aufbau der unilateralen Nagelspange nach Fraser

Diese Spange wird im Labor weitgehend vorgefertigt. Sie besteht aus 0,3–0,5 mm starkem, federhartem Chrom-Nickel-Stahldraht (18/10). Je nach Nageldicke wird für den Großzehennagel in der Regel der größere Durchmesser (0,5 mm) und für die kleineren Nägel der schwächere Draht (0,3–0,4 mm) benutzt.

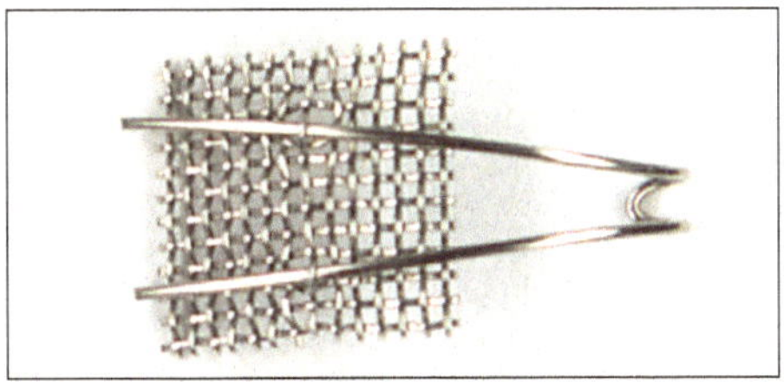

Abb. 2.35: Unilaterale Spange nach Fraser mit feinem Maschendraht

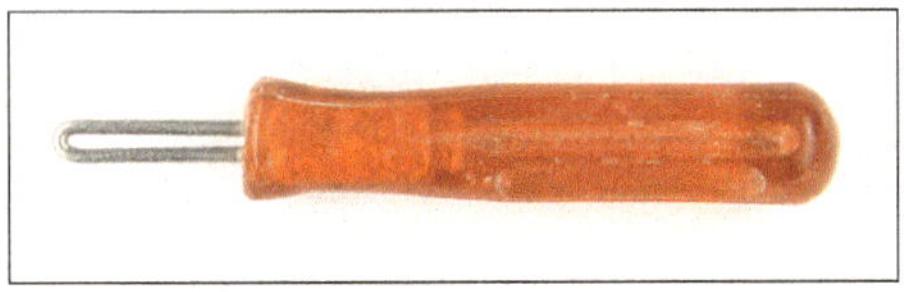

Abb. 2.36: Biegeinstrument für unilaterale Nagelspange

Der Schenkel der Spange besitzt zwei Arme, an deren Ende ein Haken gebogen wird, dessen Weite der vorhandenen Nagelstärke entsprechen muss. Da die konisch zulaufenden Backen einer Rundzange hierfür nicht geeignet sind, hat Fraser ein geeignetes Biegeinstrument entwickelt, mit dem eine gleichmäßige parallele Einstellung der Drahtarme möglich ist.

Bei Fraser erhält die Biegung der zweiarmigen Schenkel eine besondere Bedeutung. Ist die Wölbung des Drahts im Vergleich zur eingerollten Nagelplatte zu schwach, sind die Zugkräfte überdosiert. Die Folge kann eine Nagelschädigung (z. B. Onycholyse) sein.

Entspricht die Biegung des Drahts der Nagelform, ist keine Korrektur möglich. Grundsätzlich ist diese passive Wirkung der Spange jedoch die Ausgangsbasis für ihre Aktivierung. Hierunter versteht man die schrittweise Verflachung des äußersten, lateral bzw. medial gelegenen Punktes der stärksten Drahtbiegung einer exakt der Nagelwölbung angepassten (passiven) Spange. Die Aktivierung beträgt, in Abhängigkeit von der Nagelstärke, ein bis zwei Hakenbreiten der Spange. Das Aktivierungsmaß setzt voraus, dass die Hakenbreiten mit der Nagelstärke übereinstimmen.

Aufsetzen der unilateralen Spange

Bevor der Spangenhaken unter die Nagelplatte geschoben wird, befestigt Fraser mit wenig Kunststoff ein Stückchen Drahtgaze auf der Nagelplatte. Zwei Maschen der Gaze sind zuvor daraus hochgezogen, um später die Drahtarme der Spange aufzunehmen. Sie dürfen nicht mit Kunststoff überdeckt werden. Nach Erhärtung der Masse schiebt man die freien Drahtenden der bereits aktivierten Spange durch die Ösen der Gaze und streift anschließend den Haken über den freien seitlichen Nagelrand. Die Schenkelenden werden danach so weit gekürzt, dass sie noch ca. 2–3 mm aus den Maschen ragen. Eine weitere Schicht Kunststoff über den Schnittkanten des Drahts befestigt die Spange und dient als Schutz für die Strümpfe.

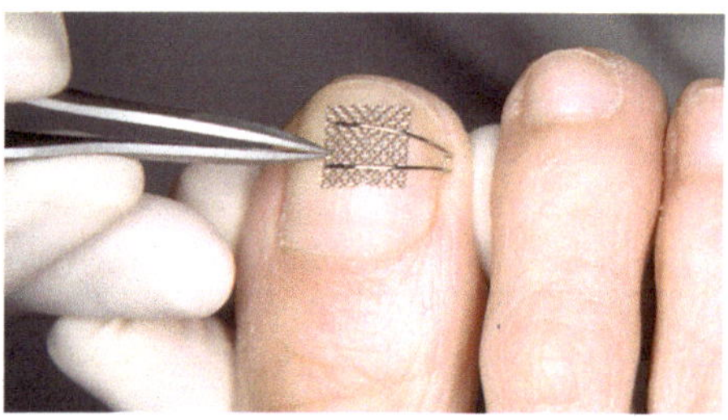

Abb. 2.37: Auf die Nagelplatte aufgesetzte unilaterale Spange

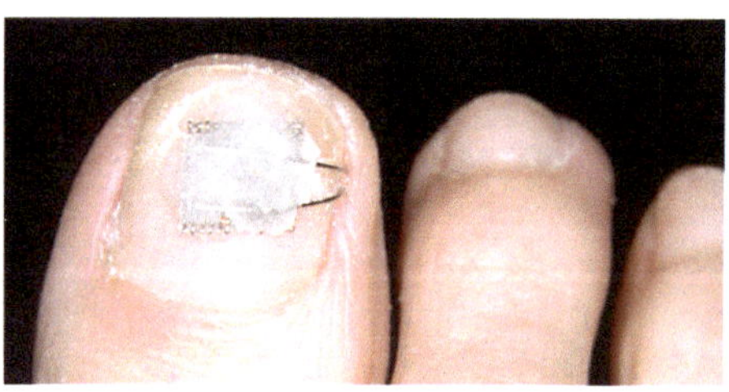

Abb. 2.38: Nagelplatte mit fixierter unilateraler Spange

Aufbau der bilateralen Nagelspange nach Fraser

Die Spange erhält in der ursprünglichen und auch heute noch gültigen Form eine Omega-(Ω)-Schlaufe. Daran grenzen gebogene Schenkel mit Haken an.

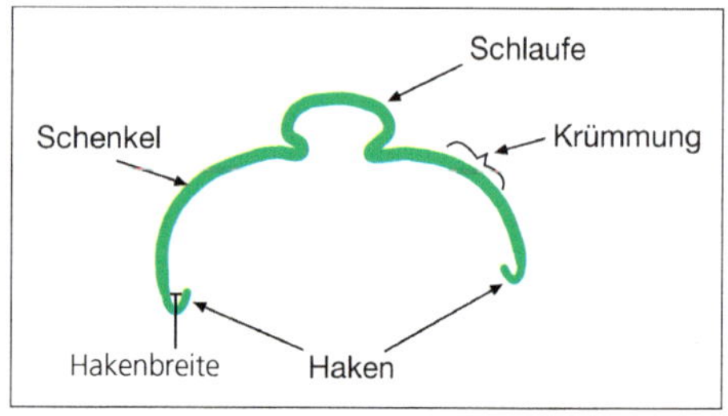

Abb. 2.39: Begriffe der Spangenbereiche (Schlaufe, Schenkel, Krümmung, Haken, Hakenbreite)

Das Material besteht aus **federhartem** Chrom-Nickel-Stahldraht/Cr/Ni-(18/10).

Hierfür sind die Warennamen entweder Remanit-Draht oder Wipla-Draht (Fa. Krupp).

Alternativ hierzu kann bei Nickelallergien auch der von der Firma Scheu-Dental (Iserlohn) angebotene nickelfreie federharte Stahldraht verwendet werden (Nickel-Spurenelemente von 0–0,2 % sind verfahrenstechnisch möglich).

Die Stärke des Drahts kann von 0,3–0,5 mm gewählt werden. Für den Großzehennagel benutzt man bis auf wenige Ausnahmen (z. B. eine sehr dünne Nagelplatte) den Drahtdurchmesser von 0,5 mm.

Es kommen für die Wirkung der Spange elastische und Hebelkräfte in Betracht.

Arbeitsverfahren

Die Methode teilt sich in vier Abschnitte auf:
a) Abdruck
b) Modell
c) Spangenformung
d) Fixierung (Befestigung)

Voraussetzung für eine hohe Passgenauigkeit der Orthonyxie-Spange ist die bereits vor dem Silikonabdruck erfolgte Vorbereitung des Nagels. Sie besteht aus dem:

- **gleichmäßigen Abfräsen** der Nagelplatte (gleiche Dicke der Nagelplatte)
- **Entfernen der Verhornung** aus den Nagelfalzbereichen
- evtl. Lösen verwachsener Bereiche von Nagelplatte und Nagelbett mittels keratolytischem Okklusiv-Verband

zu a: Abdruck
Um ein Modell des Nagels zu erhalten, wird ein Abdruck (Negativ) mit mittelviskoser Silikonmasse (z. B. Silone ...) genommen. Er ist mit einem Härter (Katalysator) gründlich auf einem Anrührblock zu vermischen und innerhalb kurzer Zeit zu verarbeiten (Herstellerangaben beachten). Als Anrührunterlage eignet sich eine dickere Plexiglasscheibe oder ein dreiseitig geleimter Pergamentpapier-Block. Die obere Papierschicht des Blocks kann nach jedem Gebrauch abgetrennt werden, wodurch man immer eine saubere und hygienisch einwandfreie Anmischfläche erhält.

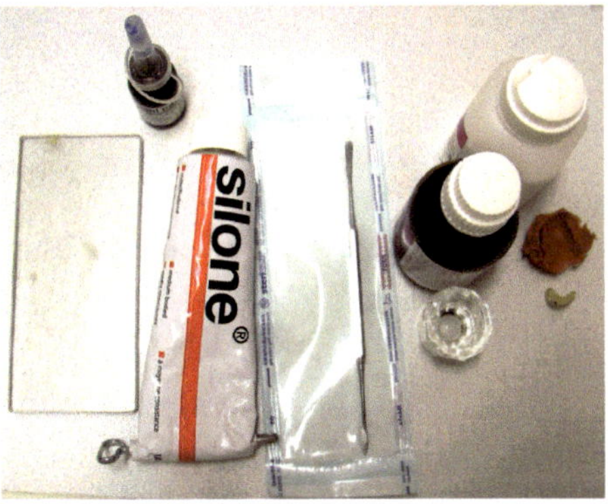

Abb. 2.40: Abdruckmaterialien

Der Härter (Paste oder Flüssigkeit) für Silikon (= kondensationsvernetzender Silikon) wirkt auf wunden Flächen bzw. Verletzungen hautreizend und verursacht Entzündungsreaktionen.

Besteht der Verdacht auf gereizte Hautareale oder sind Verletzungen vorhanden, die mit der Silikonmasse in Berührung kommen können, darf der Abdruck erst nach Abheilung der Stellen vorgenommen werden.

Wenn man vor dem Abdruck den Nagel und -falz mit ein wenig verdünnter Seifenlösung (seifenhaltigem Weicher) oder ölhaltigem Spray benetzt, erleichtert dies das spätere Trennen des Negativs von der Nagelplatte.

Mittelviskose Silikone lassen sich mit einem flachen Spatel in den meist engen

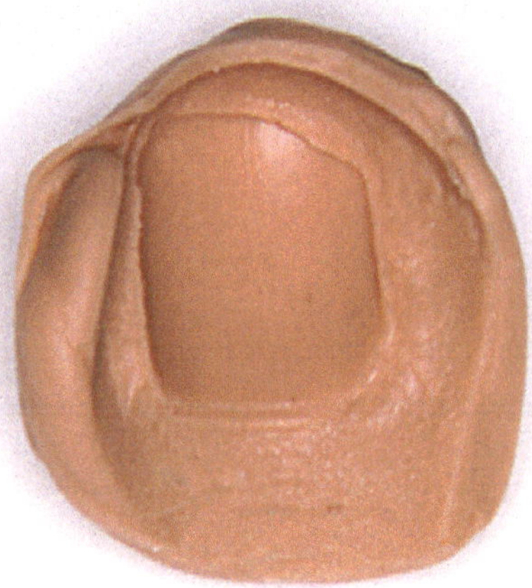

Abb. 2.41: Negativabdruck

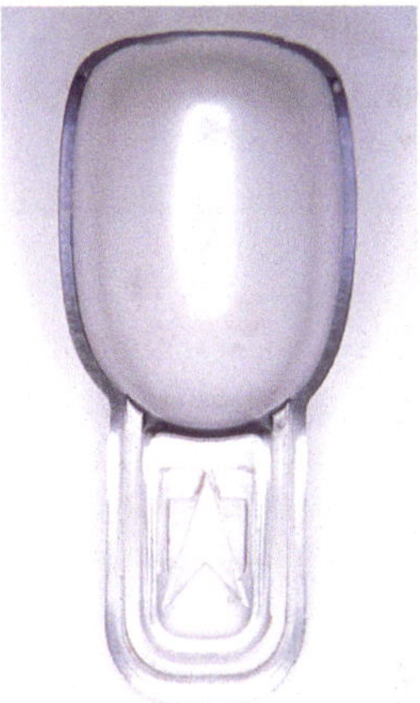

Abb. 2.42: Abdrucklöffel (Erkodent)

Nagelfalz einfacher hineindrücken, um die freien seitlichen Nagelränder sicher abzubilden. Anschließend werden mit derselben Masse die gesamte Nagelplatte, die Nagelwälle und der distale Bereich der Zehenkuppe überstrichen. Nach dem Aushärten bleibt die Silikonmasse elastisch.

Merke! Der Abdruck wird danach von proximal nach distal abgenommen. Diese Vorgehensweise hat sich bewährt, um die Abbildung der seitlichen Nagelränder nicht zu beschädigen.

Für den Abdruck knetbare Silikone zu verwenden, ist nicht ratsam, da zähviskose

Tabelle 2.4: Zusammenfassung der Arbeitsmittel zur Herstellung des Abdrucks

Abdruckmaterialien	Geräte	Arbeitshilfen	Herstellung des Positivs
Silikonmasse + Härter	• dickere Plexiglasscheibe oder Pergamentpapier-Block • Spatel	• verdünnte Seifenlösung oder Öl • Abdrucklöffel	• nicht unmittelbar, wenn Abdruck im Löffel verbleibt (sonst Neigung zur allmählichen Verformung)
Alginate	• Anrührgefäß • Spatel	• Abdrucklöffel	• sofort (wegen Schrumpfung des Abdrucks)

Massen sich nur schwer in den Nagelfalz einstreichen lassen. Hierunter leidet die Genauigkeit des späteren Nagelmodells (Positiv).

Knetbare Silikone eignen sich jedoch zur Stabilisierung des Abdrucks. Sie werden nach dem Aushärten des mittelviskosen Silikons über den noch nicht vom Nagel abgenommenen Abdruck geformt. Das ist möglich, weil sich die meisten Silikonmassen miteinander verbinden lassen. Mit der gleichen Absicht der Formerhaltung kann man hierzu auch den wiederverwendbaren Abdrucklöffel der Fa. Erkodent benutzen. Er wird, nachdem der Nagel mit Silikon eingestrichen wurde, über die noch nicht ausgehärtete Masse gelegt. Das Negativ verbleibt danach bis zur Vollendung des Nagelmodells in dem Abdrucklöffel. Dieses Verfahren spart auch Silikon.

Die Stabilisierung des Abdruck-Negativs ist immer dann empfehlenswert, wenn man nicht unmittelbar nach der Aushärtung das Nagelpositiv herstellen kann. Dies trifft besonders auf sehr dünnwandige Silikonabdrücke zu, die ohne Hilfsmittel schon nach relativ kurzer Lagerzeit nicht mehr die ursprüngliche Nagelwölbung aufweisen. Sie haben sich durch das Aufliegen verflacht und verfälschen das Nagelmodell. Eine später nicht exakt passende Spange aufzusetzen, kostet teure Praxiszeit. Die Arbeit im Labor spart Arbeit am Patienten.

Abdruckmassen auf Alginat-Basis benötigen zur Abbindung (Aushärtung) keinen Katalysator. Man rührt sie lediglich (nach Herstellerangabe) mit Wasser an. Die danach erhaltene Masse ist mittelviskos und lässt sich ähnlich dem Silikon auf dem Nagel leicht verstreichen. Nach der Aushärtung entsteht ein elastisches Gel mit geringer Reißfestigkeit.

Der Abdruck muss sofort mit dem Modellmaterial (Gips, Kunststoff) ausgegossen werden. Bei normaler Raumtemperatur verändern Alginate schnell ihr Volumen, indem sie durch Wasserabdunstung schrumpfen. Auch ein Lagern in Wasser oder feuchten Tüchern kann diese Form-Instabilität nicht vermeiden.

zu b: Modell

Es existieren zwei Varianten der Modellherstellung mit unterschiedlichen Materialien:

1) Hartgips und
2) Kunststoff (Methode van Lith)

zu 1: Hartgips

Die Modellherstellung aus Hartgips (z. B. Moldano, Erko-Super-Hartgips) gehört zu den ursprünglichen Verfahren, welches Fraser benutzt hat.

In einem Gummibecher (oder Silikonbecher) wird Wasser vorgelegt und der Gips zügig eingestreut. Dieses „Einsumpfen“ lassen ist notwendig, damit sich der Gips mit Wasser vollsaugen kann. Seine beste Härte wird erzielt, wenn man die vom Hersteller angegebenen Mengen im genauen Verhältnis mischt. 100 g Hartgips nimmt in der Regel 30 g Wasser auf. Zum Abmessen der Mengen sind auch spezielle Dosiergeräte erhältlich, die ein umständliches Abwiegen überflüssig machen.

Der Gips wird so in das Silikonmodell

gefüllt, dass er etwas über die Abdruckfläche des Nagels und der Nagelfalze hinaus liegt. Der proximale Bereich im Negativ kann beliebig ausgegossen werden, um eine bessere Grifffläche für die spätere Bearbeitung des Modells und der Spangenanpassung zu erhalten.

Wichtig ist, dass keine Luftblasen bei der Verarbeitung entstehen. Sie können dazu führen, dass später wichtige Stellen für die Anpassung der Spange ausbrechen.

Nach dem Erhärten des Gipses wird das Negativ vorsichtig abgenommen, damit man es für einen evtl. notwendigen zweiten Abdruck wiederverwenden kann. Mit dem Positiv ist ein naturgetreues Abbild entstanden, das in Länge, Breite und Wölbung mit dem Original übereinstimmt. Damit eine Spange angepasst werden kann, muss man das Modell entsprechend bearbeiten. Die von der Modellnagelplatte überstehenden seitlichen Gipsflächen sind mit einer Flachzange abzubrechen und/oder mit Hartmetallfräsern abzuschleifen. Ist der Gips noch feucht, kann er am besten mit einem Gipsmesser bearbeitet werden. Unterhalb des Modells höhlt man die seitlichen Nagelränder von distal bis proximal mit einem Fissurenfräser etwas aus, um die Haken der Spange bei ihrer Anpassung aufnehmen zu können. Es empfiehlt sich, für diese Arbeiten grundsätzlich Hartmetallfräser einzusetzen, da sie speziell für Gipsarbeiten geeignet sind und länger abrasiv bleiben.

zu 2: Kunststoff (Methode van Lith)
Zum Anrühren des Kunststoffs benutzt man ein Dappenglas oder einen Resimix-Becher (Material: Silikon) und einen Flachspatel. Im Silikonabdruck wird nur der Nagelbereich mit Kunststoff (z. B. Unguisan, Paladur ...) ausgegossen.

Nach Aushärtung des Kunststoffs wird das Positiv aus dem Abdruck genommen und eventuell vorhandene Unebenheiten leicht mit einer Saphirfeile an den Seiten abgeschliffen. Falls das Modell in der Nagelwölbung oder an den Seiten zu viel Kunststoffmasse enthält, kann es unterhalb der künstlichen Nagelplatte mit einem Fräser dünner geschliffen werden. Zur Überprüfung kann man die Breite des Kunststoffnagels noch einmal in den Abdruck legen, da die exakte Nagelabbildung wichtig ist für die spätere Fertigung der Spange. Der Kunststoff lässt sich jederzeit ausbessern oder auffüllen. Das Verfahren ergibt eine stabile künstliche Nagelplatte (Abb. 2.43).

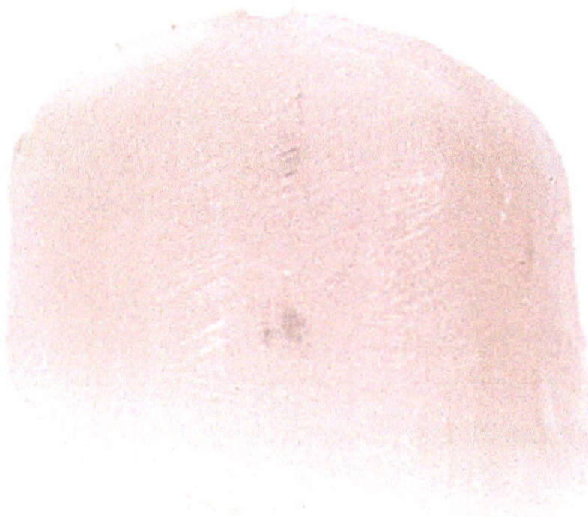

Abb. 2.43: Positiv der Nagelplatte aus Kunststoff

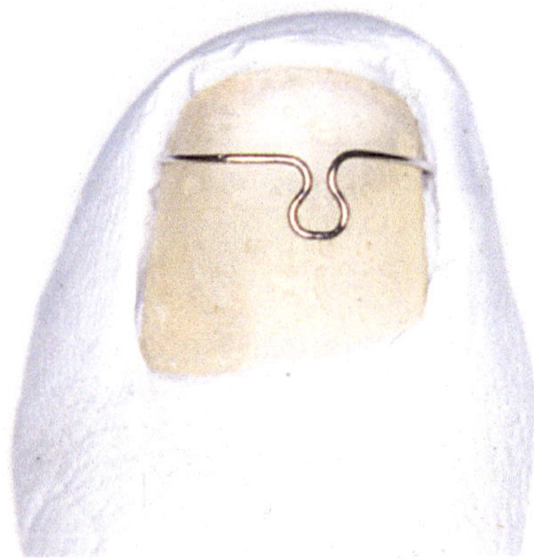

Abb. 2.44: Gipsmodell mit Nagelpositiv und Orthonyxie-Spange

Um eine anschauliche Dokumentation zu erhalten, verbleibt die künstliche Nagelplatte nach der Aushärtung im Silikonabdruck (ohne sie vorher herausgenommen zu haben). Das gesamte Negativ wird dann vollflächig mit Hartgips ausgegossen. Nach der Aushärtung erhält man ein Gipsmodell, welches den Umriss der Zehe mit der eingegossenen künstlichen Nagelplatte zeigt.

Das Modell lässt sich auch mit aufgesetzter Spange verwenden, wenn die voraussichtliche Lage der Haken im Gips ausgefräst wird (Abb. 2.44).

Vom distalen freien Rand des Gipsmodells aus ist das Nagelpositiv leicht abzuheben, um es als Grundlage für die Spangenanpassung zu verwenden. Bei sehr stark eingerollten Nägeln ist ein neues Kunststoffmodell anzufertigen, wenn durch das Abheben die seitlichen Ränder ausgerissen sind.

Der dokumentarische Wert eines plastischen Abdrucks ist selbst durch ein Foto nicht zu ersetzen. Die Erinnerung an den Anfangszustand der Nägel ist schon nach wenigen Korrekturabschnitten bei den meisten Patienten nicht mehr vorhanden.

Tabelle 2.5: Zusammenfassung der Arbeitsmittel zur Herstellung des Nagelmodells

Abdruck-materialien	**Geräte**	**Arbeitshilfen**
Hartgips	• Anrührbecher aus Gummi oder Silikon • Flachzange	• Flachspatel • Hartmetallfräser • Gipsmesser
Kunststoff Pulver und Härterflüssigkeit	• Dappenglas oder Resimix-Becher	• Flachspatel • Saphirfeile • Hartmetallfräser

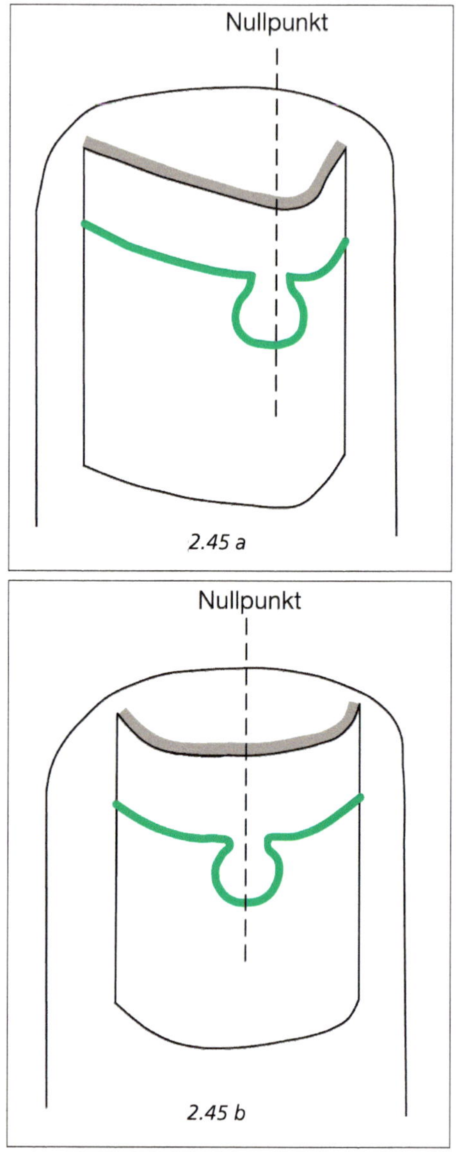

Abb. 2.45 a + b: Beispiele für den Nullpunkt der Spange auf der Nagelplatte

zu c: Spangenformung

Bestimmung des Nullpunkts

Zuerst ist auf dem Nagelmodell der Auflagepunkt (Nullpunkt = 0-Punkt) der Schlaufe zu bestimmen.

Kräfte wirken nach bestimmten physikalischen Gesetzen. Die Kenntnis hierüber ist notwendig, um die Orthonyxie-Behandlung so wirkungsvoll wie möglich durchführen zu können. Letztendlich hängt der Behandlungserfolg auch von der Einbeziehung dieser Gesetzmäßigkeiten in unsere Arbeit ab (siehe dazu auch Punkt 2.1.22/Prinzip der Orthonyxie-Spange in diesem Buch).

Die Position des 0-Punkts der Spange ist mitentscheidend für ihre Kraftwirkung. Der kürzere Schenkel sollte für eine opti-

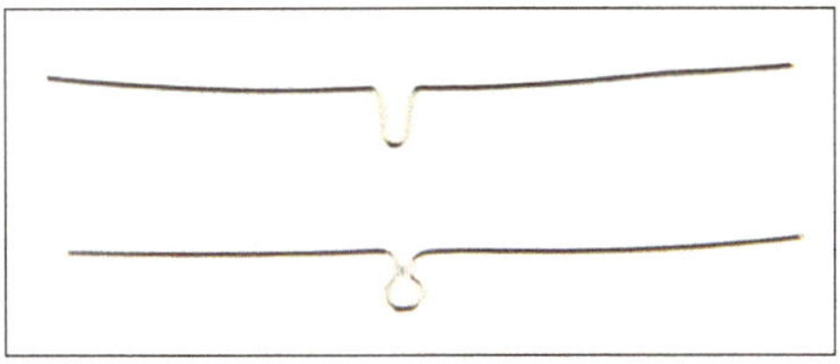

Abb. 2.46: V-Form der Schlaufe (oben)
Omega-Form der Schlaufe (unten)

male Korrektur immer über dem stärker gekrümmten Nagelbereich liegen.

Um die Einteilung des Drahts für den 0-Punkt leichter vornehmen zu können, wird mit dem Biegen der Schlaufe zuerst begonnen. Sie gleicht dem (auf den Kopf gestellten) griechischen Buchstaben Ω (Omega). Die Omega-Schlaufe ist die ursprüngliche, von Fraser benutzte Form. Sie besitzt die beste Auflagefläche auf dem Nagel, die auch dann weitgehend erhalten bleibt, wenn die Schlaufe bei den einzelnen Korrekturabschnitten auseinandergezogen werden muss. Diese Eigenschaft ist bei der vereinfachten Methode, der V-Form, nur unvollkommen zu erreichen.

Die vollflächige Auflage der Schlaufe auf dem Nagel wirkt als Kraftteiler. Durch diese Bedingung ist eine individuelle Dosierung der elastischen Kräfte auf die Schenkel der Orthonyxie-Spange möglich.

Die Schlaufe erhält weitere wichtige Funktionen, wenn die Schenkel der Spange aus Gründen der Anpassung verkürzt oder verlängert werden müssen. Den **Längenausgleich** kann man entweder durch Zusammenbiegen (verkürzen) oder Auseinanderbiegen der Schlaufe (verlängern) vornehmen. Zu diesem Zweck darf sie nicht zu klein gewählt sein.

Eine größere Schlaufe erleichtert zudem das Aufsetzen der Orthonyxie-Spange, weil sie sich zu einem geringen Grad dehnen lässt. Wenn ihre Elastizitätsgrenze nicht überschritten wird, nimmt sie danach ihre ursprüngliche Länge wieder ein.

Formung der Omega-Schlaufe

Für diese Arbeit wird von mir die Methode nach Schneider bevorzugt. Man benötigt hierzu lediglich eine Rundzange, die an den Spitzen einen Durchmesser von ca. 1 mm aufweisen sollte. Wichtig ist eine **exakte Rundung** der Zangenbacken, damit die Schlaufe eine gleichmäßige Form erhält. Die spätere Größe der Schlaufe hängt davon ab, mit welchem Durchmesser der Zangenbacken gearbeitet wurde. An der Spitze der Zange ist die kleinstmögliche Schlaufe zu biegen.

Es sind drei Arbeitsschritte notwendig:

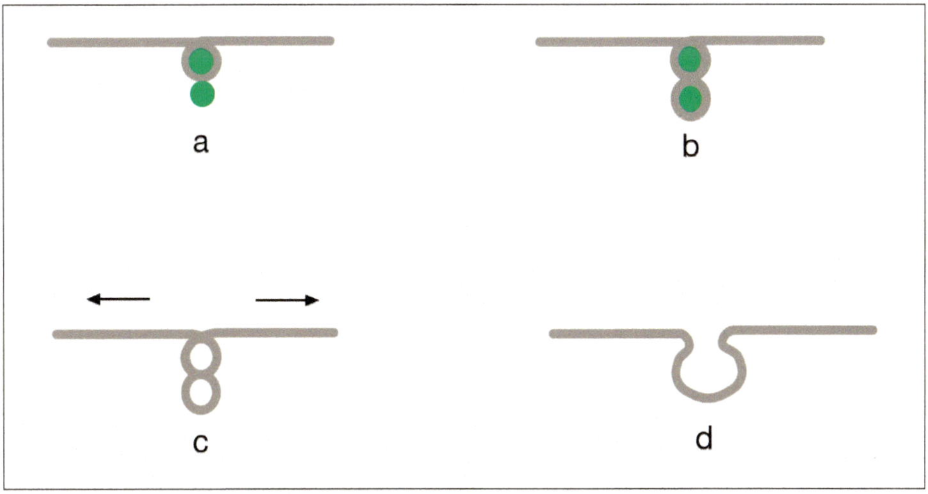

Abb. 2.47 a–d: Arbeitsschritte des Drahtbiegens (Omega-Form nach Schneider)
Farbe grün: Querschnitte der Rundzangenbacken

1. Die Mitte des Drahts wird zwischen die Backen der Zange gelegt und beide Enden um die obere Spitze des Instruments gebogen (Abb. 2.47 a).
2. Anschließend greift die untere Zangenbacke in die unter (Abb. 2.47 a) entstandene Öse. Die Enden des Drahts werden ein zweites Mal um die obere Spitze des Instruments gebogen (Abb. 2.47 b).
3. Es ist eine „8“ aus Draht entstanden (Abb. 2.47 c), die auseinandergezogen eine Omega-Form bildet (Abb. 2.47 d).*

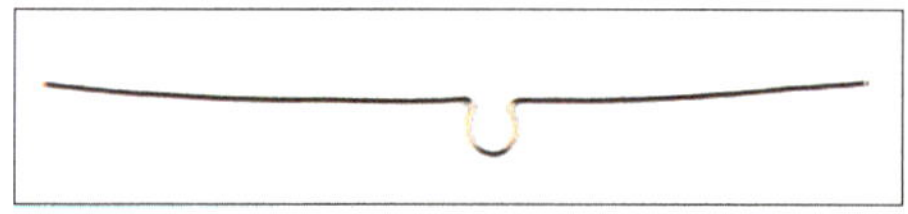

Abb. 2.48: Mit Hohlkehlzange gebogene Omega-Schlaufe

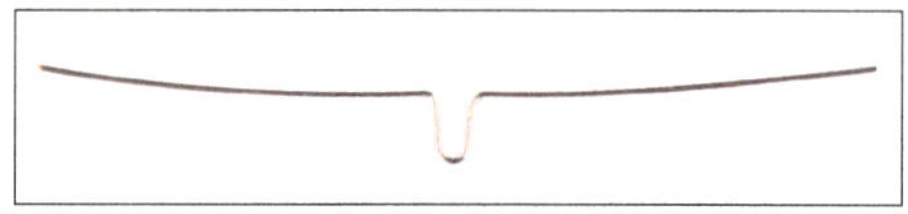

Abb. 2.49: Mit Rading- bzw. Stufenzange gebogene Schlaufe

Andere Möglichkeiten, die Schlaufe einer Orthonyxie-Spange zu formen, bieten die Instrumente
- Hohlkehlzange
- Rading-Zange
- Stufenzange

und das
- „Omega 3 in 1“-Gerät

Mit der Hohlkehlzange lässt sich eine runde Schlaufe biegen, die jedoch wenig Längenausgleich bei stark eingerollten Nägeln ermöglicht.

Die Schlaufen, welche mit der Rading- bzw. Stufenzange gebogen werden, besitzen eine V-Form. Ihre Auflagefläche und der Längenausgleich sind kleiner als bei der Omega-Schlaufe.

Ein verblüffend einfaches Verfahren zur Herstellung der Omega-Schlaufe ist das von Göbel & Bökamp entwickelte Gerät „Omega 3 in 1“. Mit der kompakten Apparatur lassen sich mit nur jeweils einem Arbeitsgang unterschiedliche Spangen-Schlaufen-Durchmesser formen. Dazu wird der federharte Dentaldraht lediglich mit einer Rundzange um einen im Gerät integrierten Stift nach unten gebogen und zusammengedrückt. Die Auswahl der Stifte entspricht den Omega-Schlaufen-Durchmessern von 1,5 mm, 2,0 mm und 2,5 mm. (Der meistverwendete Schlaufen-Durchmesser beträgt 2,0 mm.)

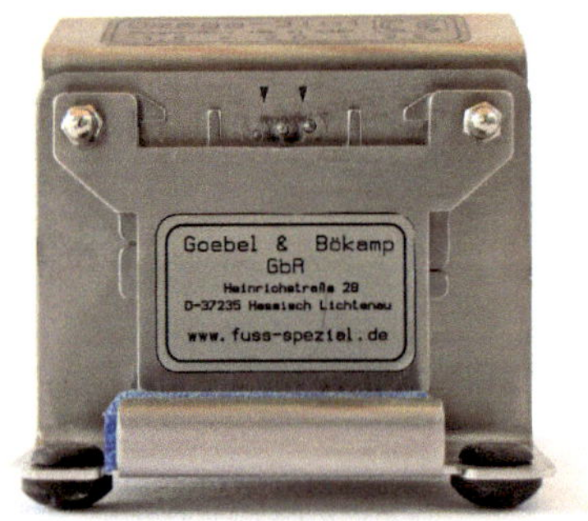

Abb. 2.50 a: Vorderansicht des Gerätes. In der Mitte des oberen Bereichs sind drei ein- bzw. ausschiebbare Metallstifte mit unterschiedlichen Durchmessern erkennbar.

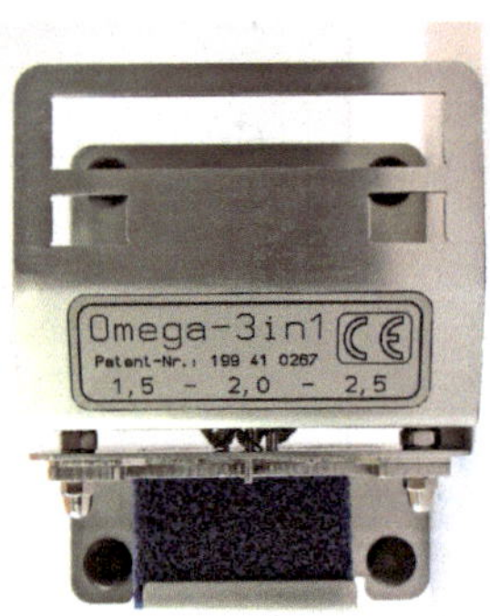

Abb. 2.50 b: Draufsicht. Im vorderen Geräteteil ist in der Mitte der vorstehende Stift erkennbar, der den Durchmesser der Omega-Schlaufe bestimmt. Im hinteren Rahmenteil befinden sich die Aussparungen für die Aufnahme beliebiger Werkzeuge.

Durch eine Messvorrichtung am Gerät lässt sich der Spangendraht stets in gleicher Länge abschneiden, bevor er zur Be-

* Damit sich der Draht beim zweiten Schritt nicht verknotet, ist darauf zu achten, dass exakt in einer Ebene gebogen wird.

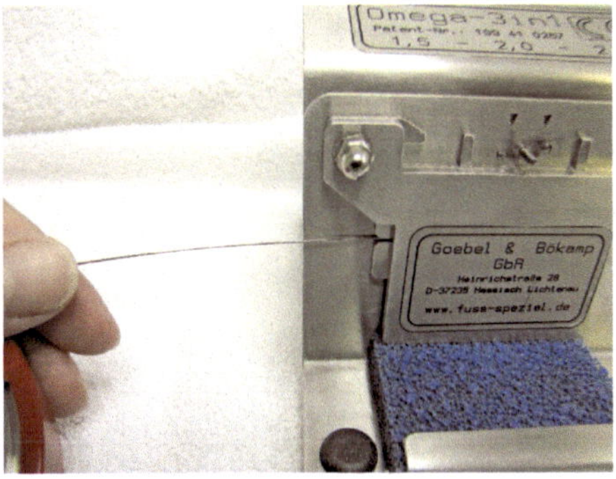

Abb. 2.50 c: Für die erforderliche Drahtlänge wird der Draht nach dem Einschieben in die Messvorrichtung unmittelbar am linken Geräterand mit einem Seitenschneider abgetrennt.

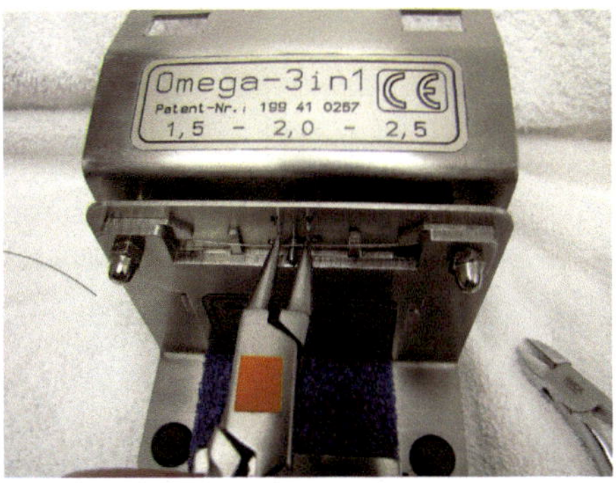

Abb. 2.50 d: In die Drahtaufnahme rechts und links eingeschoben, liegt der Orthonyxie-Draht über dem Stift. Der Draht wird nun mit einer Rundzange von oben um diesen Stift gebogen. Es entsteht hierdurch eine Omega-Schlaufe wie in der Abbildung 2.46 (unteres Bild).

arbeitung in die genormte Drahtaufnahme eingelegt wird. Sie ist notwendig, um den Draht beim Biegen nicht verrutschen zu lassen.

Zur Unterbringung der für die Herstellung der Spange benötigten Werkzeuge befinden sich Aussparungen in dem hinteren Rahmenteil des Gerätes. Über der Bodenplatte im vorderen Bereich kann der abgemessene oder mit einem Omega geformte Draht zur Aufbewahrung in das (hier blaue) Moosgummikissen gesteckt werden. Das patentierte Gerät misst in der Breite 9,5 cm, in der Tiefe 12 cm und in der Höhe 9 cm.*

* Kontakt: Herbert Goebel, Podologe, Hessisch Lichtenau (www.praxis-goebel.de)

Bevor man mit der Bearbeitung der Spangenschenkel beginnt, muss zuerst die Schlaufe orthogonal und vertikal ausgerichtet werden. Die vertikale Ausrichtung trifft besonders auf die Omega-Form nach Schneider zu. Durch das zweimalige Biegen des Drahts um die Backe der Rundzange sind oft die oberen Schlaufenenden verdreht. Sie sind, von der Seite gesehen, nicht mit einer exakt senkrecht verlaufenden (vertikalen) Linie kongruent (deckungsgleich). Dadurch liegt die Schlaufe, beim späteren Aufsetzen der Spange, dem Nagel nicht bündig an. Diese Korrektur im Nachhinein vorzunehmen ist nicht nur umständlich, sondern verstellt auch die Krümmung der bereits vorgebogenen Schenkel. Der Arbeitsaufwand für die Spange ist erhöht, weil der Draht wiederholt an die Nagelform angepasst werden muss.

Orthogonale Ausrichtung

Der Begriff „orthogonal" bedeutet rechtwinklig. Durch die orthogonale Ausrichtung der Spange stehen danach ihre Schen-

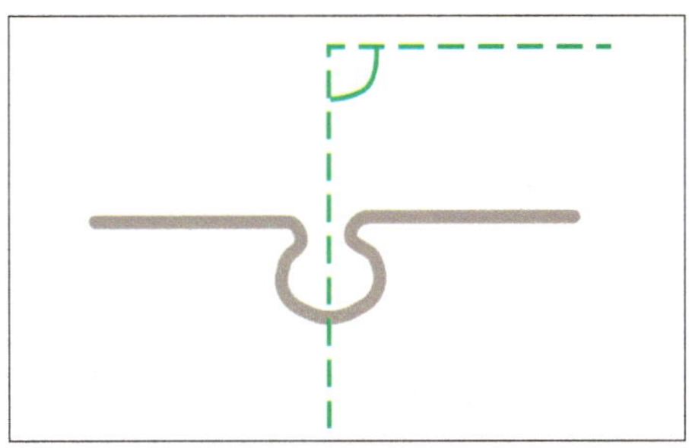

Abb. 2.51: Mittellinie der Schlaufe mit orthogonaler Ausrichtung der Spangenschenkel

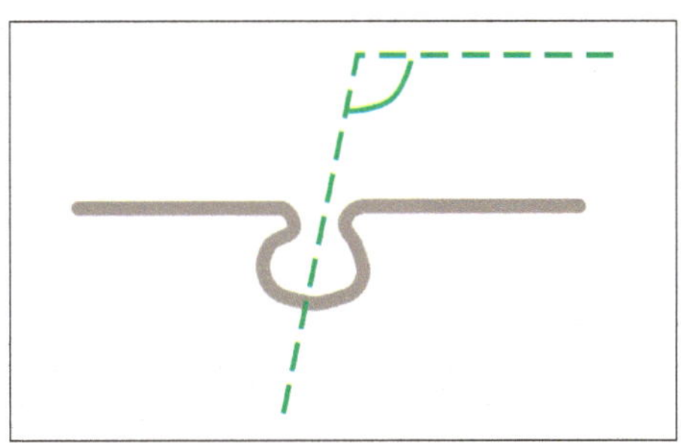

Abb. 2.52: Mittellinie der Schlaufe ohne orthogonale Ausrichtung der Spangenschenkel

kel im rechten Winkel zur Schlaufe. Hierzu wird eine möglichst geriffelte Flachzange benutzt, die im Verlauf einer gedachten Mittellinie der Schlaufe ansetzt. Die Riffelung gibt einen sichereren Halt für den relativ glatten Draht. Die Zange wird so gehalten, dass ihre Backen die gesamte frontale Fläche der Schlaufe fixieren. Dadurch bleibt dieser Bereich unverändert, wenn die Schenkel korrigiert werden.

Bestehen Abweichungen von ihrer rechtwinkligen Position, werden die Schenkel mit der Daumenkuppe oder dem Zeigefinger entsprechend hoch- oder niedergedrückt.

Vertikale Ausrichtung

Alle Teile der Schlaufe müssen, von der Seite gesehen, einer exakt vertikal verlaufenden Linie folgen. Abweichungen bestehen immer nur in ihrem oberen Bereich, am Übergang zu den Schenkeln. Zur Korrektur fixiert die Flachzange die Schlaufenbasis so weit, dass die von der Senkrechten abweichenden Drahtbiegungen frei liegen. Auf einer festen Unterlage (z. B. Sperrhaken oder kleiner Amboss) kann man die Schlaufenenden nacheinander in die erforderliche Richtung drücken.

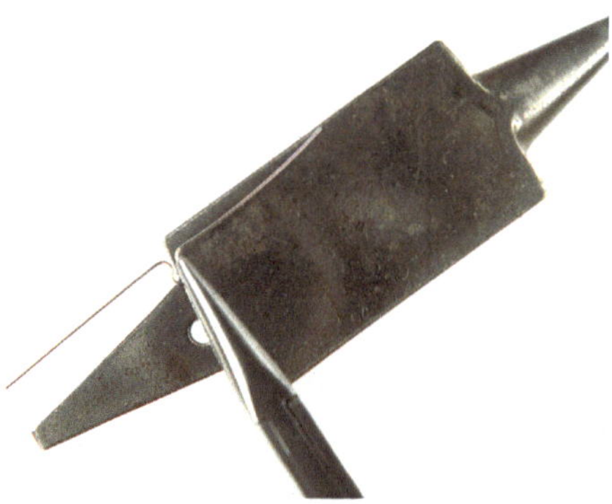

Abb. 2.53: Vertikale Ausrichtung der Spangenschlaufe

Nach diesem Korrekturabschnitt ist es möglich, dass die Schlaufenenden versetzt stehen.

Damit sie später flach auf dem Nagel aufliegen, verschiebt man den rechten und

Abb. 2.54: Versetzt stehende Schlaufenenden

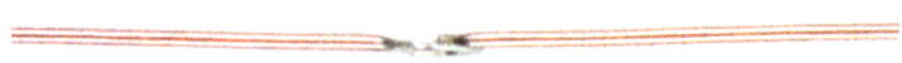

Abb. 2.55: Korrekt ausgerichtete Schlaufe

linken Schlaufenbereich lediglich mit Daumen und Zeigefinger so weit gegeneinander, bis die Enden, von oben gesehen, eine Gerade bilden.

Formung der Spangenschenkel

Die Biegung der Schenkel soll im Endresultat der Wölbung des Nagelmodells entsprechen. Sie liegen passiv (ohne Kraftwirkung) auf dem Modell und später dem Nagel an.

Um die elastischen Kräfte des Drahts zu erhalten, biegt man in kleinen Abschnitten. Dazu werden die Schenkel in die Rundzange gelegt und zuerst um die Backen mit dem größeren Durchmesser gebogen. Erst danach erfolgen kleinere Rundungen mit den Zangenbacken geringeren Durchmessers für die individuelle Anpassung an die Nagelkrümmung. Es ist darauf zu achten, dass die Spangenschlaufe immer in einer Ebene mit den Zangenbacken liegt. Alle Biegeschritte verlaufen immer rechtwinklig zur Schlaufe.

Für die Formung der Schenkel eignet sich auch die Dreibackenzange nach Aderer. Sie verlangt jedoch vom Anwender viel Feinmotorik, weil bereits mit wenig Kraftaufwand Knicke im Draht entstehen können, die nicht wieder zu beheben sind.

Mit der Dreibackenzange lässt sich der Draht schneller biegen als mit der Rundzange.

Ein anderes, von W. Bode (1982) entwickeltes Werkzeug ist die von ihm so be-

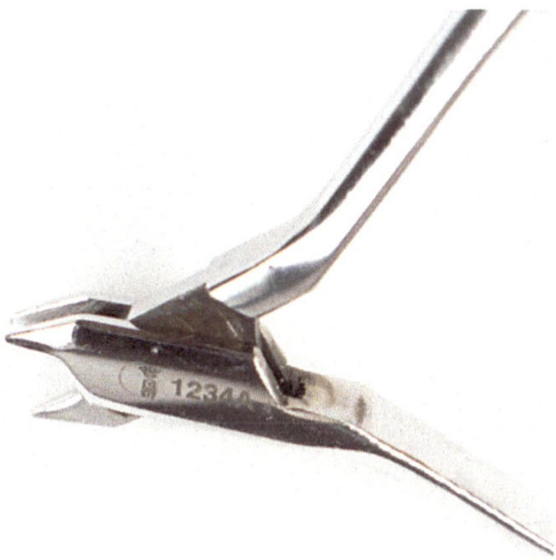

Abb. 2.56: Dreibackenzange nach Aderer

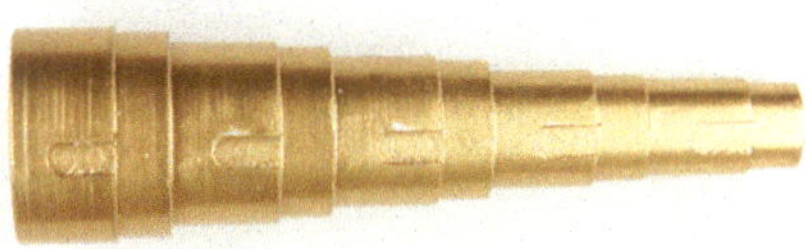

Abb. 2.57: Stufenwalze nach Bode

nannte „Stufenwalze“. Sie besteht aus einem dickeren massiven Aluminiumstab, von dem unterschiedliche Durchmesser abgefräst worden sind. Mit diesem Instrument lassen sich auf beiden Seiten der bilateralen Spange gleichmäßige Krümmungen der Schenkel erzielen. Man legt dazu die Schlaufe auf eine der „Stufen“ mit dem ausgewählten Umfang und biegt die Drahtenden um den Stab. Eine neuere Ausführung des Metallstabs enthält Nuten zur Aufnahme der Schlaufe, damit ein Verrutschen der Spange während des Biegens vermieden wird.

Diese Erleichterung der Arbeit schließt allerdings nicht aus, dass für eine passive Formung des Drahts an den Nagel mit einer Rundzange nachgearbeitet werden muss. Eine symmetrische Krümmung der Nagelplatte ist eher selten vorhanden.

Die absolute Passivität bei der Herstellung der Spange ist notwendig, um später am Nagel des Patienten eine gezielte Aktivierung vornehmen zu können. Zum anderen vermeidet ein vollflächiges Anliegen des Drahts bis zum seitlichen freien Nagelrand Fehler beim Biegen des Hakens. An dieser Stelle steht der Haken bei einem ausgeprägten Unguis convolutus grundsätzlich dann vom Nagel ab, wenn die Drahtbiegung vorher nicht an seine Krümmung angepasst wurde. Es entsteht ein größerer Radius (Ausstülpung) des Hakens, der in den Nagelfalz hineindrückt und Clavi verursachen kann.

Bei der fertigen Spange ist dieser Fehler im Nachhinein nur durch Begradigen und wiederholtes Biegen des Drahts zu beheben. Wegen der Materialermüdung sollte man diese Maßnahme nach Möglichkeit vermeiden.

Trotz sorgfältiger Fertigung kann der den seitlichen Nagelrand umfassende Draht zu Reizungen im Nagelfalz führen. Die Ursache hierfür liegt an den meist zu engen Schuhen, die gegen die seitlichen Nagelwälle drücken. Um eine Lösung dieses Problems zu schaffen, kann der Nagelfalz mit einer geeigneten Tamponade (z. B. Vlies) oder Guttapercha, Smig, dem Sulci-Protector-Röhrchen geschützt werden. Eine andere Möglichkeit bietet das Abflachen der Schenkelenden des Drahtes vor dem Biegen der Haken. Hierzu benutzt man einen kleinen, ca. 500 g schweren Amboss (z. B. Sperrhaken oder Blockamboss)* und einen leichten Hammer (ca. 100 g). Die Bearbeitung des Drahts sollte bis zu 2 mm über den geschätzten Ansatz des Hakens hinausreichen. Dieses Maß erhält man durch das Nagelmodell, auf welches die Spange – mit der Schlaufe über dem Nullpunkt – gelegt wird. Optimal ist es, wenn die seitlichen Nagelwälle nur mit den abgeflachten Drahtenden in Berührung kommen.

* Zu erhalten sind Sperrhaken oder Brettamboss in Großhandlungen für Goldschmiedebedarf

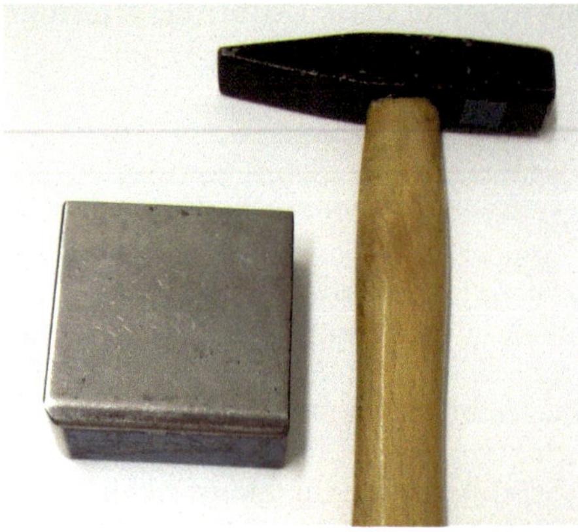

Abb. 2.58: Kippsicherer Blockamboss mit abgerundeter Kante für das Flachklopfen der Spangenenden im Häkchen- bzw. Nagelfalzbereich, der Hammer wird dabei je Spangenseite etwa drei- bis viermal mit Nachdruck und senkrecht geführt, um Dellen im Draht zu vermeiden (dort würde der Draht beim weiteren Bearbeiten und Biegen instabil und eher abbrechen)

Für die Verarbeitung der federharten Drahtqualität muss man Erfahrung besitzen.

Mit steigendem Kaltverformungsgrad (z. B. Hämmern) nimmt die Festigkeit und damit auch Sprödigkeit zu. Folglich wird ein Materialbruch riskiert, wenn man den Draht zu flach klopft.

Um die Sprödigkeit zu mindern, ist ein Erwärmen des federharten Chrom-Nickel-Stahls nicht zu empfehlen. Es zerstört die atomare Gitterstruktur des Metalls, wodurch seine Elastizität verloren geht.

Das Ziel, die Schenkelenden abzuflachen, ist auch durch einen Korundschleifer zu erreichen.

Die Metalloberfläche wird hierdurch angeraut, was nach meiner Meinung einen optisch weniger ansprechenden Eindruck hinterlässt.

Praxistipp! Alle groben Arbeitsschritte (Hämmern oder Beschleifen der Schenkelenden) werden erleichtert, wenn die Spange im Bereich der Schlaufe mit dem

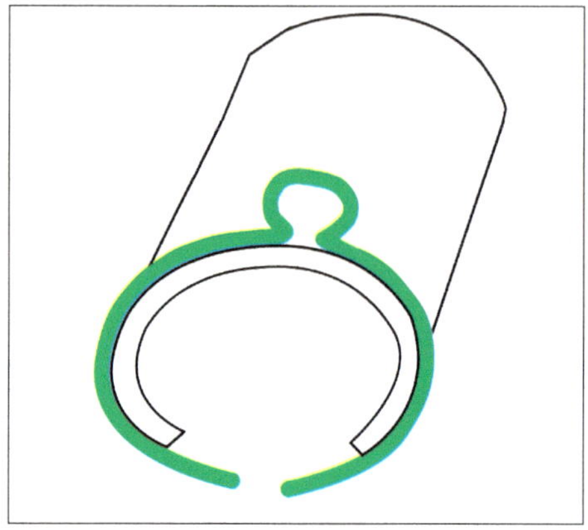

Abb. 2.59: Auf dem Nagelmodell passiv anliegender Draht der Orthonyxie-Spange

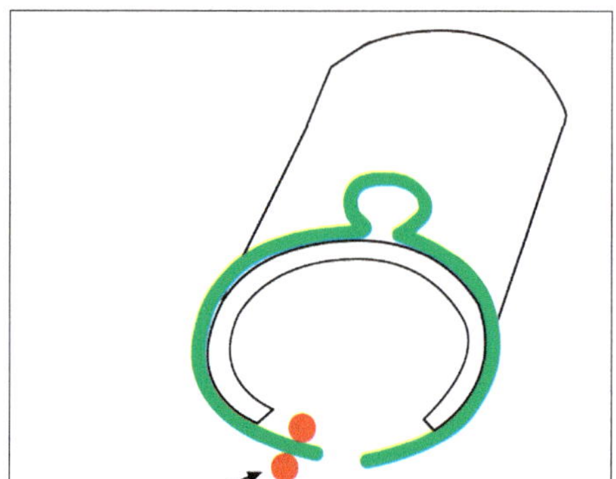

Abb. 2.60: Am Nagelmodell aufgelegte Spange mit eingezeichnetem Abstand der Rundzangenspitzen im Querschnitt (rot)

Nadelhalter festgeklemmt wird. Das plötzliche Wegspringen (Verlieren) der Spange während der Bearbeitung ist mit diesem Hilfsmittel unmöglich.

Formung der Haken

Nachdem die Drahtenden abgeflacht wurden, ist eine letzte Kontrolle notwendig, um die Passivität der Spangenschenkel zu prüfen. Alle Bereiche der Spange müssen bündig anliegen.

Die Haken werden grundsätzlich mittels Rundzange gebogen. Um die exakte Län-

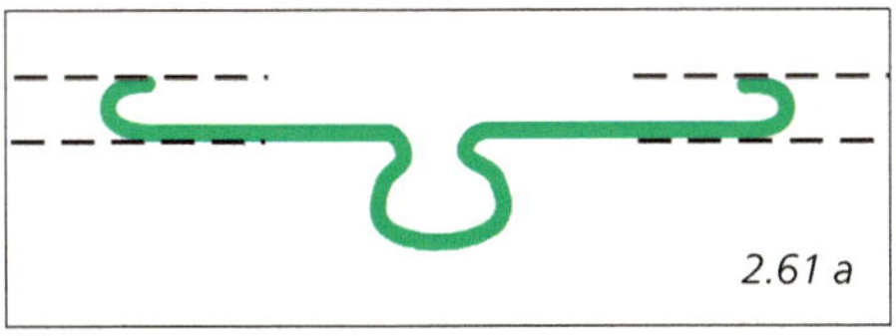

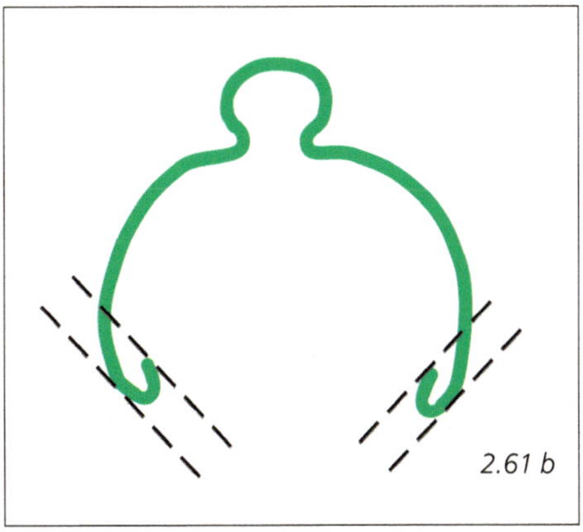

Abb. 2.61 a + b: Parallele Ausrichtung der Spangenhaken

ge der Schenkel zu erhalten, hält man eine Backenbreite der Rundzangenspitze vom seitlichen Nagelmodellrand entfernt am Draht vor.

Das auf diese Weise bestimmte Schenkelende wird vom Instrument festgehalten, vom Modell abgenommen und mit dem Daumen bzw. einem Finger um die innere Zangenbacke herumgebogen.

Die U-förmigen Haken kürzt man anschließend mit dem Seitenschneider so weit, dass sie bis ca. 1–1,5 mm unter die Nagelplatte reichen. Der durch den Schnitt entstandene Grat muss durch Feilen (z. B. Saphirfeile) oder Abschleifen (z. B. Korundschleifer) entfernt werden, um später das Nagelbett nicht zu verletzen.

Durch leichtes Quetschen mit der Flachzange richtet man die Haken parallel zu den Spangenschenkeln aus. Falls erforderlich, müssen die Hakenenden mit dem gleichen Werkzeug in eine Ebene mit den Schenkeln gebogen werden. Diese Maßnahmen sind besonders bei den abgeflachten Drahtenden notwendig, damit sie beim Aufsetzen der Spange nicht in den seitlichen Nagelrand einschneiden.

Da die reale Nagelstärke nicht von dem Modell ablesbar ist, gleicht man die endgültige Hakenweite erst vor dem Aufsetzen an. Die Hakenweite passt, wenn sie mit wenig Spiel über den seitlichen freien Nagelrand geschoben werden kann.

Verstellen des Schlaufenwinkels

Bei einer merklichen longitudinalen Krümmung der Nagelplatte steht die Schlaufe von der proximalen Nageloberfläche ab. Der Auflagewinkel der Schlaufe ist dann zu verstellen. Man hält dazu die Schlaufe mit Daumen und Zeigefinger fest, setzt die Flachzange in Höhe der gebogenen Haken an und verdreht nacheinander beide Schenkel in sich leicht nach unten. Der Draht erhält dadurch eine Torsion.

Wenn anschließend die Spange auf eine ebene Fläche gelegt wird, muss die Schlaufe einen spitzen Winkel zu ihrer Unterlage bilden (= Anpassung an die longitudinale Krümmung des Nagels).

Die Torsion des Drahts muss eventuell wiederholt werden, bis die Korrektur des Auflagewinkels abgeschlossen ist.

Praxistipp! Fraser übernimmt bei der Auswahl der Orthonyxie-Werkzeuge die Ansicht der Zahntechniker. Sie sind der

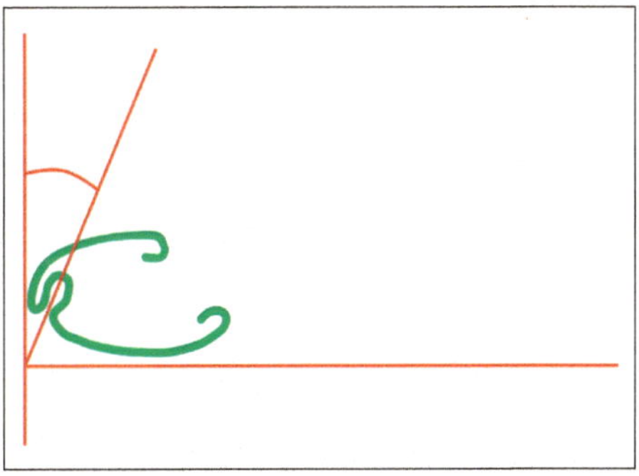

Abb. 2.62: Spitzer Winkel der Schlaufe

Meinung, dass die Auswahl der Instrumente auf ein Minimum begrenzt bleiben sollte. Es ist besser, mit Geschick und Verständnis für die Methode mehrere Arbeitsfolgen mit einer universell nutzbaren Zange auszuführen, als mit einer Vielzahl von Spezialinstrumenten. Sie sind meist nur für sehr wenige Arbeitsschritte zu verwenden.

Durch das ständige Wechseln des Instrumentes wird mehr Zeit gebraucht und der Sterilisationsaufwand ist neben den zusätzlichen Anschaffungskosten höher.

Ein Ausprobieren der Instrumente kann den Vor- oder Nachteil zeigen und anschließend muss das Kosten-Nutzen-Verhältnis abgewogen werden.

Aufsetzen der Orthonyxie-Spange auf den Nagel

Ausgangsbasis für die Fertigung der Orthonyxie-Spange war ihr exaktes Anliegen am Nagelmodell. Wenn sorgfältig gearbeitet wurde, ist die Länge und Biegung der Spange identisch mit der Nagelform des Patienten. Sie ist passiv und besitzt keine korrigierende Wirkung.

Zur Aktivierung der Spange setzt man die Flachzange am untersten Punkt der stärksten Krümmung eines Schenkels an und drückt die Zangenbacken etwas zusammen. Die Biegung des Drahts wird an dieser Stelle verringert. Falls erforderlich, ist das Verfahren an dem gegenüberliegenden Schenkel in gleicher Weise zu

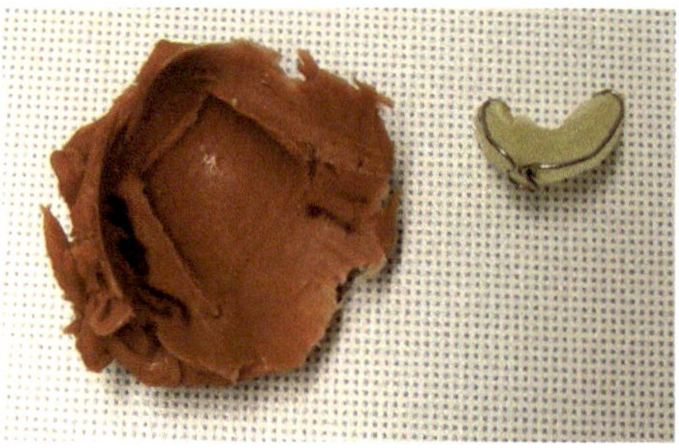

Abb. 2.63: Abdruck (li), Positivmodell und passive Spange (re)

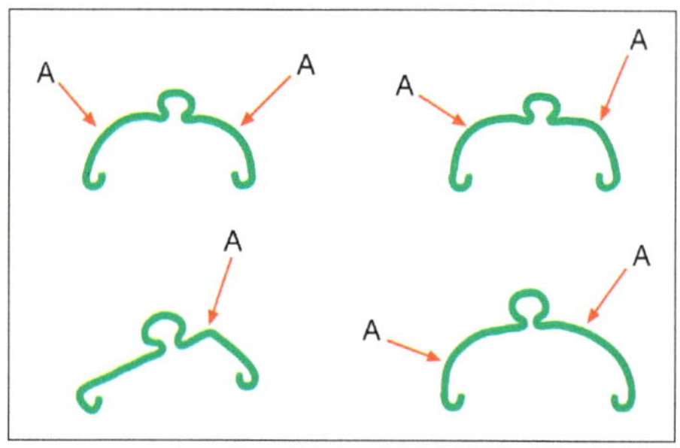

Abb. 2.64: Beispiele für die Aktivierungspunkte (A)

Tabelle 2.6: Zusammenfassung der Werkzeuge zur Herstellung der Orthonyxie-Spange nach Fraser

Bereich	Ω-Form	Halbrunde Form	V-Form
Schlaufe	Rundzange „Omega 3 in 1"-Gerät	Hohlkehlzange oder Rundzange	Stufenzange oder Rading-Zange
Schenkel	Rundzange oder Aderer-Zange, Stufenwalze	Rundzange oder Aderer-Zange, Stufenwalze	Rundzange oder Aderer-Zange, Stufenwalze
Haken	Rundzange	Rundzange	Rading-Zange oder Rundzange
Aktivierung und Verstellen der Hakenbreite	Flachzange	Flachzange	Flachzange
Hilfsmittel zur Bearbeitung	• Sperrhaken bzw. Blockamboss (500 g) • Hammer (100 g) • Korundschleifer oder Saphirfeile • Nadelhalter	• Sperrhaken bzw. Blockamboss (500 g) • Hammer (100 g) • Korundschleifer oder Saphirfeile • Nadelhalter	• Sperrhaken bzw. Blockamboss (500 g) • Hammer (100 g) • Korundschleifer oder Saphirfeile • Nadelhalter
Schneiden des Drahtes	Seitenschneider	Seitenschneider	Seitenschneider

wiederholen. Bei der bilateralen Spange nach Fraser sind beide Schenkel unabhängig voneinander zu aktivieren.

Vor dem Aufsetzen stellt man die Haken auf die reale Nagelstärke ein. Zu weit auseinandergestellte Haken bewirken ebenfalls Schädigungen des Nagelbetts oder -falzes.

Die Spange wird anschließend an einer Seite eingehängt und die Schlaufe auf den Nagel gedrückt. **Der Abstand des freien Schenkelendes der Spange von dem gegenüberliegenden freien Nagelrand ist der Grad der Aktivierung.** In dem Maß erfolgt auch die Korrektur (Begradigung der übermäßigen Krümmung) dieses Nagelbereichs. Ebenso wird mit der anderen Seite verfahren.

Als Maß für die Aktivierung gilt eine Hakenbreite, die der Nageldicke entspricht.

Ist die Aktivierung (Spannung) des Drahts zu stark, wird die Nagelplatte geschädigt: Es können dadurch Nagelerkrankungen wie z. B. eine Onycholyse, Onychomykose oder sogar Koilonychie entstehen.

Die Platzierung der Spange sollte im Allgemeinen nicht über das distale Drittel der sichtbaren Nagelplatte hinausgehen.

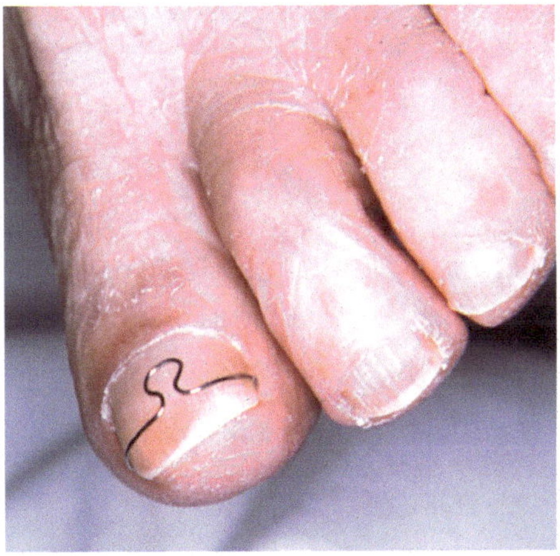

Abb. 2.65: Platzierung der Spange bis zu 1/3 der sichtbaren Nagelplatte

Aufsetzen der Spange bei konisch geformten Nägeln

Bei den distal stärker als proximal gekrümmten Nägeln wird die Spange bis zum ersten flacheren Drittel der Nagelplatte passiv aufgesetzt. Diese Besonderheit wird dadurch verständlich, dass der federharte Draht grundsätzlich gegen eine Kraft wirkt, die ihn deformieren will. Je weiter der Nagel nach vorn wächst, desto mehr arbeitet die passiv aufgesetzte Spange dem sich distal einrollenden Nagel entgegen. Die Nagelform wird durch die vorgegebene Biegung der Spange stabilisiert. Ihre Kraftwirkung auf die seitlichen Nagelränder kehrt sich um: Die Spange behält ihre Ausgangslage, wobei der Nagel aktiv diese Form verändern will. Der Zug des Nagels zum Nagelbett ist gleich groß der Spannung des federharten Drahts.

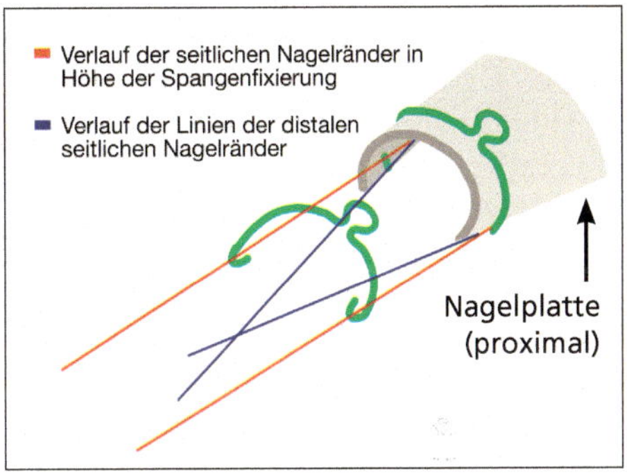

Abb. 2.66: Konisch geformter Nagel mit passiver Spange

d) Fixierung (Befestigung) der Spange auf dem Nagel

Obwohl sich eine der Nagelbreite exakt angepasste Spange nicht mehr leicht verschieben lässt, ist zusätzlich eine Befestigung erforderlich, um die Spange an ihrem Platz zu halten.

Eine Fixierung der Spange erfolgt nur im Bereich der Schlaufe und bei Bedarf distal der Spangenschenkel mit wenig Kunststoff oder Cyanacrylat-Kleber, um das Niveau des Drahtes bei Bedarf anzugleichen und ein Hängenbleiben beim Abtrocknen oder Strümpfe an- und ausziehen zu vermeiden. Dazu ist vorher die Nageloberfläche am besten mit Aceton zu entfetten. Wasserhaltige Lösungsmittel (z. B. alkoholische Lösungen) eignen sich für diese Maßnahme nicht, da der Feuchtigkeitsgehalt der Nagelplatte für die Dauerhaftigkeit der geklebten Verbindung entscheidend ist. Als sehr praktisch haben sich Kunststoffe (z. B. American Nail) erwiesen, die mit einem feinen Haarpinsel (Größe 2) aufzutragen sind. Hierzu sind auch Primer (Grundierungen) erhältlich, die die Haftung des Kunststoffs verbessern.

Zur Fixierung der Orthonyxie-Spange hat sich das Unguisan® Blue Light Gel sehr bewährt. Die Aushärtung dieses speziellen Kunststoffgels ist innerhalb von 20 Sekunden abgeschlossen. Das ausgehärtete Gel stellt sich elastischer dar als die mit Pulver und Härter angerührten Kunststoffe. Das Resultat sind beständigere Haftungseigenschaften auf der Nageloberfläche.

Das Gel befindet sich in einer schmalen, anwendungsfreundlichen Dosierspritze. Es lässt sich nur mit der – zu dem System gehörenden – LED-Blaulicht-Lampe aushärten. Die batteriebetriebene Lampe ist klein, leicht zu transportieren und überall einsetzbar.

Zur Fixierung geeignet sind ebenfalls Zweikomponenten-Kunstharze wie beispielsweise Unguisan oder Paladur. Sie werden nach Herstellerangaben blasenfrei vermischt und aufgetragen. Nach der Bindung des Materials entsteht ein widerstandsfähiges Klebematerial, das sich chemisch nicht lösen lässt, nur physikalisch durch Abschleifen oder Abhebeln. Außerdem ist es wenig elastisch und kann sich bei starkem Druck auf die Nagelplatte von außen lösen, wenn sich die Nagelplatte verformt und das Material starr bleibt.

Wird die Spange ganz mit Kunststoff verklebt (bzw. übergossen), kann sie nur einen Teil ihrer Kraft entfalten. Der federharte Draht spannt sich dann nur so weit, wie es die Gegenkräfte des Nagels im Moment des Aufsetzens zulassen. Die gesamte Aktivität der Spange reicht jedoch weiter. Sie wird mit dem vollflächigen Vergießen nicht ausgenutzt und blockiert. Hierdurch verlängert sich ebenfalls der Behandlungszeitraum, da die Spange in der Regel nicht alle vier Wochen neu aufgesetzt und reguliert werden muss.

Praxistipp! Zum besseren Halt bei konisch zulaufenden Nägeln kann man kleine Barrieren aus Kunststoff distal vor die Schenkelbereiche der Spange auftragen.
Achtung! Um ein Hochrutschen der Spange zu vermeiden, sollte man den Halt nicht dadurch verbessern, dass die seitlichen freien Nagelränder im Bereich der Spangenhaken eingefräst werden. Die Nagelplatte wird hierdurch beschädigt und ihr Einreißen durch den Korrekturzug des Drahtes provoziert.

Zur Behandlung des Nagelfalzes eignen sich Vliestamponaden (z. B. Copoline, Rhenafin ...) oder die Mullbinde zur Tamponade (Lohmann), die man mit einer Salbe einlegt. Das Medikament (z. B. Unguentacid®, Evazol® ...) sollte die Indikation für die Nagelspange (z. B. Verhornungsneigung des Nagelfalzes) ergänzen.

Einflüsse auf den Korrekturerfolg

Der Korrekturerfolg der Orthonyxie-Spange wird wesentlich mitbeeinflusst von:

- der Therapiebereitschaft des Patienten
- dem in der Weite passenden Schuhwerk
- der richtigen Einschätzung des Nagelproblems
- der Stärke (Dicke) der Nagelplatte
- der gleichmäßigen Nageldicke
- dem Nagelwachstum
- der richtigen Fixierung der Spange
- der Mitkorrektur des Nagelbetts
- der Aktivierung (zu wenig/zu viel)
- der Härte der Nagelplatte
- dem Grad, wie stark der Nagel eingerollt ist

Beim letztgenannten Punkt ist unter Umständen eine Intervalltherapie über einen längeren Zeitraum angezeigt. Kleine Korrekturschritte ergeben einen dauerhafteren Korrekturerfolg, erfordern jedoch vom Patienten mehr Geduld und Therapiewillen. Deshalb ist die Aufklärung des Patienten über die Behandlungsaussicht zwingend.

Die Dauer der Therapie beträgt je nach Wölbung der Nagelplatte ca. 10 bis 14 Monate, wobei die Spange bis zu acht Wochen auf dem Nagel verbleiben kann, ohne zwischenzeitlich neu aktiviert werden zu müssen.

Der Vorteil einer Orthonyxie-Spange im Gegensatz zu operativen Methoden liegt in der sofortigen Schmerzbefreiung des Patienten. Außerdem ist kein Arbeitsausfall für den Betroffenen mit dieser Behandlung verbunden.

Abnehmen der Spange

Falls sich der Kunststoff durch die Verbindung der unterschiedlichen Materialien (transversal zu verformende Nagelplatte mit starrer Kunststoffmasse) nicht von selbst lockert, sind zwei Verfahren anwendbar:

- vorsichtiges Anschleifen des Kunststoffs, ohne den Draht zu beschädigen. Anschließend sind die Kunststoffreste mit der flachen Nagelfalzsonde leicht von der Nageloberfläche abzusprengen.
- Anzwicken des Kunststoffsiegels mit der Nagelzange.

Bevor die Spange wieder aufgesetzt wird, sind eventuell verbliebene Kunststoffreste mit einem Korundschleifer von der Nageloberfläche zu entfernen.

Fragen und Antworten zur Orthonyxie-Spange nach Fraser

Tabelle 2.7:

Fragen	Antworten
Warum muss der Nullpunkt (Auflagepunkt) der Spangenschlaufe beachtet werden?	- Ausnutzung des Hebelgesetzes in Ergänzung zur Elastizität des Drahtes - in manchen Fällen muss der Auflagepunkt auf der breiteren Nagelfläche liegen, um der Spange besseren Halt zu geben. Dies kann bei einer sehr starken Nagelwölbung der Fall sein.
Wo liegen die Aktivierungspunkte der Spange ?(1) Wie stark darf aktiviert werden (2)	- (1) i. d. Regel an der stärksten Biegung des Drahtes - (2) in Abhängigkeit von der Nagelstärke 1-2 Hakenbreiten (oder Nagelstärken) **(Das Zusammendrücken der Schlaufe auf dem Nagel ist keine Aktivierung nach geltenden Prinzipien. Die Gefahr, dass die Spangenhaken das Nagelbett verletzen, ist hierdurch sehr hoch. Die Nagelplatte kann durch den dünnen Stahldraht in Höhe der Hakenenden seitlich einreißen.)**
Welche Kräfte sind an der Wirkung der Spangen beteiligt?	- Hebelkräfte: • kurzer Teil des Schenkels > Kraft • langer Teil des Schenkels < Kraft - elastische Kräfte durch den federharten (elastischen) Stahldraht
Wie wirkt sich die Omega-Schlaufe der Spange aus?	- sie teilt die Kräfteverhältnisse der Spange auf - die große Auflagefläche der Schlaufe besitzt eine bessere Druckverteilung auf der Nagelplatte - es ist ein optimaler Längenausgleich und ein leichteres Aufsetzen der Spange möglich

Warum ein Nagelmodell?	- die Arbeit im Labor erspart die Anpassungsarbeit an den Nagel während der Praxiszeit (= teuerste Zeit) - es ermöglicht eine optimale Anpassung an die Nagelwölbung (ohne dass der Draht im verdeckten Nagelfalzbereich von der Nagelplatte absteht) - eine Aktivierung der Spange ist bei trapezförmig gebogenen Nägeln **nur mit Modell** korrekt und kontrolliert möglich - Dokumentation vom Zustand des Nagels: vorher/nachher
Was bewirkt ein nicht orthogonaler Verlauf der Spangenschenkel?	- durch schrägen (nicht orthogonalen) Verlauf der Spangenschenkel auf der Nagelplatte entsteht ein geringeres Kraftmoment zur Korrektur (z. B. bei trapezförmig gebogener Nagelplatte)
Warum ist ein „spitzer Winkel" zwischen Schlaufe und Schenkel der Spange notwendig?	- er ermöglicht die Angleichung der Spangenschlaufe an die longitudinale Wölbung der Nagelplatte
Wodurch kann ich die Länge der noch nicht aufgesetzten Orthonyxie-Spange verändern?	- es ist durch Zusammendrücken oder Auseinanderziehen der Omega-Schlaufe möglich. Ist die Spange nach der Korrektur durch die Schlaufe immer noch zu lang, muss zumeist der längere Schenkel entsprechend gekürzt werden.
Konstriktionsprinzip (Aktivieren der Spange durch Zusammendrücken der Schlaufe bei aufgesetzter Spange): richtig oder falsch?	- ist physikalisch in Bezug auf die Auswirkung wissenschaftlich schwer erklärbar (Aussage von Physikern: die Nagelplatte müsste sich hierdurch in Falten werfen). In der Korrekturwirkung erfahrungsgemäß jedoch nicht anzweifelbar.
Welches Orthonyxie-Werkzeug zur Herstellung der Spange ist richtig bzw. empfehlenswert?	- Empfehlungen hierzu – (außer den Basiswerkzeugen: Rundzange, Flachzange, Seitenschneider und Nadelhalter) gibt es nicht. Die Geschicklichkeit mit dem Werkzeug ist entscheidend, ebenso das Verständnis für die Methode der Orthonyxie.
Wodurch entsteht eine ungleiche Omega-Schlaufe?	- durch ungleich geschliffene Durchmesser der Rundzangenschenkel. Abhilfe: Omega-Biegegerät „Omega 3 in 1" Hersteller: Goebel & Bökamp GbR Heinrichstr. 28 37235 Hessisch Lichtenau Tel.: 0 56 02-70 08 20
Warum soll eine Omega-Schlaufe gebogen werden? (Nur eine Historie?)	- es ist die ursprüngliche (von Ross Fraser) verwendete Form - nach französischen Untersuchungen besitzt die Omega-Schlaufe die beste Auflagefläche auf dem Nagel (= Kraftteiler) - sie schafft den optimalen Längenausgleich
Sollen die Haken des Drahtes mit einer Flach- oder Rundzange gebogen werden?	- es bestehen unterschiedliche Ansichten im Hinblick auf die Form des seitlichen freien Nagelrandes: ist er rund oder eckig? Wenn die eckige, mit der Flachzange gebogene Form bevorzugt wird, fällt der Spangenhaken nach meiner Meinung zu spitz aus. Mit der Rundzange gebogene Haken haben – nach meinen Erkenntnissen – keine Probleme erzeugt.

Kann ich den federharten Draht auch beschleifen?	- ja! (... dabei Ausglühen des Drahtes vermeiden = Verlust der Eigenschaften)
Was bedeutet „Kalthärtung" des Spangendrahtes?	- bei einer Härtung des Metalls (gewöhnlich durch Erhitzen des Metalls) ordnet sich seine Molekülstruktur. Bei der Kalthärtung wird dies ohne Wärme (z. B. durch Hämmern) erreicht.
Gibt es Alternativen zur Orthonyxie-Spange nach Fraser?	- ja! (siehe weitere dargestellte Techniken in diesem Kapitel)

... zur Fixierung der Spange

Frage	**Antwort**
Welche geeigneten Fixierungsmittel für die Spange stehen zur Verfügung?	- Kunststoff (Pulver + Flüssigkeit) - Kunststoff, lichthärtend (UV- bzw. Blaulicht) - Cyanacrylat-Kleber (Sekundenkleber)
Wie lässt sich unkompliziert (schnell) die Spangenverklebung von der Nagelplatte ablösen?	- indem die Nagelzangenspitzen seitlich der Spangen-Fixierung angesetzt und zusammengedrückt werden - durch Anschleifen des Kunststoffs und Abhebeln durch die Nagelzangenspitzen (Anschleifen des Drahtes unbedingt vermeiden!)

... zur Nagelplatte

Frage	**Antwort**
Wie behandle ich einen tütenförmig gebogenen Nagel mit der Orthonyxie-Spange?	- siehe dazu: Kapitel „Angewandte Techniken" in diesem Buch
Welcher Nagelbefund ist für eine Nagelkorrektur geeignet?	- siehe dazu: Band 1 und 2 der Buchreihe „Theorie der medizinischen Fußbehandlung", Verlag Neuer Merkur, München
Wie kann ich den Patienten über mögliche Ursachen eines Unguis convolutus aufklären?	- siehe dazu: Band 1 und 2 der Buchreihe „Theorie der medizinischen Fußbehandlung", Verlag Neuer Merkur, München
Welche Faktoren können die Korrekturdauer der Orthonyxie-Spange beeinflussen?	- die Weite (Enge) des Schuhwerks im Zehenbereich - die falsche bzw. richtige Einschätzung der Nagelveränderung (Diagnose) - Stärke/Härte der Nagelplatte - gleichmäßige Stärke der Nagelplatte (transversal) nach der Fußbehandlung - Nagelwachstum - **Mitkorrektur des Nagelbettes** - Aktivierungsgrad der Orthonyxie-Spange - Ausprägung der Nagelwölbung (z. B. Unguis convolutus, Pincer Nail) - Wahl der Drahtstärke (Ø 0,3–0,5 mm)
Ist die Orthonyxie bei Diabetes mit Spätkomplikationen geeignet?	Eignung nur unter der Voraussetzung einer exakt geformten und bearbeiteten Orthonyxie-Spange und noch intaktem Nagelwachstum. Nur allmähliche Aktivierung der Spange ist ebenfalls Voraussetzung.

... zu möglichen Fehlern bei der Herstellung der Orthonyxie-Spange

Frage	Antwort
Warum steht die Schlaufe im proximalen Nagelbereich ab?	- Schlaufe ist im Bereich der Spangenschenkel nicht linear ausgerichtet (zu sehr verbogen) - Schlaufe steht nicht im spitzen Winkel zu den Spangenschenkeln - Spangenschenkel entsprechen im schlaufennahen Bereich nicht der Nagelwölbung
Warum liegt der Spangenschenkel nicht (mehr) der Nagelplatte an?	- die Aktivierung ist zu stark - der Draht ist nicht mehr an die Nagelwölbung angepasst
Warum stimmt das vom Abdruck hergestellte Nagelmodell nicht mit der realen Nagelform überein?	- Silikonabdruck hat sich verformt (zu lange Lagerung bis zur Herstellung des Modells) - bei kondensationsvernetzenden Silikonen falsche Aufbewahrung (z. B. geschlossene Plastiktüte) - Nagelabdruck vertauscht - zu langer zeitlicher Zwischenraum zur Folgebehandlung - freier seitlicher Nagelrand hat sich im Abdruck nicht abgebildet
Können Sekundärschäden (Folgeschäden) nach dem Aufsetzen der Orthonyxie-Spange im **Nagelfalz** entstehen?	Ja, wenn die: - Spangenhaken nicht auf die Nagelstärke angepasst sind (Clavi-Bildung, Verletzungsmöglichkeit) - Spangenhaken nicht parallel zum Spangenschenkel verlaufen (Verletzungsmöglichkeit) - Spangenhaken nicht ausreichend abgeflacht sind (Clavi-Bildung im Falz) - Spangenhaken zu lang sind (Verletzung)
Sind **Nagelschädigungen** durch das Aufsetzen der Orthonyxie-Spange möglich?	Ja, wenn die: - Aktivierung der Spange zu stark ist (schlimmste Folge: Überdehnung der Nagelplatte ähnlich der Koilonychie mit Entzündungsreaktion des Nagelbettes) - Nagelveränderung falsch eingeschätzt wird (Diagnose) - Wachstumsstörung der Nagelplatte durch den ständigen Zug der Spange eine Onycholyse hervorruft - Nagelplatte in der palmaren Schicht durch die Hakenbiegung verletzt wird (Onychomykose)
Warum können Schmerzen nach dem Aufsetzen der Spange entstehen?	- Spangenhaken sind nicht parallel zum Spangenschenkel gebogen (Verletzungsmöglichkeit) - Spangenhaken sind zu lang (... schneiden ins Nagelbett) - Spange sitzt zu tief (z. B. kein ausreichender seitlicher freier Nagelrand) - Aktivierung zu stark - das Oberleder des Schuhs drückt auf eine zu dick aufgetragene Kunststoff-Fixierung der Spange
Warum kristallisiert der Kunststoff (für das Nagelmodell, zur Fixierung der Spange) nach dem Anrühren aus?	- Mischungsverhältnis von Kunststoff und Härterflüssigkeit nicht korrekt (Herstellerangaben beachten) - Flüssigkeit nicht vorgelegt (Pulver in Flüssigkeit streuen) - die Kunststoffpartikel (Pulver) waren noch nicht ausreichend angelöst (durch die Härterflüssigkeit entsteht keine Auflösung des Pulvers)
Die Orthonyxie-Spange verursacht einen Druckschmerz auf der Nagelplatte.	- Fixierung ist zu dick aufgetragen - subungualer Clavus evtl. auch im Nagelfalz vorhanden - Schuh ist zu eng

Mir gelingt es nicht, für einen kleinen Nagel (2.–5. Zehe) eine Orthonyxie-Spange anzufertigen.	- Drahtstärke zu hoch (Empfehlung 0,3–0,4 mm) - ungeeignete Werkzeuge
Wie kann ich verhindern, dass sich die Fixierungen für die Orthonyxie-Spange zu schnell ablösen?	- Nagelplatte wurde vor dem Fixieren nicht angeraut - Nagelplatte vor Auftragen der Fixierung nicht entfettet/gereinigt - Kunststoff zur Fixierung kristallisierte nach dem Auftragen aus (lichthärtende Kunststoffe besitzen diesen Nachteil nicht) - zu intensiver Wasserkontakt der Nagelplatte (durch Duschen, Baden, Hyperhidrosis). Eine dadurch erweichte Nagelplatte sprengt den unelastischeren Kunststoff ab. Abhilfe: Lackieren der Nagelplatte im Anschluss an die Fixierung der Orthonyxie-Spange.
Beim Abflachen des Drahtes (Hämmern) entstehen Kerben im Draht.	- die Hammerfläche wird während der Drahtbearbeitung verkantet - die Unterlage (Amboss) ist nicht eben
Warum bricht der Draht beim Biegen des Hakens?	- durch die Bearbeitung des Metalls (Hämmern) nimmt seine Sprödigkeit zu. Die Stärke des Drahtes sollte durch das Flachklopfen (= Kalthärtung) nicht unter 0,15 mm liegen. - das Drahtende wurde mehrmals aufgebogen
Die Korrekturdauer ist zu lang.	- Aktivierung zu schwach (passiv aufgesetzt) - getragene Schuhweite widerspricht der Korrekturabsicht (Schuh ist zu eng) - falsche Einschätzung des Nagelproblems (stoffwechselbedingtes Einrollen der Nagelplatte wie beim Pincer Nail) - eingeschränktes bzw. kein Nagelwachstum vorhanden (meist systemisch bedingt)

Behandlungsaussicht

Durch die Mitkorrektur des Nagelbetts wird die Auflagefläche für die Nagelplatte stabilisiert. Sofern bislang nicht geklärte Stoffwechselstörungen vorliegen, die für das Einrollen des Nagels verantwortlich sind (Samman) oder ein permanenter seitlicher Schuhdruck vorhanden ist, wird in Einzelfällen für kurze Intervalle eine Nachkorrektur mit der vorhandenen Orthonyxie-Spange notwendig sein.

Eine unsachgemäße Fertigung der Orthonyxie-Spange sowie die falsche Aktivierung, Indikation und Fixierung können zu Schäden an der Nagelplatte und dem Nagelbett führen.

Vorteil der Spange

- individuell bestimmbare Kraftverteilung beider Schenkel der Spange
- keine mechanischen Schäden der Nagelplatte, des Nagelbetts und -falzes bei fachgerechter Anwendung der Methode
- schmerzlos
- keine Behinderung im Schuh
- Wiederverwendung der Spange in den Korrekturabschnitten
- im gesamten Korrekturzyklus ist in der Regel nur eine Spange notwendig

Eine Spange muss dann neu angefertigt werden, wenn die distale Breite der Nagelplatte um mehr als 5 mm zur proximalen Breite verschmälert oder verbreitert ist. Dies ist der Betrag der max. möglichen Breitenverstellung der Fraser-Orthonyxie-Spange mit Omega-Form nach Schneider.

Indikationen für die Orthonyxie-Spange

Pathologische Veränderungen der Nagelplatte, die die Nagelwölbung und Komplikationen nach falschem seitlichen Nagelschnitt in Form von Unguis incarnatus (eingewachsener Nagel), betreffen, sind Indikationen für eine Nagelkorrekturmaßnahme, da sie schmerzhafte Beschwerden verursachen können. Auch Nagelanomalien, die Callositasbildung nach sich ziehen, indizieren eine Korrekturmaßnahme des Nagels.

Indikationen im Überblick:

- eingerollte Nagelplatte (Unguis convolutus) und die damit verbundenen schmerzhaften Verhornungen des Nagelfalzes
- Pincer Nail (Zangennagel)
- Clavi (Hühneraugen) im Nagelfalz
- zur Nachbehandlung des eingewachsenen Nagels (Unguis incarnatus), um Rezidive zu vermeiden

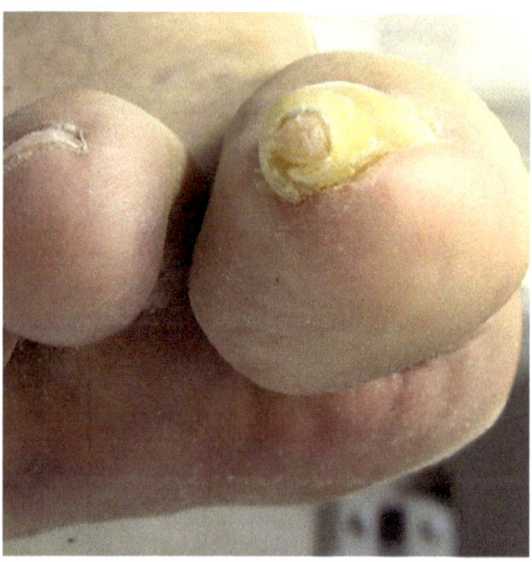

Abb. 2.67: Pincer Nail

Wenn die Nagelplatte eine geringfügige Onycholyse bzw. eine Onychomykose aufweist, sollte nicht mehr als 1/5 der Nagelplatte davon betroffen sein. Die Haken der Orthonyxie-Spange dürfen dann nicht diesen Bereich unterfangen. Grundsätzlich entscheidet in Zweifelsfällen die Priorität. Ist die Behebung der Schmerzen vorrangig oder nimmt man eine eventuell eintretende Verschlimmerung der Nagelerkrankung durch die Korrektur in Kauf? Das Maß für die Aktivierung der Orthonyxie-Spange sollte bei der partiell auftretenden Onycholyse bzw. Onychomykose so gering wie möglich (<1 Hakenbreite) sein.

Der Patient ist vor der Orthonyxie-Behandlung über diese möglichen weiteren Schäden am Nagel und einen evtl. längeren Therapieverlauf aufzuklären.

Kontraindikationen

- Onycholyse (Befall von mehr als 1/5 der Nagelplatte in Abhängigkeit von der Lokalisation)
- Onychomykose (Befall von mehr als 1/5 der Nagelplatte in Abhängigkeit von der Lokalisation)
- Stillstand des Nagelwachstums
- periphere arterielle Verschlusskrankheit in Verbindung mit dem Stillstand des Nagelwachstums
- Onychorrhexis
- Querfurchung der Nagelplatte (Beau-Reil'sche Querfurchen)
- Pachyonychie
- Onychogryposis
- Nagelveränderungen, die die Substanz instabil bzw. bröckelig machen, wie Psoriasis oder Onychoschisis

2.1.22 Prinzip der bilateralen Orthonyxie-Spange nach Fraser

Bei der Orthonyxie-Spange nach Fraser sind zu gleichen Teilen:

- Hebelkräfte und
- elastische Kräfte

wirksam.

Hebelkräfte

Um die Zusammenhänge der Kräfteverhältnisse einer Orthonyxie-Spange erklären zu können, greife ich auf ein einfaches Beispiel zurück.

Die Kraftwirkung einer Spange hängt u. a. von ihrer Schenkellänge ab. Durch die Wahl des Auflagepunkts der Schlaufe

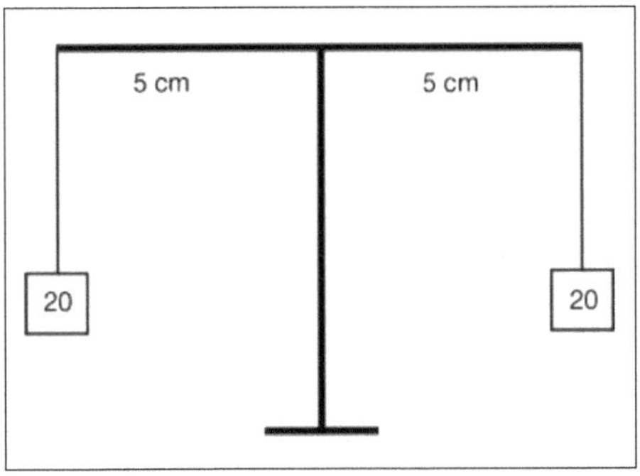

Abb. 2.68: Balken mit gleich langen Kraftarmen

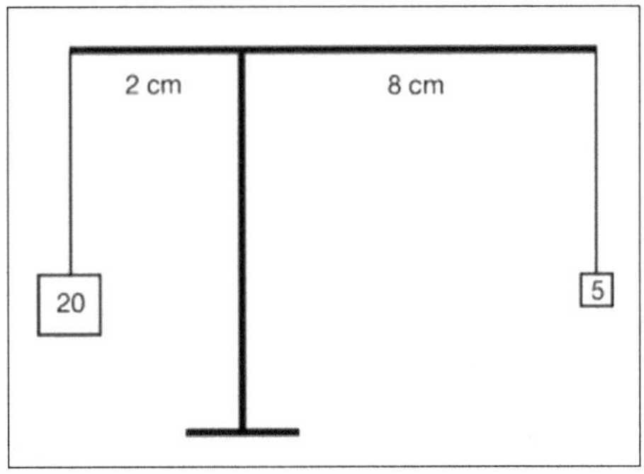

Abb. 2.69: Wäge-Balken mit unterschiedlich langen Kraftarmen

(Nullpunkt) können sich die Schenkellängen verändern und ein anderes Kräfteverhältnis schaffen. Die physikalischen Bedingungen hierzu sind mit einem Balken vergleichbar, dessen Auflagepunkt dem Sitz der Spangenschlaufe entspricht (= Nullpunkt der Schlaufe).

Der Zustand des Gleichgewichts ist dann erreicht, wenn der Balken in seinem Mittelpunkt aufliegt. Er teilt ihn in zwei gleich große Kraftarme. Das Gleichgewicht wird auch dann nicht verändert, wenn zwei gleich große Gewichte jeweils an den Enden des Balkens angebracht werden (Abb. 2.68).

Die mathematische Gleichung hierfür lautet:

$$L1 \cdot B1 = L2 \cdot B2$$

Zeichenerklärung:
L1/L2 = Länge der Kraftarme
B1/B2 = Belastung

Wenn die Länge L1 und L2 = 5 cm und die Belastung B1 und B2 = 20 g Gewicht betragen, ist das Resultat auf jeder Seite 100 g/cm. Es herrscht Gleichgewicht.*

$$5\ \text{cm} \cdot 20\ \text{g} = 5\ \text{cm} \cdot 20\ \text{g}$$
$$100\ \text{g/cm} = 100\ \text{g/cm}$$

Verschiebt man den Auflagepunkt des Balkens, werden die Kraftarme in der Länge unterschiedlich. Das Gleichgewicht ist nur dann vorhanden, wenn auf der Seite mit dem kurzen Kraftarm mehr Gewicht aufliegt (Abb. 2.69).

Die Länge L1 beträgt in diesem Beispiel = 2 cm und von L2 = 8 cm, das Gewicht von B1 = 20 g und von B2 = 5 g.
In die zuvor genannte mathematische Gleichung eingesetzt, ergibt es folgendes Resultat:

$$2\ \text{cm} \cdot 20\ \text{g} = 8\ \text{cm} \cdot 5\ \text{g}$$
$$40\ \text{g/cm} = 40\ \text{g/cm}$$

Das Produkt aus dem Gewicht und der Länge des Kraftarms wird auch als Drehmoment bezeichnet. Es bleibt bei den genannten Beispielen unverändert. Trotz unterschiedlicher Kraftarmlängen und Gewichte herrscht ebenfalls Gleichgewicht.

Hieraus leitet sich der physikalische Grundsatz ab:

Das Gewicht (die Kraft) ist umgekehrt proportional (verhältnisgleich) der Länge der Kraftarme.

Bei dem Draht der Orthonyxie-Spange besitzt ein kurzer Schenkel ebenfalls gro-

* Zum besseren Verständnis der Beispiele ist die Kraft nicht nach der neuen SI-Einheit: Newton (N) benannt (siehe: Physik). Danach ist 1 N die Kraft, die einem 1 kg schweren Körper die Beschleunigung von 1 m/s^2 erteilt (1 N = 1 kg m/s^2). Für die Umrechnung hat die Masse von 1 kg die Kraft von 9,81 N, die Masse von 1 g = 0,00981 N (0,01 N = 1 cN (centi Newton).

ße Kraftwirkung und ein langer Schenkel kleine Kraftwirkung. Ein Beispiel hierzu ist ein Stück federharter Stahldraht, der an einer Seite fest eingespannt wird. Man kann ihn je nach Kraftanwendung (z. B. Druck auf das Drahtende) mehr oder weniger beugen. Je weiter man die Kraft vom Ende des Drahts zum Fixierungspunkt hin einwirken lässt, desto größer wird der Gegendruck. Druck und Gegendruck sind gleichgroße Kräfte. Bei diesem Versuch darf allerdings die Elastizitätsgrenze des federharten Drahts nicht überschritten werden. Er geht sonst nicht mehr in seine ursprüngliche Form zurück.

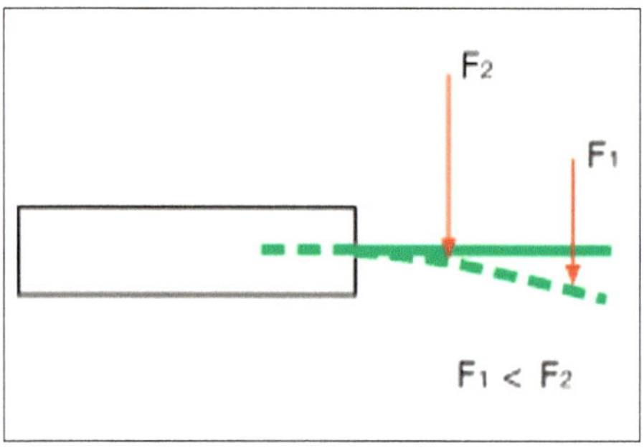

Abb. 2.70: Einseitig eingespannter Draht

Auf die Verhältnisse bei einer Orthonyxie-Spange übertragen, zeigt sich das gleiche Bild.

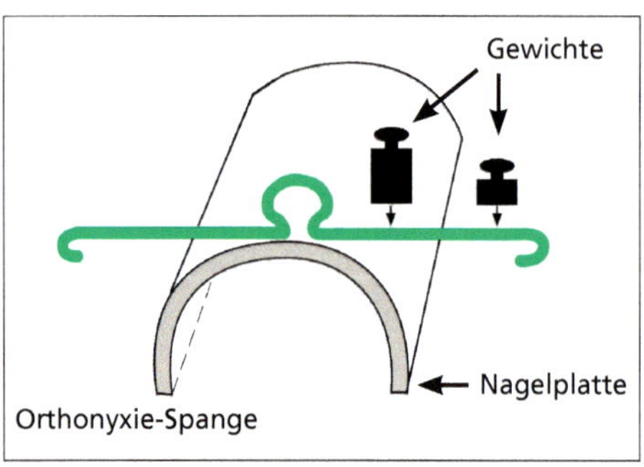

Abb. 2.71: Gekrümmte Nagelplatte mit der Kraftwirkung des Drahts in Bezug zur Länge des Spangenschenkels (dargestellt durch Gewichte)

Diese Bedingungen (Kraftwirkung in Bezug zur Länge des Spangenschenkels) entsprechen dem Hebelgesetz.

Elastische Kräfte

Jeder feste Stoff besitzt eine ihm eigene Elastizität. Am Beispiel des Balkens wird man je nach Materialdicke, -art und -länge eine Biegung um den Mittelpunkt feststellen, die umso deutlicher wird, je mehr Kraft auf seine Enden einwirkt.

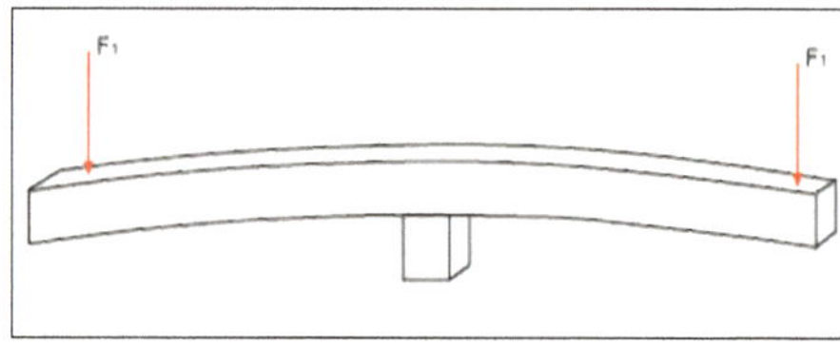

Abb. 2.72: Durch Gewichte/Kraft gebogener Balken (Auflage im Mittelpunkt)

Dieser Vorgang ist reversibel (rückgängig zu machen), wenn die Kraft aufgehoben wird.

Die Elastizität erklärt man mit einer Kraft, welche das Material seiner Deformation entgegensetzt. Die Kraft (Kohäsionskraft) entsteht durch Atomgruppen (Moleküle), die, in regelmäßigen Abständen angeordnet, ein ausgeglichenes elektrisches Potenzial bilden. Verändert man durch das Biegen des Materials die Abstände und Lage der Moleküle, ist dazu „Arbeit" erforderlich. Wenn sie nur gegen das zwischen den Molekülen vorhandene elektrische Potenzial wirkt, kann die Deformation rückgängig gemacht werden. Die Moleküle gehen wieder in ihre Ausgangslage zurück. Dieser Vorgang bleibt reversibel, solange die Elastizitätsgrenze des Stoffs nicht überschritten wird.

Diese Grenze ist dann erreicht, wenn die Kraft über einen Höchstwert gesteigert wird, der die Moleküle nicht mehr in ihre Ausgangslage zurückkehren lässt. Sie haben danach einen neuen Gleichgewichtszustand gefunden.

Unterhalb der Elastizitätsgrenze wird die zur Deformation benötigte „Arbeit" als elastische potenzielle Energie im Material gespeichert. Es entsteht keine Wärme. Bei dem Überschreiten der Elastizitätsgrenze wird diese zuvor gespeicherte potenzielle Energie in Form von Wärme freigesetzt (elastische Hysterese).

Steigert man die äußere Kraft weiter, reichen die Kohäsionskräfte der Moleküle nicht mehr aus. Ihr Zusammenhalt wird überwunden, wodurch das Material seine Zerreißgrenze überschritten hat (die zum Reißen des Stoffs erforderliche Kraft ist sehr viel kleiner als die Kohäsionskräfte der Moleküle).

Bei der Orthonyxie-Spange ist die Elastizität des hierzu verwendeten federharten Materials vorgegeben und gewollt. Solange seine Elastizitätsgrenze nicht überschritten wird, kann die Spange der Nagelkrümmung angepasst werden.

Durch die Aktivierung der Spange wirken ihre elastischen Rückführungskräfte auf die Nagelplatte ein. Um ihre transversale Krümmung zu beeinflussen, müssen deshalb diese Kräfte immer größer sein, als die Gegenkräfte der Nagelplatte. Die seitlichen Nagelränder erfahren dadurch einen nach Aufwärts gerichteten Zug (= Aktivierung).

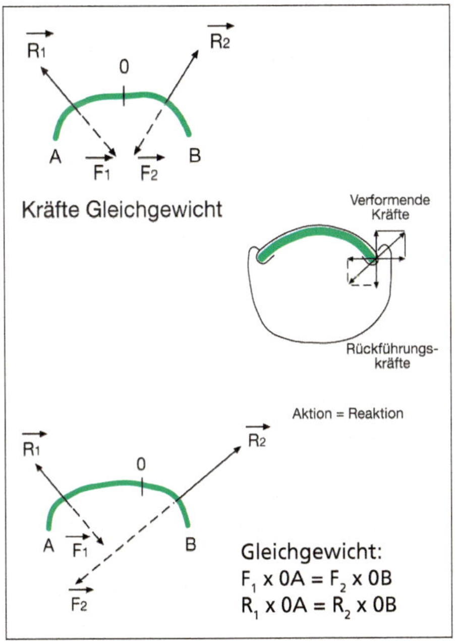

Abb. 2.73: Darstellung der Kraftwirkung (Kraftlinien) durch Vektoren

Im weiteren Korrekturverlauf stellt sich zwischen Orthonyxie-Spange und Nagelplatte allmählich ein Gleichgewicht ein. Der gesamte Spangenschenkel darf deshalb nicht verklebt werden, damit die Rückführungskräfte des elastischen Drahts vollständig ausgenutzt werden können.

Da die Nagelplatte fest auf dem Hyponychium haftet, ist mit dem stetigen Zug der Spange in die entgegensetzte Richtung der Nagelkrümmung auch die Korrektur des Nagelbetts verbunden. Durch das Nachwachsen des Nagels gleicht sich das darunterliegende Bindegewebe langsam der neuen Form an.

Tabelle 2.8: Zusammenfassung der an der Orthonyxie-Spange beteiligten physikalischen Gesetzmäßigkeiten:

Bezeichnung	Angewandtes physikalisches Gesetz
Kraftwirkung durch die Länge der Spangenschenkel	Hebelkraft
Rückstellkräfte des federharten Drahtes durch Aktivieren der Spange	Elastizität

Berechnung der Kraftwirkung eines Spangenschenkels in Bezug zu seiner Aktivierung

Zur Berechnung der Kraft, die bei einer Aktivierung der Orthonyxie-Spange die Nagelplatte anhebt, gilt folgende mathematische Gleichung:

$$F = \frac{Y \cdot 3 \cdot E \cdot I}{L^3}$$

Erklärung der Formelzeichen:
F = Kraft (Force)
Y = Aktivierung in mm
E = Elastizitätsmodul
I = Flächenträgheitsmoment
L = Schenkellänge in mm

Das Elastizitätsmodul beträgt für Cr/Ni-Stahl

E = 19.500 kg/mm^2 (Firmenangabe)

Für kreisförmige Drahtquerschnitte kann das Flächenträgheitsmoment (I) mit der Formel:

$$I = \frac{\pi \cdot R^4}{4}$$

berechnet werden.

Erklärung der Formelzeichen für I:
π = Kreiskonstante (≈ 3,14)
R = Radius (Halbmesser eines Kreises)
(Für den Drahtquerschnitt von 0,5 mm beträgt der Radius 0,25 mm.)

Beispiel für die Berechnung des Flächenträgheitsmoments (I):

$$I = \frac{\pi \cdot R^4}{4}$$

$$I = \frac{3{,}14 \cdot (0{,}25\ \text{mm})^4}{4}$$

$$I = 3{,}07 \cdot 10^{-3}\ \text{mm}^4$$
$$I = 0{,}00307\ \text{mm}^4$$

Nachdem die Größe (I) für einen Drahtdurchmesser von 0,5 mm berechnet wurde, können die Werte in die Gleichung (F) eingesetzt werden.

Berechnungsbeispiel für die Gleichung (F):

$$F = \frac{Y \cdot 3 \cdot E \cdot I}{L^3}$$

$$F = \frac{1\ \text{mm} \cdot 3 \cdot 19.500\ \text{kg} \cdot 0{,}00307\ \text{mm}^4}{\text{mm}^2 \cdot 343\ \text{mm}^3}$$

$$F = \frac{179{,}595\ \text{kg}}{343} = 0{,}5236006\ \text{kg}$$

$$F \approx 524\ \text{g}$$

Ergebnis:
Ein Draht mit dem Durchmesser von 0,5 mm und einer Aktivierung von 1 mm besitzt bei einer Schenkellänge von 7 mm eine Kraft (siehe Anmerkung unter Punkt 1.20.1) von ca. 524 g.

2.1.23 Statistik

Vergleichende Erfolgsstatistiken, zwischen den zu Beginn beschriebenen Nagelkorrekturmethoden und der uni- bzw. bilateralen Orthonyxie-Spange nach Fraser bestehen zurzeit nicht.

In den Jahren 1994 und 1999 sind jedoch Veröffentlichungen erschienen, welche die chirurgische Behandlung des Unguis incarnatus (eingewachsenen Nagels) der Spangenbehandlung gegenüberstellen.

Die niederländische Studie (H. van Oirschot, M. de Heus, H. van Mameren, 1994) vergleicht unterschiedliche operative Methoden mit der Orthonyxie-Spange nach Fraser (Tab. 2.9).

J. Harrer untersucht in seiner Dissertation (1999) die Behandlungsmöglichkeit des Unguis incarnatus mit der Keilresektion nach Emmert und der VHO-Osthold-Spange.

Die konservative (Orthonyxie-)Behandlung des Unguis incarnatus besteht zunächst aus einer unblutigen partiellen Resektion (Abtrennung) des eingewachsenen Nagelteils. Erst im Anschluss daran bringt die Orthonyxie-Spange den gewünschten Therapieerfolg und vermeidet Rezidive. Entfernt man die in den Falz wachsende Nagelspitze vorher nicht, ist keine Korrekturmethode in der Lage, ihr „Eindringen in das Fleisch“ (lat.: incarnare) zu verhindern. Ausgenommen hiervon sind leichte Fälle, bei denen der seitliche Nagelrand nicht exakt geradlinig verläuft und wenig entzündet ist.

Die niederländische Statistik zeigt Vorteile der Fraser-Orthonyxie-Spange gegenüber operativen Maßnahmen auf. Es sollte bei der objektiven Beurteilung einer konservativen Behandlungsmethode auch bemerkt werden, dass es Fälle gibt, die nur noch durch einen operativen Eingriff (z. B. Keilresektion nach Emmert) zu beheben sind. Hierzu zählen eingewachsene Teile des seitlichen Nagelrands, die zu weit proximal (in Richtung der Matrix)

Tabelle 2.9: Ergebnisse der niederländischen Studie (H. van Oirschot, M. de Heus, H. van Mameren, 1994) zur Behandlung des Unguis incarnatus (chirurgische Methode im Vergleich zur Orthonyxie-Spange nach Fraser)

Bezeichnung	**Ergebnisse mit chirurgischer Methode** (errechnet nach den Ergebnissen der chirurgischen Methoden*)	**Ergebnisse mit der Orthonyxie-Spange nach Fraser** (n = 85)
Arbeitsausfall	mind. drei Tage	Ø 0,1 Tage (= 97,4 % kein Ausfall)
Anzahl der Konsultationen	5 (ausgehend von der geringsten Anzahl)	9 (ausgehend von einem Jahr Tragezeit)
Belastbarkeit des Fußes im Konfektionsschuh nach der Maßnahme	keine Angabe	94,1 %
Rückfallquote	Ø 23,1 %	Ø 23,5 %
Schmerzlinderung	innerhalb 12 h 48 %	sofortige 34,4 %
Zufriedenheit	84 %	95,1 %

* Methoden • Phenolkauterisation nach Ross
• Keilexcision nach Winograd
• Schütte (mit partieller Matrixexcision)
• Anderson u. a. mit veränderter Phenolkauterisations-Technik

liegen. Sie sind mit den hierfür geeigneten Instrumenten nicht mehr unblutig abzutrennen.

Der niederländischen Statistik liegen 85 Orthonyxie-Spangen-Patienten (n = 85) zugrunde. Der Anteil der Frauen lag mit 78 % (n = 66) höher als der der Männer mit 22 % (n = 19). Das Durchschnittsalter der untersuchten Gruppe betrug 45 Jahre.

Die zweite Studie (Harrer) stellt bei den nach Emmert operierten Patienten eine deutlich höhere Schmerzbelastung als bei den durch die VHO-Osthold-Methode behandelten Patienten fest. In der Mobilität war die operierte Gruppe deutlich länger eingeschränkt als die mit der Spange therapierte. Das Ergebnis der Untersuchung fasse ich in Tabelle 2.10 (nächste Seite) zusammen.

Zur Ermittlung vergleichbarer Aussagen benutzte Harrer eine 100 mm lange Skala, auf der die Betroffenen den Grad der Schmerzempfindung (0 mm = keine Schmerzen/ 100 mm = sehr starke Schmerzen) bewerten konnten (Skalenwert). Die Schmerzintensität des Unguis incarnatus vor der Behandlung war für beide Patientengruppen nahezu gleich. Für die Emmert-OP-Gruppe wurde sie in Ruhelage im Durchschnitt mit 17,3 (mm) und bei der Spangengruppe im Durchschnitt mit 19,2 (mm) angegeben.

Die Werte einer 100-mm-Skala können statt eines Längenmaßes (mm) auch als Verhältniszahl (%) geschrieben werden (0% = keine Schmerzen/ 100 % = sehr starke Schmerzen). Mit ihr identifiziert sich ein Patient zur Beurteilung seiner Empfindungen eher als mit einer Angabe in mm. Der Aufbau der Skala ist denkbar einfach.

Beispiel einer 100-mm-Skala in %-Einteilung, auf der die Schmerzintensität vom Patienten gezeigt werden kann.

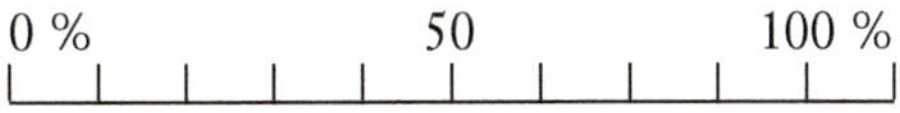

(Länge entspricht 100 mm)

Unter Belastung betrug die Schmerzintensität des Unguis incarnatus auf der Skala vor der Therapie bei der Emmert-

Tabelle 2.10: Gegenüberstellung der Therapieverfahren: Keilresektion nach Emmert und VHO-Osthold-Spange (J. Harrer)

Bezeichnung	**Ergebnisse der Keilresektion nach Emmert n = 20**	**Ergebnisse der VHO-Osthold-Spange n = 21**
Schmerzen nach der Maßnahme	49,9 (mm) (Skalenwert)	9,6 (mm) (Skalenwert)
schmerzbedingte Einschränkung der Belastbarkeit des Fußes im Konfektionsschuh (nach der Maßnahme)	3–56 Tage	0–7 Tage
Behandlungsdauer	8–49 Tage	1–216 Tage
Anzahl der Konsultationen	1–18	Ø 9
Rückfallquote	drei Patienten (15 %) (nachwachsender Nagelsporn /Entzündung)	vier Patienten (19 %) (Weiterbehandlung durch erneute Spangen-Therapie bzw. mediz. Fußbehandlung
Arbeitsausfall	Ø zwei Wochen n = 12	kein n = 8
volkswirtschaftliche Kosten bei berufstätigen Patienten (Therapiekosten und Kosten durch Arbeitsausfall)	Ø 1.712,83 EUR	Ø 289,90 EUR

OP-Gruppe im Durchschnitt 55,25 (entspricht 3–99 mm), bei der Spangen-Gruppe 42,43 (2–100 mm).

Die Untersuchung von J. Harrer macht deutlich, dass ein häufig vorkommendes Fußproblem, der Unguis incarnatus, durch konservative Behandlungsmethoden erfolgreich therapiert werden kann.

Resümee

Eingerollte und eingewachsene Zehennägel bereiten mitunter enorme Probleme, die sich von einem unangenehmen Druckgefühl bis hin zu entzündlichen Prozessen mit der Gefahr von Infektionen erstrecken und auch systemische Auswirkungen haben können. Hier gilt es, die Patienten präventiv zu zehenweitem Schuhwerk und möglichst geradem Nagelschnitt zu beraten und bei bestehenden Pathologien Abhilfe zu schaffen. Das Aufweichen der Haut durch exzessive Fußbäder ist zu vermeiden.

Podologie ist das Berufsbild mit der intensiven Ausbildung für Nagelkorrekturmaßnahmen über den Zeitraum von mindestens zwei Jahren, sodass neben der Theorie auch praktische Erfahrungen gesammelt werden können. Es ist wichtig, nachweisbare und ausrechenbare Kräfteverhältnisse am Nagel zu nutzen, um eine Therapie auszuführen, die auch unter den Gesichtspunkten der EbM (Evidenzbasierten Medizin) zu reproduzierbaren Ergebnissen führt. Die detaillierte Schilderung der Herstellungs- und Applikationstechniken unterstützt die Einschätzung jedes individuellen Falls und bereitet auch auf komplizierte Nägel vor.

Anmerkung: siehe dazu Abb. 1.16: Form eines fachgerecht geschnittenen Nagels unter „Grundsätze zur Pflege des diabetischen Fußes“

Prüfe Dein Wissen!

1. Was sind die Merkmale eines gesunden Nagels?
2. Wie heißt der podologische Fachausdruck für „eingerollter Zehennagel“? Wie heißt „eingewachsener Nagel“?
3. Welches sind die Indikationen und Kontraindikationen für eine Korrektur der Nagelwölbung?
4. Welche Schritte sind bei der Herstellung einer Orthonyxiespange nach Ross Fraser notwendig?
5. Was ist der Vorteil der „Frasertechnik“ besonders im Hinblick auf die Reproduzierbarkeit von Ergebnissen im Rahmen der EbM (Evidenzbasierten Medizin) gegenüber anderen Methoden?
6. Beschreibe mindestens drei Korrekturmöglichkeiten für die Nagelwölbung mit Vor- und Nachteilen!

Literatur:

Peter D. Samman, „Nagelerkrankungen“, Springer-Verlag, Heidelberg (1968)

„Orthonyxie“ – Arbeitsrichtlinien des ZFD, Selbstverlag (1979)

Günther Greppmayr, „Die Wege zur Orthonyxie“, Der Fuss, Ausgaben 11+12, 1967; Ausgaben 1–7, 1968

Hellmut Ruck „Das Buch der Fußpflege“ Verlag Hellmut Ruck, Neuenbürg (1990)

Rosemarie Sek, „Skript der IHBO Opleiding Podotherapie“, Eindhoven/Niederlande

Kaj Rasmussen, „Fysiske love i behandling af unguis incarnatus“, Nordisk Kongres i Helsingfors (9, 1977)

W. Bode, „Die Stufenwalze“, Der Fuss (Heft 6, 1982)

Jörg Harrer, „Therapie des Unguis incarnatus mit der VHO-Osthold-Spange – eine Alternative zur Emmert-Plastik?“, Inauguraldissertation zur Erlangung der Doktorwürde der Medizinischen Fakultät der Friedrich-Alexander-Universität, Erlangen/Nürnberg (März, 1999)

H. van Oirschot, M. de Heus, H. van Mameren, „Behandlung von eingewachsenen Zehennägeln“, Der Fuss (Heft 9, 1994)

Produktangaben der Fa. Scheu-Dental, Am Burgberg 20, 58642 Iserlohn

2.2 Nagelprothetik

Um den Folgen einer Verformung des Nagelbetts durch fehlende Nagelsubstanz entgegenzuwirken, hat Josef Greppmayr im Jahr 1953 eine spezielle Nagelprothetik entwickelt und zum Patent angemeldet.

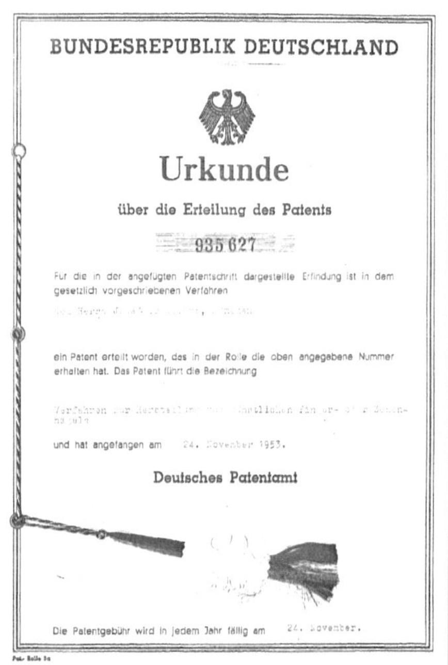
BUNDESREPUBLIK DEUTSCHLAND

Urkunde

über die Erteilung des Patents

935 627

Für die in der angefügten Patentschrift dargestellte Erfindung ist in dem gesetzlich vorgeschriebenen Verfahren

ein Patent erteilt worden, das in der Rolle die oben angegebene Nummer erhalten hat. Das Patent führt die Bezeichnung

und hat angefangen am 24. November 1953.

Deutsches Patentamt

Die Patentgebühr wird in jedem Jahr fällig am 24. November.

Abb. 2.74: Urkunde von J. Greppmayr über die Erteilung des Patents

Durch die Idee angeregt, sind in der Zwischenzeit auch andere Verfahren mit gleicher Absicht entstanden. Sie sind als brauchbare Alternativen anzusehen, erreichen jedoch nicht die Vielseitigkeit der Prothetik nach Greppmayr.

Unter Nagelprothetik wird der therapeutisch wirksame Ersatz nicht mehr vorhandener Bereiche der Nagelplatte verstanden.

Bei den Anwendungsmöglichkeiten unterscheidet man nach Greppmayr zwei Gruppen: die Nagelprothese als vorübergehende Maßnahme und die Versorgung von Dauerschäden.

Hierzu gibt es acht unterschiedliche Methoden:
- Aufgussverfahren (Greppmayr)
- Aufgussverfahren mit Rhodoid (Wintein)
- Plattenprothese (Greppmayr)
- Nagelprothetik durch Lichthärtung
- Impro-System (Erkodent-Verfahren)
- Nagelmasse (Gerlach)
- Unguisens-Verfahren
- Mit dem Pinsel auftragbare Kunststoffe

Das Nagelwachstum wird durch die genannten Verfahren nicht beeinträchtigt.

2.2.1 Aufgussverfahren (Greppmayr)

Das Aufgussverfahren eignet sich für alle oben genannten Anwendungsmöglichkeiten der Nagelprothetik. Als Material wird kaltpolymerisierender Kunststoff (Methacrylsäuremethylester) in Form eines Pulvers und einer Flüssigkeit (Härter) verwendet. Die meisten Pulver sind in drei verschiedenen Tönungen (rosa, opak, farblos) erhältlich, um Farbangleichungen an den Nagel zu ermöglichen. Das von J. Greppmayr für diese Methode angewendete und auch von ihm vertriebene Produkt Unguisan®-Pulver besteht seit 1997 aus einer je 1/3-Mischung der genannten Tönungen. Es lassen sich damit (in Verbindung mit der Unguisan®-Flüssigkeit) für die meisten Anwendungen sehr gute Ergebnisse erzielen.

Der Begriff „kaltpolymerisierend" bedeutet, dass der Kunststoff ohne Wärmezuführung aushärtet. Da mit der Polymerisation eine chemische Reaktion verbunden ist, kann eine leichte, nur kurz andauernde Wärmeentwicklung spürbar sein. Aus dem Methacrylsäuremethylester* entsteht der Polymethacrylsäuremethylester.

* Anmerkung:
Die oft verwendete Bezeichnung „Methylmethacrylat" ist unkorrekt, da es sich bei dieser Verbindung nicht um das Salz, sondern um den Ester der Methacrylsäure handelt.

Tabelle 2.11: Eigenschaften des Kunststoffes (Methacrylsäremethylester)

Verformbarkeit	Beeinflussung der Aushärtung	Schichtweiser Aufbau der Masse
in noch nicht ausgehärtetem (polymerisierten) Zustand, danach nur beschleifbar	verlangsamt: durch Kälte, zu viel Produkt-Flüssigkeit und zu wenig Produkt-Pulver, evtl. Abbruchreaktion beschleunigt: durch Wärme. Zu viel Wärme führt zur unvollständigen Polymerisation (Abbruchreaktion) beeinträchtigt: durch Verunreinigungen, zu viel Produkt-Pulver und zu wenig Produkt-Flüssigkeit evtl. unvollständige Polymerisation (Abbruchreaktion)	immer nur nach vollständiger Aushärtung des Kunststoffes

Für das Aufgussverfahren geeignete Produkte sind z. B. Unguisan®/Pulver und Flüssigkeit (Greppmayr), Paladur®/Pulver und Flüssigkeit (Heraeus Kulzer), Onycholit/Pulver und Flüssigkeit (Erkodent). Kaltpolymerisierende Kunststoffe besitzen im Allgemeinen die gleiche Verarbeitungsweise.

Verarbeitung des Kunststoffs

In einem Anrührgefäß (z. B. Dappenglas) wird die Flüssigkeit des Produkts vorgelegt und das Pulver zügig eingestreut, bis ein geringer Flüssigkeitsspiegel bestehen bleibt (dies entspricht einem Verhältnis von ca. fünf Teilen Flüssigkeit zu drei Teilen Pulver). Das Einstreuen des Pulvers in die Flüssigkeit lässt die zwischen den Pulverteilchen befindliche Luft leichter entweichen. Es ist so eine schnelle Benetzung der Pulverteilchen zu erzielen. Mit einem schmalen Spatel werden anschließend beide Komponenten 15–20 Sekunden vorsichtig vermischt. Wichtig ist eine möglichst zeitgleiche Durchfeuchtung des Pulvers mit der Flüssigkeit, da keine Lösung, sondern eine Quellung (Aktivierung) der Pulverteilchen entsteht. Als Aktivatoren werden meist organische Peroxide (z. B. Benzoylperoxid) verwendet. Sie leiten die Polymerisation ein.

Bei richtigem Mischungsverhältnis erhält man eine leicht viskose Masse, die sich vom Spatel noch abtropfen lässt (Konsistenz: tropfbarflüssig).

Um den Kunststoff auf der Nagelplatte gleichmäßiger verteilen zu können, ist der Spatel (oder ein anderes geeignetes Instrument) mit wenig Produkt-Flüssigkeit zu benetzen. Beginnt die Masse auszuhärten, sollte sie nicht mehr berührt oder modelliert werden. Nach der Aushärtung (ca. fünf Minuten) ist sie beschleifbar oder, als dünne Platte ausgegossen, zu schneiden. Ihre Elastizität ist sehr gering.

Um größere Mengen des Kunststoffs zu verarbeiten, empfiehlt sich ein schichtweises Auftragen. Es vermeidet eine zu hohe Wärmeentwicklung, welche die chemische Reaktion beschleunigt, evtl. zur Porenbildung oder zur Abbruchreaktion führen würde. Eine Abbruchreaktion beendet den Polymerisationsvorgang. Die Aushärtung ist dann unvollständig, wodurch die Kunststoffmasse porös wird und eine hellere Färbung annimmt. Jede Schicht muss deshalb vollständig ausgehärtet und erkaltet sein, bevor neue Kunststoffmasse darüber aufgetragen wird. Zur Verformung des Teiges in noch nicht ausgehärtetem Zustand eignet sich der zuvor genannte schmale Spatel oder ein durchsichtiger Zellglasfolien-Streifen.

Die durch Verdunstung der Härterflüssigkeit entstehenden Rückstände am Ausguss der Flasche können die Abbindung stören (= unvollständige Aushärtung). Den gleichen Effekt zeigen verunreinigte Spatel bzw. Gefäße, mit denen zuvor Silikonkautschuk verarbeitet wurde.

Gegenstände und Instrumente zum Anrühren des Kunststoffs sollten deshalb möglichst nur für den gleichen Zweck verwendet werden.

Die genannte Aushärtungszeit des Kunststoffs bezieht sich auf normale Zimmertemperatur (ca. 21 °C) und dem richtigen Mischungsverhältnis der Komponenten. Werden die Substanzen in kühlen Räumen gelagert, verlängert sich die Abbindezeit. Es entsteht unter Umständen ebenfalls eine Abbruchreaktion.

Die Produkt-Flüssigkeit (Härter) muss vor Zersetzung durch UV-Licht geschützt werden. Es empfiehlt sich deshalb (trotz brauner Flasche) die Aufbewahrung im Umkarton.

Verunreinigungen des Härters entstehen oft durch kleinste Pulvermengen des Produkts, die aus Unachtsamkeit in die Flüssigkeit gelangen (z. B. durch Verwechselung der Schraubverschlüsse). Hierdurch tritt ebenfalls der Verderb ein.

Methode

Der für die Prothetik vorgesehene Restnagel wird auf seiner Oberfläche so gefräst, dass alle brüchigen Teile entfernt sind. Mindestens ein Drittel des Nagels, von der gesamten ursprünglichen Nagelfläche berechnet, sollte zur Fixierung (Haftung) des Kunststoffs vorhanden sein (auf der Haut haftet er nur für kurze Zeit). Die Verhornungen des Nagelfalzes und, soweit vorhanden, im Bereich der distalen Zehenkuppe werden entfernt. Zur besseren Haftung der Prothetik entfettet man die Nagelplatte mit einem wasserfreien Lösungsmittel (z. B. Aceton, Benzin). Eine alkoholische Lösung (z. B. 70%iger Isopropanol) eignet sich nicht, da der Wasseranteil in diesem Gemisch die Nagelplatte anfeuchtet und die Verklebung beeinträchtigt. Bevor die Kunststoffmasse aufgetragen wird, **sind alle tief liegenden Stellen des Nagelbetts und -falzes mit einer Vlies-Tamponade (z. B. Copoline, Rhenafin ...) auszutamponieren.** Es soll verhindern, dass die flüssige Masse in Hohlräume bzw. Vertiefungen eindringt und nach dem Erhärten Druckstellen verursacht. Beachtet man diese Vorarbeit nicht, können hierdurch Schmerzen oder sogar Entzündungsreaktionen für den Patienten entstehen.

Die angerührte Kunststoffmasse wird auf der verbliebenen Nagelplatte und dem Nagelbett mit einem Spatel gleichmäßig verteilt. Um mit der Prothetik die ursprüngliche Form des Nagels zu modellieren, eignen sich die bereits erwähnten Hilfsmittel. Bei Verwendung des Zellglasfolien-Streifens sollte allerdings der Fehler vermieden werden, die Folie zu früh aufzulegen. Hierdurch würde die Masse über den proximalen Nagelwall herausgedrückt, wo sie nicht hingehört und nach dem Aushärten nur mühsam wieder entfernt werden kann. Die Zellglasfolie darf man erst dann einsetzen, wenn die Masse zäher geworden ist und der bereits vormodellierte Nagel mit leichtem Druck auf seine endgültige Form und gleichmäßige Stärke ausgezogen werden soll. Der Streifen wird dafür so über den hinteren Nagelwall gelegt, dass sich der Kunststoff an dieser Stelle nicht herausdrücken kann.

Nach der Aushärtung lässt sich die reißfeste Folie leicht von dem Kunstnagel ablösen. Sie ist nach Desinfektion und Reinigung wiederzuverwenden.

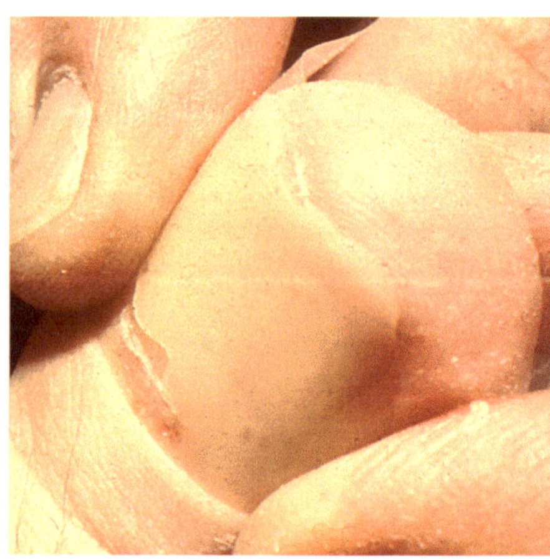

Abb. 2.75: Auflegen der Folie

Sind Unebenheiten der künstlichen Nagelplatte entstanden oder Formkorrekturen notwendig, beschleift man sie mit dem

Korundschleifer oder einem Nagelfräser. Die zum Schutz des Nagelbetts eingelegte Tamponade kann nach Fertigstellung der Prothese wieder herausgezogen werden.

Da der Kunststoff gegen Nagellack und Aceton unempfindlich ist, braucht der Patient auf das Lackieren seiner Nägel nicht zu verzichten.

Auf einer angerauten, entfetteten und zur Haftung des Kunststoffs ausreichenden Nagelfläche kann die Prothetik bis zu drei Monate halten. Feuchtigkeit (z. B. Hyperhidrosis) und häufiger Wasserkontakt beeinträchtigen die Haftfähigkeit des Kunststoffs auf der natürlichen Nagelplatte. Da sie transversal (in Querrichtung) leichter zu verformen ist als der härtere Kunststoff, sprengt sich eine zu dünn aufgetragene Prothese durch die Belastung im Schuh nach relativ kurzer Zeit ab. Die Mindeststärke des künstlichen Nagels darf deshalb 1 mm nicht unterschreiten. Eine zu dick aufgetragene Kunststoffmasse (> 2 mm) kann den Komfort im Schuh beeinträchtigen.

Wegen der fehlenden Elastizität sollte die Nagelprothese nicht mit der Zange, sondern nur durch Abschleifen mit einem Fräser/Schleifer (z. B. Nagelfräser, Korundschleifer ...) gekürzt werden.

Der durch das Nagelwachstum entstehende freie Raum zwischen Cuticula (Nageloberhäutchen) und künstlichem Nagel wird alle vier Wochen (oder nach Bedarf) erneut mit Unguisan oder Paladur aufgefüllt.

Ist nur ein kleiner Bereich der Nagelplatte durch das Aufgussverfahren zu ersetzen, spricht man von einer Teilergänzung. Sie wird dann angewendet, wenn z. B. ein Clavus unter der Nagelplatte entfernt oder ein Teil des seitlichen Nagelrands weggeschnitten worden ist.

Zur besseren Haftung des Kunststoffs gilt auch hier, dass immer ein Teil des bestehenden Nagels in die Maßnahme einbezogen sein muss.

Beispiele für die Indikationen des Aufgussverfahrens (Greppmayr)

- Ersatz der ganzen Nagelplatte

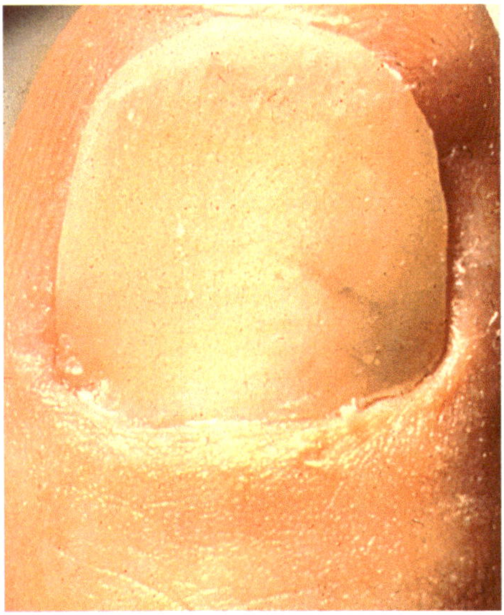

Abb. 2.76: Ersatz der ganzen Nagelplatte

- Ersatz fehlenden Nagels (z. B. nach Entfernung eines Clavus unter der Nagelplatte, um das Einschieben des Nagelbetts in die Entnahmestelle zu verhindern (Teilergänzung der Nagelplatte)

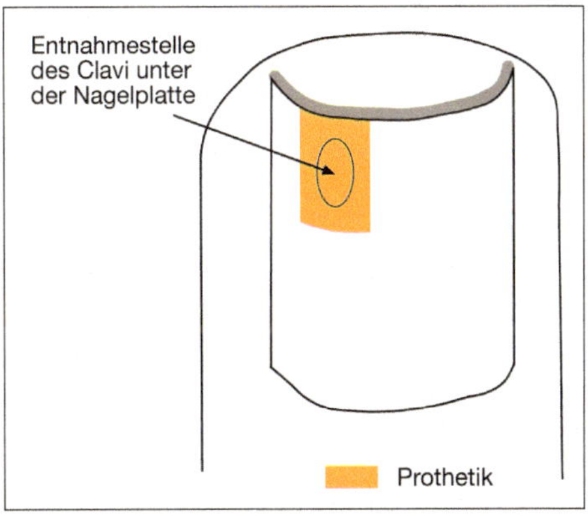

Abb. 2.77: Ersatz fehlenden Nagels (Teilergänzung der Nagelplatte)

- Erhaltung des Nagelbetts nach Resektion des seitlichen Nagelrands (Teilergänzung der Nagelplatte)

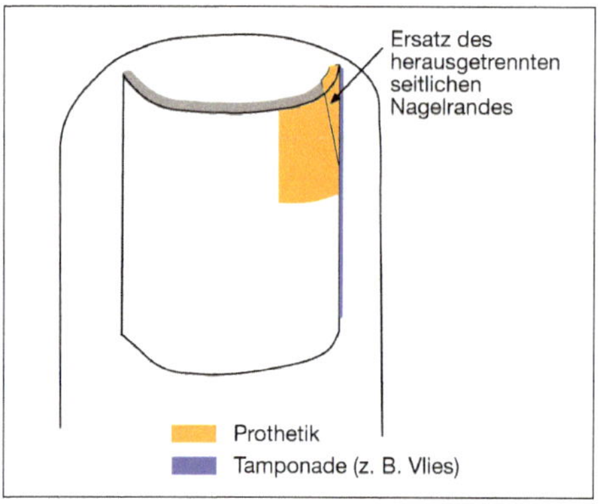

Abb. 2.78: Erhaltung des Nagelbetts nach Resektion des seitlichen Nagelrands (Teilergänzung)

- Korrektur des Nagelbetts, wenn bereits eine Verformung eingetreten ist

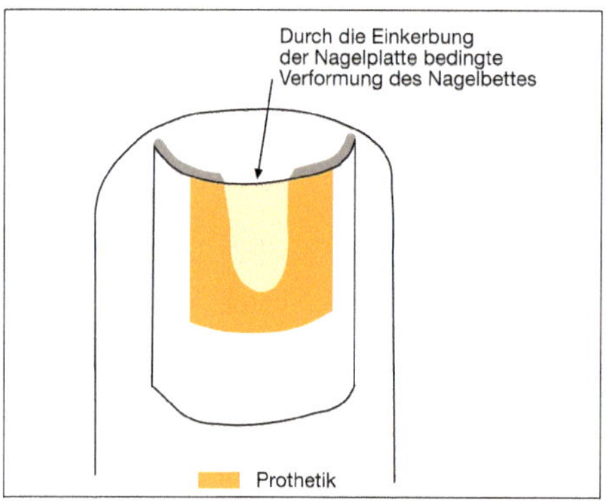

Abb. 2.79: Korrektur des Nagelbetts

- Reibungsschutz einer verhornenden, vorgewölbten Zehenkuppe (Teilergänzung)
- Ausgleich von Schäden des Nagels (z. B. Nagelbeißen, Onychorrhexis, Überdecken abgetragener mykotischer Nagelteile für einen begrenzten Zeitraum*, Onychoschisis, Psoriasis)
- zur Fixierung der Orthonyxie–Spange

Kontraindikationen

- Anonychie (genetisch bedingtes Fehlen der Nagelplatte)

*Anmerkung:
Eine Nagelprothetik bei vorhandener Onychomykose hat sich nach den bisherigen Beobachtungen nicht verschlimmernd auf die Erkrankung ausgewirkt.

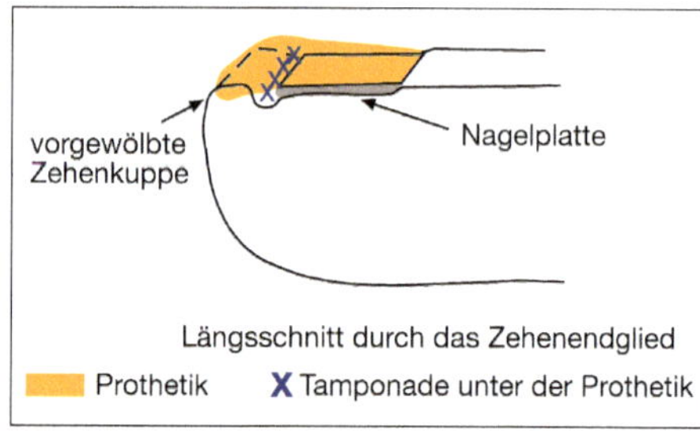

Abb. 2.80: Schutz einer vorgewölbten Zehenkuppe (Reibungsschutz)

- totale operative Nagelmatrixverödung
- Vorhandensein von weniger als einem Drittel der intakten sichtbaren Nagelplatte
- nässendes Granulationsgewebe des Nagelbetts
- Entzündungen des Nagelbetts
- ekzematöse Erkrankungen im Nagelbereich
- Verletzungen des Nagelbetts bzw. der von der Prothese überdeckten Stellen

2.2.2 Aufgussverfahren mit Rhodoid

Zur Korrektur eines nach distal zu schmal verformten Nagelbetts eignet sich auch eine von G. Wintein (Belgien) im Jahr 1981 demonstrierte Methode. Er verwendet hierzu das Aufgussverfahren (Teilprothese) in Verbindung mit einer ca. 0,5 mm starken, flexiblen Platte aus Zelluloseacetat (Rhodoid). Das Material ist durchsichtig und thermoplastisch verformbar.

Für die Prothetik schneidet man ein spitzwinkliges Dreieck aus der Platte zurecht. Die Länge muss ungefähr dem sichtbaren seitlichen Nagelrand entsprechen und noch ca. 10 mm über die Zehenkuppe hinausragen. Dies ist notwendig, um das Rhodoid später mit den Fingern halten und in die richtige Position bringen zu können.

Mit einem Korundschleifer werden die Kanten des ausgeschnittenen Dreiecks gebrochen und die Spitze wenig rund geschliffen. Anschließend knickt man die ungefähre Mittellinie des Dreiecks fest um einen Spatel.

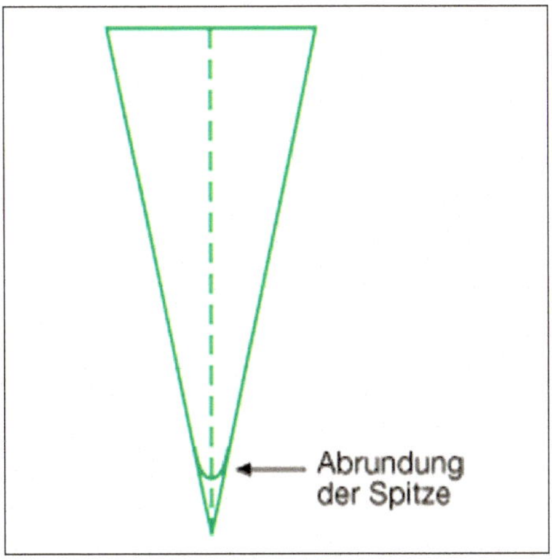

Abb. 2.81: Spitzwinkliges Dreieck mit Mittellinie/ Knick

Zur Korrektur des Nagelbetts wird der schmale Knick des Dreiecks unter den proximalen seitlichen Nagelrand geschoben. Die Spitze sollte etwas tiefer als die ursprüngliche Nagelbreite liegen. Der distale Teil der Schiene ist durch das vorstehende, mit den Fingern greifbare Rhodoid leicht nach außen gegen den seitlichen Nagelwall zu drücken. Hierdurch entsteht die beabsichtigte Verbreiterung des Nagelbetts.

Die Rhodoid-Schiene muss so lange in dieser Stellung gehalten werden, bis die zur Fixierung notwendige Kunststoffmasse (Pulver und Flüssigkeit) ausgehärtet ist. Sie überdeckt den auszufüllenden Bereich des Nagelbetts bis zur Schiene und einen Teil der Nagelplatte (Teilprothese).

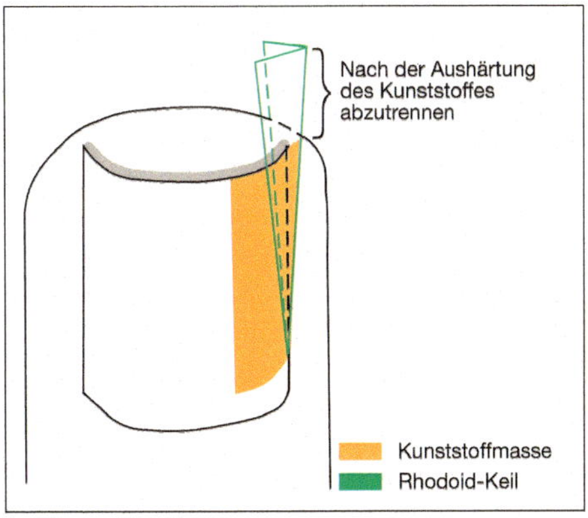

Abb. 2.82: Rhodoid-Prothetik

Nach der Polymerisation des Kunststoffs werden die überstehenden Kanten des Rhodoids abgeschliffen, sodass eine normale Nagelform entsteht. Der Nagelfalz ist anschließend mit geeigneten Mitteln (Copoline, Rhenafin, Smig ...) auszutamponieren.

Für die Korrektur des Nagelbetts gilt auch hier die Regel, dass kleine Korrekturschritte sinnvoller sind. Eine Überkorrektur des Nagelbetts ist mit diesem Verfahren möglich.

2.2.3 Plattenprothese (Greppmayr)

Bei der Plattenprothese wurde ursprünglich eine künstliche Nagelplatte vorgegossen. Dazu benutzte man zwei stärkere Plexiglasscheiben (Dicke: 5–10 mm) derselben Größe. Um einen gleichmäßigen Abstand der später aufeinanderliegenden Platten und eine nicht zu dicke künstliche Nagelplatte entstehen zu lassen, wurde eine der Plexiglasscheiben an beiden Längsseiten mit Leukoplaststreifen beklebt. Anstatt der Leukoplaststreifen ist auch ein Papierrahmen (Fa. Greppmayr) zu verwenden. Zur Herstellung der künstlichen Nagelplatte wird wenig Kunststoffmasse (z. B. Unguisan-Pulver und Flüssigkeit) blasenfrei angerührt, auf die Plexiglasscheibe mit den Leukoplaststreifen bzw. Papierrahmen nicht vollflächig aufgegossen und die zweite Plexiglasscheibe darübergelegt. Beide drückt man anschließend so zusammen, dass sich der Kunststoffbrei zwischen den Scheiben gleichmäßig verteilt.

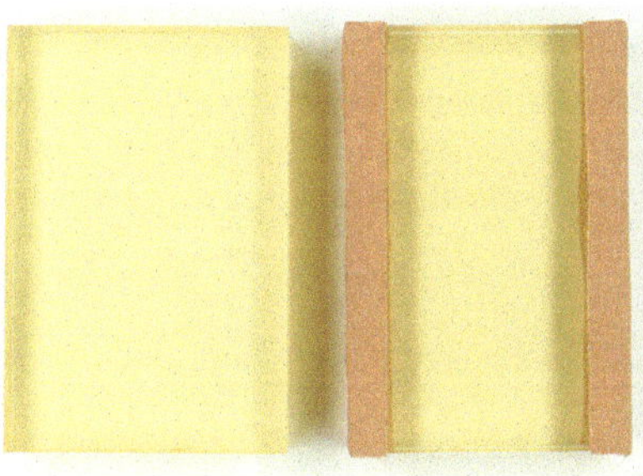

Abb. 2.83: Plexiglasplatten (Stärke: 5–10 mm). Die Leukoplaststreifen auf einer Platte (rechts) dienen als Rahmen/Abstandshalter

Nach dem Aushärten der Masse werden die Scheiben voneinander getrennt. Hierzu löst man die Scheiben mit einem Spatel an den Seiten voneinander ab, die von dem Pflasterstreifen nicht verschlossen sind.

Die auf einer Seite haftende künstliche Nagelplatte muss vom Plexiglas ebenfalls mit einem Spatel vorsichtig abgenommen werden.

Seit 1997 ist die eigene Herstellung einer Kunststoffplatte nicht mehr notwendig. Nach dieser Methode ist jetzt eine vorgefertigte transparente Platte (PG-190/ Fa. Greppmayr) erhältlich, aus der ca. 30 Plattenprothesen mit einer Schere herausgeschnitten werden können.

Aufsetzen der Plattenprothese

Die selbstgefertigte Kunststoffplatte schneidet man nur nach Erwärmung, z. B. über dem Horo-(Elektro-) Brenner oder Warmluftfön, mit einer Schere nach der ursprünglichen Nagelform entsprechend zurecht. Durch Erwärmung kann die künstliche Nagelplatte auch verformt und der transversalen Wölbung des Nagelbetts angepasst werden. Da das Material schnell erkaltet, ist dieser Ablauf eventuell mehrmals zu wiederholen.

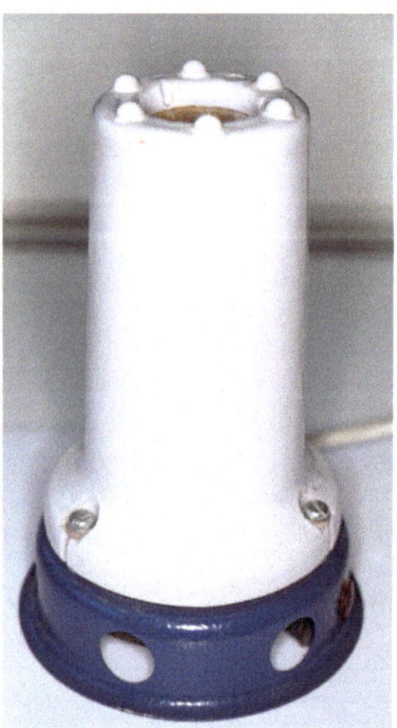

Abb. 2.84: Horo-Brenner

PG-190 hat gegenüber dem bisherigen Verfahren den Vorteil, dass es auch im kalten Zustand mithilfe einer Rundzange (aus der Orthonyxie) verformt werden kann.

Zur anschließenden Fixierung der Plattenprothese auf dem restlichen natürlichen Nagel eignet sich die gleiche Kunststoffmasse wie beim Aufgussverfahren. Sie wird auf dem Restnagel und dem Nagelbett verteilt. Die vorgeformte Prothese setzt man am proximalen Nagelwall steil an und drückt sie langsam zur Zehenkuppe hinunter. Der an den Seiten hervorquellende überschüssige Kunststoffbrei wird noch vor dem Erhärten mit einem Spatel abgenommen. Während dieser Zeit muss die künstliche Nagelplatte bis zur vollständigen Haftung mit den Fingern fixiert bleiben.

Die Prothese besitzt die gleiche Haltbarkeit. Es gelten dieselben Regeln für die Tamponierung tiefer liegender Stellen des Nagelbetts wie bei dem Aufgussverfahren.

Der Vorteil der Plattenprothese liegt in der Wiederverwendbarkeit. Wenn sie sich von dem Restnagel gelöst hat, schleift man von der Innenseite die Haftmasse weg. Anschließend wird der so aufbereitete künstliche Nagel nach dem gleichen Verfahren wieder aufgeklebt.

Indikationen für die Plattenprothese

- Ersatz eines Nagels
- Korrektur hochstehender Zehenkuppen (es ist hierbei empfehlenswert, die Zehenkuppe bis zur Aushärtung des Kunststoffes durch Druck niederzuhalten)
- Korrektur des distal verengten Nagelbetts, damit die ursprüngliche Breite des Nagels ungehindert vorwachsen kann

2.2.4 Nagelprothetik durch Lichthärtung

Für den Dentalbereich sind besondere Kunststoffe (chem.: Urethandimethacrylat) erhältlich, die mit sichtbarem Licht (450–550 nm) polymerisieren (aushärten). Sie eignen sich auch für die Nagelprothetik in der Fußbehandlung. Mit diesen Kunststoffen lassen sich die gleichen Anwendungen durchführen, wie sie bereits beim Aufgussverfahren (Greppmayr) beschrieben worden sind.

Als Grundmasse dient eine ca. 8 · 8 cm große weiche Kunststoffplatte (z. B. Triad rosé), welche mit einer Schere zugeschnitten werden kann.

Nach der Vorbereitung der Nagelplatte (analog der bereits beschriebenen Verfahren) trägt man den Triad-Haftvermittler (Methylmethacrylat) auf. Er muss mindestens zwei Minuten antrocknen, bevor das in der benötigten Größe ausgeschnittene Triad rosé auf die verbliebene Nagelplatte (z. B. bei der Teilprothese) gelegt wird. Anschließend ist zwei Minuten mit dem Triad-(Licht-)Gerät zu härten. Man kann nach jeder Aushärtung weitere Schichten übereinander auftragen.

Da der Kunststoff lichtempfindlich ist, darf er nicht zu lange dem Tageslicht ausgesetzt und nur in der dichten Originalverpackung aufbewahrt werden.

Der Haftvermittler sowie nicht polymerisiertes Triad Material verursachen bei längerem Hautkontakt Reizungen. Bei verletzter bzw. empfindlicher Haut des Anwenders sollten deshalb Schutzhandschuhe getragen werden.

Die Eigenschaften der ausgehärteten Masse entsprechen dem Kunststoff, der mit Härter und Flüssigkeit abbindet. Er ist beschleifbar, reißt und splittert nicht.

Es gelten die gleichen Grundsätze für die Tamponierung tiefer liegender Bereiche des Nagelfalzes und -bettes wie bei dem Aufgussverfahren (Greppmayr).

Bei einem ähnlichen Verfahren (Pedique, Fa. Wilde, Oestrich-Winkel) dient ein Gel in den Farben Opak oder Klar als Grundmasse. Sie wird mit einem schmalen Borstenpinsel auf die geschliffene und entfettete Nagelplatte aufgetragen. Ist das Einstreichen größerer Flächen des Nagelbetts notwendig, lässt sich das Gel mit dem gleichen Pinsel modellieren. Die anschließende Aushärtung des Gels mit einer dafür notwendigen UV-Lampe (400 nm) dauert zwei Minuten. Es lassen sich mehrere Schichten nach jeder Aushärtung auftragen. Durch die Polymerisation entsteht bei diesem Verfahren ein klebriger Film auf der Prothetik, der nur am Schluss der Maßnahme mit einem Zellstofftupfer (oder mit einem zum System erhältlichen „Cleaner“) entfernt wird. Die ausgehärtete Masse haftet sehr gut auf dem Nagel bzw. Restnagel. Man erhält mit dieser Methode eine elastischere Nagelprothetik bzw. -ergänzung als mit anderen Verfahren. Der künstliche Nagel ist beschleifbar, bruch- und reißfest.

Auch hier gelten die gleichen Grundsätze für die Tamponierung tiefer liegender Bereiche des Nagelfalzes und -betts wie bei dem Aufgussverfahren (Greppmayr).

Eine sehr viel schnellere Aushärtung von ca. 20 Sekunden erreicht das Unguisan® Blue Light Gel. Das System besteht aus einer schmalen, anwendungsfreundlichen Dosierspritze für das Gel und der batteriebetriebenen LED-Blaulicht-Lampe. Sie hat die Größe einer Taschenlampe, ist leicht zu transportieren und überall einsetzbar.

Das ausgehärtete Gel ist elastischer als die mit Pulver und Härter angerührten Kunststoffe. In der Orthonyxie sowie Nagelprothetik werden dadurch bessere Haftungseigenschaften auf der Unterfläche erreicht.

Seit längerer Zeit wird diese Methode auch im Dentalbereich genutzt.

Mit der Anschaffung der lichthärtenden Systeme sind höhere Kosten verbunden als mit der von Greppmayr angewandten Methode.

2.2.5 Impro-System (Erkodent-Verfahren)

Die Firma Erkodent hat ein einfaches Tiefziehverfahren entwickelt, mit dem eine exakt geformte Plattenprothese hergestellt wird. Es ist mit diesem • allerdings aufwendigen • Verfahren möglich, eine fehlende Nagelplatte zu ersetzen oder ein verformtes Nagelbett zu korrigieren. Anstatt der selbstgefertigten Kunststoffplatte (Greppmayr) benutzt das Impro-System eine thermoplastische harte Polyethylenterephthalat-Folie (Erkodur). Sie ist mit einem gleichbleibenden Durchmesser von 70 mm in den Stärken 0,6 mm, 0,8 mm und 1 mm erhältlich.

Für die Herstellung der Prothese benötigt man ein Gipsmodell, dessen Negativ mit den üblichen Abdruckmaterialien (z. B. Silikonkautschuk, Alginate) hergestellt wird. Das Modell des Nagels ist nach dem Aushärten des Gipses in noch feuchtem Zustand mit einem Messer oder Hartmetallfräser so zu bearbeiten, dass die Seiten und der distale Rand des Nagels frei liegen. Unebenheiten oder Lufteinschlüsse sind mit „breiig“ angerührtem Gips auszugleichen.

Um das Nagelbett zu korrigieren, muss das Modell mit dem Anteil des fehlenden Nagelbereichs zusätzlich mit Gips aufgebaut werden. Dafür bietet die Firma Erkodent einen besonderen Gips (Infra-Masse) an, welcher schnell aushärtet und sich anschließend gut bearbeiten lässt.

Für die Formung des künstlichen Nagels im Tiefziehverfahren sollte das Gipsmodell für beide Prothesenarten (Plattenprothese, Nagelbettkorrektur) eine ausreichende Dicke besitzen.

Wenn das Nagelmodell getrocknet ist, wird die Erkodur-Folie in den Folienhalter gelegt und über einem Heißluftföhn, dem Horo-(Elektro-) Brenner oder Ähnlichem, so lange erwärmt, bis sie sich leicht nach unten wölbt. Um die Verformbarkeit der Folie in diesem Moment auszunutzen, wird sie sofort über den Formtopf gelegt und das Gipsmodell mit der erweichten Folie kräftig in die plastische Masse des Topfs hineingedrückt.

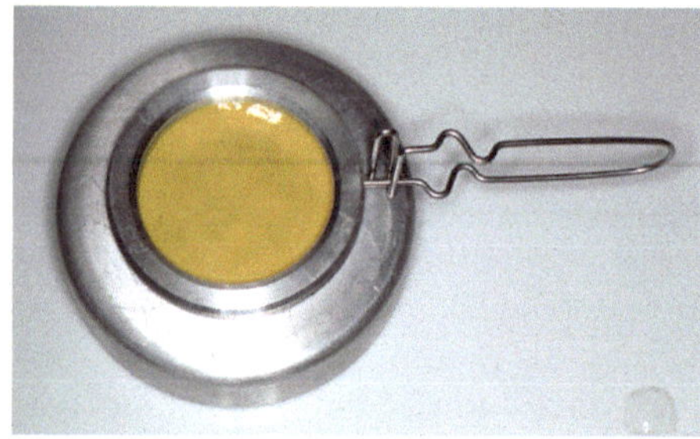

Abb. 2.85 a: Impro-System (Formtopf mit Folienhalter)

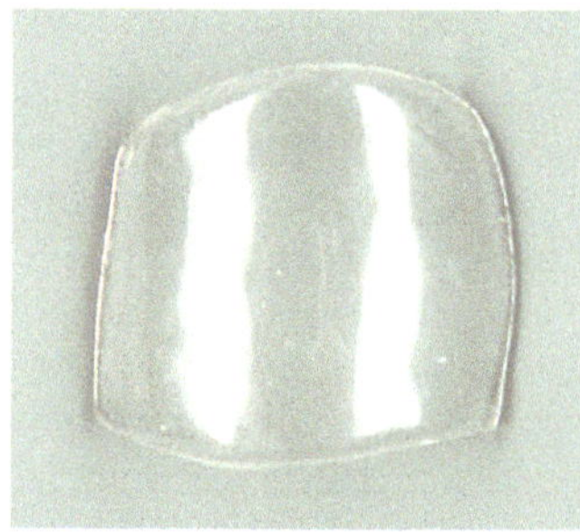

Abb. 2.85 b: Künstlicher Nagel aus Erkodur-Folie

Nach dem Erkalten der Erkodur-Folie kann das Positiv des Nagels mit einer Schere ausgeschnitten und an den Rändern mit einem Korundschleifer geglättet werden. Zum Befestigen der künstlichen Nagelplatte benutzt man die in der Nagelprothetik verwendeten Kunststoffe (Unguisan, Paladur, Onycholit).

Es gelten auch hier die gleichen Grundsätze für das Tamponieren tiefer liegender Bereiche des Nagelfalzes und -betts vor dem Verkleben der Prothese wie bei dem Aufgussverfahren (Greppmayr).

Einen höheren Komfort für die Verarbeitung der Erkodur-Folien bietet das von der Firma angebotene Improtherm-System. Es besteht aus einem Heizgerät mit Infrarotstrahler und einer größeren Tiefziehvorrichtung mit Formdeckel (Erkodur-Folien Ø 120 mm). Hiermit lassen sich auch andere Tiefzieharbeiten (z. B. Herstellung von Orthosen) durchführen.

2.2.6 Gehwol-Nagelmasse

Als Grundstoff dient Ethylzellulose, dem desinfizierende (fungizide) Wirkstoffe zugesetzt worden sind. Die Masse ist viskos und leicht rosa gefärbt. Sie ist als fertiges Produkt in Tuben erhältlich.

Entgegen den bereits beschriebenen Verfahren geschieht die Aushärtung der Gehwol-Nagelmasse nicht durch Polymerisation, sondern durch Verdunstung des Lösungsmittels.

Verarbeitung

Der noch vorhandene natürliche Nagel wird wie bei den bereits beschriebenen Methoden vorbereitet. Mit der spitz zulaufenden Tubenöffnung oder einem Spatel wird die Nagelmasse dünn auf Nagel bzw. Nagelbett so weit aufgetragen wie zur Teilergänzung notwendig ist (Bild 2.86 a).

In der Regel sind drei bis vier Schichten ausreichend, wobei die Masse nach jedem erneuten Einstreichen getrocknet sein muss (Trockenzeit jeweils ca. zwei Minuten).

Zwischenlagen mit einlagigem Vlies erhöhen die Festigkeit des damit geschaffenen künstlichen Nagels (Bild 2.86 b). Insgesamt wird jedoch nicht die Härte erreicht, wie sie mit Kunststoffen möglich ist.

Trägt man die Gehwol-Nagelmasse zu dick auf, entstehen Blasen innerhalb der Masse, da das Lösungsmittel (durch Körperwärme/Außenluft) in den unteren Schichten kaum mehr entweichen kann. Außerdem wird die Trockenzeit aus dem gleichen Grund extrem verlängert (bis zu 30 Minuten).

Nach dem Aushärten ist die Nagelmasse schneid- und schleifbar (Bild 2.86 c).

Der künstliche Nagel ist mit der konisch geformten Tubenöffnung, aus der nur wenig Masse austreten kann, leicht zu gestalten. Um die Öffnung nicht zu verschmieren, ist die Tube immer rechtwinklig zur Nageloberfläche zu halten. Mit einem nassen Spatel ist die noch nicht ausgehärtete Masse ebenfalls formbar.

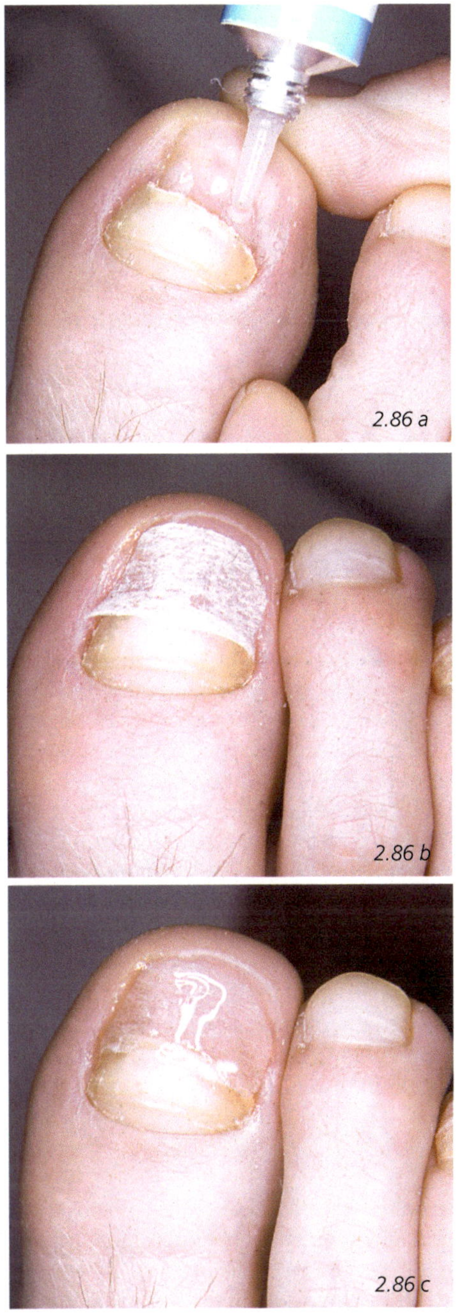

Abb. 2.86 a–c: Arbeitschritte für eine künstliche Nagelplatte mit Gehwol-Nagelmasse

Indikationen

- Teilergänzung der Nagelplatte
- Ausgleich von Schäden des Nagels (z. B. Nagelbeißen, Onychorrhexis, Überdecken mykotischer Nagelteile für einen begrenzten Zeitraum, Onychoschisis, Psoriasis)

Die Kontraindikationen entsprechen denen unter Punkt 2.1.4 genannten.

Neben der Verwendung für den künstlichen Nagel kann die Gehwol-Nagelmasse als Reibungsschutz für die Haut (Clavi) und den Nagelfalz (in Verbindung mit Copoline/Rhenafin) eingesetzt werden.

2.2.7 Unguisens-Verfahren

Das von J. Linzbach 1990 veröffentlichte Verfahren verwendet Acetatseiden-Gewebe in Verbindung mit Cyanacrylat-Kleber (Sekundenkleber), um Teile der natürlichen Nagelplatte zu ergänzen. Zuerst werden tiefer liegende Bereiche des Nagelbetts, wie bei anderen bereits geschilderten Methoden, austamponiert. Die Nagelplatte muss leicht angeraut, trocken und fettfrei sein (Bild 2.87 a). Für die Prothetik schneidet man ein Stück Acetatseiden-Gewebe etwas größer als den zu ersetzenden Teil des Nagels zu und legt es über die betreffende Stelle (Bild 2.87 b). Es empfiehlt sich, ein zweites, breiter zugeschnittenes Acetatseiden-Gewebe darüber zu fixieren, um die Prothese zu verstärken.

Anschließend ist der Cyanacrylat-Kleber vorsichtig mit einem schmalen Spatel über die gesamte Fläche der Acetatseide zu verteilen. Die Haut des Nagelwalls sollte dabei mit dem Kleber nicht in Berührung kommen. Durch das Tränken der Kunstseide mit der Flüssigkeit wird sie nahezu durchscheinend und erhält eine dem Nagel ähnliche Färbung (Bild 2.87 c). Sie bleibt auch nach der Aushärtung des Klebers erhalten.

Um die Unguisens-Prothetik der natürlichen Nagellänge anzugleichen, kann sie mit einer geeigneten Zange (z. B. Nagelzange, Eckenzange ...) gekürzt werden. Auch ein Beschleifen des so entstandenen künstlichen Nagels ist möglich.

Die Kontraindikationen entsprechen denen unter Punkt 2.1.4 genannten.

Abb. 2.87 a–c: Unguisens-Verfahren

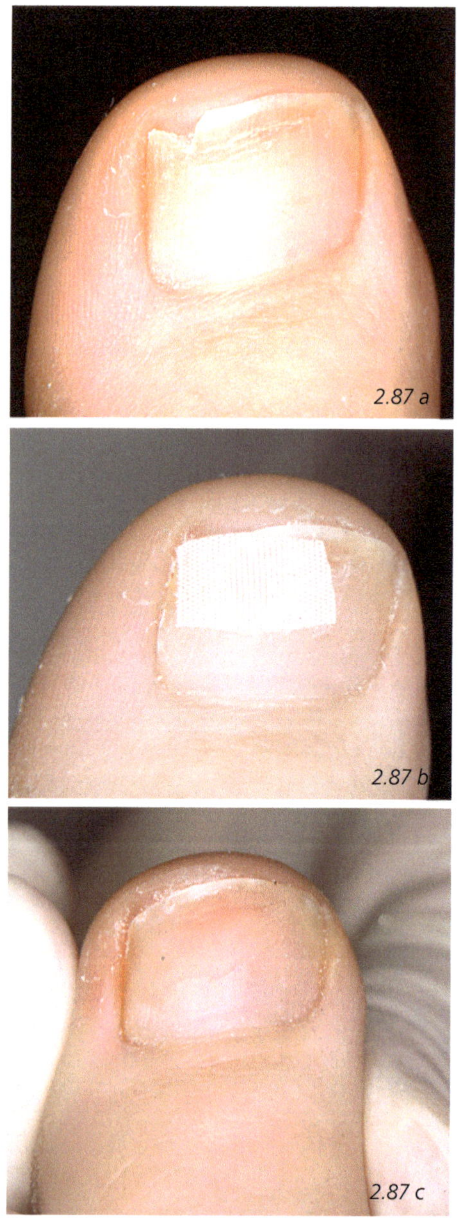

2.2.8 Mit dem Pinsel auftragbare Kunststoffe

Für kleinere, prothetisch zu versorgende Nagelflächen eignen sich Kunststoffe (z. B. American Nail), die mit einem Pinsel aufzutragen sind. Sie bestehen aus den gleichen Komponenten (Pulver und Flüssigkeit), wie sie unter dem Aufgussverfahren beschrieben sind.

Zuerst wird die Nagelplatte vorbereitet (leicht angeschliffen, entfettet) und mit einem Primer (Grundierung) dünn eingestrichen. Danach taucht man einen feinen Haarpinsel (Größe 2) in die Produkt-Flüssigkeit ein und nimmt damit anschließend das Kunststoff-Pulver aus dem Gefäß auf.

Das an dem feuchten Pinsel haftende Pulver wird durch das Verstreichen breiig und härtet aus.

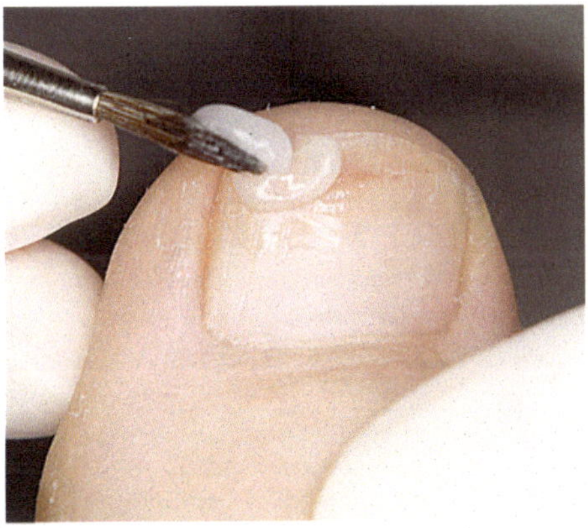

Abb. 2.88 a: Auftragen von American Nail

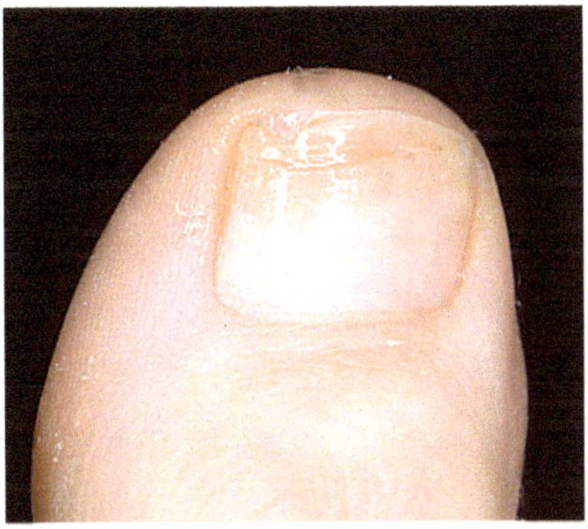

Abb. 2.88 b: Fertige Nagelergänzung

Indikationen

- Teilergänzung kleiner Bereiche der Nagelplatte
- Abdecken rauer Stellen auf der Nagelplatte (Onychorrhexis, Onychoschisis, Psoriasis ...)
- Fixierung der Orthonyxie-Spange

Die Kontraindikationen entsprechen denen unter Punkt 2.1.4 genannten.

Früheres Verfahren: zugeschnittene Guttaperchaplatte (ca. 0,5 mm stark), angelöst in Chloroform. Guttapercha ist ein gummiartiges, kautschukähnliches natürliches Material, das durch Trocknung und Koagulation aus Säften verschiedener Bäume und Sträuchern bestehen kann.

Literatur:

Josef Greppmayr, „Die Nagelprothetik", Der Fuss (Heft 10/1977)

Impro-System, Produktinformation Fa. Erkodent, Pfalzgrafenweiler (1985)

Erkodur, Produktinformation Fa. Erkodent, Pfalzgrafenweiler (1999)

Georg und Günter Eckle, „Die Nagelvollprothese – eine Technik, die begeistert", Der Fuss (Heft 4/1985)

Josef Linzbach, „Mit Unguisens einen Schritt weiter", Der Fuss (Heft 12/1990)

Pedique Information der Fa. Wilde GmbH, Rheingaustr. 19, 65375 Oestrich-Winkel

Caesar/Ernst, „Grundwissen für Zahntechniker", Bd. 2 – Die Nichtmetalle, Verlag Neuer Merkur, München (2006)

R. A. van Lith, „Varianten voor Onychoplastie", Zeitschrift der Belgischen Vereinigung der Podologen (1981)

Triad®-Produktinformation der Dentsply DeTrey GmbH, 78467 Konstanz (1999)

Andreas Greppmayr, „Sonderdruck Nagelprothetik, Anlage zur Gebrauchsanweisung", Greppmayr Footcare, Neuried, (April 1997)

de.wikipedia.org/wiki/Guttapercha

Tabelle 2.12: Zusammenfassung der Materialgrundlagen und Indikationen für die Nagelprothetik-Verfahren

Verfahren	Materialgrundlagen	Indikationen
Aufgussverfahren (Greppmayr)	Kunststoff (Pulver und Flüssigkeit)	• Ersatz der Nagelplatte • Teilergänzung der Nagelplatte • Korrektur einer hochgewölbten Zehenkuppe • Reibungsschutz (Zehenkuppe) • Schäden des Nagels (Nagelbeißen, Onychorrhexis, Onychomykose, Psoriasis ...) • zur Fixierung der Orthonyxie-Spange
Aufgussverfahren mit Rhodoid (G. Wintein, Belgien)	Kunststoff (Pulver und Flüssigkeit) und Rhodoid (Zelluloseacetat)	• Korrektur des distal verengten Nagelbettes
Plattenprothese (Greppmayr)	Kunststoff (Pulver und Flüssigkeit) oder in Verbindung mit PG-190 (Greppmayr)	• Ersatz der Nagelplatte • Korrektur einer hochgewölbten Zehenkuppe • Korrektur des distal verengten Nagelbettes
Nagelprothetik durch Lichthärtung (Dental-Verfahren)	Haftvermittler, Kunststoff (Platte) und Lichthärtegerät Unguisan® Blue Light Gel und Blaulicht	• Ersatz der Nagelplatte • Teilergänzung der Nagelplatte • Korrektur einer hochgewölbten Zehenkuppe • Reibungsschutz (Zehenkuppe) • Schäden des Nagels (Nagelbeißen, Onychorrhexis, Onychomykose, Psoriasis) • zur Fixierung der Orthonyxie-Spange
Impro-System (Erkodent-Verfahren)	Thermoplastische harte Polyethylenterephthalat-Folie und Kunststoff (Pulver und Flüssigkeit)	• Ersatz der Nagelplatte • Korrektur einer hochgewölbten Zehenkuppe • Korrektur des distal verengten Nagelbettes
Nagelmasse (Gerlach)	Acrylat-Klebemasse und einlagiges medizinisches Vlies (Copoline, Rhenafin)	• Teilergänzung der Nagelplatte • Schäden des Nagels (Onychorrhexis, Onychomykose, Psoriasis)
Unguisens-Verfahren	Acetatseiden-Pflaster und Cyanacrylat-Kleber	• Teilergänzung der Nagelplatte
Mit dem Pinsel auftragbare Kunststoffe	Primer und Kunststoff (Pulver und Flüssigkeit)	• kleinere Teilergänzungen der Nagelplatte • Schäden des Nagels (Onychorrhexis, Onychomykose, Psoriasis) • zur Fixierung der Orthonyxie-Spange

2.3 Druckentlastung und Reibungsschutz für den Fuß

(durch Materialart zeitlich begrenzte Hilfsmittel)

Clavi (Hühneraugen) und Callositas (Verhornungen) entstehen durch Reibung und der für die Stresseinwirkung erforderlichen Prädisposition (Veranlagung). Der Druck hat in diesem Zusammenhang lediglich Auswirkung auf die Intensität der Belastung. Beide Faktoren (Reibung und Prädisposition) müssen vorhanden sein, um die Abwehr der Haut auf diese Reize zu veranlassen. Diese Auswirkungen sind bei einer Entzündungsreaktion bzw. Ulcusbildung nur durch eine nahezu vollständige Abpolsterung (Entlastung) der betroffenen Stelle aufzuheben (zu kompensieren).

Die Absorption (Aufnahme) der Reibung allein kann ein flächenbedeckendes Material erfüllen, welches über der gereizten Stelle liegt. Diese Methode wird am häufigsten angewandt, um Reizungen der Haut zu kompensieren (auszugleichen).

Es wird deshalb unterschieden zwischen den Begriffen:

- Druckentlastung und
- Reibungsschutz

2.3.1 Druckentlastung

Hierunter versteht man eine mindestens (>) 2 mm starke Entlastung aus abpolsternden Materialien. Die Fertigung geschieht unmittelbar am Patienten, wobei einige Indikationen individuelle Polsterformen und Problemlösungen erfordern. Es bestehen deshalb keine Vorschriften, sondern lediglich Grundlagen, nach denen eine Entlastung herzustellen ist.

Eine **Druckentlastung** soll **Reibung** und **Druck** von der betroffenen Stelle **fernhalten**.

Sie ist durch das verwendete Material und die Fixierungsmöglichkeit (Befestigungsmöglichkeit) als **zeitlich begrenztes Hilfsmittel** zu verstehen. Falls die Wiederbestellzeit des Patienten nicht früher liegt, kann die Entlastung bis zu sieben Tage auf dem Fuß belassen werden. Danach ist zu kontrollieren, ob die Pflastermasse keine allergischen Reaktionen der Haut hervorgerufen hat. Auch hypoallergene Klebstoffe sind dazu in der Lage. Wegen der leichteren Fixierungsmöglichkeit und dem besseren Halt auf der Haut sind klebstoffbeschichtete Polstermaterialien trotzdem empfehlenswert. Sie isolieren gleichzeitig gegen allergisierende Be-

Tabelle 2.13: Auswahl einiger Materialarten, -stärken und -härten:

Material	Erhältliche Stärken	Härte
Latex-Schaumgummi Bild 2.89 a (mit angerauter Gewebekaschierung)	3–10 mm	weich-elastisch
Podiane impact (grün) Bild 2.89 b	1,6–3,2 mm	fest-elastisch (hohes Schockabsorptions-Verhalten*)
Woll-Filz (leicht gepresst) 100% Schafwolle Bild 2.89 c	2–10 mm	fest, wenig elastisch (hart nach längerer Belastungsphase)
Woll-Filz mit 30% Zellwolle (Newtype Felt)	5–10 mm	fest, wenig elastisch (hart nach kurzer Belastungsphase)
Pedilastik/ Silikon Bild 2.89 d	3–4 mm	fest-elastisch
Foam-O-Felt (Schaumgummi-Filz-Kombination) Bild 2.89 e	5 mm	weich-elastisch (geringere Komprimierbarkeit durch Filzanteil)
Galaxon/ Plastazote (thermoplastischer Kunststoff) Bild 2.89 f	3–12 mm	fest-elastisch

* Schockabsorption bedeutet in diesem Zusammenhang, dass das Material einen Teil der Kräfte aufnimmt, welche beim Bodenkontakt der Ferse auf den Rückfuß und der proximal davon liegenden Gelenke einwirken. Das Haupteinsatzgebiet des Materials (Podiane impact) ist deshalb der Fersenbereich, bei dem es vollflächig eingesetzt wird.

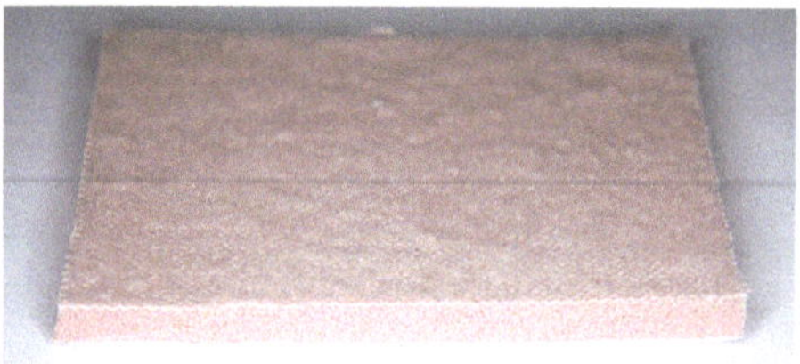

Abb. 2.89 a

Abb. 2.89 b

Abb. 2.89 c

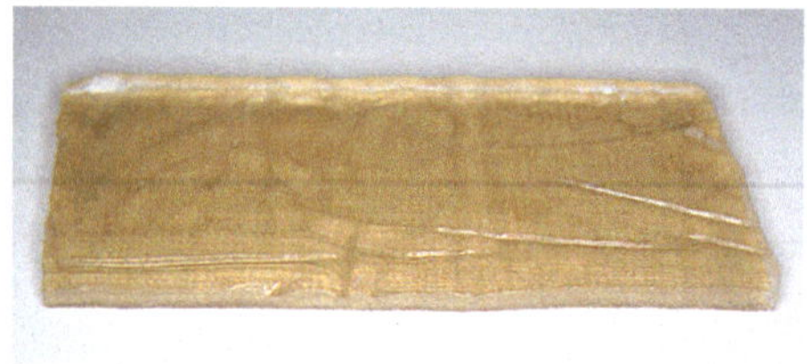

Abb. 2.89 d

Abb. 2.89 e

Abb. 2.89 f

standteile des Polstergrundstoffs (z. B. Latex) und können auf einfache Art übereinandergeklebt eine größere Stärke des Polsters erreichen. Man kann so einen kostenintensiven Vorrat evtl. kaum benutzter Materialstärken vermeiden.

Druckentlastungen gehören zu den symptomatischen Behandlungsmethoden. Sie beziehen sich, bis auf die funktionellen Entlastungen, ausschließlich auf den schmerzenden und abzupolsternden Bereich. Die Stärke des Polsters variiert je nach Deformierung (z. B. Prominenz des Zehenglieds) oder der beabsichtigten korrigierenden Wirkung.

Es kommen hierfür unterschiedlich weiche bzw. feste Materialarten in Frage. Ein weicheres Polster wird in der Regel besser vertragen als ein hartes. Ihre Auswahl nach Shore*-Härten ist wegen fehlender Angaben der Hersteller zurzeit noch nicht möglich.

* Shore-Härte = ein nach A. F. Shore benanntes dynamisches Härtetest-Verfahren (seit 1907).

Druckentlastung durch Einschränkung der Bewegung

Eine Entlastung, welche die Bewegung des Fußes während der Gangabwicklung einschränken soll, benötigt ein festes Polstermaterial (z. B. Wool-Felt/Woll-Filz). Dies empfiehlt sich für Entlastungsverbände bei einer:

- Metatarsitis (Vorfußentzündung)
- Fasciitis (Entzündung des bindegewebigen Anteils der Sehnen im Bereich der Ferse wie z. B. beim Fersensporn)
- oder plantaren/dorsalen Wundfläche.

Bei weichen Polstermaterialien ist diese Einschränkung der Bewegung nicht möglich, weil der Weg von der Ausgangsposition bis zum Bodenwiderstand länger ist als bei einem festeren Material. Folglich kann durch weiches Material die beabsichtigte Einschränkung der Bewegung nicht erzielt werden.

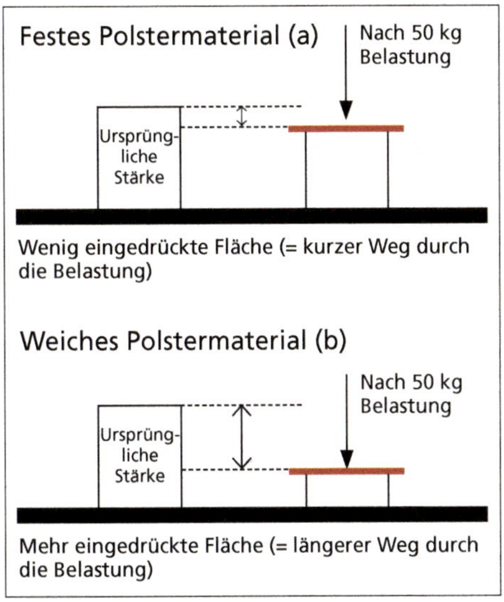

Abb. 2.90 a + b Beispiel für Druckentlastung

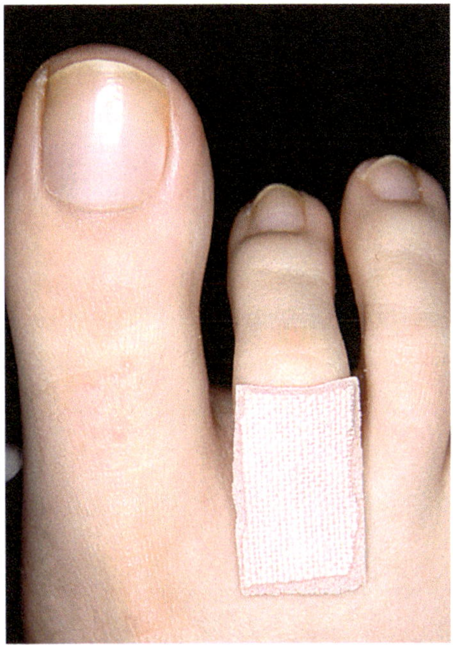

Abb. 2.91: Einfache rechteckige Polsterform zur Entlastung (Grundform)

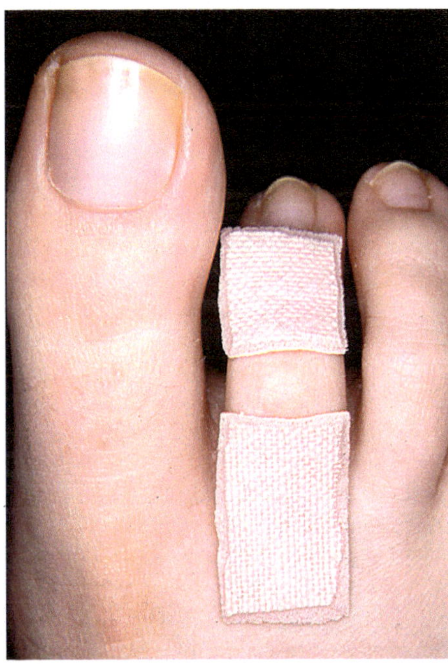

Abb. 2.92: Zweifache rechteckige Polsterform zur Entlastung

Grundformen einer Druckentlastung

Die Form und Stärke des Polsters erfolgen nach der Absicht, die mit der Entlastung erreicht werden soll. Eine häufig verwendete Grundform ist das Rechteck, welches nur an einem Ende abgeschrägt wird. Die höchste Erhebung des Polsters liegt unmittelbar hinter (proximal) der zu entlastenden Stelle (Verhornung, Clavi ...). Der Grund dafür ist, dass sich durch die Gangabwicklung die Belastung des Fußes von hinten nach vorne (proximal nach distal) aufbaut. Liegt das Polster ausschließlich vor (distal) der stressbelasteten Stelle, würde der Reiz zu spät abgefangen. Dies schließt nicht aus, dass in manchen Fällen zusätzlich distal eine Entlastung notwendig ist.

Falls das Polster zu weit von der zu entlastenden Stelle entfernt liegt, ist kein ausreichender Schutz gewährleistet. Um in diesem Fall die erforderliche Entlastung zu schaffen, müsste die Stärke des Materials größer sein. Hierdurch ist der Kompromiss mit dem Schuh mehr beeinträchtigt bzw. nicht mehr gegeben. Endet die höchste Fläche des Polsters unmittelbar auf dem Gelenkspalt, ist die Position ebenfalls falsch. Der intensive Druck auf den Gelenkspalt verursacht eine leichte Luxation (Ausrenkung) und damit Schmerzen.

Bei einem korrekten Sitz muss das am Fuß angebrachte Polster zusammengedrückt ein höheres Niveau besitzen als die zu schützende Stelle (Abb. 2.93).

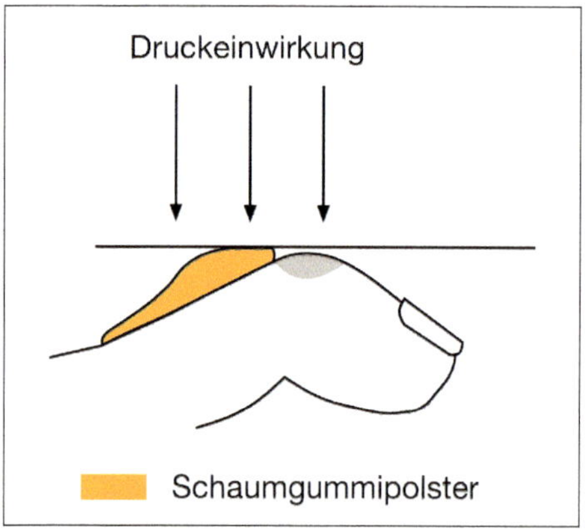

Abb. 2.93: Korrekte Polsterhöhe nach Druckeinwirkung

Mit einer dorsal, auf dem Zehenrücken, angebrachten Entlastung ist immer eine leichte Korrektur der Zehenstellung verbunden. Durch die Situation im Schuh drückt das Polster gegen die Phalanx der Zehe und bewirkt in Abhängigkeit zur Materialstärke eine Streckung.

Die gleiche Wirkung zeigt ein plantar, unterhalb der Zehe, fixiertes Polster zur Entlastung der Zehenkuppe (Apex).

Es ist daher vor der Maßnahme zu prüfen, inwieweit Gelenke und Sehnen eine Bewegung noch ermöglichen. Durch die Streckung einer gebeugten Zehe verändert sich seine Länge, wobei im Schuh dieser zusätzliche Platzbedarf vorhanden sein muss.

Die gleiche Voruntersuchung gilt für bewusst korrigierend angelegte Entlastungen, bei denen der Pflasterzug zusätzlich eine Streckung hervorrufen soll. Lässt man diese Grundsätze außer Acht, entstehen Schmerzen, die der Patient meist nicht in den ursächlichen Zusammenhang einer falschen Indikation für eine Druckentlastung bringt (der Clavus hat schon vorher geschmerzt und tut es immer noch!). Hierunter leidet die Compliance (Bereitschaft zur Mitarbeit) für alle weiteren Maßnahmen, die eine Beschwerdefreiheit erreichen können.

Soll eine Salbenpackung gleichzeitig als Druckentlastung angelegt werden (z. B. Okklusivverband mit keratolytisch wirkender Salbe), verwendet man festeres Material (Filz, Pedilastik). Es vermeidet das Herausquetschen des Medikaments aus dem Verband unter Belastung. Das für diesen Zweck zugeschnittene selbsthaftende Ringpolster ist geeignet, die Depotwirkung der Salbe zu erhalten.

Über einen längeren Zeitraum angewandt, besitzt ein Ringpolster den Nachteil, das darunterliegende Gewebe in die Aussparung des Materials hineinzudrücken. Bei einem Okklusivverband ist dieser Effekt zum Teil beabsichtigt. Für eine ausschließliche Verwendung als Druckentlastung kann man die bei dieser Polsterart entstehende Gewebsdeformierung vermeiden. Hierzu wird ein Pflasterstreifen (Leukoplast, Leukosilk, ...) direkt über die zu entlastende Stelle geklebt und erst danach das Ringpolster angebracht (Abb. 2.94). Wenn ein Therapeutikum (z. B. gegen einen entzündeten Clavus) aufgetragen wurde, lässt sich dieses Verfahren nicht mehr durchführen, weil die Salbe das Pflaster nicht durchdringt. Aufgrund des geschilderten Nachteils hat das Ringpolster in der heutigen Zeit bis auf wenige Anwendungen an Bedeutung verloren.

Weicheres Material (Schaumgummi, Galaxon ...) verfügt über eine höhere Elastizität und bessere Verteilung der Druckkräfte.

Dabei ist die Komprimierbarkeit (Zusammenpressbarkeit) des Stoffs zu berücksichtigen. Schaumstoffe (Moltopren, Tubi-Schlauch, Ligasano ...) schneiden hierbei schlechter ab, da ein großes Volumen notwendig ist, um ein Minimum an Entlastung zu schaffen.

Schaumstoffe in der vertretbaren Stärke (z. B. Tubi-Schläuche, Ligasano ...) füh-

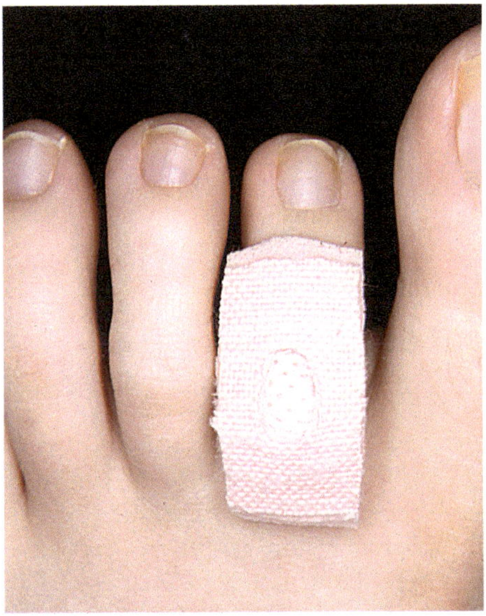

Abb. 2.94: Ringpolster mit unter der Aussparung liegendem Pflaster. Material: Schaumgummi (Gewebe kaschiert)

ren somit ein „Zwitter-Dasein" zwischen Druckentlastung und Reibungsschutz.

Thermoplastisch verformbare Kunststoffe (z. B. Galaxon/Plastazote) besitzen eine feste Elastizität. Ihre Erholfähigkeit nach einer intermittierenden (zeitlich abwechselnden) Druckverformung lässt aber schon nach relativ kurzer Belastungsdauer nach. Sie behalten das ursprüngliche Volumen nicht und drücken sich flach zusammen.

Jeder Podologe hat entsprechend seiner Praxiserfahrung und den Problemen, mit denen sie/er konfrontiert wurde, individuelle Entlastungstechniken entwickelt. Sie wurden von einer Generation zur anderen weitergegeben. Es lassen sich deshalb nicht alle Arten darstellen, welche im Lauf der Zeit erfolgreich angewendet wurden.

Nachfolgend sind weitere bewährte Grundformen abgebildet.

Beispiele weiterer Polstergrundformen

1. Druckentlastung (L–Form) für die fünfte Zehe. Der laterale Rand des Polsters schützt dabei vor seitlichem Druck (Abb. 2.95).

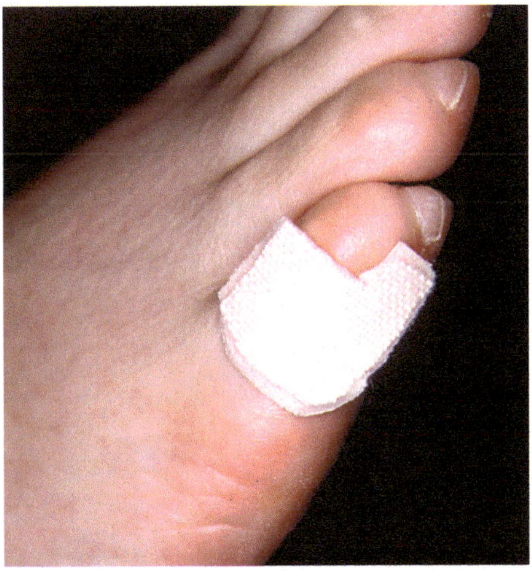

Abb. 2.95: Druckentlastung (L–Form) Material: Schaumgummi (Gewebe kaschiert)

2. Druckentlastungspolster (U–Form) für den plantaren Bereich des Fußes

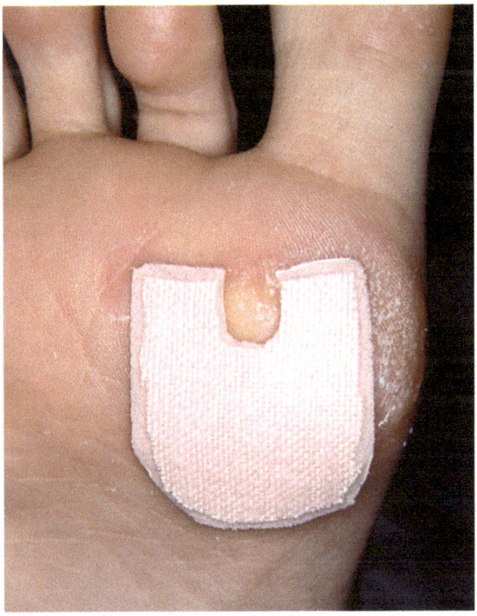

Abb. 2.96: Druckentlastungspolster (U–Form) Material: Schaumgummi (Gewebe kaschiert)

3. Zwischenzehenpolster (Abb. 2.97), z. B. für Clavus mollis zwischen den Zehen 4 und 5.

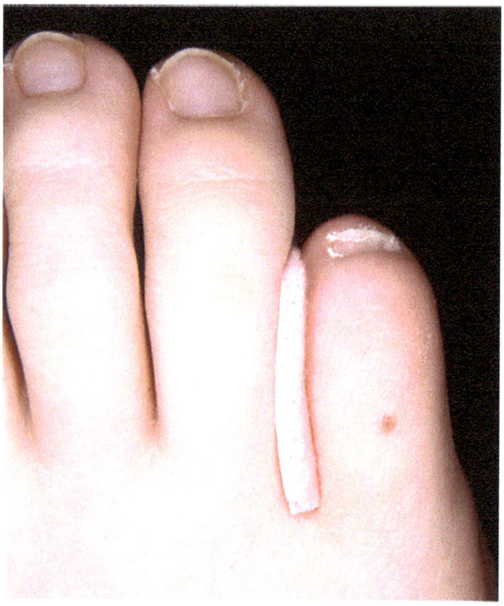

Abb. 2.97: Zwischenzehenpolster für die Zehen 4 und 5, Material: Schaumgummi (Gewebe kaschiert)

a b

Abb. 2.98: Form des Zwischenzehenpolsters
a = plantar liegende Seite am Fuß
b = dorsal liegende Seite am Fuß

4. Korrigierendes Zehenpolster (Abb. 2.99) mit Pflasterzug zur leichten Korrektur einer noch beweglichen Zehe und gleichzeitiger Entlastung der Zehenkuppe (Apex). Material: Filz

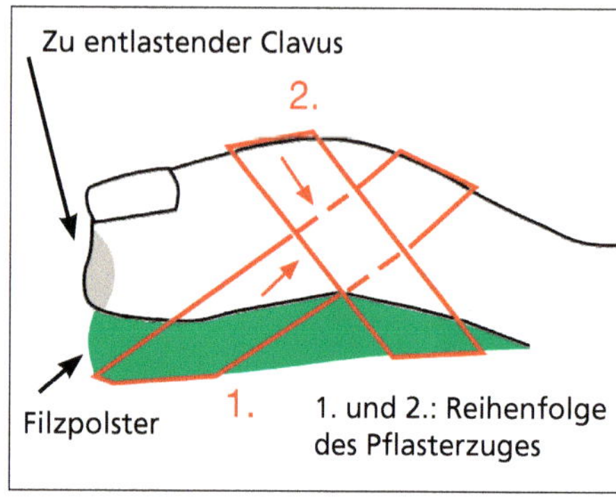

Abb. 2.99: Korrigierendes Zehenpolster zur Entlastung der Zehenkuppe (Beckersches Zehenpolster)

5. Einbettung (Abb. 2.100)
Das Material wird von innen ausgefräst. Die Fläche über der belasteten Stelle bleibt geschlossen (Reibungsschutz). Beispiel: Einbettung der Exostose bei Hallux valgus, neurovaskulären Clavi.
Material: Galaxon/Plastazote

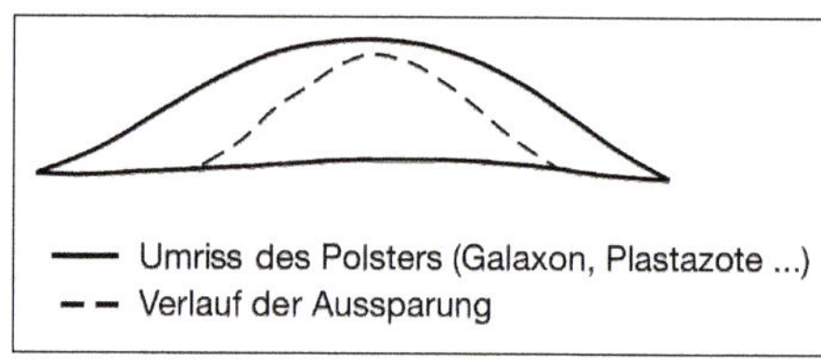

Abb. 2.100: Einbettung (z. B. aus Galaxon)

6. Funktionelles Entlastungspolster z. B. für Risikopatienten (Abb. 2.101)
Diese Entlastung wird ausschließlich für den plantaren Bereich des Fußes verwendet. Sie erfordert für die korrekte Anpassung eine biomechanische Untersuchung des Fußes durch den Therapeuten.
Material: Schaumgummi, Galaxon/Plastazote, Filz

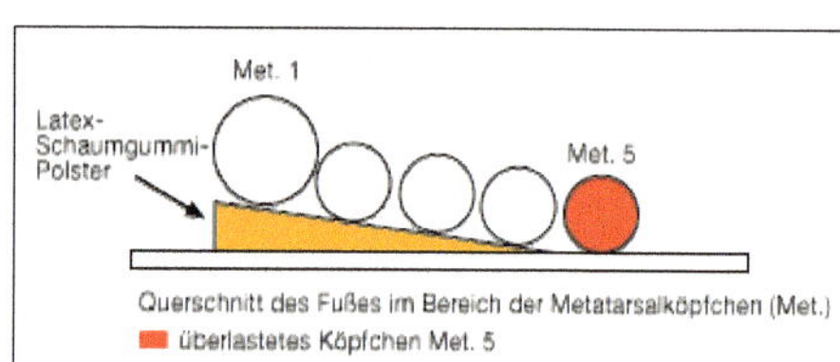

Abb. 2.101: Funktionelles Entlastungspolster bei Vorfuß varus zur Entlastung des Metatarsale 5

Indikationen

Druckentlastungen sind anzuwenden bei:

- entzündeten Clavi
- Ulcera, die einer Belastung ausgesetzt sind
- in Verbindung mit einer Korrektur und Entlastung der Zehe

Eine Abpolsterung begünstigt die Granulation des Gewebes und erfüllt die Voraussetzungen zur Wundruhe.

3.1.3 Kontraindikationen

- Allergie gegen das Polstermaterial (Latex) bzw. Klebstoff
- kontrakte Zehengelenke

2.3.2 Druckverteilung bei Entlastungspolstern

Der verfügbare Platz im Schuh und die notwendige Größe und Stärke einer Druckentlastung sind ein Problem. Zwischen dem Patienten und seinem Schuh ist meist ein Kompromiss zu finden.

Die Größe eines Entlastungspolsters ist entscheidend für die Druckeinwirkung und -verteilung.

Unter Druck versteht man eine allgemeine Kraft, die gleichmäßig auf den Körper einwirkt und sich dabei nach allen Richtungen gleichmäßig verteilt.

Nach dieser Definition findet auf einer großen Polsteroberfläche mehr Druckverteilung statt als auf einer kleinen Fläche (Abb. 2.102).

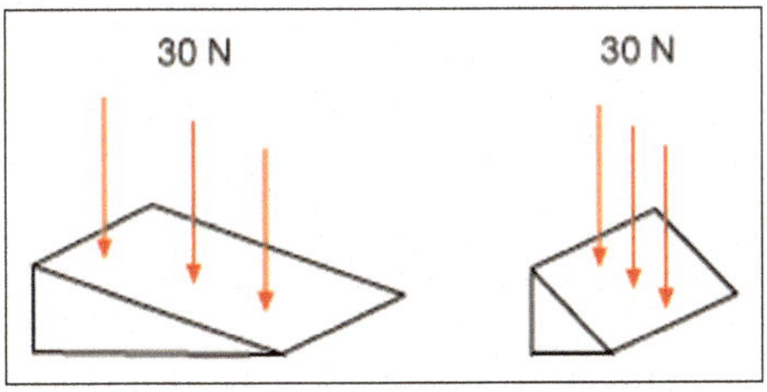

Abb. 2.102:
Beispiel: 30 N (große Fläche) *30 N (kleine Fläche)*

Ein extremer, auf dieses Beispiel bezogener Versuch ist eine mit derselben Kraftmenge (N) auf die Haut drückende Stecknadel im Vergleich zu einem abgerundeten Metallstab. Die optimale Druckverteilung wird hiermit spürbar.

Das Polster muss die größtmögliche Fläche am Fuß einnehmen, die für eine wirksame Entlastung erforderlich ist und eine Behinderung der an der Bewegung beteiligten Zehen (oder anderer Gebiete des Fußes) ausschließt.

2.3.3 Fixierungsmittel für Druckentlastungen

Trotz der meist mit Klebstoff kaschierten Polstermaterialien ist eine zusätzliche Fixierung der Druckentlastung notwendig.

Tabelle 2.14: Zusammenfassung der Voraussetzungen für die Herstellung einer Druckentlastung

Voruntersuchung • Funktion der Muskulatur und der Sehnen • Gelenkbeweglichkeit • Länge der Knochen (Zehen)
Berücksichtigungen für die Fertigung des Polsters • Absicht (Form) der Entlastung • Materialart • Elastizität • Komprimierbarkeit • Stärke (Dicke) • Größe der Oberfläche • Erholfähigkeit des Materials • Kompromiss mit dem Schuh • Dauerhaftigkeit • Anschrägen des Polsterendes
Materialarten • Latex-Schaumgummi • Schaumstoff • Silikone • Filz • Materialkombinationen (z. B. Schaumgummi/Filz) • thermoplastische Kunststoffe
Druckentlastungs-Arten • einfache Grundform (rechteckig) • L-Form • korrigierendes Zehenpolster • Ringpolster • Einbettung • funktionelles Entlastungspolster

Durch die Bewegung des Fußes im Schuh und dem Be- und Entkleiden des Fußes schließt man so ein Verrutschen des Polsters aus. Nur wenige Patienten sind, unter anderem durch Bewegungseinschränkung, in der Lage, die Entlastung wieder an der richtigen Stelle anzubringen.

Zur Fixierung eignen sich:
- Chirofix
- Hapla-Band
- Fixo mull stretch
- Leukosilk
- Leukoplast
- kohäsive elastische Fixier-Binden (z. B. Sixt-elast, Urgoflex, Haftelast)

Die Zehe darf durch das Pflaster **nicht abgeschnürt** werden. Fachgerecht ist es, die überlappenden Enden des Fixierungsmittels hinter der Zehe über Kreuz zu ziehen.

2.3.4 Vortest für Orthosen

Die individuellen Möglichkeiten und Formen der Druckentlastungen lassen sich sehr gut als Vortest für alle Orthosenarten verwenden. Unter Orthosen versteht man **dauerhafte** Hilfsmittel, um stressbelastete Bereiche des Fußes zu entlasten. Ihre Fertigung basiert überwiegend auf den gleichen Grundlagen.

Nicht für jeden Behandlungsfall sind selbst hergestellte Entlastungsmaßnahmen erforderlich. Es sind auch vorgefertigte (konfektionierte) Hilfsmittel erhältlich, die in einigen Fällen zur Linderung der Beschwerden beitragen können.

2.3.5 Reibungsschutz

Beim Reibungsschutz bleibt die volle Druckbelastung des Gebiets erhalten. Es wird lediglich die Auswirkung der Reibung auf die Haut verhindert.

Die hierfür verwendeten Materialien sind weniger als 2 mm stark und meist kaum komprimierbar. Sie wirken wie eine zweite Haut.

Im Gegensatz zur Druckentlastung überdeckt ein Reibungsschutz den gesamten Clavus.

Es kommen hierfür unterschiedliche Materialarten in Frage (Tabelle 2.15).

Ein Reibungsschutz eignet sich auch zur Abdeckung/Isolation geätzter Stellen. Der große Vorteil seiner Anwendung liegt unter anderem in der **Kompromissfreundlichkeit** mit dem Schuh des Patienten, weil der Schutz kaum spürbar ist.

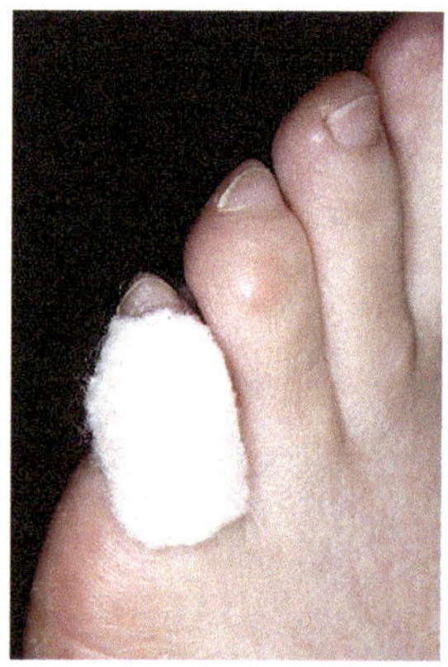

Abb. 2.103: Reibungsschutz (Fleecy-web) für den fünften Zeh

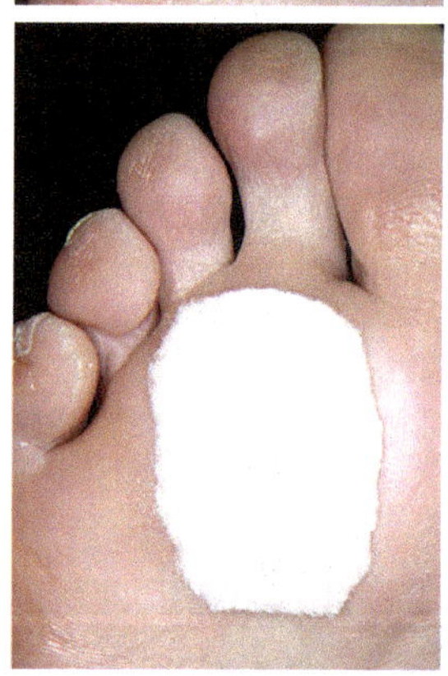

Abb. 2.104: Reibungsschutz (Fleecy-web) für die plantare Fläche des Fußes

Form- und Anwendungsbeispiele

Um ein Umknicken der Enden zu vermeiden, werden sie leicht abgerundet. Die Größe des Reibungsschutzes sollte so bemessen sein, dass seine Fläche über die stressbelastete Stelle hinausreicht (z. B. Clavus, prominente Mittelfußköpfchen ...), um eine gute Haftung durch das Vorgleiten des Fußes während der Gangabwicklung zu gewährleisten.

Tabelle 2.15: Übersicht einiger Materialien für den Reibungsschutz

Produkt	Materialart	Beschichtung
Fleecy-web	angerautes Gewebe	Zinkoxid-Kautschuk
Moleskin	feinmaschig gewobener Stoff	Zinkoxid-Kautschuk
Hapla-Band	elastisches Gewebe	Polyacrylat
Gehwol-Nagelmasse	zähflüssige Ethylcellulose	entfällt
Silopad	weiches Silikon mit Trikot-Überzug oder als Platten ohne Trikot-Überzug	entfällt
Siloskin Gel-Aid	Hydropolymer	Polyacrylat
Tubi-Schlauch	Polyurethan	innen mit Gewirk
Ligasano	Polyurethan (steril)	keine
Spenco „2nd skin" (Second skin)	Wasser-Polyethylen-Mischung mit Polyethylennetz-Verstärkung	keine

Bei Verwendung kleberbeschichteter (adhäsiver) Stoffe kann eine allergische Reaktion der Haut auftreten. Dies ist vorher durch eine Frage an den Patienten abzuklären und auf der **Karteikarte** zu vermerken (siehe Band 1/Pflaster).

Die hier aufgeführten Materialien können, ähnlich der Druckentlastung, nur einen **zeitlich begrenzten** Schutz bieten.

Für eine Therapie, bei der es auf dauerhaften Schutz (bzw. Behebung der Stressursache) ankommt, ist es erforderlich, auf die bewährten Techniken (Orthose, Orthoplastik, Orthonyxie ...) zurückzugreifen.

Indikationen für den Reibungsschutz

- alle Clavi-Arten (insbesonders neurovasculäre Clavi)
- gegen Callositas-Bildung
- zur Isolation mit färbenden Lösungen (z. B. Silbernitrat/$AgNO_3$) behandelter Stellen
- Empfindlichkeit der Metatarsalköpfchen (durch verschobenes plantares Fettgewebe)
- Vorbeugung gegen Blasenbildung am Fuß

Kontraindikationen für den Reibungsschutz

- Wunden/entzündete Clavi
- Allergie gegen Material bzw. Klebstoffbeschichtung

Es ist in manchen Fällen unumgänglich, zu einer Operation zu raten, wenn die Beschwerden durch die Prädisposition (z. B. Überlänge der Zehen, kontrakte Hammer-, Krallenzehen, Schiefstellung der Zehen ...) mit konventionellen Mitteln nicht mehr zu beheben sind.

Literatur:

L. A. Levy/V. J. Hetherington, „Principles and Practice of Podiatric Medicine", Verlag Churchill Livingstone (1990)

Donald Neale, Isobel M. Adams, „Common Foot Disorders", Verlag Churchill Livingstone (1989)

K.-H. Hamme, Unterlagen zu Fortbildungs-Seminaren (1990)

B. Stolz, „Das Behandlungsspektrum erweitern", Der Fuss, Heft 2 (1991)

R. A. van Lith, „Vilttechniek", Skript für die IH-BO Eindhoven" (1984)

2.4 Dauerhafte Hilfsmittel

2.4.1 Orthosen

Orthosen sind dauerhafte, für den individuellen Problemfall des Fußes gefertigte Hilfsmittel aus dafür geeigneten Materialien.

Aus Gründen der Einheitlichkeit ist man bemüht, Angleichungen an international gebräuchliche Bezeichnungen zu verwenden. Da die meisten Dokumentationen für die Fertigung der Orthesen aus den USA und Großbritannien stammen, wird bei uns auch der verdeutschte Name „Orthosen" verwendet. In den genannten Ländern werden die Begriffe „Orthosis" (plural: Orthoses), „Orthotic device" (plural: Orthotic devices) benutzt.

Die Orthopädietechnik hat bereits seit längerer Zeit den Begriff „Orthesen" für schuhtechnische Hilfsmittel und Gliedmaßen stabilisierende Stützapparate geprägt.

Dieser Begriff findet sich auch in den Hilfsmittelpositionen der Krankenkassen wieder, um orthopädietechnische Zurichtungen erstatten zu können.

Zur Vermeidung von Missverständnissen sollte der Begriff „Orthesen" für das Tätigkeitsfeld der Podologie keine Anwendung mehr finden.

Geschichtliche Entwicklung individuell gefertigter Hilfsmittel

Am Anfang der Entwicklung stehen aufgrund ihrer Dokumentationen die Namen der englischen Kollegen Charlesworth, Coates und Drew. Charlesworth begann **1935** mit einer **„Korsage"**. Grundlage war für Charlesworth ein durch Gipsbinde gefertigter Zehenabdruck, woraus er ein Gipspositiv erhielt. Nachdem die Unebenheiten des Modells bearbeitet waren, wurde es mit Latexmilch bestrichen. Nach dem Trocknen entstand daraus eine Grundform aus Latexgummi. Auf ihr wurden die Entlastungsmaterialien (z. B. Schaumgummi, Filz ...) angebracht. Als Überzug nahm Charlesworth ebenfalls wieder Latex. Um eine Abdunstungsmöglichkeit für die Haut zu schaffen, schnitt er die Stelle über dem Clavus aus.

Die Latexschicht entsteht durch das Einstreichen einer Unterlage (z. B. Gewebe) mit Latexmilch (Naturkautschukprodukt) und anschließender Verdunstung des Lösungsmittels (Wasser). Nach jeder Trocknung ist der Auftrag beliebig oft wiederholbar. Man kann auf diese Weise die Dicke der Latexschicht und damit die Festigkeit des Hilfsmittels selbst bestimmen. Der Trocknungsprozess ist abgeschlossen, wenn die milchfarbige Flüssigkeit transparent geworden ist.

Bei einer etwas später von Charlesworth, Coates und Drew benannten **„Latextechnik"** besteht die erste Schicht über dem Gipsmodell aus Leder. Es wird an den überlappenden Enden entsprechend der Zehenform vernäht. Erst danach folgt eine Latexschicht, auf welche man die Entlastungspolster aufklebt. Der Überzug besteht ebenfalls wieder aus Latex. Auch hier bleibt die Stelle über dem Clavus ausgespart.

Im Jahr **1950** entsteht durch Hans Grewey (Saarland), ohne Kenntnis von der Entwicklung in Großbritannien (Charlesworth, Coates und Drew), eine Latextechnik, die er **„Orthoplastik"** nennt.

Ähnlich der englischen Methode wird auch hier als Grundform ein Gipsmodell benutzt. Die Lage der Zehen ist, falls erforderlich, bereits schon vorkorrigiert.

Als Basisüberzug über dem Gips dient ein Trikot-Schlauch (Schlauchverband/Tubegauze), welcher vollflächig mit Latexmilch getränkt und nach der Form der Zehe anmodelliert wird. Durch die sehr guten Klebeeigenschaften der getrockneten Latexmilch (vergleichbar mit einem Kontaktkleber) lassen sich die überstehenden Enden des Schlauchverbands durch Zusammendrücken fest miteinander verbinden. Sie sind anschließend entlang des Zehenumrisses fast unsichtbar abzuschneiden.

Eine weitere Besonderheit der Grewey-Orthoplastik ist das Luftpolster. Es wird

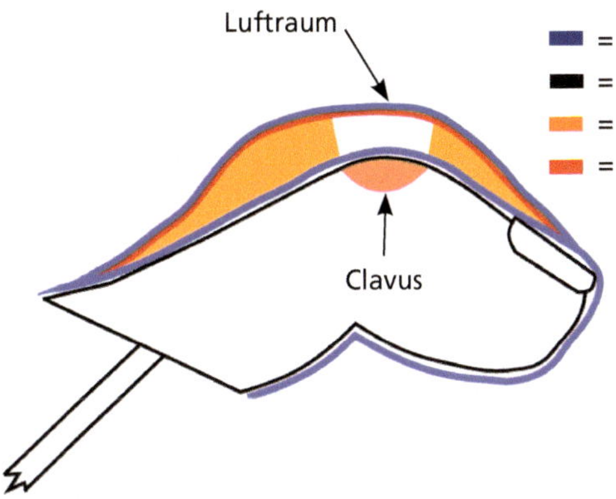

Abb. 2.105: Orthoplastik nach Grewey mit Luftpolster

als zusätzlicher Reibungsschutz in Verbindung mit einem Ringpolster aus Schaumgummi verwendet. Indem man die Fläche in der Aussparung des Ringes mit Talkumpuder isoliert, wird verhindert, dass sie mit der über dem Polster angebrachten latexgetränkten Vliesauflage (Copoline, Rhenafin...) verklebt. Der so geschaffene Hohlraum des Rings ist vollständig abgedichtet und bleibt als weiche elastische Luftblase längere Zeit erhalten.

Auch bei dieser Methode lassen sich Teile (z. B. Zehenkuppe und Nagelbereich) ausschneiden, um den bei einer geschlossenen Orthoplastik unvermeidlichen Feuchtigkeitsstau zu vermeiden.

1969 erhält die Orthoplastik nach Grewey eine Variante in Form des Polstermaterials durch Josef und Günther Greppmayr. Als Basis dient das Gipsmodell und der latexgetränkte Trikot-Schlauch. Statt der üblichen Polstermaterialien wird Silikonkautschuk (Lastic 55) benutzt, mit dem die Fläche um den Clavus vollständig ausgegossen wird (Aufgusspolster).

Auf der höchsten Erhebung der Zehe enden die Ränder des Aufgusspolsters. Zur Stabilisierung und als Überzug werden ebenfalls wieder Latexschichten aufgetragen.

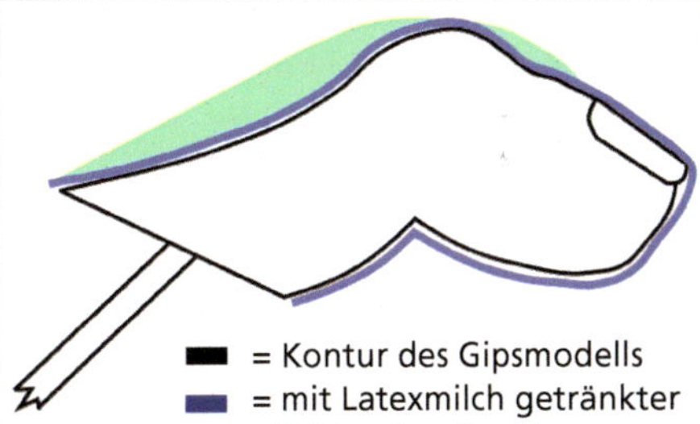

Abb. 2.106: Schema des Aufgusspolsters

Das Aufgussverfahren in Verbindung mit dem Schlauchverband wird in einigen Fällen auch ohne Gipsmodell direkt am Fuß des Patienten angewendet (Der Fuss, Nr. 5/1970). Die beschleunigte Trocknung des Überzugs, aus mit Latexmilch getränktem Schlauchverband, geschieht durch Warmluft.

Später verwendet Greppmayr Leder (Reh-, Ziegen- oder Waschleder) als Basisüberzug für das Gipsmodell. Das Leder wird jedoch nicht mehr wie bei der englischen Latextechnik vernäht, sondern an den zusammenstoßenden Kanten mit Latexmilch verklebt. Dazu werden die mit der Milch eingestrichenen getrockneten Flächen des Leders den Modellkonturen folgend fest zusammengekniffen. An der Verbindungsstelle verbleibt nach dem Abschneiden des überschüssigen Leders eine wenig erhabene elastische Klebenaht. Sie sollte sich wegen des optischen Eindrucks immer auf der plantaren Fläche (z. B. Zehenbeuge) der Orthoplastik befinden.

Alle üblichen Polstermaterialien (Filz, Schaumgummi, Schaumstoff ...) lassen sich, wie bei den vorhergehenden Techniken, mit dem Basisüberzug verkleben. Das Aufgusspolster erfährt eine Variante, indem das Silikonmaterial über dem zu entlastenden Bereich dicker aufgetragen und nach dem Aushärten eine Polsterform (z. B. Ringpolster) herausgearbeitet wird.

Nach dem gleichen Verfahren stellt Greppmayr Orthoplastiken zur Entlastung des Hallux valgus (Schiefzehe) und Prothesen zum Ersatz einer fehlenden Zehe bzw. fehlender Zehen her.

Wilhelm Bode benutzt ab **1968** eine dünne, 2 mm starke Galaxon-Platte (Plastazote) als Überzug für das Gipsmodell. Galaxon (Plastazote) ist ein Polyethylenschaumstoff, der sich thermoplastisch (bei ca. 100 °C) verformen und durch Hitze (150 °C) verschweißen lässt.

Um das Material formbar zu machen, wird es über dem Horo-(Elektro)-Brenner oder einer Kochplatte erwärmt. Danach legt man das weich gewordene Galaxon in die mit einem Wolltuch geschützte Hand, welche das Gipsmodell sofort fest umschließen muss. Bereits nach kurzer Zeit hat das Material die Form der Modelloberfläche angenommen (Galaxon/Plastazote kühlen schnell ab). Auf der Unterseite werden die zusammenstoßenden Enden mit der Lötpistole und einer als Zubehör erhältlichen flachen Elektrode verschweißt. Es ist auch möglich, die Enden mit Latexmilch zu verkleben.

Auf diesen Basisüberzug können alle Entlastungsmaterialien aufgeklebt werden. Zum Abschluss überzieht man die Orthoplastik entweder mit Leder oder einem Trikot-Schlauch (tg-Schlauchverband).

Ab dem Jahr **1969** beginnen die deutschen Kollegen Rudolf Eberhard und Richard Reis, unabhängig voneinander Hilfsmittel aus Silikon ohne Gipsmodell und Gewebeeinlage herzustellen. Als Grundlage dient der Zwischenzehenkeil, der mit einer Entlastung für den benachbarten Zeh ergänzt wird. Dieses Verfahren reicht jedoch nicht für alle in der Praxis zu fertigenden Entlastungen aus. Das Gipsmodell kann jedoch seine Notwendigkeit für bestimmte Fälle (z. B. Prothese ...) auch heute noch behaupten.

1972 entwickelt R. A. van Lith (Belgien) eine Latex-Schaumstofftechnik, die kein Gipsmodell benötigt. Er prägt mit dieser Methode den Begriff „Orthesen"*.

Als Grundmaterial wird ein ca. 5 cm starker, möglichst hautfarbener Schaumstoffblock verwendet, den man entspre-

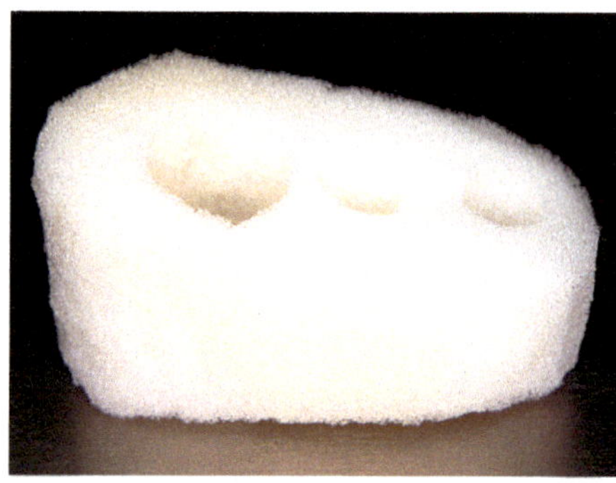

Abb. 2.107: Schaumstoffblock mit gestanzten Löchern für die Zehen 1–3

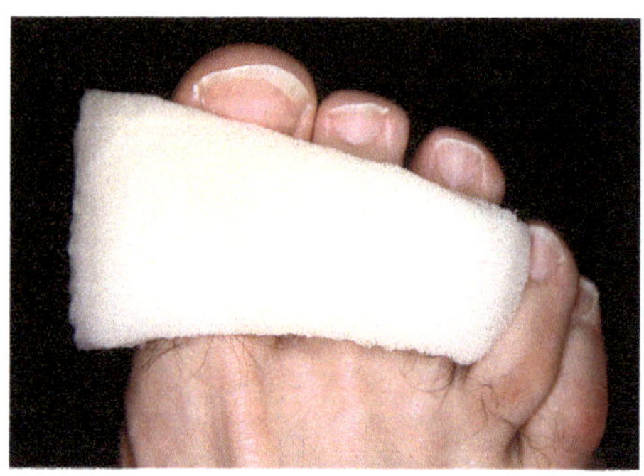

Abb. 2.108: Auf die Zehen 1–3 aufgesetzter Schaumstoffblock von Abb. 2.107

*** Heute in der Podologie benutzter Begriff: Orthose**

chend der Indikation zuschneidet. Es lassen sich nahezu alle Orthosenarten mit diesem Verfahren herstellen.

Die Aussparungen für die Zehen werden mithilfe eines Locheisens in den Schaumstoff gestanzt. Hierfür benutzt man unterschiedliche Durchmesser (16–20 mm) des Werkzeugs, um den Schaumstoff über die Zehe(n) streifen zu können. Indem die Löcher nicht in einer Reihe, sondern versetzt angebracht werden, ist eine Lagekorrektur der Zehen möglich. Wenn der Schaumstoffblock am Fuß angepasst ist, tränkt man ihn mit Latexmilch und drückt die Flüssigkeit anschließend kräftig aus. Es soll nur so viel Milch zurückbleiben, wie die Schaumstoffzellen zum Verkleben benötigen. Verbleibt zu viel Latexmilch in dem Material, wird die Orthose zu hart.

Der ausgepresste Schaumstoff wird anschließend wieder über die Zehe(n) gezogen und nach außen mit einer Plastiktüte isoliert. Der Patient zieht danach Strümpfe und Schuhe an. Er wird nach mindestens fünf Stunden wiedereinbestellt und danach die in der Zwischenzeit vulkanisierte (abgebundene) Orthose wieder abgenommen. Sie muss noch mindestens einen Tag austrocknen und kann danach weiterbearbeitet (z. B. beschliffen, beschnitten) werden. Um eine glatte Oberfläche zu erhalten, besteht die Möglichkeit, die fertige Orthose mit ca. zwei Latexschichten zu überziehen.

Um nach diesem Verfahren eine Orthose zur Entlastung herzustellen, schneidet man in den Schaumstoff über der betroffenen Zehe eine Tasche, in die (nach dem Auspressen der Latexmilch) ein Stück Galaxon eingepasst wird. Nach dem gleichen Verfahren ist eine Prothese für fehlende Zehen anzufertigen. Das Galaxon ist dann in eine ausgeschnittene Schaumstofftasche für den fehlenden Zehenbereich einzulegen.

Die Latex-Schaumstoff-Technik wird nicht mehr oft verwendet, weil die Latexmilch durch ihren Alkalianteil hautreizend wirkt. Dickt sie bei längerer Lagerung zu sehr ein, ist die Milch nur mit destilliertem/entmineralisiertem Wasser zu verdünnen, um den basischen Anteil so gering wie möglich zu halten.

In der Folge bestehen alle Arbeiten aus Silikon-Material. Da sich die Entlastungsarten und -formen nicht geändert haben, sind die weiteren Entwicklungen nur chronologisch aufgeführt:

1972 verarbeitet Robert A. van Lith (Belgien) Silikonmasse in Verbindung mit Leder.

1973 unternimmt Wilhelm Bode Versuche mit wärmeaushärtenden Silikonen. Sie sind sehr zeitaufwendig zu verarbeiten, aber haltbarer (reißfest).

1976 verwendet S. Coates (GB) Silikone mit unterschiedlichen Härtegraden (Shore-Härte) für die Herstellung seiner Orthosen.

1976 arbeitet Stani Gorkiewicz (Österreich) mit einem speziell für Orthosen entwickelten Silikon (Orthese Austria).

1981 verstärkt Wilhelm Bode Silikon-Orthosen mit selbsthaftendem Polyurethan-Schaumstoff (Skum bind, Snögg bind), um die Reißfestigkeit des Materials zu erhöhen.[1]

2.4.2 Das Material Silikon (Polysiloxan)

Die industrielle Entwicklung der Silikone begann nach 1940 (Knischewski/Grosse). Es war dann möglich, großmolekulare Kunststoffe statt aus Kohlenstoff mit dem ebenfalls geeigneten Element Silizium (chemisches Symbol: Si) herzustellen. Die Bezeichnung Silikon(e) steht daher als

[1] Die Abfolge der geschichtlichen Entwicklung wurde zu einem Teil aus den Aufzeichnungen von W. Bode (†) entnommen.

übergeordneter Begriff für alle siliziumhaltigen organischen Verbindungen.

Ihre Verwendung ist sehr vielseitig (z. B. als Lack, Öl, Silikonkunstharz, Silikonmasse).

In der medizinischen Fußbehandlung werden seit 1953 Silikone verwendet. Sie gehören zu den **Elastomeren (gummiartige Substanzen)**, die sich durch Polymerisation (Verkettung) zu unterschiedlich langen Molekülen verbinden. Von der Länge der Molekülketten, der Art ihrer Vernetzung und den Zuschlagstoffen (z. B. Quarzmehl) hängt die Eigenschaft des Silikons ab (Viskosität, Festigkeit, Elastizität). Bei den hauptsächlich in der Praxis verwendeten **Polysiloxanen** ist in dem Molekülgerüst des Siliziums neben den organischen Verbindungen (z. B. Methyl-, Phenylgruppen ...) auch Sauerstoff (O) gebunden.

Die Polymerisation kann je nach Silikonart eingeleitet werden durch:

- Katalysatoren (Reaktionsbeschleuniger). Katalysatoren sind Stoffe, die eine chemische Reaktion beschleunigen bzw. einleiten können, ohne dabei selbst verändert zu werden. Sie bestehen entweder aus Härter-Flüssigkeit oder -Paste (Kondensationsvernetzung)
- zwei unterschiedliche Silikon-Komponenten (Additionsvernetzung)
- Wärme

Kondensationsvernetzende Silikone (K-Silikone)

Die Polymerisation geschieht auf der Basis von Kondensationsreaktionen, bei denen niedermolekulare Stoffe (z. B. Alkohole oder Wasser) abgespalten werden. Diese Spaltprodukte gehen unmittelbar mit den an der Reaktion beteiligten organischen Stoffen eine Verbindung ein. Sie sind Bestandteil der chemischen Reaktion und kaum wahrnehmbar. Legt man den Silikonkautschuk unmittelbar nach der Abbindung bei gleichbleibender Raumtemperatur in eine luftdicht verschließbare Plastiktüte, beschlägt sie nach einigen Stunden von innen durch das Reaktionsprodukt.

Grundlage dieser Elastomere sind Siloxane, die zu Polysiloxanen kondensieren. Sie sind als knetbare oder viskose Massen erhältlich.

Die Polymerisation (Aushärtung) mit flüssigen/pastösen Katalysatoren ist abhängig von der

- Menge des zugegebenen Katalysators,
- Wärme (schnellere Abbindung),
- Kälte (langsamere Abbindung),
- Alter des Katalysators (= Überlagerung).

Kristallbildungen am Rand der Flasche (bei flüssigen Härtern) beeinträchtigen die Aushärtung, wenn sie während des Anmischens in die Silikonmasse gelangen. Zu viel Katalysator verzögert oder verhindert die Polymerisation (= Abbruchreaktion).

Beispiele für diese Silikonarten sind u. a.: Silone, Sitran NF, Erkoton HE (siehe Tabelle 2.20).

Additionsvernetzende Silikone (A-Silikone)

Hierbei werden gleiche oder verschiedenartige Moleküle zu einem Makromolekül verknüpft. Diese Reaktion bildet hochmolekulare (langkettige) Kunststoffe ohne Abspaltung eines zusätzlichen Reaktionspartners. Der Austritt einer Teilkomponente (z. B. Wasser) ist nicht vorhanden. Hierdurch werden andere Werkstoffeigenschaften erzielt.

Grundlage sind ebenfalls Siloxane, die durch Polyaddition zu Polysiloxanen synthetisieren. Die Komponenten, die für die Fertigung von Orthosen angeboten werden, sind entweder flüssig, viskos oder knetbar.

Produktnamen für diese Silikonmassen sind u. a.: Druckschutz Orthosen Formmasse/Ruck, Erkoton 20/30 (siehe auch Tabelle 2.20).

Das zur Polymerisation des Silikons notwendige Mischungsverhältnis mit dem Härter bzw. der Silikonkomponente ist den Angaben des Herstellers zu entnehmen.

Tabelle 2.16: Unterschiede zwischen kondensationsvernetzenden und additionsvernetzenden Silikonen

Kondensationsvernetzung	Additionsvernetzung
Mischungsverhältnis von Silikon und Härter in Grenzen variabel	Mischungsverhältnis der beiden Silikon-Komponenten festgelegt
Vernetzer und Katalysator sind beide im Härter enthalten	Katalysator (Platinkomplex) in Kautschuk-Komponente A, Vernetzer in Kautschuk-Komponente B
geringerer Temperatureinfluss auf Vulkanisationsgeschwindigkeit	starker Temperatureinfluss auf Vulkanisationsgeschwindigkeit
geringe Schrumpfung etwa eine Stunde nach der Polymerisation durch Abspaltung von Reaktionsprodukten (Alkohole oder Wasser)	praktisch schrumpffrei
längere Verarbeitungszeit durch längere Vulkanisationszeit	lange Verarbeitungszeit mit plötzlich einsetzender Aushärtung besonders bei höheren Temperaturen
Umkehrung der Polymerisation (Reversion) durch Spaltprodukte (z. B. Alkohol) schon ab 80 °C möglich	keine Reversion möglich

(Quelle: „Silicone und Technik", Andreas Tomanek, C. Hanser Verlag, München, 1990)

Durch Wärme vernetzende Silikone

Die Polymerisation wird bei diesen Silikonmassen ohne Zugabe von Härter durch Temperaturen von 100–160 °C eingeleitet. Es sind knetbare und zum Teil viskose Massen verfügbar.

Ein Produkt für diese Silikonart ist das Molloplast B. Aus diesem Silikon hergestellte Orthosen sind ausgesprochen reißfest.

Allgemeine Eigenschaften der Silikone

Merke! Es lassen sich nur Silikonarten untereinander mischen, welche die gleiche Polymerisationsart besitzen. Die an eine Kondensation gebundene Aushärtung kann nur hierdurch eingeleitet werden. Dieses Silikon ist dann weder mit einer additionsvernetzenden Komponente noch mit Wärme polymerisierbar.

Nach der artgebundenen Aushärtung sind die Elastomere in der Regel aufbaufähig bzw. untereinander kombinierbar.

Die Viskosität bzw. Knetbarkeit der noch nicht polymerisierten kondensationsvernetzenden Silikonmassen wird durch verschiedene (pulverförmige) Zuschlagstoffe (z. B. Quarzmehl, Zinkoxid) erreicht. Aus der unterschiedlichen chemischen Zusammensetzung ergeben sich die speziellen Eigenschaften wie Reißfestigkeit, Elastizität und Härte.

Geschieht die Polymerisation des Elastomers mit flüssigem bzw. pastösem **Katalysator**, ist zu beachten, dass dieser **hautreizend** wirkt. **Dadurch können selbst kleine Verletzungen, Infektionen oder Ekzeme der Haut verschlimmert werden.** Auch bei den additionsvernetzenden Silikonen ist dieser Effekt vorhanden. Entweder sollte der Abdruck dann erst nach Abheilung oder durch Abdecken der Verletzung mit einer Klebefolie vorgenommen werden. Hydropolymer- oder Hydrokolloid-Pflaster eignen sich zur Isolierung nicht, weil sie auf dem Abdruck haften.

Katalysatoren, die gegenüber der Silikonmasse eingefärbt sind, zeigen eine bessere optische Kontrolle für die vollständige Durchmischung beider Anteile. Darüber, ob farblose Katalysatoren den gefärbten vorzuziehen sind, entscheidet letztendlich die Erfahrung und Übung mit dem Material. Farblose Härter besitzen den Vorteil, dass sich bei Reparaturen der Orthose die Eigenfarbe des Silikons nicht verändern. Die Ausbesserungen bleiben dadurch nahezu unsichtbar.

Silikone verbinden sich mit keinem anderen Stoff als mit sich selbst. Verstärkungen, die in das Elastomer eingearbeitet werden sollen (z. B. um die Zugfestigkeit zu begrenzen oder die Reißfestigkeit zu verbessern), müssen deshalb in der Gewebsdichte so ausgewählt werden, dass die Silikonmasse hindurchgedrückt werden kann. Nur auf diese Weise ist eine höhere Reißfestigkeit zu erreichen. Geeignetes Material hierzu ist die elastische Mullbinde bzw. der Schlauchverband. Durch die Beanspruchung löst sich jedoch mit der Zeit das Gewebe aus dem Silikonverbund. Dieser Effekt kann nicht verhindert werden. Um die Reißfestigkeit zu garantieren, ist die Auswahl des Silikonmaterials entscheidend.

Fast allen Silikonen ist ihr wasserabweisendes (hydrophobes) Verhalten gemeinsam. Sie bleiben über einen ungewöhnlich großen Temperaturbereich (-60 °C bis ca. +300 °C) unverändert und sind daher als schwer brennbar einzustufen. Vom Ursprung her sind Silikone geruchsneutral sowie gegen Säuren, Laugen und die meisten Chemikalien beständig. Wegen ihrer Hautverträglichkeit werden sie, mit Einschränkung auf die fehlende Diffusionsfähigkeit (Wasserdampfdurchlässigkeit), sehr geschätzt.

Die Tönungen der in der Fußversorgung einsetzbaren Silikonarten variieren. Nach dem Patientenurteil sollten sie möglichst der Hautfarbe entsprechen, um die daraus gefertigten Hilfsmittel weniger auffällig zu machen.

Veränderung der Silikon-Eigenschaften

Eine Orthose verlangt eine dem Problemfall entsprechende besondere Materialbeschaffenheit.

Hierzu lassen sich die meisten kondensationsvernetzenden Silikone in unterschiedlichen Verhältnissen miteinander mischen. Sie verändern dadurch ihre Eigenschaften in der Reißfestigkeit, Härte und Elastizität. Um reproduzierbare Ergebnisse zu erhalten, sind immer gleiche Anteile der gewählten K-Silikone vor der Härterzugabe gründlich zu vermengen. Darüber hinaus ist es in vielen Fällen auch möglich, durch die Verwendung flüssiger oder pastöser Härter anderer Silikone die Beschaffenheit des Endprodukts zu beeinflussen. Die Testmöglichkeiten der Kombinationen sind sehr vielfältig, aber auch zeitaufwendig. Nicht grundsätzlich lassen sich dadurch Verbesserungen des Werkstoffes erzielen.

Auch mit manchen additionsvernetzenden Silikonen sind Veränderungen der Materialeigenschaften möglich. Hierbei muss darauf geachtet werden, dass man die gleichen Komponenten (z. B. Komponente A mit Komponente A des anderen Produkts) mischt.

Um Silikone weicher aushärten zu lassen, kann man bis zu maximal 30 % der benötigten Masse flüssiges Paraffinöl zusetzen. Es hält die Molekülabstände während der Polymerisation weiter auseinander, bewirkt aber gleichzeitig weniger Reißfestigkeit für das Endprodukt. Paraffinöl verringert auch die Klebrigkeit viskoser Silikone während der Verarbeitung, wenn man die Finger damit benetzt.

Der gleiche Effekt wird durch die Befeuchtung der Finger mit Seifenlösung erzielt.

Die Industrie bietet heute vermehrt Silikone an, die sich vom ursprünglichen Abdruckmaterial weiterentwickelt und nach den in der medizinischen Fußbehandlung benötigten Produktanforderungen orientiert haben. Ihre Anwendungsmöglichkeiten für individuell gefertigte Hilfsmittel werden hiervon bereits zu einem Teil gedeckt.

Shore-Härte

Als international genormte Größe für die Härteprüfung an Elastomeren und Kunststoffen dient die Bestimmung der Shore-Härte (DIN EN ISO 868 und DIN ISO 7619-1). Unter diesem Begriff versteht man den Widerstand gegen das Eindringen eines Körpers bestimmter Form unter definierter Federkraft.

Die Shore-Werte erleichtern es dem

Anwender, das geeignete Material – in Bezug auf seine Härte – aus den Produktangeboten herauszufinden. Erst wenige Hersteller geben diese Vergleichs-Parameter für Entlastungsmaterialien (z. B. Schaumgummi) oder Silikone an. Ich bin zuversichtlich, dass man diese Angaben in Zukunft häufiger finden wird.

Bei der Bezeichnung der Härteprüfung für Elastomere wird zwischen:
- Shore A (weiche Elastomere) und
- Shore D (härtere Elastomere)
  unterschieden.

Die Skala der zur Messung genormten Geräte (Fa. Zwick) umfasst einen Bereich von jeweils 0 bis 100 für beide Härteeinheiten. Für das Prüfgerät nach Shore A ist der Bereich von 10 bis 90 und für das Prüfgerät nach Shore D der Bereich von 30 bis 90 zweckmäßig einsetzbar. **Je größer der Shore-Wert, desto härter ist das Material** (Tabelle 2.17).

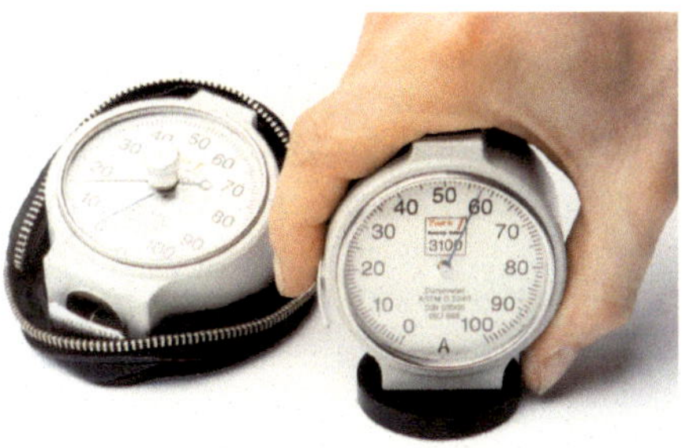

Abb. 2.109: Härtemessgerät (Fa. Zwick)

Bei der Angabe des Härtewerts setzt man in der Regel die Zahl vor das Prüfverfahren.

Beispiel: 35 Shore A (evtl. mit der zusätzlichen Angabe, nach wie viel Stunden Aushärtezeit des Silikons und bei welcher Temperatur gemessen wurde).

2.4.3 Herstellung von Silikonorthosen

Eigenschaften der Orthose

Der Vorteil einer Silikonorthose gegenüber konfektionierten Hilfsmitteln liegt in der individuellen Anpassung am Fuß, die einen „Kompromiss" mit dem Schuh erleichtert.

Merke! Eine Orthose benötigt im Allgemeinen weniger Platz im Schuh als konfektionierte Hilfsmittel, da sie individuell gefertigt wird. Wenn der Schuh zu eng ist und der Patient diese Ansicht

Tabelle 2.17: Tabelle für Shore-A-Härteeinheiten in Bezug zur Eindringtiefe des genormten Körpers (stumpfer 35°-Kegel) in das Elastomer bei einer Aufdruckkraft des Prüfgeräts von 12,5 N (nach DIN ISO 7619-1)

Shore-A-Härte Einheiten	Weg des Eindringkörpers	Federkraft (F)	Härte
0	250 mm	550 mN	sehr weich
10	225 mm	1.300 mN	↓
20	200 mm	2.050 mN	
30	175 mm	2.805 mN	
40	150 mm	3.555 mN	
50	125 mm	4.305 mN	
60	100 mm	5.060 mN	
70	75 mm	5.810 mN	
80	50 mm	6.560 mN	
90	25 mm	7.310 mN	
100	0 mm	8.065 mN	hart

Zur Umrechnung: Krafteinheit N (Newton): 1 N = 1.000 mN ≈ 0,1 kg ≈ 100 g nicht mitträgt, lohnt sich die Herstellung einer Orthose nicht. Sie würde nur mit zusätzlichen Beschwerden getragen werden können. Eine Fertigung ist auch abzulehnen, wenn der Patient durch Bewegungseinschränkung nicht mehr in der Lage ist, das Hilfsmittel selbst anzulegen oder abzunehmen bzw. keine Betreuung vorhanden ist, die diese Aufgabe übernehmen kann.

Das Grundmaterial (Silikon) ist verschleißfest (dauerhaft) und erlaubt Korrekturmöglichkeiten, die je nach Verlauf der Maßnahme gesteigert werden können. Reparaturen lassen sich je nach Silikonart und Alter der Orthose nahezu unsichtbar ausführen.

Aufgrund ihrer Materialbeschaffenheit sind Silikone hautverträglich. Es gibt für die Tragezeit des Hilfsmittels keine hygienischen Bedenken, da sich alle Reinigungsmittel (Seife, Syndets ...) für die Sauberhaltung eignen.

Damit keine Mazerationen oder Kälteempfindungen (durch behinderte Schweißabdunstung) entstehen, muss die Orthose so viel Luft wie möglich an die Haut lassen, ohne dabei ihre Wirkung einzubüßen. Feuchtigkeit und Wärme sind ideale Brutstätten für mykotische Infektionen, besonders bei dafür prädisponierten Patienten oder bei bereits bestehenden Mykosen.

Orthosenarten

Ihre Einteilung geschieht nach der Absicht, die mit der Maßnahme erreicht werden soll. Für die bestehenden Orthosenarten ergeben sich teilweise Überschneidungen ihrer Verwendung. Ein Zehenkeil kann z. B. gleichzeitig präventiv gegen Clavi im Zehenzwischenbereich und korrigierend auf die Varus-/Valgusstellung einer Zehe wirken. Er kann die Prädisposition (feuchtwarmes Milieu) einer unterlagerten Zehe (Digitus subductus) für eine Onycholyse oder Onychomykose unterbinden.

Merke! Aus der Benennung einer Orthosenart sollte auch bei mehreren Indikationen immer der Bestimmungszweck erkennbar sein (nach o. g. Beispiel: präventive und korrigierende Orthose).

Bis auf die funktionelle Orthose wirken alle übrigen Arten nur symptomatisch, d. h. sie beziehen sich allein auf den Ort der Beschwerden (Symptome); sie lassen weitergehende Ursachen wie beispielsweise eine Fehlstellungen der unteren Extremität außer Betracht.

Viele Maßnahmen scheitern daran, dass durch eine nur oberflächlich durchgeführte Voruntersuchung die falsche Indikation für eine Orthose gestellt wird. Ein versteiftes Zehengelenk verträgt keine Korrektur. Dagegen ist bei einer kontrakten Muskulatur eine Entlastung der Zehe angezeigt. In Grenzfällen kann ein Test mit einer vorläufigen, zeitlich begrenzten Maßnahme (z. B. Taping) eine Entscheidungshilfe sein.

Tabelle 2.18: Übersicht der Orthosenarten

<table>
<tr><th>Art der Orthose</th><th>Verwendung</th><th>Wirkung</th></tr>
<tr><td>druckentlastende Orthose</td><td>Druckentlastung schmerzender Clavi, Ulcus-Entlastung</td><td rowspan="5">symptomatisch</td></tr>
<tr><td>korrigierende Orthose</td><td>zur Wiedereingliederung überlagerter/unterlagerter Zehen, Hammerzehenkorrektur, Orthose gegen Morton-Neuralgie</td></tr>
<tr><td>präventive (schützende) Orthose</td><td>Reibungsschutz, Einbettung ...</td></tr>
<tr><td>Prothese</td><td>Zehenersatz</td></tr>
<tr><td>Immobilisations-Orthose</td><td>zeitlich begrenzt zur Ruhigstellung von Zehen = Gipsverbandersatz</td></tr>
<tr><td>funktionelle Orthose</td><td>Wiederherstellung der Funktion des Fußes</td><td>kausal</td></tr>
</table>

Fußuntersuchung

Die Fußuntersuchung für eine symptomatisch wirkende Orthose besteht aus:

a) der Anamnese (Krankheitsgeschichte)
Der Patient wird befragt, wo und wodurch die Beschwerden entstehen, was sie verstärkt oder lindert. Grunderkrankungen (z. B. Diabetes mellitus, Gefäßerkrankungen, Sensibilitätsstörungen) sind ebenso wichtig zu wissen wie Arthrosen oder vorangegangene Operationen der Gelenke. Unter Umständen ist eine vollständige Befunderhebung (siehe Kapitel Diabetes mellitus Punkt 5.1) notwendig, wenn keine exakten Angaben (z. B. über den Gefäßstatus, die Empfindungsstörungen) möglich sind. Von diesen Daten hängen die richtige Einschätzung des Fußproblems und die Wahl der Therapie ab. Obwohl Allergien gegen Silikone ausgesprochen selten sind, sollte trotzdem hiernach gefragt werden (siehe auch „Theorie der medizinischen Fußbehandlung, Band 3 – Podologische Biomechanik“).

b) Untersuchung der Hautbeschaffenheit
Hierbei gibt der Sichtbefund Aufschluss über Infektionen, Ekzeme, trophische (ernährungsbedingte) Hautveränderungen und Schwellungen. Für Ödeme ist der Zeitpunkt ihres Auftretens entscheidend für den Silikonabdruck. Sind sie bei der Abdrucknahme nicht vorhanden, passt die Orthose nach dem Anschwellen des Fußes nicht.

Erytheme (Rötungen) sind von Anzeichen einer Entzündungsreaktion abzugrenzen.

Die Verhornung (Callositas) muss von anderen verursachenden Faktoren (z. B. Virusinfektion) differenziert (unterschieden) werden. Eine Warze etwa benötigt trotz der Beschwerden, die sie verursacht, keine Orthose. (Siehe auch „Theorie der medizinischen Fußbehandlung“, Band 1).

c) Testen der Gelenkfunktion
Die Beweglichkeit der Gelenke ist bei entspannter Muskulatur zu testen. Der Patient sitzt hierzu im Behandlungsstuhl, wobei der Fuß auf der Beinauflage liegt. Es ist zwischen der Hypomobilität (Bewegungseinschränkung) und der Hypermobilität (Überbeweglichkeit) zu unterscheiden. Wesentlich ist ein Vergleich der Zehenbeweglichkeit bei **passiver** Dorsalextension (Streckung) und Plantarflexion (Beugung) des oberen Sprunggelenks (in Sagittalebene). Durch eine Streckung des Fußes wird die Beweglichkeit der metatarsophalangealen Gelenke, besonders der Großzehe (MTP 1), eingeschränkt. Der Bewegungsumfang bei der Extension des Fußes entspricht der Situation unter Belastung. Folglich ist der Bewegungsumfang der Gelenke in dieser Fußstellung auch für den Abdruck der Orthose maßgebend.

Die passive Dorsalextension in eine für den Abdruck maßgebliche 90°-Stellung des Fußes geschieht mithilfe der Daumenfläche, die dabei unter die Metatarsalköpfchen drückt (Abb. 2.99).

Besteht ein Hallux rigidus (versteiftes Großzehengrundgelenk), ist keine symptomatisch wirkende Orthose, sondern eventuell eine Abrollhilfe (orthopädietechnische Maßnahme) oder Operation des Gelenks sinnvoll.

d) Testen der Muskelfunktion
Eine verspannte Muskulatur schränkt die Beweglichkeit der Zehengelenke ein. Sie lockern sich durch Entspannung.

Merke! Falls sich der Antagonist (Gegenspieler) eines Muskels nicht mehr ausreichend aktivieren lässt, zieht die Sehne der stärkeren Muskulatur den betroffenen Teil des Fußes in seine Richtung. Auch die schlaffe Lähmung ist von Bedeutung. Der Tonus des intakten Antagonisten allein führt schon zu einer Lageveränderung in dessen Zugrichtung.

Bei Hammerzehen ist der Streckermuskel überdehnt und die Beugemuskulatur gespannt. Folge hiervon sind Beugekontrakturen im distalen interphalangealen Ge-

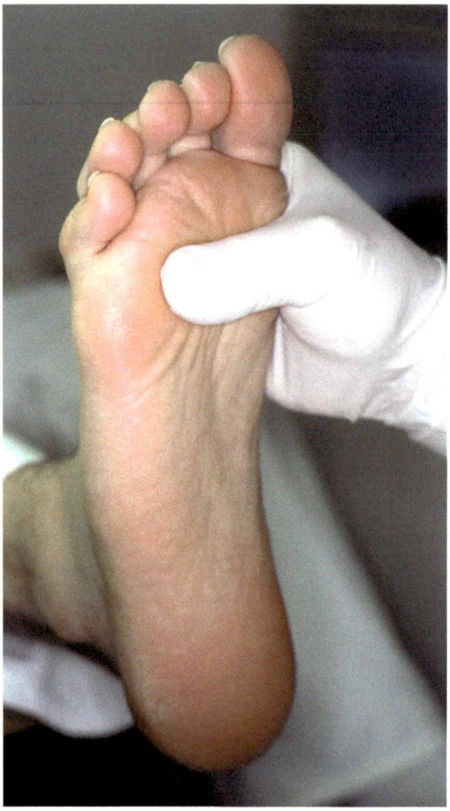

Abb. 2.110: Passive (90°) Dorsalextension des Fußes in Sagittalebene. Abb. zeigt auch den Kelikian-Test.

lenk. Die wesentlich häufiger vorkommenden Krallenzehen weisen eine übermäßige Streckung (Hyperextension) im metatarsophalangealen und eine Flexion im proximalen und zu einem Teil im distalen interphalangealen Gelenk auf. Auch hier sind in späteren Stadien Kontrakturen zu finden.

Bei intakter Muskelfunktion müssen sich die Endphalangen strecken, wenn mit dem Daumen gegen die zugehörigen Metatarsalköpfchen (MTK) gedrückt wird (**Kelikian-Test**, vgl. Hetherington, Vince: Podiatric Medicine)..

e) Testen der Sehnenspannung

Die Sehne selbst besteht aus zugfesten kollagenen Faserbündeln, welche sich aufgrund der Faseranordnung kaum dehnen und sich nicht verkürzen. Eine Verlängerung der Sehne ist beispielsweise nur durch operativen Eingriff möglich.

Bei einer Fehlstellung der Zehen hat sich die dazugehörige Muskulatur in Abhängigkeit von der Beanspruchung verkürzt bzw. verlängert. Eine Veränderung des Muskeltonus (Spannungszustand des Muskels in Ruhe) ist ebenfalls spürbar.

Durch die passive Bewegung einer noch nicht kontrakten Hammerzehe lässt sich z. B. der Grad einer Verkürzung des Muskels feststellen, in dem die Beugersehne durch Streckung der Zehe gespannt wird.

Merke! Es ist zu bedenken, dass Korrekturmaßnahmen, welche eine stetige Spannung der Sehne bewirken, unerträgliche Schmerzen in der betreffenden Muskulatur verursachen können.

f) Untersuchung der Knochenlänge

Sie betrifft hauptsächlich die zweite Zehe, welche z. B. beim griechischen Fußtyp den Großzeh an Länge überragt. Stresssymptome der Haut wie Clavi oder Callositas) entstehen meist durch Deformierung der Zehe in einem zu kurzen Schuh. Entlastungsmaßnahmen für diesen Zeh sind u. a. nur im Hinblick auf die getragene Schuhgröße möglich.

Nach der Befunderstellung ist der Patient auch wegen der inzwischen gesetzlichen Aufklärungspflicht über die infrage kommende Maßnahme, Alternativmethoden und ihre Behandlungsaussicht aufzuklären.

Aus der Physik entlehnte Gesetzmäßigkeiten für die Wirksamkeit der Orthosen

Gesetz nach Davis

Unter konstanter Spannung oder Zugeinwirkung können sich Muskeln durch Bildung neuen Gewebes verlängern. Werden Muskeln nicht belastet, atrophieren sie, bilden sich also zurück bzw. kontrahieren.

Gesetz nach Delpech
Jeder übermäßige Druck auf ein Gelenk bewirkt eine osteoartikuläre Atrophie. Wenig Druck auf das Gelenk verursacht eine Hypertrophie.

Gesetz nach Hiss
Komfort verändert sich proportional (verhältnisgleich) zur Funktion (= je mehr ich entlaste desto mehr verringert sich die Funktion).

Gesetz nach Wolff
Ein Knochen kann entsprechend der auf ihn einwirkenden Kräfte seine äußere Form und innere Architektur verändern und anpassen.

Die Pathogenese einer Knochenform ist immer funktionell bedingt.

Abdruck/Rohling für die Orthose

Durch das Material Silikon sind die Methoden zur Herstellung einer Orthose weniger zeitaufwendig geworden. Ein Abdruck (Negativ) mit Gipsmodell (Positiv) ist nur in solchen Fällen erforderlich, bei denen entweder die Materialverarbeitung (z. B. thermisch abbindende Silikone) oder die Bearbeitung der Orthose keine andere Wahl zulässt. Der erhöhte Arbeitsaufwand mit Gipsmodell ist dann notwendig, wenn eine Prothese für die Zehen geschaffen werden soll. Darüber hinaus erfordert die Verarbeitung anderer Materialien mit verschiedenen Silikonen mehrere Arbeitsgänge, die sich nur mit einem Gipsmodell durchführen lassen.

Für die übrigen Maßnahmen genügt ein Rohling.

Hierunter verstehe ich die Vorformung des Silikons direkt am Fuß, wobei die Absicht (Druckentlastung, Reibungsschutz ...) bereits erkennbar ist. Nach weiterer Bearbeitung dieses Abdrucks entsteht hieraus die Orthose.

Grundsätzlich ist während eines Abdrucks der Fuß bzw. die Zehe vorzukorrigieren. Die Orthose behindert sonst die physiologische Gehabwicklung. Eine Vorkorrektur besteht entweder aus:

a) der passiven Winkelstellung des Fußes in Sagittalebene von 90° durch Druck mit der Daumenfläche unter die Metatarsalköpfchen. Die Zehen werden je nach Befund der Fußuntersuchung und Absicht der Maßnahme leicht gestreckt, korrigiert oder – bei überlagerten – Zehen eingegliedert. Zur besseren Handhabung viskoser Silikone kann man den mit der Masse eingestrichenen Bereich des Fußes mit einer Plastikfolie überdecken. Sie erleichtert die Verteilung des Silikons bis zur Aushärtung. Die Folie ist danach leicht von dem Material zu trennen und nach Reinigung und Desinfektion wiederverwendbar.

Der Abdruck ist in der gewohnten Arbeitshaltung des Therapierenden durchführbar.

b) der Belastung des Fußes im Stehen. Hierfür hat R. Eberhard (1970) ein heute noch gebräuchliches spezielles „Arbeitsbrett" entwickelt, auf das der Fuß aufgesetzt wird. Die Ferse lässt sich entsprechend der Schuhabsatzhöhe variabel unterstützen. Auf diese Weise kann die Stellung des Fußes im Schuh nachempfunden werden (Abb. 2.111 a+b).

Bei dieser Abdruckart wirkt sich nachteilig aus, dass für manche Patienten das Stehen während der Anformung und Aushärtung des Silikons unangenehm ist. Der Therapeut befindet sich hierbei – im Gegensatz zu der unter a) genannten Methode – in einer unbequemen, nicht körpergerechten Arbeitshaltung.

Orthosen sollen bei wenig Platzbedarf im Schuh die größtmögliche Effektivität besitzen. Bei der Vorgabe der Silikonmasse für den Abdruck und dem späteren Ausmaß des fertigen Hilfsmittels ist dieser Grundsatz zu beachten. Oftmals sieht man in ihrem Aufbau so kompakte Orthosen, dass sich ihre Tragbarkeit infrage stellt.

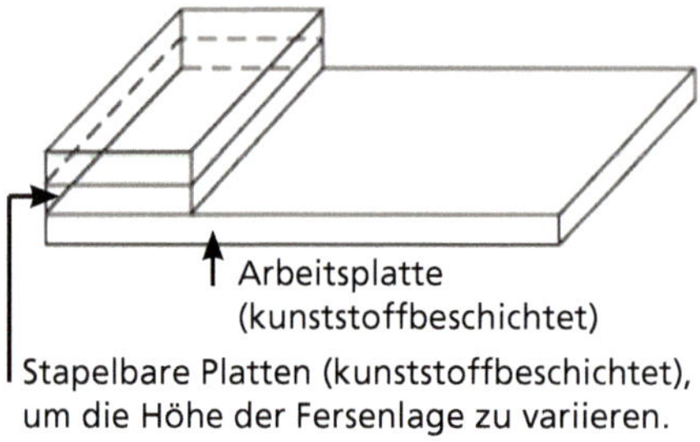

Abb. 2.111 a: Schema des Arbeitsbretts nach Eberhard

Abb. 2.111 b: Foto des Arbeitsbretts nach Eberhard

Anfertigung einer Orthose mit Gipsmodell

Für den Abdruck eines Zehs oder größerer Bereiche eignen sich am besten mittelviskose Silikone. Sie werden mit einem schmalen Spatel auf einem Anrührblock oder einer Plexiglasscheibe mit dem Härter vermischt und danach zügig aufgetragen. Obwohl diese Massen zähfließend sind und ihre Anwendung Übung verlangt, haben sie den Vorteil der leichteren Verarbeitung. Sie sind im Allgemeinen ohne weitere Maßnahmen schnell aufbaubar, um somit zu dünn geratene Materialstellen auszubessern. Dies geschieht z. B. bei der Vorkorrektur einer gebeugten Endphalanx der Zehe. Sie wird so lange mit den Fingern des Therapeuten in der veränderten Lage gehalten, bis das Silikon polymerisiert ist. An diesen Stellen hat sich danach nicht nur das Silikon weggedrückt, sondern durch den Gegendruck des Therapeutenfingers auch die Zehenbeere verformt. Der Abdruck entspricht danach nicht der ursprünglichen Form.

Tabelle 2.19: Übersicht der Prinzipien für die Herstellung einer Orthose

Maßnahme	Auswirkung
Befunderstellung	• Eignung für eine Orthose prüfen • Abgrenzung der Risiken vornehmen • Bereich des Fußes, der in die Maßnahme einbezogen werden soll, festlegen • Gespräch über die Behandlungsaussicht • Einbeziehung anderer Maßnahmen (Physiotherapie, Operation)
Entscheidung über Absicht der Maßnahme	• Bestimmung der Orthosenart • Kombination der Orthosenarten • evtl. Vortest durch Taping
Wahl der Silikonart(en)	• Bestimmung des geeigneten Materials • Kombination von Materialien
Vorkorrektur des Fußes	• Herstellen der Belastungssituation • Eingliederung von leichten Zehenfehlstellungen
Entscheidung über Abdruck oder Rohling	• Menge des Materials • Art der Verarbeitung
Fertigung	• Größe • Schichtdicke des Silikons • Aufbau/Ausbesserungen des Materials • Aussehen (Oberfläche) • Form der Orthose
Kompromissfindung mit dem Schuh	• Bedingung für den Tragekomfort (so klein wie möglich, so luftig wie möglich)

Das Resultat wäre eine im distalen Zehenbereich nicht passende Orthose.

Praxistipp!
Man muss deshalb bei dem genannten Beispiel in zwei Abschnitten arbeiten:
1. Einstreichen der gesamten Zehe mit Silikon und Vorkorrektur.

2. Nach der Aushärtung ausbessern der zu dünnen Stellen des Abdrucks mit Silikon. Durch Abschnitt 1 ist die Lage des Zehs bereits fixiert und muss nicht weiter korrigiert werden.

Die Stärke des Abdrucks (Negativ) muss so bemessen sein, dass er die Form nach dem Ausgießen mit Gips beibehält. Es werden jeweils der ganze Zeh bzw. die Flächenabschnitte des Fußes mit Silikon eingestrichen, die als vollständige Modellgrundlage dienen sollen. Für Zehenabdrücke, für welche eine Druckentlastung notwendig ist, reicht der Abdruck im Allgemeinen bis zum Ansatz des Fußrückens, weil die Abpolsterung bis hierhin ausläuft.

Nach der Aushärtung des Silikons nimmt man den Abdruck vom Zeh/Fuß ab und stellt ihn in eine Schale mit Sand oder formt ein breiteres Bleiband so, dass das Negativ vertikal gestellt werden kann (Bleioxide, die sich auf der Oberfläche des Bands bilden, sind giftig. Nach dem Gebrauch sind unbedingt die Hände zu waschen.). Auf diese Weise stabilisiert, erfolgt das Ausgießen des Silikonabdrucks mit Gips.

Die Verarbeitung des Gipses ist in dem Kapitel Orthonyxie Punkt 1.21.4.1 b beschrieben.

Praxistipp! Zur besseren Handhabung des Positivs empfiehlt es sich, einen Dübel (Ø 6 mm) in die noch weiche Gipsmasse einzusetzen. Später besteht die Möglichkeit, darin eine Schraube oder den Haltestab nach Eberhard (Abb. 2.112) zu befestigen. Einen ähnlichen „Modellhalter“ stellt die Fa. Erkodent her.

Diese Vorrichtung erleichtert Aushärteprozesse des Silikons, bei denen das Positiv nicht aufliegen darf.

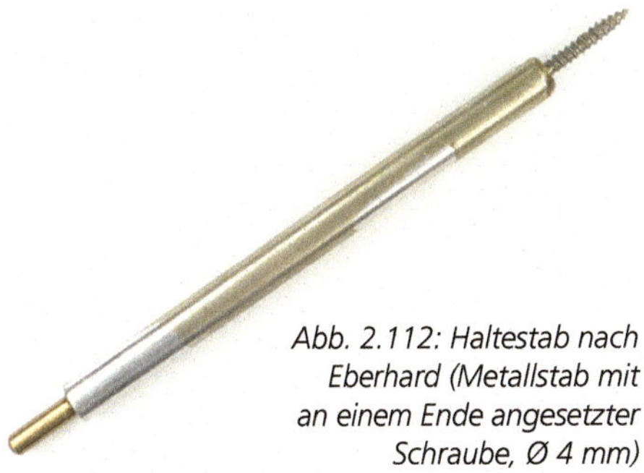

Abb. 2.112: Haltestab nach Eberhard (Metallstab mit an einem Ende angesetzter Schraube, Ø 4 mm)

Im abgebundenen, aber noch feuchten Zustand wird der Gips bearbeitet, d. h. Unebenheiten, tiefer liegende Stellen z. B. Abbildung des Nagelfalzes oder Lufteinschlüsse werden egalisiert. In dieser Beschaffenheit lässt er sich leichter mit dem Gipsmesser formen/entgraten und auch ausbessern.

Das trockene Gipsmodell überzieht man mit einem Schlauchverband. Das Gewebe wird anschließend dünn mit flüssigem oder verflüssigtem Silikon (siehe Punkt 4.2.5 Veränderung der Silikon-Eigenschaften) eingestrichen. Hierduch ergibt sich nach der Polymerisation des Kunststoffs eine Basis, auf der Entlastungen, Stabilisierungen oder Weichbettungen mit unterschiedlichen Silikonarten aufgebracht werden können. Artfremde Materialien (z. B. Latexgummi, Galaxon) lassen sich nur mit zusätzlichem Gewebe (z. B. elastische Mullbinde) dauerhafter fixieren. Ihre Verwendung empfiehlt sich für größere Orthosen (z. B. Prothesen), damit das Hilfsmittel nicht zu schwer wird. Silikone besitzen ein höheres Eigengewicht als die o. g. Stoffe.

Um die unterschiedlichen Materialaufbauten in das optische Bild der Orthose zu integrieren, überzieht man sie abschließend mit einer dünnen Schicht Silikon. Danach sollte die Materialoberfläche glatt und ohne Einschlüsse (z. B. Farbpartikel durch Farbe des Härters, Luftbläschen ...) sein (Abb. 2.102 a+b).

Mit diesem Verfahren lassen sich alle Orthosenarten herstellen.

Müssen Unebenheiten beseitigt oder zu hohe Aufbauten abgetragen werden, kann man Silikone mit speziellen Schleifkörpern bearbeiten. Hierzu eignen sich:

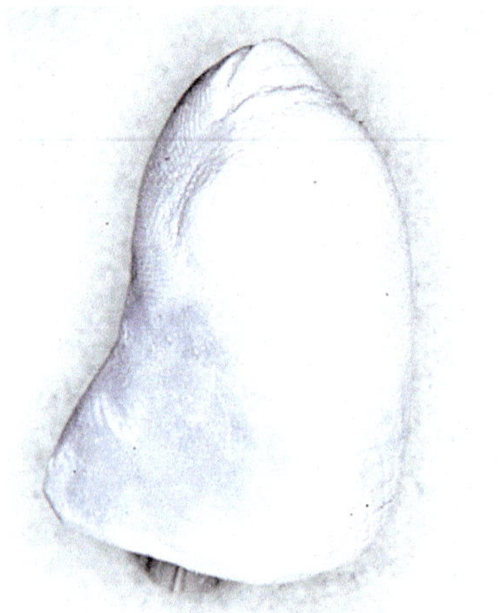

Abb. 2.113 a: Gipsmodell

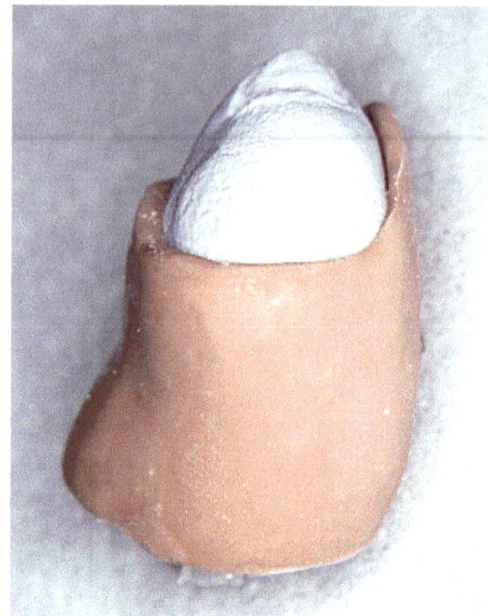

Abb. 2.113 b: Fertige Orthose

- Kappenschleifer (verschiedene Ø und Formen),
- Diamantschleifer,
- Lisko-Polierscheiben in verschiedenen Härten (Erkodent).

Die für diese Schleifkörper erforderliche Umdrehungsleistung der Motoren beträgt 6.000–8.000 U/min. Eventuell eingesetzte Mikromotoren (bis 40.000 U/min) müssen für lange Betriebszeiten (Standzeiten) geeignet sein und ihre Umdrehungsleistung muss entsprechend reduziert werden.

Alternative Abdruckmaterialien für das Negativ

- Gipsbinde,
- Alginate.

Für die Verarbeitung dieser Stoffe sind die Herstellerangaben bindend.

Alternative Modellmaterialien für das Positiv

- Wachs.

Ein Wachsabdruck ist leichter zu bearbeiten als ein Gipsmodell. Das Material Wachs ist immer wieder einzuschmelzen und dadurch wiederverwendbar. Durch Erwärmen in einem Wasserbad (45–50 °C) ist ein Wachsabdruck verformbar. Es lassen sich dadurch nachträglich Zehenfehlstellungen korrigieren. Diese Maßnahme stelle ich infrage, weil sie sich nur nach den Vorstellungen des Therapierenden orientiert und nicht nach dem tatsächlich möglichen Bewegungsumfang eines Gelenks. Die Vorkorrektur des Fußes oder Zehs vor Aushärtung des Silikonabdrucks ist die genaueste und verlässlichste Methode zur Herstellung einer Orthose.

Nachträgliche Manipulationen am Modell (z. B. Abschneiden der Zehenbeere vom Wachspositiv und Fixierung an gegenüberliegender Stelle zur Korrektur der Endphalanx) richten sich ebenfalls nicht nach den vorhandenen Gegebenheiten aus.

Anfertigung eines Rohlings

Zur Herstellung eines Rohlings werden beim Auftragen der Silikonmasse nur die Fußbereiche einbezogen, welche für die beabsichtigte Maßnahme notwendig sind. Die Grundlagen hierzu lehnen sich an die unter Punkt 3 (Druckentlastung/Reibungsschutz) beschriebenen Formen zeitlich begrenzter Hilfsmittel an. Sie müssen für eine Orthose in eine – nicht immer einfach zu lösende – dauerhafte Therapie umgesetzt werden.

Als Material eignen sich viskose oder knetbare Silikone.

Knetbare Silikone besitzen den Vorteil, dass sie vor der Härterzugabe am sauberen Fuß angeformt werden können. Dies erleichtert es, den Umriss der Orthose und damit auch die benötigte Silikonmenge abzuschätzen.

Nach dieser Vorprobe wird das Material

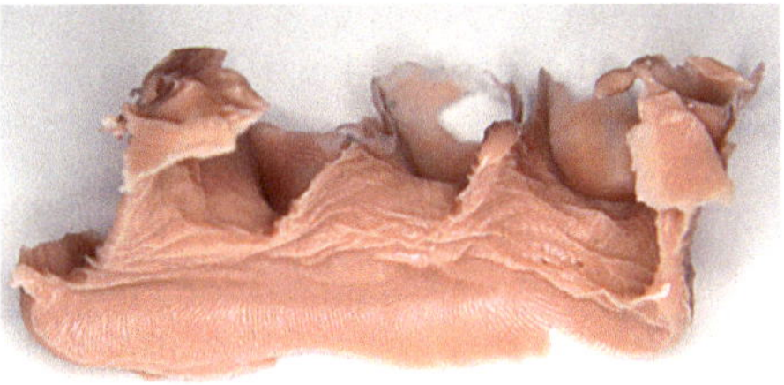

Abb. 2.114 a: Rohling aus Silikon

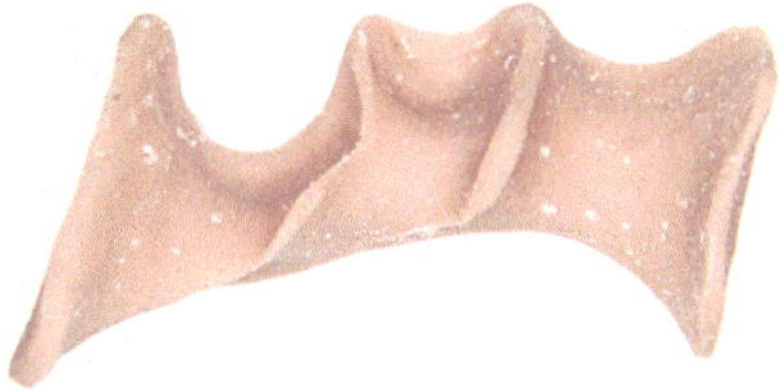

Abb. 2.114 b: Fertige Orthose aus Silikon

wieder vom Fuß abgenommen, um es mit dem Härter zu durchmischen. Bevor man das Silikon wieder neu anformt, sollte es zwischen den Handflächen zu einer Kugel gestaltet werden. Erfahrungsgemäß vermeidet dies ungewollte Faltenbildungen und Lufteinschlüsse in der Orthose.

Nach vollständiger Aushärtung des Silikons (24 h) wird der Rohling (Abb. 2.114 a) mit Schleifern/Fräsern bearbeitet, evtl. mit neuer Masse aufgebaut oder ergänzt, bis die daraus entstandene Orthose ihrer Bestimmung entspricht (Abb. 2.114 b). Abpolsterungen oder Korrekturen können aus den gleichen Silikonen oder Kombinationen davon bestehen. Auch „artfremde" Materialien lassen sich mit entsprechender Gewebefixierung verarbeiten.

Anfertigung einer Orthose mit Gewebeeinlage

Praxistipp! Nicht reißfeste Silikone können an besonders beanspruchten Stellen durch eine Gewebeeinlage verstärkt werden.

Es bestehen hierzu zwei Möglichkeiten:
a) Verwendung eines mit Silikon getränkten Gewebes
b) Verwendung des Gewebes direkt am Fuß

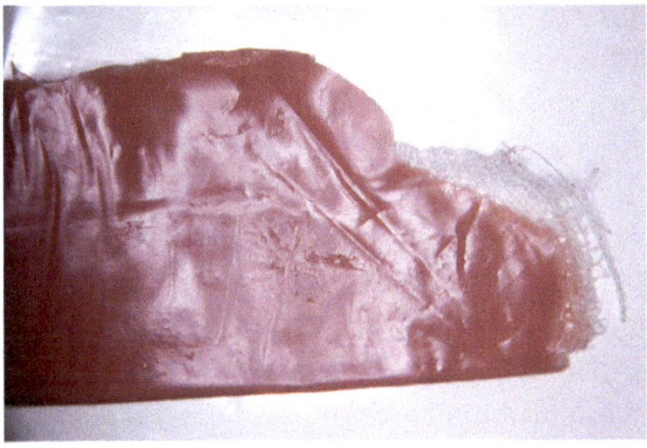

Abb. 2.115: Mit Silikon eingestrichene elastische Fixierbinde und darüberliegender Folie

a) Als Gewebe eignen sich elastische Mullbinden oder Peha-haft-Fixierbinden (Fa. Hartmann). Die früher verwendete „Festkantenbinde" ist weniger vorteilhaft, weil sich das feste Material in Kombination mit elastischen Silikonen nicht optimal verhält.

Zur Vorbereitung legt man ein Stück elastische Binde (Länge ca. 10 cm) auf eine ausreichend große Plastikfolie. Anschließend streicht man das Gewebe mit flüssigem oder verflüssigtem Silikon (siehe Punkt 4.2.5 Veränderungen der Silikon-Eigenschaften) ein. Um die Masse gleichmäßig in das Gewirk einzudrücken, legt man eine zweite Plastikfolie darüber und walzt die Schicht mit einer Rolle dünn aus (Abb. 2.115).

Nach der Aushärtung des Kunststoffs kann die Folie abgezogen und die Gewebe-Silikon-Kombination entsprechend der Verwendung zurechtgeschnitten werden.

Die Vorbereitung der Gewebe-Silikon-Kombination ermöglicht ein schnelleres Arbeiten und ergibt auf beiden Seiten ein gleichmäßiges Materialbild. Sie eignet sich sehr gut auch als Schlaufenmaterial, z. B. zur Wiedereingliederung von Zehen oder für eine „Ballenschale" (bei einem Hallux valgus). Ihre Anwendung während des Abdrucks geschieht in zwei Abschnitten. Nachdem man das vorbereitete Gewebe um die zu verstärkende Stelle am Fuß (z. B. die Zehe) gelegt hat, werden zunächst die überlappenden Enden mit einer dünnen Schicht Silikon verklebt. Erst danach erfolgt der Schichtauftrag für den Rohling der Orthose. Liegen nach der Bearbeitung der Orthose Faserenden des Gewebes frei, müssen sie mit einem Feuerzeug abgeflammt werden. Sie lassen sich sonst nicht mit einer dünnen Silikonschicht überstreichen bzw. unsichtbar machen.

b) Das unbehandelte Gewebe (z. B. Schlauchverband bzw. Mullbinde) wird direkt am Verwendungsort (z. B. Zehe) mit dünnflüssigem bis mittelviskosem Silikon eingestrichen. Nach der Aushärtung kann man auf die Materialkombination Abpolsterungen oder Verstärkungen anbringen. Die Innenfläche der Orthose ergibt bei diesem Verfahren meist kein einheitliches Materialbild. Durch die zeitlich begrenzte Verarbeitung des Elastomers und den z. T. schwer erreichbaren Stellen des Fußes ist ein gleichmäßiger Auftrag der Masse selten möglich. Nachträgliche Ausbesserungen der Orthose von innen können ihre Passgenauigkeit infrage stellen. Einfacher lässt sich diese Methode am Gipsmodell verwenden (siehe dort).

Anfertigung einer Orthose mit Küvette

Unter einer Küvette versteht man in diesem Zusammenhang zwei formgleiche Metallschalen, die miteinander verschraubbar sind. Sie werden in Dentallaboren verwendet.

Zur Herstellung einer Orthose mit diesem Hilfsmittel wird grundsätzlich ein Gipsmodell benötigt. Es eignen sich für dieses Verfahren nur viskose, thermisch aushärtende Silikone (z. B. Molloplast B).

Das Gipsmodell erhält zunächst einen Wachsüberzug durch mehrmaliges Tauchen in flüssiges Modellierwachs. Die Stärke der Wachsschicht entspricht später der Wanddicke der Orthose.

In die Küvetten wird Gipsbrei gefüllt, das mit Wachs überzogene Modell hineingelegt und die Schalenhälften miteinander verschraubt. Überflüssiges Material kann durch die dafür vorgesehenen Kanäle der Küvette entweichen. Nach dem Aushärten des Gipses ist ein zweites, im Umfang vergrößertes Negativ des Modells entstanden. Das Wachs ist wieder zu entfernen, bevor man das thermisch aushärtende Silikon für die Orthose auf dem Modell verstreicht. Anschließend wird es mit dieser Beschichtung wieder in das Negativ der Küvette zurückgelegt. Man verschraubt die Schalenhälften abermals und legt sie zur Polymerisation des Silikons in ein 100 °C heißes Wasserbad oder in den Heißluftsterilisator. Die Arbeit mit Küvetten ist sehr zeitaufwendig aber lohnend, weil durch thermisch aushärtende Silikone sehr strapazierfähige Orthosen entstehen.

Anfertigung von Orthosen mit knetbaren, thermisch aushärtenden Silikonen

Für dieses Verfahren ist ebenfalls ein Gipsmodell notwendig. Nach den Erfahrungen eignet sich hierfür nur Erko-Super-Hartgips (Fa. Erkodent), da andere Produkte (z. B. Moldano) die Polymerisation des Silikons verhindern, wobei diese Reaktion bislang ungeklärt ist.

Es muss absolut staub- und fettfrei gearbeitet werden. Vor der Verarbeitung des Silikons sollte man sich deshalb die Hände waschen, da das Hautfett eine gegenseitige Verbindung der Silikonschichten verhindern kann.

Zunächst wird das thermisch abbindende Silikon so lange geknetet, bis es sich leicht zu einer dünnen Platte auswalzen lässt. Man legt sie danach über das absolut trockene, staubfreie Gipsmodell und passt die überlappenden Enden so weit an, bis eine feine Naht übrig bleibt.

Mit einem Rundstab werden alle Bereiche der Silikonplatte auf dem Modell geglättet und angedrückt. Wichtig ist, dass Luftblasen zwischen Gipsmodell und Silikonschicht entfernt werden. Verbleibt unter der aufgetragenen Schicht Luft, dehnt sie sich bei der für die Vulkanisation erforderlichen Erwärmung aus und bewirkt Verformungen.

Tabelle 2.20: Zusammenstellung einiger in der Podologie verwendbarer Silikonprodukte

Produktname	Farbe der Grundmasse	Katalysator zu dem Produkt	Aushärtungsart	Verarbeitung	Shore Härte	Hersteller/Bezug
Silone® (mittelviskoses Produkt)	rot-braun	sta-seal-cat f (flüssig) (hellblau)	Kondensationsvernetzung	Mischen auf Anmischblock oder Plexiglasscheibe sowie Spatel	keine Angabe	Detax-Dental GmbH &Co KG Karl-Zeiss-Str. 4, 76275 Ettlingen Tel.: 0 72 43-51 00 oder Dental-Depot/Handel
Erkoton 20	braun	Härtermasse (weiß-grau)	Additionsvernetzung	Vermischen durch Kneten	20 Shore A	Erkodent Erich Kopp GmbH Erkodent GmbH Siemensstr. 3, 72285 Pfalzgrafenweiler Tel.: 0 74 45-8 50 10
Erkoton 30	braun	Härtermasse (weiß-grau)	Additionsvernetzung	Vermischen durch Kneten	30 Shore A	Erkodent Erich Kopp GmbH Erkodent GmbH
Kneton	weiß	Härterpaste (braun)	Kondensationsvernetzung	Vermischen durch Kneten	65 Shore A	Erkodent Erich Kopp GmbH Erkodent GmbH
Erkoton HE	weiß	Härterpaste (braun)	Kondensationsvernetzung	Vermischen durch Kneten	35 Shore A	Erkodent Erich Kopp GmbH Erkodent GmbH
Erkoton W	weiß	Härterpaste (braun)	Kondensationsvernetzung	Vermischen durch Kneten	45 Shore A	Erkodent Erich Kopp GmbH Erkodent GmbH
Sitran-N/F	weiß	Härterpaste (braun)	Kondensationsvernetzung	Mischen auf Anmischblock oder Plexiglasscheibe sowie Spatel	40 Shore A	Erkodent Erich Kopp GmbH Erkodent GmbH
Druckschutz Orthosen Formmasse Strong (fest)	weiß	Härtermasse (rosa)	Additionsvernetzung	Vermischen durch Kneten	keine Angabe	Hellmut Ruck GmbH Daimlerstr. 23, 75305 Neuenbürg Tel.: 0 70 82-9 44 22 44
Druckschutz Orthosen Formmasse Soft (weich)	weiß	Härtermasse (rosa)	Additionsvernetzung	Vermischen durch Kneten	keine Angabe	Hellmut Ruck GmbH
Druckschutz Orthosen Formmasse Super Soft (sehr weich)	weiß	Härtermasse (rosa)	Additionsvernetzung	Vermischen durch Kneten	keine Angabe	Hellmut Ruck GmbH
Molloplast B	rosa-rot	Wärme 100°C	Heißpolymerisat	Verarbeitung mit Küvette (Silikon ist dünnviskos)	keine Angabe	Detax-Dental GmbH & Co KG Karl-Zeiss-Str. 4, 76275 Ettlingen Tel.: 0 72 43-51 00 oder Dental-Depot/Handel

Anmerkung: Die in den Abbildungen gezeigten Orthosen sowie deren Fertigungsprozesse bestehen aus dem Material Silone®. Die Auswahl der Silikone geschieht nach Erfahrung mit dem Mate-

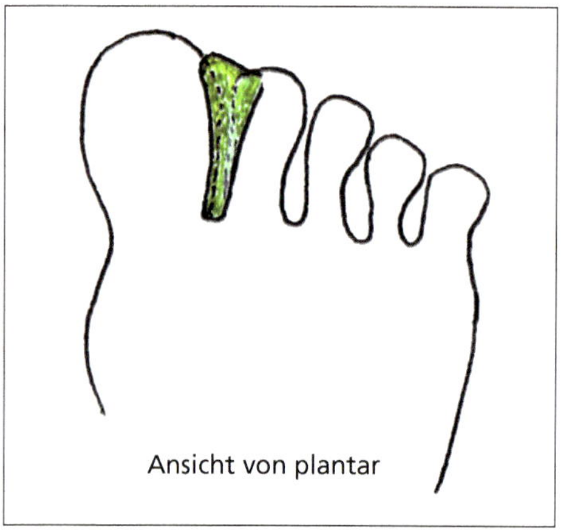

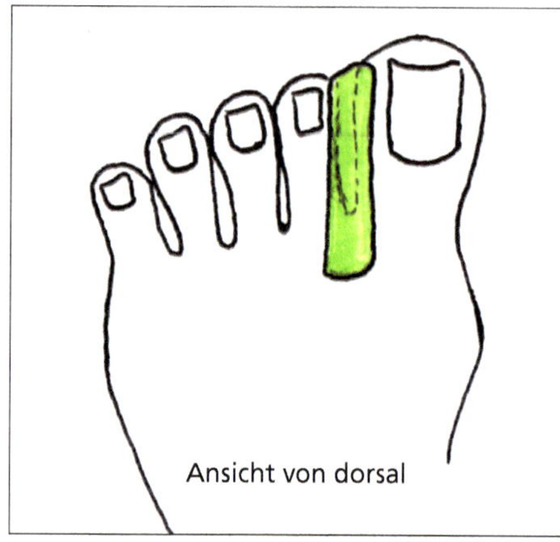

Abb. 2.116 a + b: Skizze: Länge und Breite des Zehenkeils

Auf diese erste Silikonschicht können Entlastungen entweder aus dem gleichen Material oder Kumfy-air (Fa. Ross Fraser, Dundee/Schottland) angebracht werden. Kumfy-air ist ein besonders wärmebeständiger Schaumgummi.

Das Silikon ist nach der Polymerisation formstabil und weiterhin aufbaubar. Zur Ausbesserung der bereits getragenen Orthose ist das Gipsmodell nicht mehr notwendig.

Für die Aushärtung des Silikons benötigt man einen Heißluftsterilisator oder Wärmeofen. Die Polymerisation dauert bei 140–160 °C 20 Minuten oder bei 100–110 °C 40 Minuten. Danach ist eine Bearbeitung mit:

- Diamant-Schleifer
- Stahlfräser
- Lisko-Polierscheiben (Erkodent)

möglich.

Die Reißfestigkeit der fertigen Orthose ist sehr hoch, ebenso ihre Elastizität.

Es sind nur wenige thermisch aushärtende Silikone für die Fußbehandlung verfügbar.

2.4.4 Modellbeispiele

Es ist nicht möglich, für alle in der Praxis vorkommenden Fälle fertige Beispiele zu präsentieren. Deshalb sind in der Folge Orthosenformen für die häufigsten Fußprobleme beschrieben.

Zehenkeil

Er ist die einfachste, aber in der Herstellung nicht unkritische Orthose.

Das Silikon befindet sich bei einem Zehenkeil zwischen zwei Zehen, wodurch ihr Abstand zueinander vergrößert wird. Die ausgewählte Endhärte des Kunststoffs entscheidet über die Verwendung der Orthose. Für Clavi zwischen den Zehen eignen sich weiche Silikone, härtere kommen für eine leichte Lagekorrektur der benachbarten Zehe in Frage.

Geschmeidige Polster erzielen eine isometrische Wirkung auf die Muskulatur. Dadurch wird die Muskelspannung bei gleichbleibender Länge des Muskels erhöht und somit gekräftigt.

Die häufigsten Fehler, die bei der Herstellung eines Zehenkeils auftreten, sind in der Tabelle 2.21 aufgelistet.

Indikationen

- Clavi molles
- einfache Lagekorrekturen der Zehen bei Hallux valgus, Quintus varus
- Einbettung interdigitaler Exostosen
- Ersatz einer einzelnen amputierten Kleinzehe (2, 3 oder 4), um die Schiefstellung benachbarter Zehen zu vermeiden

Tabelle 2.21: Häufigste Fehler bei der Herstellung eines Zehenkeils

Fehler	Folge
Keillänge ragt über die Kuppe der kürzeren Zehe hinaus	Keil schiebt sich während der dynamischen Abwicklung des Fußes dorsal (in Richtung Fußrücken)
die Weite des Keils stellt die Zehen proximal zu sehr auseinander	Basisphalanx erhält zu viel Druck kein Kompromiss mit der Weite des Schuhs
die Breite des Keils entspricht nicht den Zehenkonturen	Keil schiebt sich während der dynamischen Abwicklung des Fußes nach dorsal
keine Ausdünnung des proximalen Keilendes	Druckbeschwerden
dorsale/plantare Vorsprünge (Lippen) zu kurz	Keil verliert sich aus dem Zehenzwischenraum

Zehenkeil in Verbindung mit einer Druckentlastung

Eine Druckentlastung in Verbindung mit einem Zehenkeil erfüllt die Voraussetzung, so viel Luft wie möglich an die Haut zu lassen (Abb. 2.117). Die Orthose wird durch die Belastung des Fußes so fixiert, dass die Entlastung nicht verrutschen kann. Weitere Befestigungen (z. B. Formung einer Zehenschlaufe) sind nicht notwendig. Eventuell sind Elastomerkombinationen erforderlich, um die Formstabilität der Orthose zu verbessern. Falls Abpolsterungen als Ring vorgezogen werden, sollten sie nach Möglichkeit keine offene Form aufweisen, damit sich die Haut nicht in die Aussparung hineindrücken kann (z. B. Hallux-valgus-Korrektur, Abb. 2.118).

Für mehrere Zehen (2. u. 3. oder 2.–4. Zehe) eignen sich durch Barrieren und Schlaufen verbundene Silikonbettungen (Abb. 2.119 a+b). Falls keine korrigierende Wirkung beabsichtigt ist, dürfen die Verbindungen zwischen den Zehen (Keile) nur sehr dünn sein.

Die Länge der Orthose darf über die Zehenkuppen nicht hinausragen (Abb. 2.119 a), damit auch bei Entlastung des Fußes ein Teil des Zugs auf die Muskulatur erhalten bleibt. (Gesetz nach Davis). Bei der fertigen Orthose schließt deshalb ihr distaler Rand mit den Zehenbeeren ab, um eine Art Widerlager gegen das Beugen der Zehen zu bilden. Die Vorkorrektur des Fußes/der Zehen während des Abdrucks spielt hierbei eine entscheidende

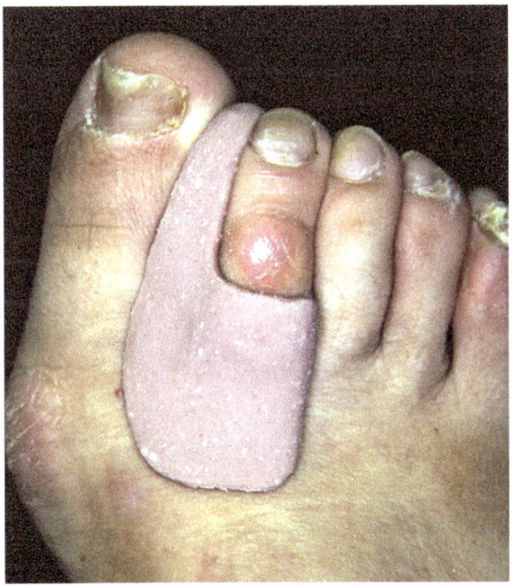

Abb. 2.117: Zehenkeil mit Druckentlastung

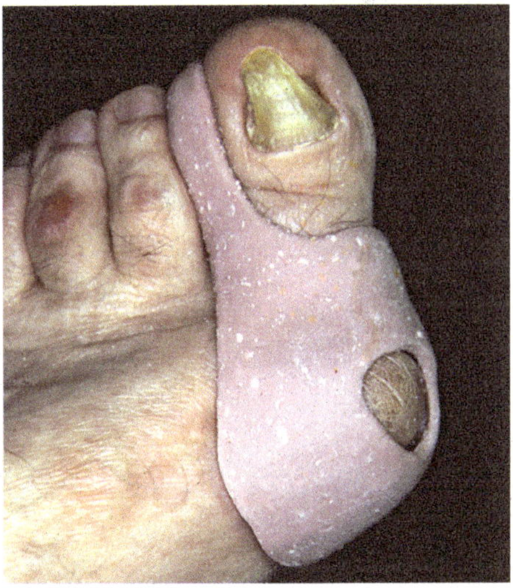

Abb. 2.118: Hallux-valgus-Korrektur mit ringförmiger Entlastung (offene Form)

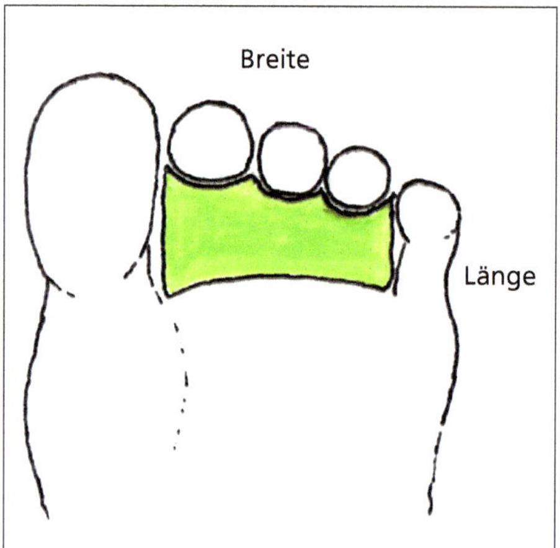

Abb. 2.119 a: Ansicht von plantar

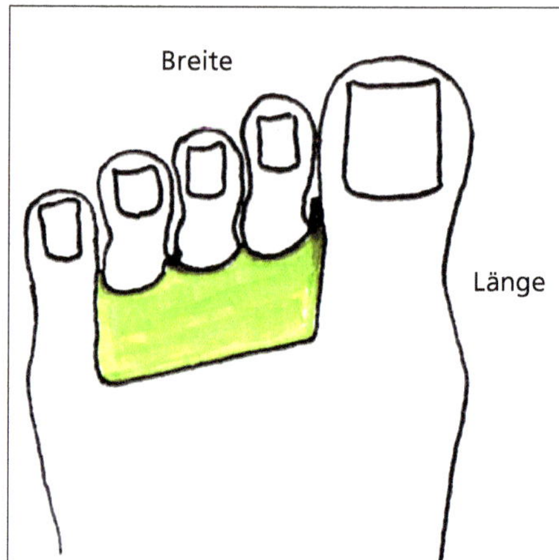

Abb. 2.119 b: Ansicht von dorsal

Abb. 2.119 a+b: Orthose zur Druckentlastung der 2.–4. Zehen (Länge und Breite der Orthose)

Rolle, da sich sonst die pathologische Stellung der Zehen nicht verändern würde.

Durch die plantare Barriere der Orthose verbessert sich der Kontakt der Endphalangen mit dem Untergrund. Man kann eine intensivere Bodenberührung der Zehen erlangen bzw. wiedererlangen. Hiermit wird ihre Muskulatur während der Abstoßphase des Fußes vom Boden (Propulsionsphase) stärker aktiviert. Nach dem Wolffschen Gesetz übt die veränderte Lage der Zehen Einfluss auf die Form der Knochen und die Funktion der Gelenke aus. Sie werden durch den nachlassenden Zug der Sehnen weniger komprimiert. Der proximale plantare Bereich der Orthose muss kurz gehalten werden, um

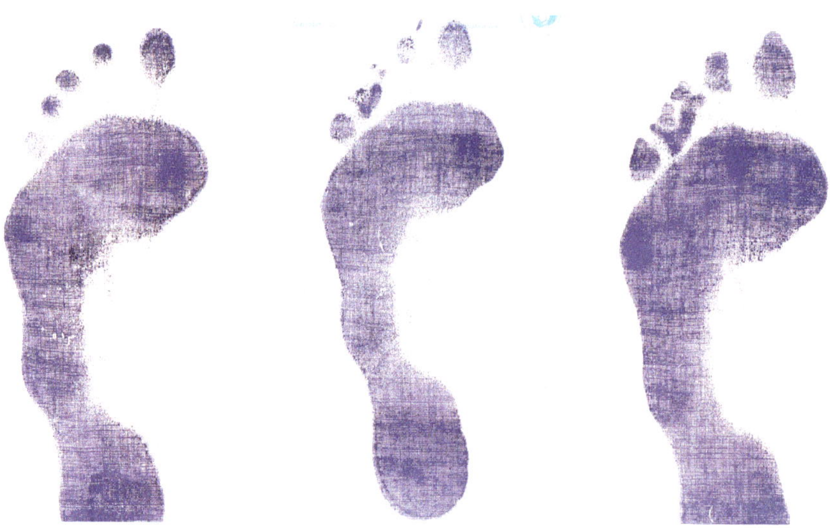

Ergänzung zu den Abbildungen 2.119 a + b:

Abb. 2.120 a: Fußabdruck ohne korrigierende Orthose für die Zehen 2–4

Abb. 2.120 b: Fußabdruck mit korrigierender Orthose für die Zehen 2–4

Abb. 2.120 c: Auflagefläche der Zehen 2–4 mit Orthose während der Gehabwicklung

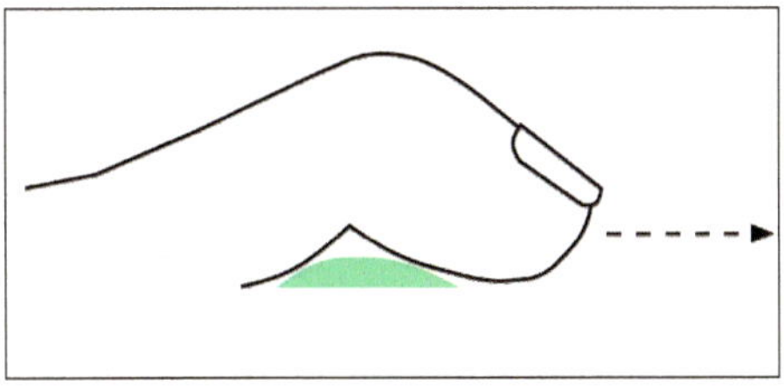

Abb. 2.121 a: Auswirkung des beschliffenen inneren Bereichs der Orthose unter dem mittleren phalangealen Gelenk

Bewegung des Zehs nach distal während der Gehabwicklung – nicht behindert

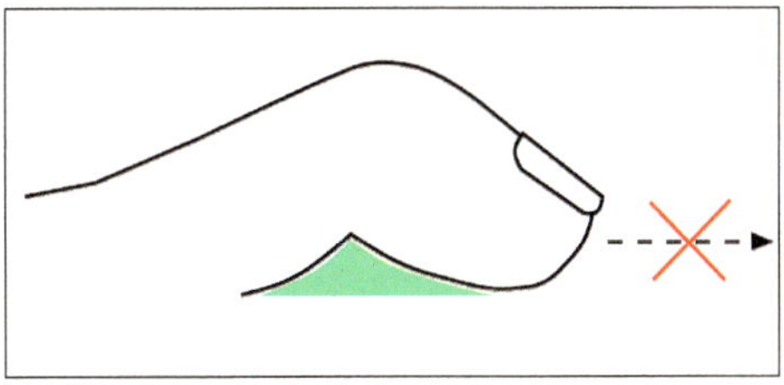

Abb. 2.121 b: Auswirkung des unbeschliffenen inneren Bereichs der Orthose unter dem mittleren phalangealen Gelenk

Bewegung des Zehs nach distal während der Gehabwicklung – behindert

sie – während der Propulsion – nicht zu verschieben. Würde der plantare Bereich der Orthose in dieser Phase vorstehen, würden die Zehen nach dorsal gedrückt und ihre Streckbewegung beeinträchtigt.

Das Nachvornegleiten der Zehen beim Abrollvorgang darf auch nicht durch die innere Form der Orthose behindert werden. Dort, wo das (die) mittlere(n) phalangealen Gelenk(e) der Zehe(n) plantar aufliegt (aufliegen), muss die Orthose dünner geschliffen werden (Abb. 2.121 a). Wenn sich der Abdruck an die plantare Morphologie der Zehen anpasst, ist keine Bewegung und optimale Wirksamkeit der Abpolsterung möglich (Abb. 2.121 b).

Die Stärke der Entlastung kann entsprechend den Erfordernissen allmählich aufgebaut werden.

Eine Orthose zur Druckentlastung besitzt ebenfalls einen korrigierenden Anteil, obgleich er hierbei nicht im Vordergrund steht. Bereits die Vorkorrektur und das Polster, z. B. wegen eines dorsal liegenden Clavus, bewirkt während der Gehabwicklung auch eine Streckung der Zehe.

Evidenz! In einer Studie von Cameron Kippen (Journal of British Podatric Medicine, 6/1992) sind 91 Patienten mit der beschriebenen Orthose (Silikonbettung) behandelt worden. Während des Versuchs hat kein Patient die Orthose abgelehnt. Niemand empfand sie als unangenehm. Man legte große Sorgfalt darauf, dass die Orthose täglich und in der gleichen Art getragen wurde. In der abschließenden Untersuchung nach zwölf Monaten hat jeder Fall eine messbare Verbesserung gebracht. Sie reichte von der Schmerzfreiheit der Zehen bis zur sichtbaren Begradigung der Zehenstellung. Nach der abschließenden Beurteilung des Autors sind die Veränderungen durch die erfolgreiche Wirkung der Orthosen verursacht.

Indikationen

- harte und neurovaskuläre Clavi auf dorsalen Zehenbereichen und der Zehenkuppe (apex), wenn die Beweglichkeit der Zehe(n) und die Länge der Muskulatur diese Maßnahme zulassen
- zu Entzündungen neigende Clavi der Zehen

Kontraindikationen

- kontrakte Zehengelenke
- Luxation (Ausrenkung) des Gelenks

Korrigierende Orthose

Korrigierende Orthosen sollen bei verlagerter (Digitus superductus/subductus) oder schief gestellter (varus/valgus) Zehe die daran beteiligten Muskeln dehnen, um eine Wiedereingliederung zu bewirken. In der Bauart entspricht die Orthose der oben beschriebenen Silikonbettung. Die Vorkorrektur während der Aushärtung des Silikons entscheidet über den Veränderungsgrad der Zehenlage. Sie darf nur allmählich gesteigert werden.

Ein Aufbau der Orthose wie bei der Druckentlastung lässt sich nicht vornehmen. Es ist jeweils ein neuer Abdruck anzufertigen, welcher den Korrekturerfolg mit einbezieht.

Falls möglich, sollten die korrigierenden Maßnahmen von einer speziellen Fußgymnastik (evtl. Physiotherapie) begleitet werden.

Indikationen

- Hallux valgus (Stellung der Großzehe nach außen)
- Quintus varus (Stellung der Kleinzehe nach innen)
- Überlagerung einer Zehe (Digitus superductus)
- Unterlagerung einer Zehe (Digitus subductus)
- Hammerzehe (Digitus malleus)
- Krallenzehe (Digitus flexus)

Kontraindikationen

- kontrakte Zehengelenke
- Luxation (Ausrenkung) des Gelenks

Orthose gegen Morton-Neuralgie/ Mortonkeil

Die Orthose entspricht in Aufbau und Prinzip der Silikonbettung (siehe Punkt 4.4.2). Sie unterscheidet sich hiervon durch fehlende dorsale Schlaufen.

Zum Halt am Fuß liegt ein schmaler Keil zwischen den Zehen 1 und 2. Ein breiterer befindet sich im Zwischenraum der noch zu bestimmenden Phalangen.

Ursache der Morton-Neuralgie ist ein Neurom (gutartige Nervengeschwulst). Sie tritt am häufigsten zwischen dem 3. und 4. (weniger zwischen dem 4. und 5., in sehr seltenen Fällen zwischen dem 2. und 3.) Mittelfußköpfchen auf [siehe auch: G. Fleischner, „Der schmerzende Fuß“ 1991].

Um das Neurom zu entlasten, muss der Abstand der Metatarsalköpfchen in diesem Bereich vergrößert werden. Eine Möglichkeit hierzu bietet die Orthose, welche in Verbindung mit der Verbreiterung des Zehenzwischenraums und der Streckung der Zehen (= Festigung der metatarsophalangealen Gelenkverbindung) auch die Metatarsalköpfchen auseinanderspreizt.

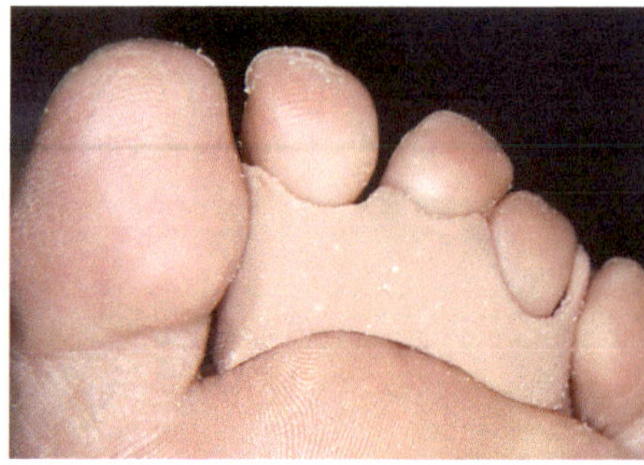

Abb. 2.122: Orthose gegen Morton-Neuralgie im Bereich des 4. und 5. Metatarsalköpfchens

Diagnostisch ist die Neuralgie durch den Arzt abzusichern. Sie äußert sich u. a. durch Taubheit an den betreffenden Interdigitalnerven und der Schmerzhaftigkeit durch seitliche Kompression der Metatarsalköpfchen (Squeeze-Test).

Indikation

- Morton-Neuralgie

Kontraindikationen

- Fibrose des Interdigitalnervs
- schwere Verlaufsformen der Neuralgie (sie müssen operiert werden)

Orthose als Reibungsschutz

Falls keine korrigierenden oder entlastenden Hilfsmittel einsetzbar sind, eignet sich ein Reibungsschutz. Die Orthose überdeckt die gereizte Stelle des Fußes und vermeidet dadurch eine der Entstehungsursachen von Clavi (Hühneraugen). Für den Reibungsschutz einer Zehe, der sie zum besseren Halt ganz umschließen sollte, müssen Ventilationsmöglichkeiten bestehen. Eine Aussparung der Orthose kann über der Nagelplatte (Abb. 2.123) angebracht und der plantare Bereich (unter dem mittleren phalangealen Gelenk) eingeschlitzt werden.

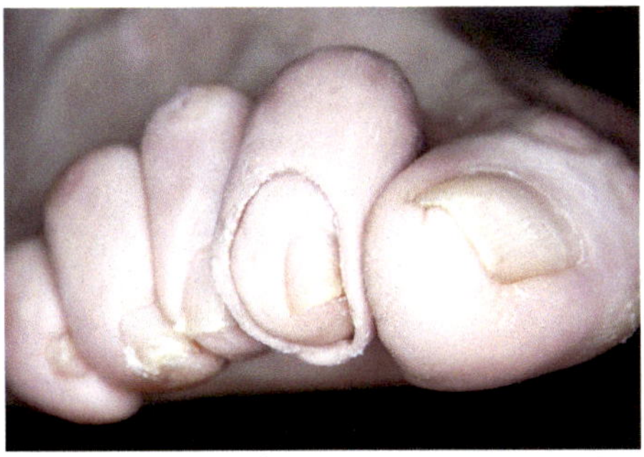

Abb. 2.123: Reibungsschutz für zweite Zehe

Sehr kleine, nachträglich in das Silikon eingefräste Löcher setzen sich durch den Gebrauch der Orthose sehr schnell zu und reichen für die Luftzirkulation nicht aus.

Indikationen

- Clavi über kontrakten Zehengelenken
- Ballenschalen
- plantare Schwielen

Kontraindikation

- trophisch bedingte Hautveränderungen

Orthose zur Immobilisation

Hierzu eignen sich harte Silikonarten die, ähnlich dem Reibungsschutz, den ganzen Zeh umschließen und ruhigstellen. Zur Ventilation kann die Orthose über der Nagelplatte ausgeschnitten und der Phalanxbereich eingeschlitzt werden.

Indikation

- Nachversorgung noch ruhigzustellender, zuvor gebrochener Zehen

Kontraindikation

- frische Zehenbrüche

Prothese

Überwiegend ist für eine Prothese das Gipsmodell erforderlich, weil die Kombination von Materialien (z. B. Galaxon, Schaumgummi, elastisches Gewebe) notwendig ist. Dies betrifft besonders die Fälle, bei denen die Großzehe oder mehrere Phalangen amputiert worden sind. Um den Zwischenraum z. B. einer fehlenden zweiten Zehe auszugleichen, kann ein breiter Zehenkeil angefertigt werden (siehe Punkt 4.4.1).

Die Prothese stabilisiert das Gleichgewicht des Körpers und ermöglicht das Tragen konfektionierter Schuhe.

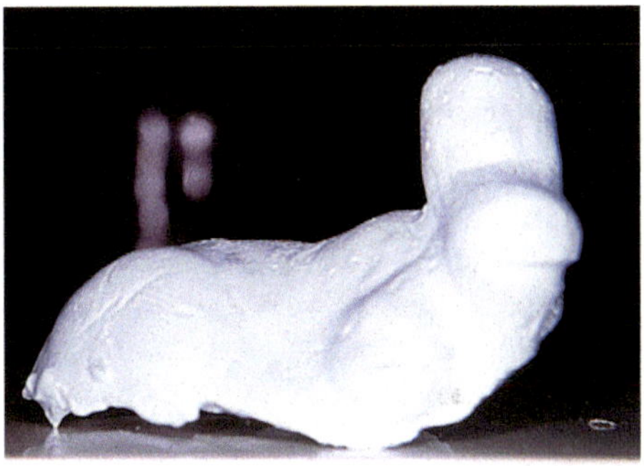

Abb. 2.124 a: Gipsmodell

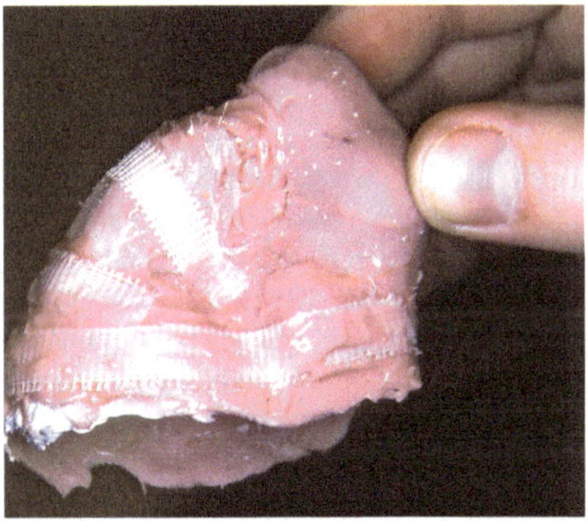

Abb. 2.124 b: Fixierung des Polsters für den Ersatz der Zehen

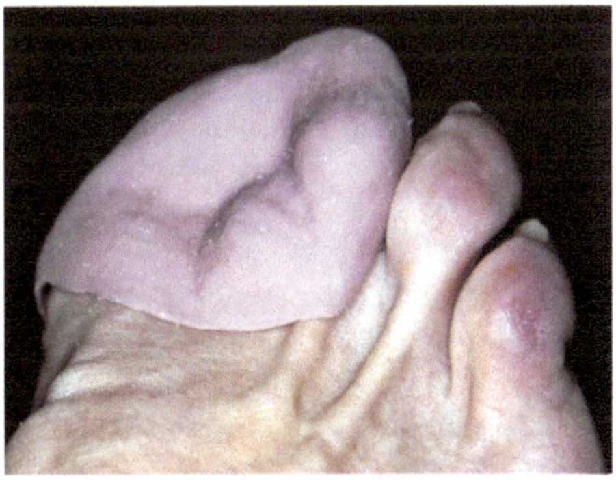

Abb. 2.124 c: Fertige Zehenprothese

Die Abbildungen 124 a–c zeigen die Herstellung einer Prothese als Ersatz für die erste und zweite Zehe.

Indikation

- abgeheilte Amputationen bei trophisch intakter Haut

Kontraindikation

- nicht vollständig verheilte Amputationswunden

Funktionelle Orthose

Einige Fehlstellungen verursachen Beschwerden durch den gestörten physiologischen Bewegungsablauf bei Belastung des Fußes. Je nach Befunderstellung kann dafür eine funktionelle Orthose aus EVA (**E**thyl **V**inyl **A**cetate) verschiedener Shorehärten gefertigt werden. Sie ist ein speziell nach biomechanischen Grundsätzen auf die Fußsohle bezogenes Hilfsmittel, um die Belastungsverhältnisse am Fuß zu korrigieren. Die „Biomechanik des Fußes" befasst sich mit der Bewegung des menschlichen Fußes und den damit verbundenen Einwirkungen von Kräften.

Vorbedingung für die Herstellung einer Plantarorthose ist die biomechanische Fußuntersuchung durch den Podologen. Sie besteht neben den üblichen Verfahren Anamnese, Inspektion, Palpation aus der:

- Gelenkbeweglichkeit/Bandabsicherung
- Messung des Bewegungsumfangs der Fußgelenke und des Beins
- Funktion der Muskulatur
- Beurteilung der statischen Belastung des Fußes
- Ganganalyse
- Inspektion des Schuhs

Die Ergebnisse müssen entsprechend ausgewertet und in einem Bericht zusammengefasst werden.

Für die Plantarorthose selbst ist ein Gips- oder Muldenabdruck (der anschließend eingescannt werden kann) in Neutralstellung des Subtalar-Gelenkes des Fußes notwendig. Mit ihrer Verschreibung und Herstellung wird die interdisziplinäre Zusammenarbeit zwischen unserem Beruf, dem Arzt und Orthopädieschuhtechniker gefördert.

Eine detaillierte Beschreibung der Biomechanik des Fußes, deren Grundlagen bereits 1948 von amerikanischen Berufskollegen (M. L. Root, W. P. Orien, J. H. Weed) gelegt wurden, ist nur mit einer umfangreichen Dokumentation möglich. Das Werk der o. g. Verfasser besteht aus drei Bänden (siehe dazu „Theorie der medizinischen Fußbehandlung", Band 3 – Podologische Biomechanik).

Literatur:

S. Rosoff, „The Fabrication of Orthotic Devices with the use of Silicone Gel", Journal of the American Podiatry Association, Nr. 8 (1970)

C. Fisher, „A new Technique in Orthodigital Correction and Balance", Journal of the American Podiatry Association, Nr. 3 (1963)

G. Greppmayr, „Orthoplastik", Der Fuss Nr. 12 (1969), Nr. 3, 4, 5, 6, 8 (1970)

W. Bode, „Zur Anfertigung von Siliconorthesen", Der Fuss Nr. 5 (1988)

W. Bode, R. A. van Lith, „Die Latex-Schaumstofftechnik", Der Fuss Nr. 4 (1973)

W. Bode, private Aufzeichnungen über die Entwicklung der Orthesentechnik (1981)

J. B. Spring, „Silicones in podiatry, a comparison of techniques", The Chiropodist Nr. 10 (1986)

Stani Gorkiewicz, „Fußübeln individuell begegnen", Der Fuss Nr. 3 (1987)

Stani Gorkiewicz, „Orthesen machen vieles möglich", Der Fuss Nr. 4 (1990)

J. Linzbach, „Silone Technik", Der Fuss Nr. 5 (1987)

J. Linzbach, „Fertigung einer Ballenschale", Der Fuss Nr. 6 (1987)

Th. Schmid, „Silikonorthesen versprechen Komfort am Fuß", Der Fuss Nr. 11 (1993)

C. Kippen, „A literature review of non-surgical techniques, used by chiropodists, for correcting lesser toe pathologies", Journal of British Podiatric Medicine (JBPM) Nr. 6 (1992)

R. L. Blake, „The Inverted Orthotic technique: a practical discussion of an orthotic therapy", JBPM Nr. 2 (1993)

W. Bode, „Die Latex-Schaumstofftechnik", Der Fuss Nr. 4 (1973)

Dr. med. G. Fleischner, „Der schmerzende Fuß", Band II, Verlag Neuer Merkur, München (1991)

Gerätebeschreibung der Fa. Zwick GmbH &Co, August-Nagel-Str. 11, 89079 Ulm (1999)

2.5 Tapeverbände für den Fuß (Synonyme: Taping, funktionelle Heftpflasterverbände)

Der Begriff „Tape“ stammt vom amerikanischen Wort „Tape“, zu Deutsch: Heftpflaster, ab. Es ist das bekannte unelastisches Klebeband, das im Allgemeinen zur Fixierung von Wundverbänden benutzt wird.

Beim Taping findet das Heftpflaster eine andere Verwendung. In einer gezielten Anordnung übereinandergeklebt, wirken die Pflasterstreifen (Zügel) stabilisierend und korrigierend bei Fehlstellungen des Fußes (oder anderer Extremitäten).

Als erster Mediziner, der einen funktionellen Verband anwendete, gilt der amerikanische Chirurg Virgil Gibney (1847–1927). Maßgeblich für diese Technik war die Erfindung des Pflasters auf Gewebebasis.

Je nach Absicht erreicht man mit dem Tape eine „relative Immobilisation“ (teilweise Ruhigstellung) eines Gelenks. Seine Bewegung wird nur in vorherbestimmten Ebenen beeinflusst, wodurch restliche Funktionen erhalten bleiben. Im Gegensatz hierzu steht die totale Immobilisation z. B. durch den Gipsverband.

In anderer Weise übernimmt das Tape die Stütz- bzw. Haltefunktion von Sehnen, Muskeln und Bändern. Beide Faktoren zusammen (relative Immobilisation und Stützfunktion) erzielen eine entlastende und schmerzbefreiende Wirkung durch Stabilität und/oder gezielter Mobilität des Gelenks.

Die Methoden der Heftpflasterverbände orientieren sich an den Grundlagen der funktionellen Anatomie (Bewegungslehre) sowie der Biomechanik. Sie sind Voraussetzung für den Erfolg der Behandlung.

In der Podologie werden ebenfalls elastische Kinesiotapes verwendet, die, mit einer speziellen Technik auf der Haut angebracht, die Schmerzrezeptoren in der Oberhaut triggern, die Durchblutung anregen und so Beschwerden lindern.

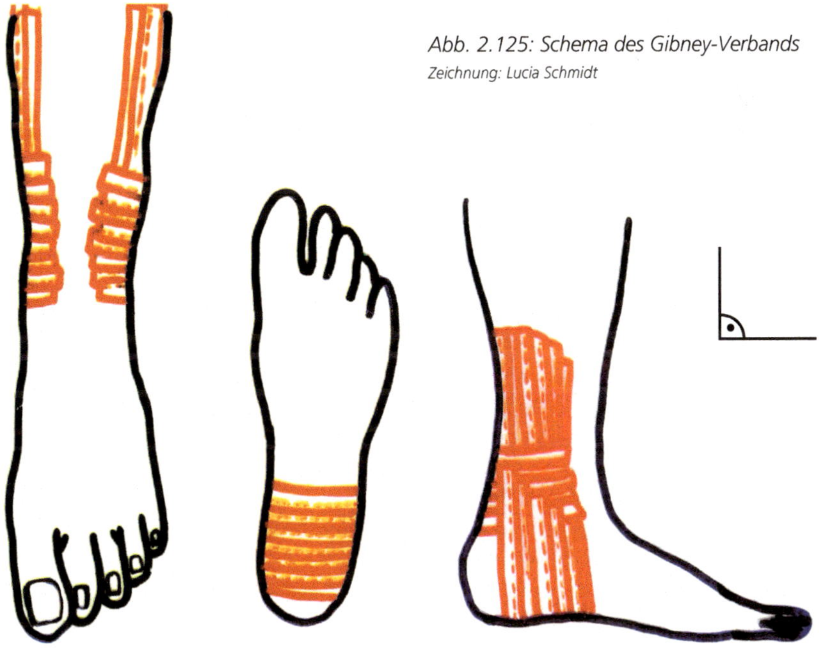

Abb. 2.125: Schema des Gibney-Verbands
Zeichnung: Lucia Schmidt

2.5.1 Materialien

Verschiedene Firmen bieten unelastische Tapepflaster (z. B. Leukotape®, Urgotape® usw.) an. Ihre Breite beträgt 3,75 oder 2 cm. Sie sind mit hyperallergener Zinkoxid-Kautschuk-Masse beschichtet.

Für empfindliche, pflasterallergische oder stark behaarte Haut ist ein **Unterzug** aus hypoallergenem Pflaster- oder Bindenmaterial notwendig. Er kann aus einer selbstklebenden elastischen Fixierbinde (z. B. Urgoacryl®, Tricoplast® ...) oder Fixomull stretch bestehen und dient lediglich als Hautschutz. Das Bindenmaterial wird vorgedehnt (bis ca. zur Hälfte der normalen Streckfähigkeit) angelegt.

Die oft empfohlene Rasur behaarter Haut vor Anlegen des Tapes führt leichter zu allergischen Reaktionen (z. B. Juckreiz) auf der Haut und ist deshalb nicht zu empfehlen.

Falls evtl. notwendige Polster keine Klebebeschichtung zur Fixierung besitzen, kann ein Sprühkleber verwendet werden. Diese Sprays eignen sich auch zur Fixierung nichtklebender, kohäsiver (auf sich selbst haftender) Binden (z. B. Gazofix®, Urgoflex® ...).

2.5.2 Verarbeitung

Der Mittelfinger einer Hand liegt in dem Ring der Taperolle. Daumen und Zeigefinger umschließen locker das Tapeband, um es in der erforderlichen Länge abreißen zu können (Abb. 2.126). Dies kann an beliebiger Stelle des Bands erfolgen.

Grundsätzlich wird ein Tape (wegen des erhöhten Zeitaufwands) nicht geschnitten!

Vor dem Anlegen des Verbands zieht man soviel Pflaster wie notwendig von der Rolle ab. Die Länge lässt sich entweder durch Abschätzen oder grobes Abmessen der geplanten Pflastertour ermitteln. Man hält dafür die nichtklebende Seite des Tapes an der (den) Stelle(n) des Fußes an, welche die

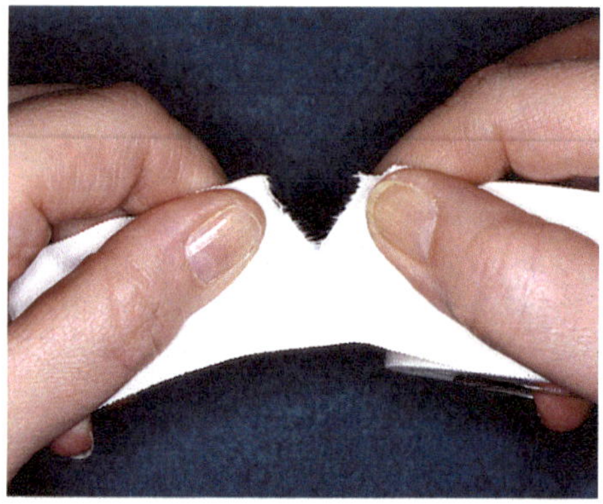

Abb. 2.126: Haltung der Taperolle

Touren überdecken sollen. Es empfiehlt sich auf diese Weise mehrere Streifen abzureißen, damit die Rolle nicht immer wieder neu aufgenommen werden muss.

Die Streifen lassen sich für die kurze Aufbewahrung am oberen Teil einer vorspringenden Kante des Behandlungstischs/der -lampe mit ihrer Klebeschicht anheften. Die restliche Fläche des Bands muss frei hängen.

Beim Anlegen des Tapes unterscheidet man zwischen Ankerstreifen und Zügel.

Ankerstreifen (Abb. 2.127 a) sind die Basiselemente des Tapes, an denen die Zügel befestigt werden. Man legt ihn überwiegend ohne Spannung an.

Zügel (Abb. 2.127 b) sind die funktionstragenden Teile des Verbands. Ihre Anzahl entscheidet – dachziegelartig angeordnet – über seine Stabilität und Korrekturwirkung. Zusätzlich können Fixierstreifen den Halt der Zügel verstärken (Abb. 2.127 c).

Ankerstreifen und Fixierstreifen dürfen nur semizirkulär (halbumlaufend) **geklebt werden.**

Es vermeidet Komplikationen wie Durchblutungsstörungen durch Abschnüren der Gefäße, Ödeme und Taubheitsgefühle am Fuß.

Das Anlegen des Verbands (der Zügel) beginnt auf nicht gefetteter, trockener Haut an den Ankerstreifen und endet an der ge-

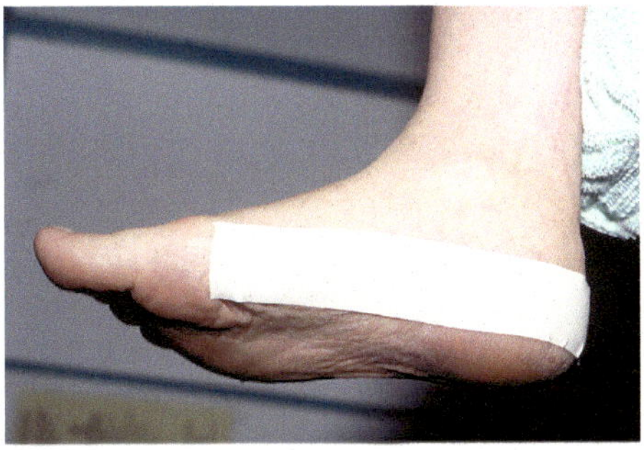

Abb. 2.127 a: Ankerstreifen

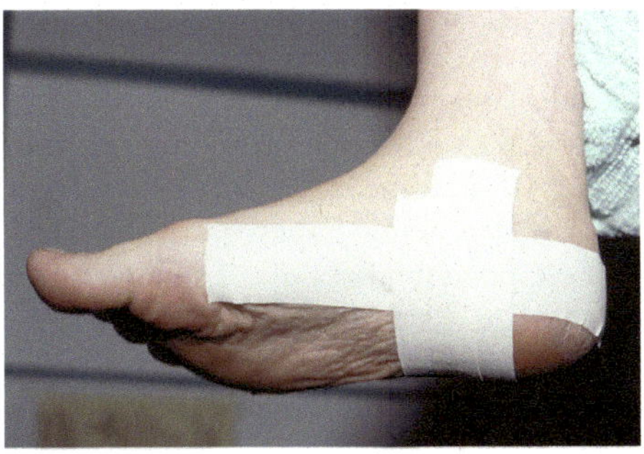

Abb. 2.127 b: Zügel

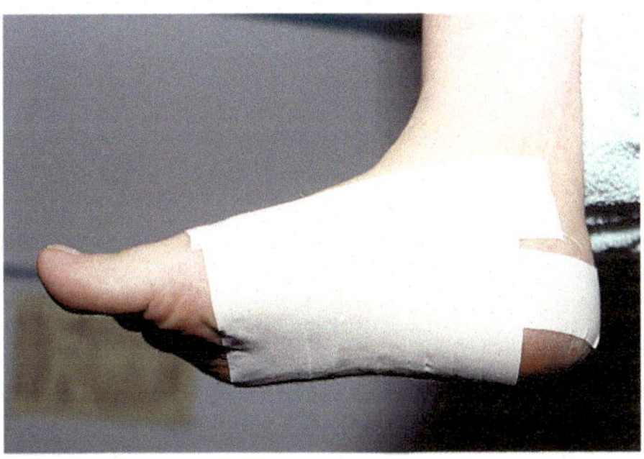

Abb. 2.127 c: Fixierstreifen eines Tape-Verbands

genüberliegenden Seite wieder dort. **Der Fuß muss dabei grundsätzlich in angewinkelter Stellung (90°-Winkel zum Unterschenkel und in Sagittalebene*) stehen.** Die Gelenkposition ist durch den Patienten aktiv zu halten und gegebenfalls durch den Therapeuten (passiv) zu unterstützen.

Jedes Taping muss anschließend unter Belastung auf seine Festigkeit, Funktion und das Ergebnis überprüft werden. Die schmerzfreie Belastung des Fußes steht hierbei im Vordergrund.

Der Patient ist über den Zweck, die Belastbarkeit und Pflege des Verbandes aufzuklären. Feuchtigkeit (z. B. Hyperhidrosis) und Nässe (z. B. nach dem Duschen, Baden ...) können die Haftfähigkeit beeinträchtigen oder aufheben.

Bei Hyperhidrosis ist die Klebekraft des Tapes durch einen Kleber zu verbessern, den man vor Anlegen des Verbands auf die Haut sprüht (Sprühkleber).

Taping hat den Vorteil, dass wenig Platz beansprucht und der Kompromiss mit dem Schuh leicht gefunden wird. Die Zeitspanne, in welcher der Verband getragen werden kann, sollte maximal acht Tage betragen. Bestehen Unverträglichkeiten, muss er abgenommen werden.

Merke! Niemals darf bei fehlender oder zweifelhafter Diagnose Taping eingesetzt werden!

Allgemeine Indikationen und Verwendung des funktionellen Verbandes am Fuß:

Indikation	Verwendung
Prophylaxe	Reduzierung zu erwartender Extrembelastung der Gelenke, Muskeln, Sehnen, Bänder, Kapseln (z. B. Sport, Freizeit, Beruf)
Therapie	• Korrektur der Fehlbelastung • Entlastung bestimmter Fußbereiche • Unterstützung ärztlich indizierter Maßnahmen bei Beschwerden des Fußes (z. B. Gelenke, Muskulatur) • Vortest für eine Orthose
Rehabilitation	Unterstützung frühfunktioneller Behandlung nach operativen Maßnahmen (zur Vermeidung langer Immobilisation)

* Sagittalebene bedeutet: ein weder ab-, adduzierter noch in- bzw. evertierter Fuß.

2.5.3 Tapeverbände in der Fußbehandlung

Hohmann-Verband (Abb. 2.128)

Indikationen:
- leichte Distorsion des oberen Sprunggelenks
- leichte Bandinsuffizienz
- zur Prophylaxe gegen Distorsion

Der Ankerstreifen wird semizirkulär im unteren Drittel des Unterschenkels angebracht.

Zum Anlegen der Zügel bei einer Distorsion ist es wichtig zu wissen, ob der Fuß nach außen oder innen umgeknickt ist. Die Zugrichtung des Pflasters muss immer entgegen dieser Richtung verlaufen. Ist der Fuß nach außen umgeknickt, verlaufen die Zügel von medial nach lateral. Zusätzlich können Fixierstreifen angebracht werden (Gelenkposition des Fußes beachten).

Je nach Anzahl der Pflasterzüge kann man den Fixierungsgrad des Rückfußes bestimmen.

Fersenspornentlastung (nach Hamme) (Abb. 2.129 + 2.130)

Indikation: Beschwerden durch Fersenbeinsporn (Calcaneussporn)

Die Ankerstreifen befinden sich am Vorfuß in Höhe der Metatarsalköpfchen und oberhalb der Ferse. Durch längs verlaufende Pflasterzüge (Metatarsalbereich zur Ferse) werden die plantaren, am Fersenbeinvorsprung ansetzenden kurzen Fußmuskeln entlastet.

Zusätzlich wirkt ein mindestens 6 mm, besser 10–12 mm starkes (an den lateralen und distalen Seiten angeschrägtes) Foam-O-Felt-Polster gegen die Pronation des Rückfußes. Es wird auf die längs verlaufenden Zügel angebracht und zusätzlich durch Fixierstreifen befestigt (Gelenkposition des Fußes beachten).

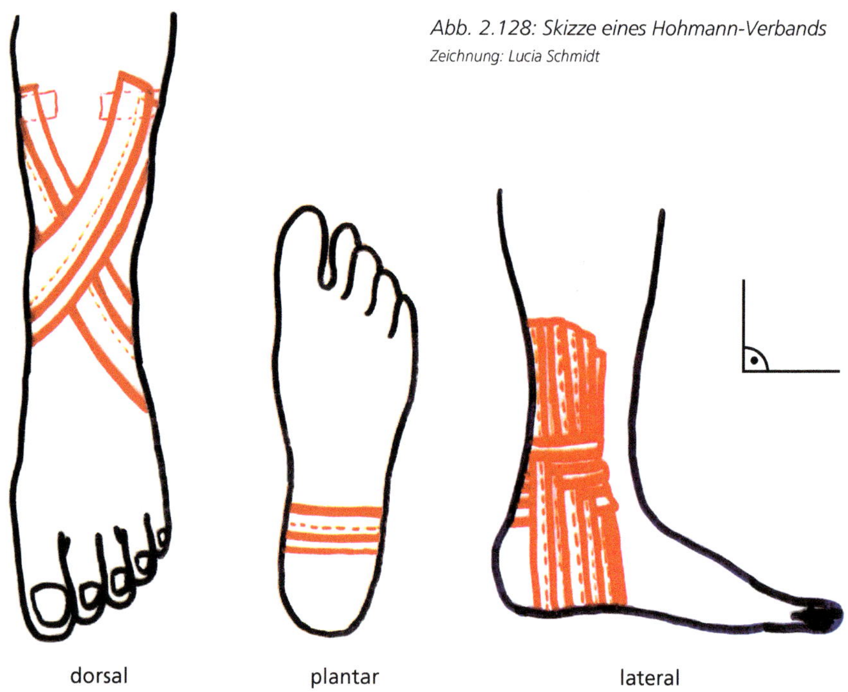

Abb. 2.128: Skizze eines Hohmann-Verbands
Zeichnung: Lucia Schmidt

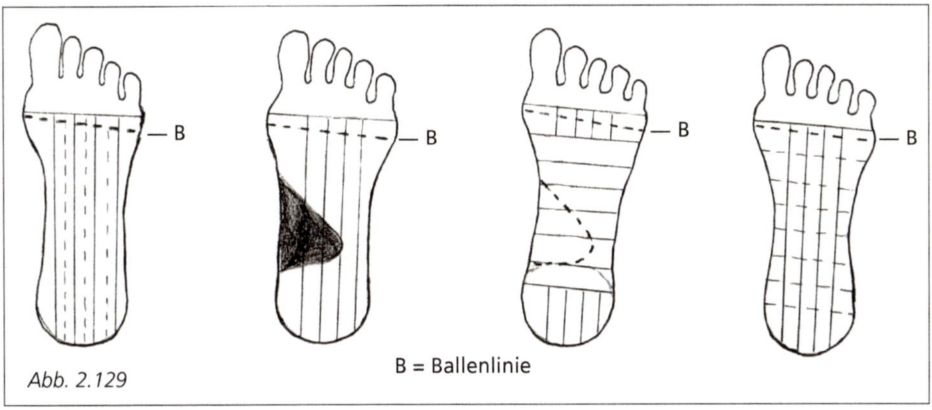

Abb. 2.129

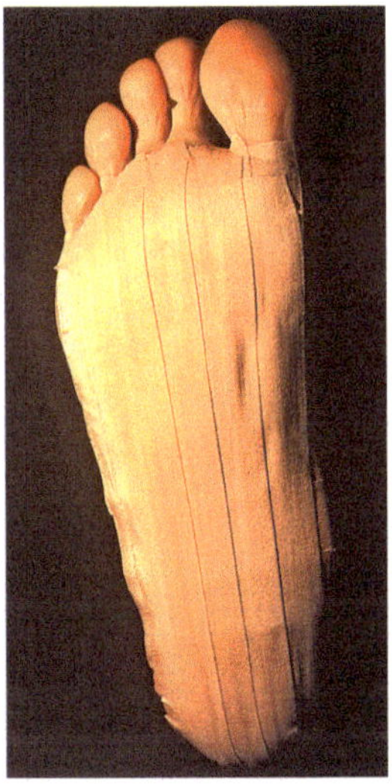

Abb. 2.130: Schema der Fersenspornentlastung nach Hamme

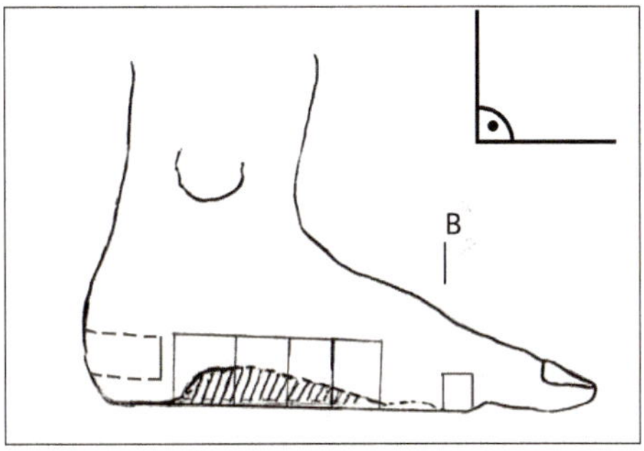

Abb. 2.131 Lage des Entlastungspolsters nach Hamme

Eine dauerhafte Beruhigung des Reizes lässt sich durch eine nach biomechanischen Grundsätzen hergestellte funktionelle Orthose erreichen. Die Untersuchung für die Fertigung einer funktionellen Orthose ist vor dem Anlegen des Tapes notwendig. Eine spezielle Gymnastik zur Aktivierung der Fußmuskulatur (siehe Massage/Tabelle 1) ist empfehlenswert.

Von der Operation des Fersenbeinsporns ist nach meinen Erfahrungen abzuraten, da hierdurch die Ursache (Entlastung des Muskelansatzes) nicht beseitigt wird.

Low-Dye-Tape (Abb. 2.132 bis 2.136)

Indikationen: Fersensporn, Antipronation des Rückfußes

Die Methode wurde zuerst von dem Podiatrist Ralph Dye im Jahr 1941 veröffentlicht, aber bereits 1930 angewendet. Die Position des Fußes befindet sich – wie bei allen hier beschriebenen Tape-Verfahren – in nahezu rechtwinkeliger Stellung zum Unterschenkel.

Das Low-Dye-Tape besteht zu Beginn aus zwei langen Tape-Pflasterstreifen (Breite: 3,75 cm). Der **erste Pflasterstreifen** (Ankerstreifen) setzt mit leichtem Zug **medial am 1. Metatarsalköpfchen** an und verläuft um die Ferse herum zum lateralen 5. Metatarsalköpfchen. Der **zweite** (mit leichtem Zug) **anzulegende Pflasterstreifen setzt plantar unter dem 1. Metatarsalköpfchen** an, verläuft dann lateral zur medialen Fersenseite hin zum **plantaren Metatarsalköpfchen der 5. Zehe.** Damit der Pflasterstreifen ohne Falten die Ferse umschließt, kann in die-

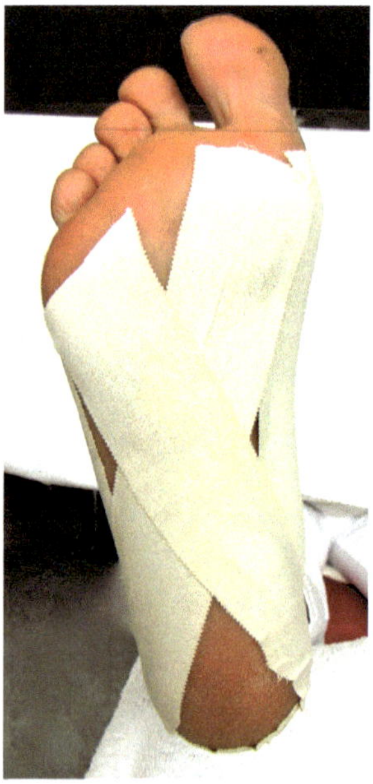

Abb. 2.132: Tapeverlauf von plantar unter dem 1. Metatarsalköpfchen zur lateralen Fersenseite. Von dort zur medialen Fersenseite bis zum plantaren Metatarsalköpfchen der 5. Zehe. (Die Pflasterstreifen überkreuzen sich.) Vorher ist seitlich bereits der Ankerstreifen angebracht worden, der medial am 1. Metatarsalköpfchen ansetzt und lateral des 5. Metatarsalköpfchens endet. Beide Pflasterstreifen werden hier mit leichtem Zug angelegt.

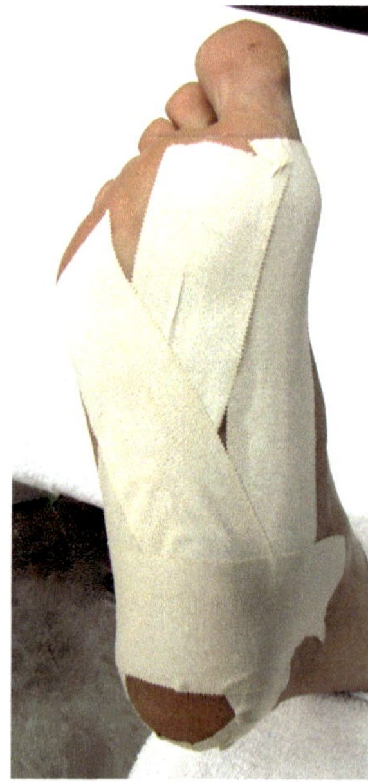

Abb. 2.133: Die anschließenden Zügel werden von lateral nach medial geklebt. Die Abbildung enthält – lediglich zur Darstellung • nur einen Zügel im Bereich der Ferse.

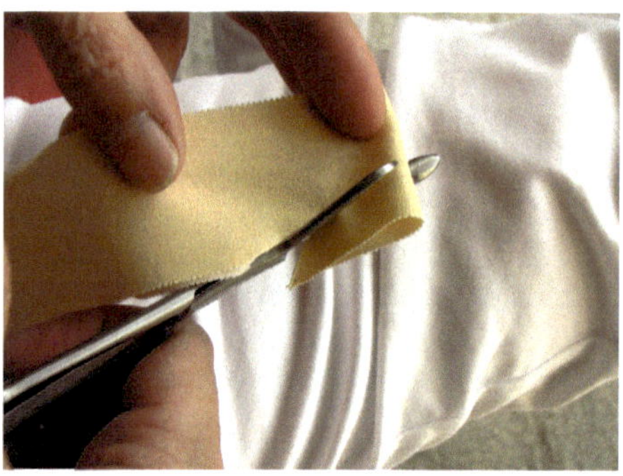

Abb. 2.134: Ausschneiden der Rundung für den Fersenbereich. Die Klebeseite des Tapepflasters liegt außen. Der Bereich des Ausschnitts liegt in der Mitte des übereinander gelegten Tapepflasters. Die Gesamtlänge des Tapes wurde vorher mit der nicht klebenden Seite ausgemessen.

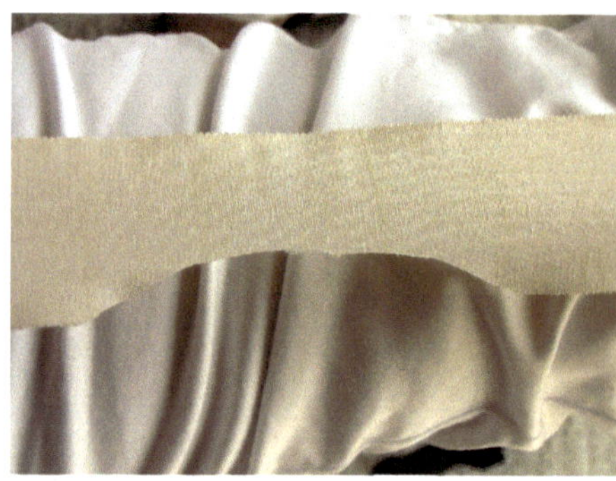

Abb. 2.135: Ausgeschnittene Rundung des 2.Tapepflasters. Es vermeidet beim Anlegen Falten im Fersenbereich.

sem Bereich eine halbrunde Aussparung (dabei Klebefläche nach außen gehalten) in das Pflaster geschnitten werden.

Durch beide mit Zug im medialen Bereich ansetzende Tapes erreicht der Fuß bereits eine leicht supinierte Stellung. Sie wirkt sich – im Hinblick auf die noch anzubringenden Zügel – verstärkend gegen die Pronation des Fußes aus. Die Reihenfolge: Tape 1 mit dem anschließend plantar geklebten Tape 2 vermeidet Faltenbildungen unter dem Fuß.

Die **Zügel** des Tapeverbandes beginnen und enden am Ankerstreifen. Sie verlaufen – von der Ferse beginnend – nahezu rechtwinkelig von der lateralen zur medialen Seite des Fußes. Je dichter sich die Pflasterzüge unter dem Fuß überlagern, desto mehr Halt gibt der Verband. Dies ist besonders wichtig für den Fersenbereich, da hier die Pronation eingeschränkt werden soll. Zum Vorfuß hin können sich die Abstände der Zügel-Überlappungen vergrößern.

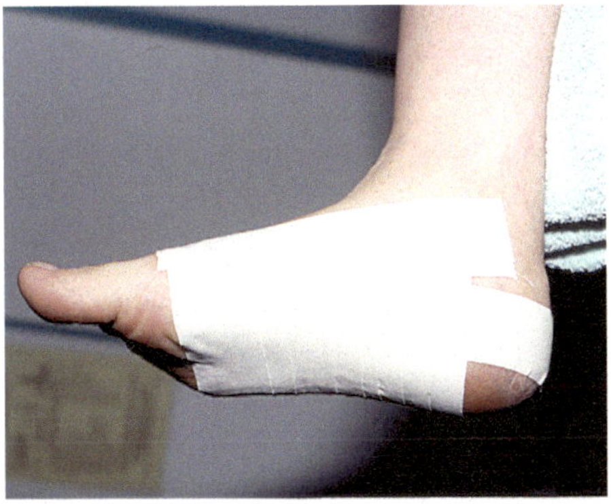

Abb. 2.136: Angelegter Low-Dye-Tapeverband

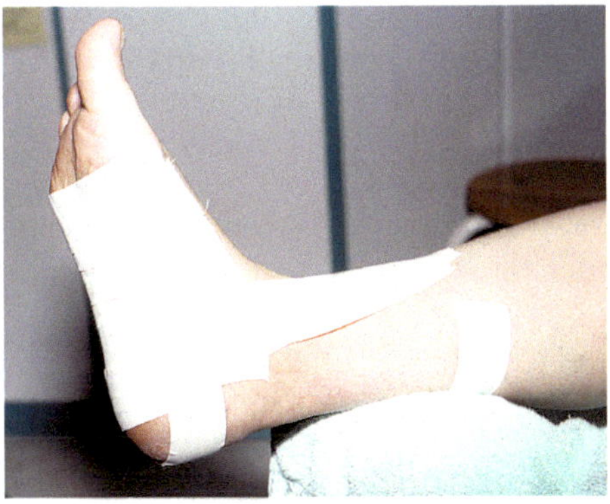

Abb. 2.137: Angelegter High-Dye-Tapeverband

Die Tapezügel haben außerdem den Effekt, dass das Fettgewebe der Ferse komprimiert wird und sich als schützendes Polster reizmindernd auf die Fasciitis im Bereich des Tuber calcanei auswirkt.

Weitere antipronierend wirkende Maßnahmen (z. B. Unterstützung des medialen Fußgewölbes durch Entlastungspolster) haben hier wenig zusätzliche Wirkung gezeigt und wurden im Schuh als unangenehm empfunden.

In der Zwischenzeit haben sich seit der Veröffentlichung von Dyes Tapemethoden viele Alternativen entwickelt.

Eine „Leichtversion" des Low-Dye-Tapes besteht nur aus dem oben beschriebenen zweiten Pflasterstreifen und lediglich drei – ohne Ankerstreifen – von lateral nach medial geklebten Zügeln im Fersenbereich. Verwendet wird – im Gegensatz zum mit Zinkoxid-Kautschuk beschichteten – hypoallergenes Tapepflaster. Diese Version soll jeden Tag (evtl. von einem Angehörigen/einer Pflegeperson) erneuert werden. Hierbei steht die Abdunstungsmöglichkeit der Haut im Vordergrund, wenn der Verband länger zu tragen ist. Nach meiner Auffassung dürfte die Korrekturwirkung dieser Tapeversion allerdings weniger wirkungsvoll sein.

Der Fersensporn zählt zu den häufigsten Ursachen von Fersenschmerzen. Die Ursachen hierüber sind im Band 3 der „Theorie der medizinischen Fußbehandlung" – Podologische Biomechanik – beschrieben.

Anmerkung: Ein Tapeverband ergänzt/verbessert die Stütz- und Haltefunktion der Muskulatur. Er bildet keinen Dauerersatz für eine zu schwache Muskulatur, die eine zu starke Pronation des Fußes (als eine der Ursachen für den Fersensporn) einschränken kann.

Zu ihrem Aufbau sind physiotherapeutische Maßnahmen notwendig, um Schmerzfreiheit und Funktion des Fußes zu erhalten (siehe Band 2 und 3 dieser Buchreihe unter „Fußgymnastik").

High-Dye-Tape (Abb. 2.137)

Indikation: Fersenbeinsporn
Das Verfahren gleicht dem Low-Dye-Tape, unterscheidet sich hiervon jedoch durch den zweiten semizirkulären Ankerstreifen im unteren Drittel des Unterschenkels. Die Zügel beginnen am lateralen Fersenrand, verlaufen mit stärkerem Zug zum medialen Längsgewölbe und enden an dem Ankerstreifen des Unterschenkels.

Hallux-valgus-Tape

Indikation: Beschwerden bei Hallux-valgus-Deformität.

Aufbau des Verbands
In Höhe des mittleren Fußbereichs werden mit einer kohäsiven Fixierbinde (z. B.

Urgoflex®, Gazofix®, Askina® • kohäsive Fixierbinde ...) ca. zwei bis drei zirkuläre Touren angelegt. Sie dienen für die später anzulegenden Zügel als Ankerstreifen.

Anschließend wird ein Ankerstreifen aus Tapeband (2 cm breit) semizirkulär (halb umschließend) um die Basisphalanx der Großzehe geklebt (siehe Abb. 2.138 a).

Die Zügel (funktionstragende Teile des Verbands) bestehen ebenfalls aus 2 cm breitem Tapeband und verlaufen vom medialen Bereich des Ankerstreifens der Großzehe zum Ankerstreifen des medialen Fußbereichs (siehe Abb: 2.138 b). Die Zugrichtung verläuft von distal nach proximal. Inwieweit sich die Lage der Großzehe nach medial abspreizen lässt und für den Patienten angenehm ist, kann durch den Zug des Tapebands (des Zügels) nach proximal bestimmt werden. Eine zusätzliche Verschalung aus Tapeband (Tapepflaster Breite 3,75 cm) ist empfehlenswert, damit der Verband im plantaren Bereich nicht verrutscht und überschlagen kann.

Abbildung 2.138 c zeigt den Tapeverband von der medialen Seite des Fußes mit dem Richtungsverlauf der Zügel.

Der kohäsive Ankerstreifen um den mittleren Fußbereich wurde aus Gründen der besseren Hautverträglichkeit gewählt. Falls eine bessere Haftung mit der Haut erwünscht ist, kann statt der kohäsiven Fixierungsbinde eine hypoallergene Klebebinde (z. B. Acrylastik®) verwendet werden.

Ein Hallux-valgus-Tape, dessen Zügel die Ferse umschließen, führt durch die Abrollbewegung des Fußes zu Stauchungen im Großzehengrundgelenk.

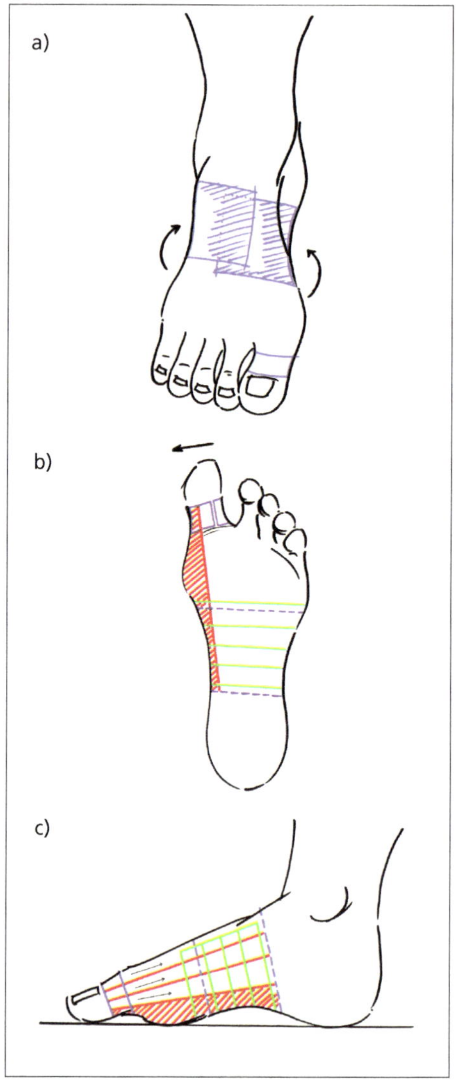

Abb. 2.138 a – c:
Erklärung zu den Abbildungen a – c
blau = Ankerstreifen (Großzehe/mittlerer Fußbereich)
rot = Zügel (von dem Ankerstreifen der Großzehe zum breiten Ankerstreifen des mittleren Fußbereichs)
grün = Verlauf des zusätzlich (ohne Zug) angebrachten Verschalungs-Tapes, um die Touren der kohäsiven Binde zu stabilisieren

Idee: Lucia Schmidt. Zeichnungen: Ursel Saffert

Zusammenfassung der Funktionen des Tapeverbands

- **Funktionserhaltung des Gelenks** (im Gegensatz zum Gipsverband), indem:
  - eine begrenzte Bewegung möglich ist
  - die Muskelstimulation erhalten bleibt
  - der Gelenkstoffwechsel nicht gestört wird
  - durch gezielte Beeinflussung der Bewegungsebenen schmerzhafte Bewegungen/Belastungen vermieden werden können
- **Stabilisierung des Gelenks**
  - der Tapeverband vermittelt das Gefühl der Sicherheit gegen Fehlbelastung bzw. Hypermobilität eines Gelenks, indem seine Haltefunktion verbessert/unterstützt wird
- **Vermeidung der Folgen einer kompletten Ruhigstellung wie:**
  - Muskelschwund
  - Versteifung des Gelenks
- **Eignung als Vortest für Korrekturmaßnahmen mit Orthosen**
- **Der Tapeverband kann nicht als Ersatz für einen Gipsverband gelten.**

2.5.4 Kontraindikationen für Tapeverbände am Fuß

- nicht abgeklärte Ursachen der Beschwerden
- Muskelverletzungen
- Quetschungen
- Hämatome
- Allergie gegen das Tapematerial (Zinkoxid-Kautschuk-Pflaster)*
- offene Wunden
- Ekzeme
- Tinea pedum (Hautpilz/Fußpilz)
- rheumatische Dispositionen
- Gicht
- Arteriopathie (ab pAVK Stadium 2)
- Neuropathie

* Bei einer Allergie gegen das Tapepflaster kann ein Unterzug aus breitem (z. B. 15 cm breitem), hypoallergen beschichteten Pflastermaterial (z. B. Fixo mull®, Fixo mull stretch® oder ähnlichem Material) angelegt werden. Über diesen Unterzug lässt sich nach meinen Erfahrungen problemlos (in der Regel ohne allergische Reaktionen) das Tapepflaster anbringen (siehe dazu auch Punkt 5.1).

Resümee

Die Nagelprothetik ist eine wichtige Technik, um das Nagelbett bei Verlust oder Teilverlust des Nagels zu schützen und weiteren Läsionen vorzubeugen. Verschiedene Möglichkeiten bieten unterschiedliche Vorteile und Einsatzmöglichkeiten.

Druckentlastungs- und Reibungsschutzmaterialien bieten nicht nur Komfort bei der Gehabwicklung, sondern leisten einen besonderen Beitrag zur Prävention vor ernsten Läsionen. Hautverträgliches Material und individueller Zuschnitt unterstützen die Druckverteilung auf der Haut bei übermäßiger Druck- und Reibungsexposition. Unerlässlich ist dabei das Grundwissen über biomechanische Abläufe an Fuß und gesamter unterer Extremität, um den Bewegungsablauf nicht zu stören und das bestmögliche Ergebnis zu erzielen.

Vor Anpassung einer Orthose, einer dauerhaften Druckentlastung, muss eine Fußuntersuchung mit ausführlicher Anamnese klären, ob sie indiziert ist.

Tapeverbände am Fuß sind eine Sofortmaßnahme im Rahmen der Ersten Hilfe und stellen eine Übergangslösung für mehrere Tage gegen Schmerzen dar. Bewegung kann gänzlich oder teilweise limitiert werden, sodass beispielsweise bei Entzündungen eine Ruhigstellung schon für Linderung oder Heilung sorgt.

Prüfe Dein Wissen!

1. Welche Materialien eignen sich für eine Nagelprothetik? Erkläre drei Einsatzmöglichkeiten.
2. Erkläre den Unterschied zwischen Druckentlastung und Reibungsschutz.
3. Aus welchem Material werden Orthosen in der Podologie hauptsächlich gefertigt? Und aus welchem Material können podologische funktionelle Plantarorthosen bestehen?
4. Welche Arten von Orthosen werden in der Podologie gefertigt? Es gibt sechs Wirkmechanismen, wie viele fallen dir ein?
5. Wie kann eine Fersenspornentlastung in der podologischen Praxis aussehen?

Literatur:

I. A. Levy, V. J. Hetherington, „Principles and Practice of Podiatric Medicine", Verlag Churchill Livingstone (1990)

K. Eder, A. Pfützner, „Taping", Kirchheim Verlag (1996)

K.-H. Hamme, Skripten f. den theoretischen Unterricht an den Verbandsfachschulen des ZFD (1971)

Prof. Dr. G. Hohmann, „Fuß und Bein", 5. Auflage, Verlag J. F. Bergmann, München (1951)

H. J. Montag, P. D. Asmussen, „Taping compact", Beiersdorf medical Bibliothek (1993)

Beiträge: **H. J. Montag, H. Hess, K. Kerkrath, M. Munter, F. Wink, F. Feldweg** in Praxis-Journal – Sonderausgabe des Klinik Magazins, „Funktionelle Therapie/Tape-Verbände" (2/1992)

R. W. Dye, „Dye Technique of Foot Correction", Eigenpublikation (1969)

3

Podologische Mikrobiologie

Podologen sollen nach der Durcharbeit dieses Kapitels in der Lage sein, Grundlagen der Mikrobiologie und Epidemiologie zu kennen und zusätzlich die für die Podologie notwendigen Kenntnisse der Bakteriologie, Mykologie und Virologie sowie der Verhütung und Bekämpfung von Infektionen und den Mechanismen von Schutzimpfungen zu erlangen.

3.1 Einleitung

In Podologiepraxen werden Maßnahmen zur Besserung, Rehabilitation und Prävention von Beschwerden der unteren Extremität durchgeführt. Dabei wird entsprechend dem Hygienekonzept für Podologiepraxen gearbeitet, sodass Infektionsketten gar nicht erst entstehen oder durchbrochen werden. In Kapitel 4, Hygiene, werden die Tätigkeiten und Maßnahmen eingehend beschrieben, die freiwillig oder aufgrund von Vorschriften und Verordnungen umgesetzt werden und eine Übertragung von Krankheitskeimen in der Podologiepraxis verhindern.

Die podologische Mikrobiologie erklärt diese medizinisch relevanten Erregergruppen, die für den Menschen pathogen werden können. Das Augenmerk liegt hier auf den in der Podologiepraxis relevanten Erregern. Da sind in der Hauptsache Pilzinfektionen von Haut und Nägeln zu nennen, auch bakterienbedingte Entzündungen oder Virusinfektionen, die Warzen hervorrufen können und die in Podologiepraxen vorrangig zu sehen sind. Manche Erkrankungen bleiben lokal begrenzt, andere breiten sich systemisch im gesamten Körper aus und können lebensbedrohlich werden oder irreversible Schädigungen hervorrufen. Manche Erreger beeinflussen die podologische Behandlung und die Patienten, andere auch die Gesundheit der Therapierenden. [15]

Die Grundlagen der Zellphysiologie werden für die Mikrobiologie vorausgesetzt und im Fach Physiologie gelehrt, sodass hier keine tiefergehenden Ausführungen zu den natürlichen Lebensvorgängen und den normalen biochemischen und biophysikalischen Funktionsweisen des Organismus inklusive Zellorganellen und ihrer Funktion gemacht werden. Ebenso gehören Inhaltsstoffe und die Wirkungsweisen von in der Podologie gegen Mikroorganismen einsetzbaren Desinfektionsmitteln wie Aldehyden, Propylenglykol, alkoholische Sprays mit maximal 70% Gesamtalkoholgehalt und quaternäre Ammoniumverbindungen (z. B. Alkylbenzyldimethylammoniumchlorid) in den Bereich der Chemie und werden hier als Grundlage vorausgesetzt.

Die Zuständigkeit für Desinfektionsmittel, die den Vorgaben und Wirksamkeitsnachweisen entsprechend hergestellt und an Verbrauchende mit Anwendungsvorschriften und genauer Kennzeichnung (beispielsweise mit der Wirksamkeit gegen bestimmte Prüfviren und dem Ergebnis viruzid oder begrenzt viruzid) abgegeben werden, liegt bei den herstellenden Firmen. Daher müssen Podologen immer wieder regelmäßig prüfen, ob das angebotene Produkt für den entsprechenden Anlass in der Praxis geeignet und vorschriftsmäßig und aktuell gelistet, also zugelassen ist und ob sie selbst die Anwendung entsprechend der Herstellervorschriften durchführen. Die Firmen fertigen Sicherheitsdatenblätter für alle hergestellten Chemikalien an, passen diese an den aktuellen Wissensstand an (beispielsweise bei neuen Informationen, die Auswirkungen auf das Risikomanagement haben) und stellen sie Verbrauchenden zur Verfügung. Podologen fordern diese Sicherheitsdatenblätter verwendeter Chemikalien und Desinfektionsmittel an, nehmen Kenntnis vom Inhalt, informieren und belehren Mitarbeitende und legen sie zu den Qualitätsmanagement-Unterlagen im Praxisordner ab.

Wichtig ist also, dass Podologen regelmäßig die neuesten Fassungen sämtlicher für sie geltenden Gesetze, Richtlinien und Verordnungen mitverfolgen und für sie zutreffende Änderungen in ihrem QM-Ordner (Qualitätsmanagement-Ordner) einheften, eventuelle Auswirkungen in die

Praxis integrieren und Mitarbeitende informieren. Das aktuelle Arbeitsschutzgesetz sieht beispielsweise im Jahr 2022 vor, dass Geschäftsinhaber selbst die Gefährdungslage in der Corona-Pandemie für ihr Geschäft beurteilen und die Maßnahmen, wie Masken- oder Testpflicht und Homeoffice, entsprechend festlegen. Diese Regelung kann bei Änderung der Gefahrenlage jedoch wieder überarbeitet, angepasst und neu beschlossen werden.

Definition

Mikrobiologie ist die Wissenschaft, die sich mit der Erforschung von Mikroorganismen, ihrem Stoffwechsel und ihrer Wirkung auf andere (Makro-)Organismen beschäftigt.

Zugehörig ist auch die Infektionsepidemiologie, die Wechselwirkungen von Wirt und Keim, die Lehre und Wissenschaft der Ausbreitung, Verhütung und Bekämpfung von übertragbaren Erkrankungen und ihres räumlichen und zeitlichen Auftretens.

Mikroorganismen sind für das menschliche Auge unsichtbare Kleinstlebewesen, die viele alltägliche Abläufe beeinflussen oder erst möglich machen, wie bspw. bakterielle Joghurtkulturen, die aus Milch Joghurt werden lassen, oder Hefen (Pilze), die bei der Bier- und Weinherstellung verwendet werden. Mikroorganismen können jedoch für Makroorganismen auch gefährlich werden und unangenehme oder lebensbedrohliche Krankheitszustände auslösen, die sich langsam oder rasend schnell auf andere Lebewesen übertragen, wobei die Eintritts- und Übertragungswege sehr unterschiedlich sein können.

Teilgebiete der Mikrobiologie sind die Bakteriologie, die Mykologie, die Protozoologie und die Virologie, also die Lehren und Wissenschaften der einzelnen Mikroorganismen wie Bakterien, Pilze, Urtierchen und Viren.

Viren werden nicht zu den Lebewesen und damit auch nicht zu den Mikroorganismen gezählt, sie gelten als Grenzform des Lebens, werden jedoch von Mikrobiologen ebenfalls untersucht.

Proteine können ebenfalls Infektionen auslösen und wurden im Laufe der Zeit weiter erforscht; solche Proteine sind Prionen. Proteine und Viren werden auch als pathogene (krankmachende) Faktoren bezeichnet.

3.2 Historie und Entwicklung

Mit dem Einsatz von teilweise selbst weiterentwickelten Mikroskopen (erste Mikroskopentwicklungen 1590–1610) haben der Engländer Robert Hooke (1635–1703) und der Niederländer Antoni van Leeuwenhoek (1632–1723) Mikroorganismen präpariert, beobachtet und beschrieben. Beide hatten über die wissenschaftliche Gesellschaft „Royal Society", eine 1660 gegründete britische Gelehrtengesellschaft zur Wissenschaftspflege, Kontakt zu den Arbeiten des jeweils anderen. Louis Pasteur hat das Verfahren Lebensmittel haltbarer zu machen durch das schonende Erhitzen auf 72 °C (bis 100 °C) und das Abtöten von Mikroorganismen im Jahr 1864 entwickelt und der Berliner Bakteriologe Robert Koch (1843-1910) hat systematisch nach Mikroorganismen als Krankheitsauslöser bei bestimmten Krankheiten, wie den Tuberkelerreger, der die Tuberkulose auslöst, gesucht (1905 Nobelpreis in Medizin). [siehe auch Kapitel 4 Hygiene]

Derzeitige Nachweisverfahren in der Mikrobiologie sind

- die Mikroskopie,
- die Kultur- und Anzucht von Erregern,
- die PCR-Analyse (Polymerase-Chain-Reaction),
- der Antigen-Nachweis und
- der Antikörper-Nachweis.

3.3 Gruppen klassischer Infektionserreger

Infektionen bei Menschen werden von unterschiedlichen Erregern wie **Gliedertieren, Würmern, Protozoen, Algen** und **Prionen** und von für die Podologie besonders relevanten **Pilzen, Hefen, Bakterien, unbehüllten und behüllten Viren** verursacht.

Eine weitere Unterscheidung wird vorgenommen in **Prokaryoten**, zu denen Archaeen (bisher keine pathogene Wirkung bekannt) und Bakterien gehören, die einzellige zelluläre Lebewesen ohne Zellkern sind, und in Eukaryoten, die einen echten Kern und Kompartimentierungen (Abteilungen) besitzen, und zu denen Pilze und Hefen, Algen, Protozoen, Gliedertiere und Würmer gehören.

Sowohl die Bezeichnungen Eukaryoten als auch Eukaryonten bzw. Prokaryoten und Prokaryonten sind derzeit gebräuchlich.

Zu den **kristallinen Agenzien** (lt. RKI hoch pathogene biologische Erreger und Toxine) gehören unbehüllte Viren, die Nukleinsäuren mit einer Proteinkapsel haben, behüllte Viren, die eine zusätzliche Hülle zum Capsid besitzen, und Prionen, die als infektiöse Proteine gelten.

Läuse, Wanzen, Flöhe oder auch Sandflöhe gehören zu den **Gliedertieren**, die mehrzellige Makroorganismen darstellen und mitunter bei Reiserückkehrern und verwahrlosten Personen auch in der Podologiepraxis relevant sein können. Auch Milbenparasiten wie Hausstaub-, Krätz- (Skabies) oder Herbstmilben, gehören in diese Gruppe und verursachen, wie Bisse von Läusen, Wanzen und Flöhen, ebenfalls juckende Hautareale mit zum Teil unter der Haut liegenden Eiablage-Gängen, die an den Füßen vornehmlich an Arealen ohne starke Verhornung wie interdigital oder auf dem Fußrücken vorkommen. Durch den Befall kann es zu Superinfektionen mit Bakterien oder die Übertragung von Virusinfektionen kommen. Zecken beispielsweise sind Verwandte der Milben und können Überträger sein für die FSME (Frühsommer-Meningo-Enzephalitis, gegen die eine Impfung möglich ist) und die Lyme-Borreliose (Erreger sind gramnegative Borrelia-Bakterien aus der Gruppe der Spirochäten). Eine ärztliche Behandlung ist angezeigt. Akarizide sind gegen Milben und Zecken einsetzbare Mittel.

Würmer sind ebenfalls mehrzellige Makroorganismen, die mehrere Meter lang als Bandwurm, aber auch mikroskopisch klein als Trichinen im Muskelfleisch vorkommen können.

Eine Hakenwurmart beispielsweise hat ihre Eintrittspforte über die Füße, da eine Larve im Boden auf einen geeigneten Wirt wartet, dann über den Blutkreislauf in die Lunge gelangt, beim Abhusten anschließend wieder verschluckt wird und so den Darm erreicht. Dort saugt jeder sich entwickelte Wurm täglich bis zu 0,2 ml Blut an den Darmzotten, was auf Dauer beim Wirt zu einer Eisenmangelanämie mit Leistungsminderung führen kann. Im Darm legt das Weibchen Eier ab, die mit den Exkrementen ausgeschieden werden. Die Larven ernähren sich vom Kot und entwickeln sich weiter, bis sie wieder auf einen geeigneten Wirt stoßen. Lokal am Fuß helfen Umschläge mit Alkohol, essigsaurer Tonerde oder Minz-Oleum. [5]

Es gibt auch durch Bremsen übertragene Fadenwurminfektionen, welche die Krankheit Loiasis mit juckenden Schwellungen an Armen und Beinen und einer Augenbindehautbeeinträchtigung hervorrufen, und die von Sandmücken übertragene Leishmaniose, die unspezifische gesundheitliche Beeinträchtigungen mit geschwollenen Lymphknoten und Fieber hervorruft. Beide müssen ärztlich behandelt werden.

In warmen Gegenden sollten sich die Menschen im Sand mit dem Tragen von Badeschuhen und einem Handtuch als Unterlage gegen Parasiten und mit Moskitonetzen gegen fliegende Insekten schützen. Durch den Klimawandel mit zunehmender Erwärmung ist eine Einwanderung der Überträgertiere, wie die Sandmücke, inzwischen auch in Deutschland möglich.

Schwere und langwierige Krankheiten wie Malaria (Fieberschübe, Durchfall, unbehandelt zum Tod führend) oder Amöbiasis (Darmentzündung) werden durch **Protozoen** verursacht. Blutsaugende Insekten wie Mücken, Zecken oder Wanzen dienen häufig als Krankheitsüberträger der Eukaryoten, die nur unter dem Mikroskop sichtbare, einzellige Lebewesen sind und die als Parasiten leben, den Wirt also durch Energieraub schädigen. Der Mensch kann auch als Zwischenwirt für Toxoplasmose dienen, die Fieber, Kopf- und Gliederschmerzen auslöst. Der Endwirt sind Katzen und die Übertragung geschieht durch rohes Fleisch und Katzenkot. Protozoeninfektionen haben auf die Podologie kaum Einfluss. [5, 9, 12]

Algen sind ein- oder mehrzellige Eukaryoten, die Sonnenlicht für ihren Stoffwechsel brauchen. Sie bilden Toxine (giftige Stoffe), die gesundheitlich schädigend sein können, besonders in Badegewässern oder Lebensmitteln wie Muscheln, Fisch und Meeresfrüchten. Bei Aufnahme der Toxine kann es zu Hautentzündungen (Pyodermien) oder Brechdurchfall kommen. In der Podologie kommen sie eher selten vor.

Pilze und Hefen sind hoch entwickelte Eukaryoten mit Kern, deren Zellwand Chitin enthält. Sie können mehrzellig und fadenförmig wachsend sein, wie Dermatophyten und Schimmelpilze, oder kommen in einzelliger Form, wie die Hefen, als Sprosspilze vor. Dimorphe Pilze kommen als einzellige Sprosspilze oder als Myzel (mehrzelliges Fadengeflecht) vor, das am natürlichen Standort außerhalb des menschlichen Körpers bei Temperaturen zwischen 25 und 30 °C wächst. Pathogene dimorphe Mykosen sind häufig an Hefen gebunden und tolerieren dann Temperaturen von 35 bis 37 °C. Pilze sind jedenfalls in der Lage, sich an extreme Umweltbedingungen anzupassen und kommen dementsprechend ubiquitär, überall, vor; auch xerophile (trockenheitsliebende) Arten sind bekannt und Arten, die saures Milieu bevorzugen. Sporen, die Überlebensform von Pilzen, sind leichter abzutöten als bakterielle Endosporen. Sie besiedeln Haut, Hautanhangsgebilde sowie Schleimhäute und werden hauptsächlich bei Läsionen oder Schädigungen wie Mazeration (übermäßiger Erweichung) oder Veränderung des Hautmilieus pathogen. Gefährliche systemische Mykosen werden durch Immunsuppression, wie etwa bei schweren Grundleiden, ermöglicht. Für die Podologie stellen besonders Dermatophyten eine relevante Gruppe von medizinisch wichtigen Erregern dar. Die Behandlung ist oral systemisch mit Tabletten (Polyene, Griseofulvin/Mykotoxin derzeit nicht im Handel) und lokal mit Salben, Tinkturen oder Lacken mit Inhaltsstoffen wie Azole (Clotrimazol, Bifonazol), Allylamine (Naftifin, Terbinafin), Amorolfine, Ciclopiroxamin, Thiocarbamat/Tolnaftat, möglich.

Schimmelpilze sind die häufigsten Verursacher von Allergien überhaupt, Kopfschmerzen, Asthma und Konzentrationsschwäche sind die Symptome. [10, 16]

Pilze wachsen selbstverständlich auch im Wald und die Fruchtstände dienen uns im Herbst als Leckerei aus der Pfanne oder ganzjährig als Kulturpilze von Strohkulturen. Sie besitzen kein Chlorophyll, können keine Photosynthese durchführen und sind auf organische Stoffe als Nahrung angewiesen, da sie die nicht selber herstellen können. Der eigentliche Pilz befindet sich als Myzel meist kreisrund unterirdisch im Waldboden; wenn die Gegebenheiten optimal sind (feucht warm, symbiotische Partner in der Nähe) sprießen Fruchtstände zum Ausbringen der Samen/Sporen. Auf Agarkulturen (Nährboden mit Agar Agar/vegane Gelatine aus dem Extrakt verschiedener Algenarten) wachsen Pilzkulturen ebenfalls

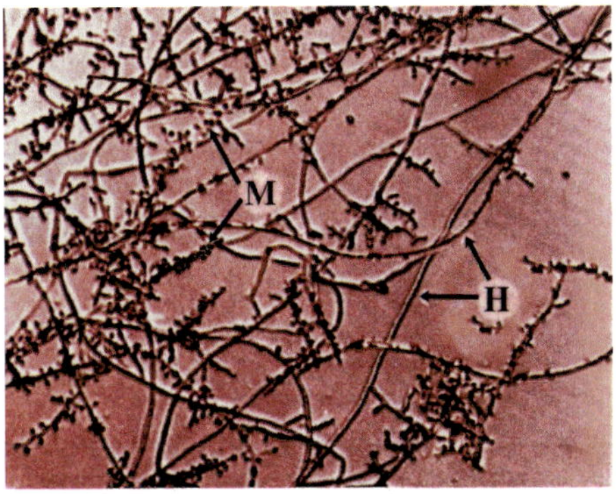

Abb. 3.1 Hyphen (H) mit den Sporen Mikronidien (M)
Quelle: Fleischner Dr. Gerhard, Podologische Dermatologie Band III, Verlag Neuer Merkur 1998

rund und in unterschiedlicher Form und Farbe. Von den mehr als eine Million existierenden Pilzarten sind etwa 180 Arten menschenpathogen. Pilze werden aber auch in der Medizin genutzt, wie beispielsweise zur Herstellung von Antibiotika (Penicillin) oder Impfstoffen (Abb. 3.1). [9, 16]

Auswahl podologisch relevanter fungaler/mykotischer Erregertypen

Dermatophyten gibt es als anthropophile (menschenliebende), zoophile (tierliebende) oder auch geophile (in Erd- und Pflanzenreich vorkommende) Art. Alle drei Arten können beim Menschen vorkommen und wachsen am besten bei Temperaturen < 28 °C. Die Gattungen **Trichophyton** (neigt zur Chronifizierung, in Kultur erst weißes, dann gelbrotes samtartiges Wachstum), **Microsporon** (hat septiertes Myzel, in Kultur flaumige oder grobsandige Kolonien weiß, gelb oder braun) und **Epidermophyton** (keulenförmige Schlauchpilze, befallen keine Haare; in Kultur erst weiß, dann olivgrün (aber auch violett oder rosa möglich), dann weiße watteähnliche Luftmyzelflöckchen, Bsp. E. floccosum) sind hyphenbildende Fadenpilze, die mithilfe des Enzyms Keratinase Energie aus Kohlenhydrat- und Keratinabbau gewinnen.

Als **Dermatophytose** oder **Tinea** (Motte) mit angehängter Lokalisation wird das durch Dermatophyten hervorgerufene Krankheitsbild bezeichnet, was das Aussehen der hervorgerufenen Hautveränderung mit dem Lochfraß der Mottenlarven gleichsetzt; Tinea pedis für die mykotische Infektion der Füße, Tinea manum für Handmykose, Tinea unguium für Onychomykose usw.

Für die passende Therapie muss der Erreger möglichst genau bestimmt werden. Dazu werden Hautschuppen bzw. Nagelzellmaterial/Nagelschabsel immer im Übergangsbereich vom gesunden zum kranken, befallenen Gewebe mit chirurgischem Spezialinstrumentarium entnommen und im Röhrchen aufgefangen. Bei Schleimhautmykosen wird eine Probe per Tupferabstrich genommen. Alle Proben müssen schnellstmöglich zusammen mit dem beantworteten Fragebogen in einem Speziallabor ausgewertet werden. Die Kosten belaufen sich derzeit auf etwa 25 Euro für eine Agarkultur, bei der das Material auf dem Nährboden verimpft und angezogen wird (Ergebnis nach 3 bis 6 Wochen), und auf 55 Euro für eine PCR-Auswertung (Polymerase Chain Reaction) plus etwa 5 Euro Porto (Ergebnis nach 24 Stunden); Resistenzprüfungen sind ebenfalls möglich. Unter dem Lichtmikroskop kann auch ein Nativpräparat mit frischem Material auf einem Objektträger auf Pilzelemente hin untersucht werden. Entsprechend dem gefundenen Erreger kann dann die Therapie erfolgen. Orale (Tablettenform) oder lokale Anwendungen in Form von Salben, Lacken oder Tinkturen stehen als wirksame Antimykotika zur Verfügung, zu der sich bei Onychomykose (Nagelpilz) das begleitende Ausschleifen sämtlicher befallener Anteile und noch 0,5 mm darüber hinaus in gesund aussehendes Material bewährt hat. [9, 10, 12]

Für die Erkrankung an **Onychomykose** sind hauptsächlich drei Erregergruppen verantwortlich. Schimmelpilze/Acanliosis bilden mit Hyphen ein echtes Myzel und nutzen meist eine Hautschädigung aus, die bereits durch andere Pilze entstanden ist. Haut und Lunge sind am meisten „schimmelpilzgefährdet“, die Nägel werden nur selten (zu 5,5 %) von Schimmelpilzen infiziert, aber dann am häufigsten von Scopulariopsis brevicaulis, der nur die Großzehennägel befällt und Aspergillus-Arten (Aspergillus niger). Dermatophyten bilden ebenfalls in der vegetativen Phase aus Hyphen ein echtes Myzel und sind zu 76 % der Fälle die Erreger von Onychomykose. Sie nisten bevorzugt auf der Haut, den Haaren und den Nägeln. Dazu zählen Trichophyton-, Microsporon- und Epidermophytonarten. Hefepilze/Canditiden bilden durch Sprossung der Mutterzelle mit anschließendem Abtrennen der Tochterzelle (mit möglicher weiterbestehender Haftung aneinander) ein Pseudomyzel aus und verursachen nur 13,5 % der Onychomykosen. Sie besiedeln meist die Haut und die Schleimhäute, manchmal auch die inneren Organe (meist Candida albicans). Die restlichen ca. 5 % werden durch verschiedene andere Erreger verursacht. [5, 9]

Grundsätzlich fördert luftundurchlässiges geschlossenes Schuhwerk mykotische Infektionen und das Wachstum der Pilze wegen des Wärme- und Feuchtigkeitsstaus sowie des erhöhten CO_2-Gehalts (Kohlenstoffdioxid aus Kohlenstoff und Sauerstoff, saures farbloses Gas), der sich ebenfalls in geschlossenem Schuhwerk aufbaut. Eine Kontaktübertragung (Autoinokulation) auf andere Körperteile ist möglich und sollte durch sorgfältige Hygiene vermieden werden. Schuhwerk sollte nach dem Tragen mindestens 24 Stunden austrocknen und nicht mehrere Tage hintereinander getragen werden. Strümpfe müssen täglich mindestens 1x gewechselt (besser: 2x frische Strümpfe anziehen, d.h. mittags Füße kalt abbrausen und gut abtrocknen, dann frische Strümpfe anziehen) und bei mindesten 60 °C mit einem geeigneten Waschmittel gewaschen werden (Hygienespüler bei niedrigeren Temperaturen).

Die podologische Therapie hat die gesunde, vollständig nachgewachsene, nicht abgelöste Nagelplatte zum Ziel, wobei die vollständige Erneuerung eines Großzehennagels von der Matrix bis zum distalen Sohlenhorn beispielsweise 1 Jahr dauert. [ausführliche Therapiebeschreibung in Grünewald Band 1, 6, 9]

Im Zeitraum von 2003 bis 2019 wurden in einer podologischen Praxis mit 2.878 Behandlungen 436 Proben (15,15 %) mit Verdacht auf mykotische Infektion in ein Speziallabor zur Abklärung eingesendet. Nachgewiesen wurden 11,2 % (322 Fälle absolut). Es wurden 34 Pilz-Spezies inklusive zwei Bakterienstämmen nachgewiesen, die nachfolgend aufgeführt werden:
35,3% Trichophyton rubrum, der nachweislich häufigste Erreger von mykotischen Infektionen

- 9,7 % Penicillium spp. (species pluralis)
- 5,9 % Trichophyton Interdigitale
- 5,3 % Fussarium spp.
- 5,0 % Alternaria (Schimmelpilz)
- 4,3 % Scopulariopsis brevicaulis
- 3,4 % Candida albicans + Trichophyton mentagrophytes
- 3,1 % Candida parpsilosis + Staphylococcus aureus (Bakterium)
- 2,8 % Mucor spec. (Spezies) (Schimmelpilz)
- 1,9 % Chrysosporium + Pseudomonas aeruginosa (Bakterium) + Aspergillus fumigatus + Acremonium spp.
- 1,4 % Candida guiliermondii
- 1,1 % Gliocladium sj spp. etc.

(Podologie Kühn) [10]

Bakterien (Abb. 3.3) sind etwa zwischen 0,1 und 700 Mikrometer (µm) groß und haben unterschiedliche Formen, wie stäbchen-, faden-, zylinderförmig oder kugelig. Die Bezeichnung stammt ursprünglich aus dem Altgriechischen und bedeutet „Stäbchen“. Es sind einzellige Lebewesen, die sich selber versorgen und keinen Zellkern besitzen, also Prokaryoten sind. Antibiotika und andere bakterizide Medikamente können Bakterien aufgrund ihrer Struktur und des besonderen Aufbaus wir-

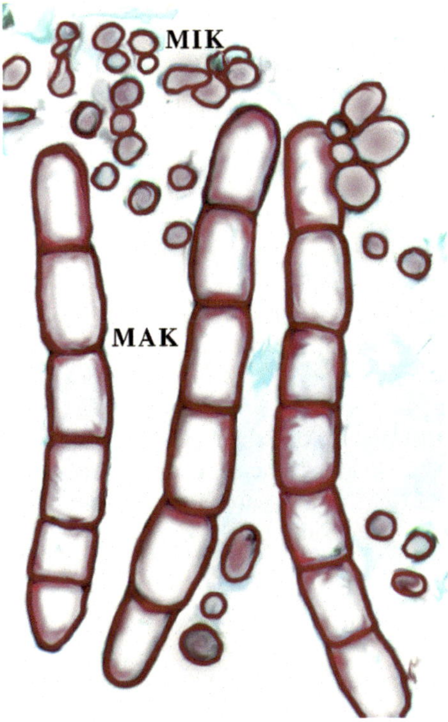

Abb. 3.2 Trichophyton rubrum mit MAK (= Makronidien) und MIK (= Mikronidien)
Quelle: Fleischner Dr. Gerhard, Podologische Dermatologie Band III, Verlag Neuer Merkur 1998

kungsvoll bekämpfen. Jedoch kommt es immer wieder zu bakteriellen Infektionen auch im Bereich der Füße und Beine. Interdigital eingedrungen können Bakterien (Streptokokken) beispielsweise eine Entzündung des gesamten Beins (Erysipel) mit Fieber, Schüttelfrost und einer anschließenden Sepsis verursachen. Eine Phlegmone äußert sich ähnlich als diffuse eitrige Entzündung und kann durch eine Mischinfektion mit Bakterien verursacht werden. In Konserven, die eine symmetrische Einziehung in der Mitte der Dose (Wespentaille) aufweisen, kann das hochgiftige Toxin des widerstands- und hitzebeständigen meldepflichtigen Clostridium botulinum oder seine Sporen enthalten sein. Und auch das Clostridium tetani als anaerobes grampositives Stäbchenbakterium, das meist aus dem Erdreich durch eine kleine Wunde in den Körper aufgenommen wird und bei ungeimpften Personen potentiell zum Tod führt, bildet giftiges Toxin, das den Tetanus (Wundstarrkrampf mit spastischer Lähmung der Muskulatur) hervorruft.

Grampositive und gramnegative Bakterien unterscheiden sich durch die Farbdarstellung bei einer **lichtmikroskopischen Betrachtung**, nachdem sie einen mehrschrittigen Färbeprozess durchlaufen haben in **blau bei grampositiven** und **rot bei gramnegativen** Bakterien. Das Verfahren ist benannt nach Hans Christian Gram (1853–1938), einem dänischen Mediziner, der in Berlin forschte und das entdeckte Färbeverhalten 1884 veröffentlichte. Bei grampositiven Bakterien besteht die Zellwand aus mehreren Schichten ohne zusätzliche äußere Lipidmembran und enthält die Gerüstsubstanz Murein, die sich nach dem Färbeprozess unter dem Lichtmikroskop blau darstellt, weil sie sich nicht mehr entfärben lässt.

Der Ablauf des Gramfärbeprozesses:

1. Färbung mit Anilin-Farbstoff Gentianaviolett
2. Komplexierung mit jodhaltiger Lugolscher Lösung, die wieder abgewaschen wird, alle Bakterien erscheinen dunkelblau
3. Entfärbung (Differenzierung) mit 96%igem Alkohol oder Aceton, die bei grampositiven Bakterien nicht gelingt –> es bleibt bei der Blaufärbung
4. Gegenfärbung mit verdünnter Fuchsinlösung oder Safranin, das mit Wasser abgespült wird; gramnegative Bakterien mit einer dünnen Peptidoglykanschicht aus Murein mit zusätzlicher äußerer Lipidmembran erscheinen rot oder rotorange durch die Färbung der Schicht Peptidoglykan in der Zellwand, die vorher entfärbt werden konnte.

Aus dem unterschiedlichen Färbeverhalten und der Untersuchung im Lichtmikroskop lassen sich Morphologie (Form, Gestalt, Struktur) und Eigenschaften von Mikroorganismen für eine Verdachtsdiagnose mit spezieller Antibiotikatherapie zur Bekämpfung ableiten.

Mykobakterien sind stäbchenförmige, unbewegliche, aerobe Bakterien, die aufgrund ihrer Mykolsäureschicht säurefest sind und sich sehr schlecht bis **gar nicht nach der Gramfärbemethode anfärben lassen**, obwohl ihr Zellwandaufbau dem grampositiver Bakterien gleicht. Sie besitzen eine Hülle mit hohem Lipidgehalt (Wachshülle), die auch das Wachstum verlangsamt.

Endosporen werden von einigen wenigen Bakteriengruppen der Gattungen Bacillus und Clostridium als Überlebensformen gebildet und sichern das Langzeitüberleben auch bei ungünstigen Umweltbedingungen. Die Existenz von Sporen begründet ebenfalls die Notwendigkeit der Dampfsterilisation nicht nur mit 134 °C, sondern dem Druck von 2 bar in der Podologie zur Abtötung dieser Überlebensform von Bakterien.

Staphylokokken, aus dem Altgriechischen „staphyle" (= Traube) und „kokkos" (= Korn, Samen), sind kugelförmige, unbewegliche, nicht sporenbildende, sich aerob und anaerob vermehrende grampositive Bakterien (blau), die sich mit 3%igem H_2O_2 (Wasserstoffperoxid), das sich bei Staphylokokken unter sichtbarer Schaumbildung als Katalasereaktion in Wasser und Sauerstoff umwandelt –> katalasepositiv, im Gegensatz zu Streptokokken (katalasenegativ). Sie sind etwa einen Mikrometer groß, besitzen keine Kapsel, bilden glatte, konvexe feuchtglänzende Kolonien und können physiologischer Teil der Hautflora sein. Durch Staphylokokken verursachte Krankheiten sind eitrige Hautentzündungen wie Furunkel, Fremdkörperinfektionen, Sepsis (Blutvergiftung), Endokarditis, Herzklappeninfektionen, Pneumonie, Osteomyelitis.

Osteomyelitis im Bereich der unteren Extremität in Kombination mit diabetischer Gangrän als Folge von Hautläsion mit Einwanderung pathogener Staphylokokken-Bakterienstämme in tiefe Hautschichten und Knochenanteile, auch mit Knochenmark möglich. Die Therapie besteht in der systemischen Antibiose. Podologen haben im Rahmen der Ersten Hilfe Informationspflicht gegenüber den betroffenen Patienten, den Familienangehörigen und den behandelnden Ärzten zur Abklärung und bei Verdacht auf tiefe bakterielle Entzündungen an Fuß und Bein.

Streptokokken, aus dem Altgriechischen „streptos" (= Halskette, kettenförmig) und „kokkos" (= Korn, Samen), sind im Lichtmikroskop sichtbare runde, aerotolerante, unbewegliche katalasenegative (s.o.) grampositive Bakterien (blau), die sich in Ketten aneinander anlagern. Sie kommen häufig physiologisch und nicht pathogen vor, können jedoch bei geschwächter Abwehr Krankheiten verursachen wie Karies, Meningitiden, Pneumonien, Erysipel, Endokarditiden, Harnwegsinfektionen, Appendizitis.

Biofilme entstehen in Verbindung mit Wasser und beschützen durch eine Schleim- oder Kalkbildung darin enthaltene Lebensgemeinschaften von Mikroorganismen gegen Hitze bis über 100 °C, Säuren, Laugen, radioaktive Strahlung oder andere giftige Chemikalien. Desinfektionsmittelkonzentrate sind jedoch in der Lage die Bildung von Biofilmen zu verhindern, sodass eine Besiedelung von Kanistern mit diesen Substanzen ausgeschlossen werden kann. Entstandene schwarze Biofilme in Abflüssen von Wasch-, Fußbade- oder Duschbecken und Badewannen oder Kalkbeläge bei Zuleitungen müssen durch Abbürsten entfernt und saniert werden; es können sich sonst auch weitere Organismen wie Protozoen, Algen, Fadenwürmer, Kleinkrebse oder Wasserasseln dort ansiedeln. Reinigungsutensilien wie Wischlappen oder besonders schlecht trocknende Schwämme, Spendersysteme für Feuchttücher oder Hohlräume, in denen Restfeuchte stagniert, sind genauso prädestiniert für die Biofilmentstehung wie Desinfektionslösungen bei der Überschreitung der

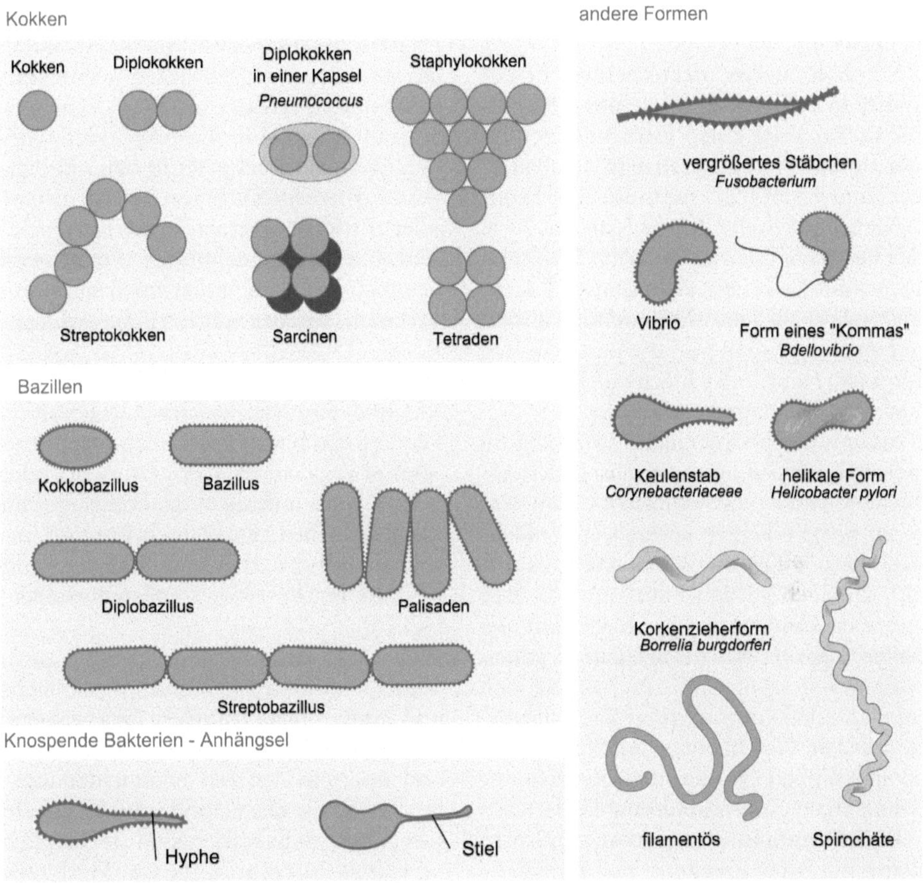

Abb. 3.3 Verschiedene Bakterien im Vergleich Quelle: www.doccheck.de

Standzeit. Die wichtigste Gegenmaßnahme für die Biofilmentstehung ist der Entzug von Wasser, also nach Gebrauch alle Gegenstände möglichst schnell trocknen. Wichtig ist es, die Entstehung von Biofilmen vorab zu verhindern, da sie einmal entstanden äußerst schwer zu sanieren sind.

Die **natürliche Hautflora** bildet gemeinsam mit den Emulsionsschichten **das mikrobiologische Gleichgewicht** und enthält an der Fußsohle Staphylokokken, Corynebakterien, gramnegative Stäbchen, wenige Propionibakterien und Pilze, an den Beinen und Armen Staphylokokken, Mikrokokken, Corynebakterien, Propionibakterien, seltene Acinetobacter-Arten und andere, und an den Händen Staphylokokken und wenige Coryne- und Propionibakterien. [6, 9, 12, 16] (Abb. 3.3)

Auswahl podologisch relevanter bakterieller Erregertypen

Staphylococcus epidermidis ist Teil der residenten Hautflora jeder gesunden Person und kann nur durch einen Eingriff, wie das Einsetzen eines Implantates in den Körper, eindringen, durch Biofilmbildung vor dem Immunsystem geschützt werden und Ausgangsbasis für eine chronische Infektion oder Ursache für eine systemische Ausbreitung des Erregers in die Blutbahn (Sepsis) sein. In der Podologie ist zu beachten, dass beispielsweise Orthonyxiespangen nicht in direkten Kontakt mit Blutgefäßen oder Läsionen kommen, um eine Biofilmbildung auf der Oberfläche zu vermeiden.

Staphylococcus aureus verursacht jede zweite Wundinfektion, von eitrigen oberflächlichen oder tiefen Entzündungen bis hin zu schweren generalisierten Infektionen, und dringt typischerweise über Hautverletzungen in den Körper ein. Bei 50 % der Personen mit Nachweis auf Staphylococcus aureus kommt es zu keinem Krankheitsausbruch. Jedes Desinfektionsmittel mit einer geprüften bakteriziden Wirkung kann zur Haut- oder Flächendesinfektion wirkungsvoll eingesetzt werden.

Streptococcus pyogenes ist häufig im Nasen-Rachen-Raum nachweisbar (Mund-Nasen-Schutz!) und verursacht neben weiteren Entzündungen spezielle oberflächlich eiternde Hautinfektionen (Pyodermien), die auch an den Füßen und Beinen auftreten können. Streptokokken können einige Tage als Anhaftungen an Textilien oder Staub lebensfähig bleiben, jedoch durch Desinfektionsmittel einfach abgetötet werden. Geschlossene Schuhe können an den Füßen Pyodermien durch mangelnde Feuchtigkeitsablüftung fördern.

Pseudomonas aeruginosa gehört zu den häufigsten Erregern von Krankenhausinfektionen und wird in feuchten Reinigungsutensilien wie Waschlappen nachgewiesen. Als Gegenmaßnahme eignet sich das Waschen bei 60 °C in der Waschmaschine. In der Podologiepraxis handelt es sich bei Nagelfalzinfektionen mit blaugrünem Eiter um Pseudomonas-Infektionen, die mit lokalen bakteriziden Salben bekämpft werden. Auch Nassbereiche, Waschbecken, Fußbadebecken oder Reinigungstücher können infiziert sein und müssen entsprechend desinfiziert und getrocknet oder bei 60 °C gewaschen und auch möglichst schnell getrocknet werden.

Treponema pallidum ist der bakterielle Erreger der sexuell übertragbaren Syphilis und für die Podologie im Sekundärstadium mit nässenden hochinfektiösen Papeln auch an den Füßen und dort besonders interdigital relevant.

Bei Diabetischen Gangränen sind häufig **Mischinfektionen** mit Staphylococcus aureus und pyogenes oder auch Fäkalkeimen nachweisbar.

Gramnegative Fußinfekte sind vornehmlich von **Escherichia coli** oder anderen **Enterobakterien** wie Proteus- oder Enterobakterarten infiziert. Geschlossenes ungeeignetes Schuhwerk begünstigt solche Infektionen auch mit Mykosen, wie bei Sportlern der Athlete's Foot.

Nocardien stellen in Indien sowie Mittel- und Südamerika eine Ursache von Haut-Abszessen an den Füßen dar, die typischerweise nach Verletzungen beim Barfußlaufen auftreten, da die Erreger im Erdreich leben. Es können knotige, tumoröse, eitrige Hautentzündungen mit oft stark geschwollenen Füßen entstehen. [12, 16]

Viren sind eine Grenzform des Lebens und keine eigenständigen Organismen. Sie können behüllt oder unbehüllt sein und unterscheiden sich damit in der äußeren Hülle, die das Capsid umschließt. Im Gegensatz zu Bakterien sind sie lediglich organische Strukturen, die eine Wirtszelle zum Leben und zur Vermehrung brauchen.

Nach dem Andocken an die Wirtszelle mithilfe des Kapsids/Capsids wird der Stoffwechsel der befallenen Zelle so umorganisiert, dass das Virus damit leben und virusveränderte Zellen produzieren kann. Für eine gewisse Zeit können sie ohne Wirt überdauern und sind mit 15 bis 440 Nanometer (nm) deutlich kleiner als Bakterien; 1.000 Nanometer = 1 Mikrometer. Sie können eher rund aussehen (Coronavirus) oder auch aus 20 Dreiecksflächen (Ikosaeder) bestehen wie das HP-Virus, das unter anderem Warzen an den Füßen hervorruft. Andere Formen wie beispielsweise die Stäbchenform sind ebenfalls möglich. Im Autoklav werden Viren bei 134 °C und 2 bar Druck abgetötet. [siehe auch Grünewald Band 1, Entstehung von Warzen, 6] (Abb. 3.4 und 3.5)

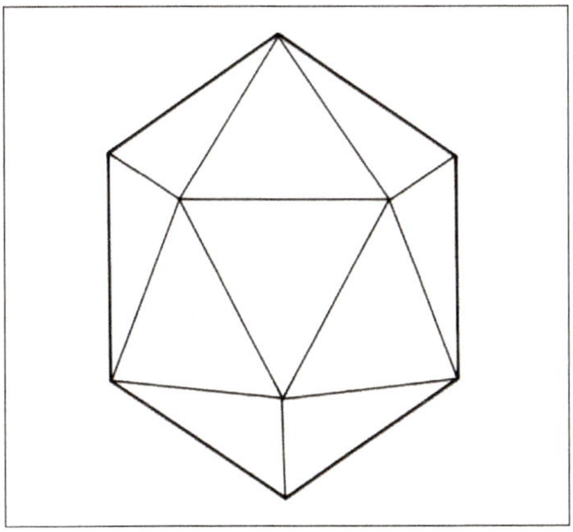

Abb. 3.4 Ikosaeder, äußerer Umriss des Humanen Papillome erzeugenden Virus HPV

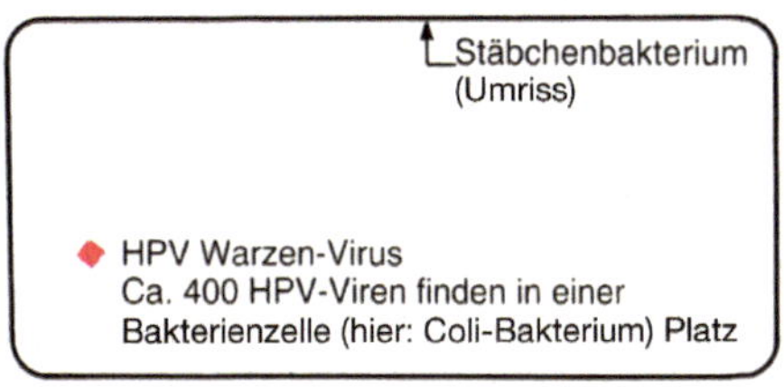

Abb. 3.5 Größenvergleich, Virus in einer Bakterie

Quelle beide Abbildungen: Grünewald, Klaus, Theorie der medizinischen Fußbehandlung Band 1, Verlag Neuer Merkur

Der Feinaufbau des genetischen Materials im Innern des Virus beeinflusst die Resistenz gegenüber den physikalischen Desinfektionsverfahren Hitze, elektromagnetische Strahlung, Sonnenlicht/UV-Strahlung und Ultraschall, während die äußere Beschaffenheit des Virus Einfluss auf die Wirksamkeit von Desinfektionsmitteln hat. Zusätzlich ist es wichtig zu wissen, dass sich die Virusstabilität erhöht, wenn die Temperaturen fallen und die Sonneneinstrahlung weniger wird. Weiterhin besteht eine höhere Tenazität (Umweltstabilität) je kleiner und einfacher ein Virus aufgebaut ist. Ohne Gegenmaßnahmen blieb virushaltiges Material von Patienten beispielsweise mehrere Tage bis Wochen infektiös. Zeitnah durchgeführte hygienische Maßnahmen in der Praxis unterbrechen auch hier die Infektionskette. [11]

Auswahl podologisch relevanter viraler Erregertypen

HI-Virus, das Humane-Immundefizienz-Virus (engl. Human Immunodeficiency Virus/HIV) ist ein Viruspartikel von etwa 90 bis 120 nm Größe und besteht aus dem Core (Innenkörper) und mehreren Hüllen mit äußerem Envelope (Umschlag, äußere Hülle). Es ist für eine Abwehrschwäche des Immunsystems verantwortlich und führt bei einer unbehandelten HIV-Infektion zu AIDS, dem Aquired Immunodeficiency Syndrome, dem erworbenen Immunschwächesyndrom. Übertragungswege sind hauptsächliche Sexualkontakte von Männern mit Männern (2/3), heterosexuelle Kontakte (4/6) und der Gebrauch intravenöser Drogen (2/6). Für die Podologie ist es wegen der Infektionsgefahr der Therapierenden relevant.

Das HIV vermehrt sich hauptsächlich in den Zielzellen T4-Lymphozyten (Helferzellen) und Makrophagen, sodass vornehmlich die für die Immunabwehr zuständigen Körperzellen zerstört werden und so Menschen mit AIDS häufig an Pilzinfektionen und Lungenentzündung erkranken. Eine Heilung oder Impfung ist derzeit nicht möglich; mittlerweile existieren jedoch die antiretrovirale Therapie ART, die bewirkt, dass Erkrankte nicht mehr infektiös sind, und die Präexpositionsprophylaxe PrEP, die HIV-Neuinfektionen verhindert und für Menschen mit substantiellem HIV-Risiko zur Verfügung steht. Bei manchen Infizierten kommt es auch zu keinem Krankheitsausbruch. Seit 2006 sinkt die Zahl der Todesfälle durch AIDS stetig von 2,3 auf 0,68 Millionen im Jahr 2020. In Deutschland wurden jährlich bis zu 2.500 Neuinfektionen und gesamt etwa 90.000 Infizierte bei einer Gesamtbevölkerung von etwa 83 Millionen erfasst. [13, 14]

Transfer in die Podologie: HIV findet man in Blut, Serum, Sperma, Vaginalsekret, Muttermilch, Tränenflüssigkeit und Speichel. In Blut liegen die höchsten Konzentrationen vor. Gut sitzender Mund-Nasen-Schutz und eine Schutzbrille beziehungsweise ein Gesichtsschild ist für Podologen obligat (unerlässlich, erforderlich). Schutzhandschuhe sind sowieso grundsätzlich zu tragen.

Das HI-Virus kann in gekühltem Blutserum über mehrere Wochen und in angetrocknetem Blut mehrere Tage nachgewiesen werden. In Podologiepraxen wird gewissenhaft bei jedem Patientenwechsel und bei Verschmutzung oder Kontamination sofort desinfizierend gereinigt. Oberflächen werden abgewischt und das Instrumentarium wird grundsätzlich mit Goldstandard (Instrumentenkreislauf mit Vorreinigung, Desinfektion und Sterilisation im Autoklaven mit dem Universal-Programm 134 °C, 2 bar, 5 Minuten Haltezeit) aufbereitet, sodass die Infektionskette durchbrochen wird und es nicht zu einer Weiterverbreitung über Kontaktinfektionen kommen kann.

Für Podologen wie für anderes medizinisches Personal besteht eine berufliche Ansteckungsgefahr von 30 % bei Exposition mit HI-V-positivem Blutkontakt mit gleichzeitiger eigener Verletzung, wie beispielsweise einer Schnittverletzung des Patienten durch das Skalpell mit anschließender Stichverletzung beim Therapierenden mit demselben verunreinigten Skalpell durch die Einmal-Schutzhandschuhe hindurch, oder bei Verletzungen durch benutzte Kanülen. In einem solchen Fall soll die Wunde immer stark gedrückt und das Nachbluten für mindestens 1 bis 2 Minuten weiter forciert werden, um mögliche Krankheitserreger auszuschwemmen. Möglichst schnell ist die Ambulanz eines Krankenhauses aufzusuchen. Dasselbe gilt für alle Infektionen, die hauptsächlich über Blut-zu-Blut-Kontakt übertragen werden.

Hepatitis (H)-A-, -B-, -C-, -D-, -E- und -G-Viren (V) sind Viren, die eine chronische Leberentzündung („hepar“ ist griechisch und bedeutet Leber, -itis steht für Entzündung) hervorrufen, auf die eine Leber-Zirrhose und ein Leberzell-Karzinom folgen können. Sie werden durch Blut-zu-Blut-Kontakte und Sexualverkehr übertragen werden. Ein an Hepatitis Erkrankter ist auch nach Abklingen der Symptome ein Leben lang Virusträger und somit infektiös. Für Podologen ist die Gefahr einer Ansteckung dementsprechend bei jedem zu Behandelnden miteinzurechnen. Die gewissenhaft angewendeten, begrenzt viruziden Flächenhygienemaßnahmen (siehe Etikett der verwendeten Desinfektionsmittel), die PSA (Persönliche Schutzausrüstung) und der Instrumentenkreislauf mit der Sterilisation im Autoklav unterbrechen die Infektionskette und verhindern eine Weiterverbreitung der Hepatitis-Viren.

Die Formen der Hepatitis-B-, -C-, -D- und -G-Viren überstehen die Einwirkung von Gallenflüssigkeit, Pankreasenzymen und alkalischem pH-Wert nicht und sind deswegen nie in Kot zu finden; sie werden nach Blutübertragungen oder Gabe von Blutkonserven mit infiziertem Blut beobachtet. Andere Formen wie Hepatitis A und E werden fäkal-oral durch Wasser oder Nahrungsmittel übertragen und die Übertragung kann durch Hygienemaßnahmen eingedämmt werden.

Für medizinisches Fachpersonal humanmedizinischer Heilberufe wird die Impfung gegen **Hepatitis B** von der STIKO (Ständigen Impfkommission), neben der Impfempfehlung bereits für Säuglinge, dringend empfohlen. Durch die Bestimmung des Titers kann die Abwehrfähigkeit des Körpers gegen Hepatitis-B-Viren festgestellt und bei Bedarf nachgeimpft werden. Eingeschlossen ist hierbei eine Wirksamkeit gegen das **Hepatitis-D-**Virus (RNA-haltiger Partikel), da dieses, neben dem Stoffwechsel von Leberzellen, als Grundlage für die Vermehrung ebenfalls Hepatitis-B-Viren benötigt. Eine **HBV-HDV-Simultan-Doppelinfektion** ist für das Immunsystem schwerer zu eliminieren und führt zu schweren chronischen Verläufen, häufig mit Todesfolge.

50 % der Hepatitis-B-Infektionen verlaufen jedoch anikterisch ohne die typische Gelbsucht und völlig symptomlos, sodass viele Betroffene von ihrer Durchseuchung mit dem HBV nichts wissen. Durch die sachgemäße Aufbereitung von Instrumenten mit Sterilisation im Autoklav wird die Infektionskette in Podologiepraxen unterbrochen und eine Weiterverbreitung des HBV und HDV von Patient zu Patient und zu Therapeut verhindert.

Der **Hepatitis-C-**Erreger HCV ist ein behüllter RNA-haltiger Partikel und genauso zu inaktivieren wie das HBV. Der hauptsächliche Übertragungsweg ist noch nicht entdeckt worden, eine Prognose über den Krankheitsverlauf kann nicht gemacht werden, dahingegen ist die Routinediagnostik gut entwickelt.

TT-Virus ist ein kleines unbehülltes, sehr resistentes Torque-Teno-Virus-1 mit einer zirkulären Einzelstrang-DNA mit negativer Polarität, dem bisher keine spezifische Krankheit zugeordnet werden konnte. Es wurde bei Posttransfusions-Hepatitiden 1997 erstmalig entdeckt und konnte seither vielfach auch bei Gesunden oder Haustieren nachgewiesen werden. Die Übertragung geschieht fäkal-oral durch Schmierinfektion, durch Blut und Sexualkontakt. Für die Podologie bedeutet es, die hygienischen Maßnahmen sorgfältig einzuhalten.

Das **Polio-Virus** ist ein 25 nm kleines ikosaedrisches Pico-RNA-Entero-Virus, das, über verunreinigtes Trinkwasser oder Nahrungsmittel aufgenommen, die Krankheit Poliomyelitis (Kinderlähmung) in verschiedenen Schweregraden auslöst. Über Allgemeinsymptome wie Fieber, Kopfschmerzen und grippeähnliche Symptome entstehen Lähmungen im gesamten Körper, sodass es in der Folge auch zu Gehbehinderungen kommen kann, die in der Podologiepraxis Relevanz haben. Die podologische Behandlung kann derzeit bei ärztlicher Verordnung von Neuropathie in den Füßen von den Krankenkassen übernommen werden. Durch hohe Impfquoten ist die Poliomyelitis bereits mit Ausnahme einiger Länder ausgerottet. Derzeit werden jedoch wieder Einzelfälle beobachtet, die in bisher infektionsfreien Ländern auftreten.

HP-Viren (HPV) sind humane menschenpathogene Papilloma-Viren (human papilloma virus), die zu den unbehüllten Virusarten gehören und im Bereich stark keratinisierter Hautareale und schweißdrüsenreicher Haut unterschiedliche Warzentypen mit einer Akanthose (Verdickung) spezifischer Hautschichten verursachen können.

Von den über 100 HPV-Arten verursacht beispielsweise der Virustyp 1 Verruca plantaris (Plantarwarze), die Typen 2, 4 und 27 verursachen Verruca vulgaris (gemeine Warze), die Typen 2 und 4 Mosaikwarzen, die Typen 3, 10, 28, 41 und 49 Verruca plana (juvenile Warze) und die Typen 5, 8, 17, 20 und 36 Epidermodysplasia verruciformis (vererbte/ hereditäre abnorme Empfänglichkeit für HPV-Infektionen durch Gendefekt auf Chromosom 17).

Die für die Podologie relevanten fußwarzenverursachenden Papillomavirustypen entarten eher nicht (zu Krebszellen). Bei juvenilen Warzen ist eine Spontanheilung häufig, wofür die zellvermittelte Immunabwehr mit den Langerhans-Immunzellen der Haut ursächlich ist.

Die Übertragungswege von HPV sind verschieden und an Handflächen und Fußsohlen werden sie durch direkte oder indirekte Kontakte weitergegeben. Warzenviren werden permanent mit Epithelzellen an die Umwelt abgegeben und somit wird infektiöses Material freigesetzt, sodass beispielsweise eine Infektion beim Barfußlaufen in öffentlichen Bädern möglich wird, wenn der Wirt eine Läsion für den Eintritt des Virus hat. Das kann auch eine Mazeration (starke Erweichung) der Haut oder anderweitige Verletzung sein, die eine Infektion einer Basalzelle und in der Folge weiterer Epithelzellen ermöglicht. Vollständige Viruspartikel und Antigene befinden sich in Stratum granulosum und corneum. [siehe auch Grünewald Band 1, Kapitel Verrucae, 6, 12]

Die Einhaltung der Hygienevorschriften gewährleistet die Unterbrechung der Infektionskette auch bei HPV.

Für die in die Behandlungsdomäne von Podologen fallende Verruca-Therapie gilt es grundsätzlich, das mikrobiologische Gleichgewicht auf der Haut wieder herzustellen, Mazerationen und mangelnde Ablüftung zu vermeiden und die körpereigene Abwehr der zu Behandelnden zu stärken. Das kann durch verschiedene Maßnahmen wie die therapeutische Kommunikation, Suggestion oder einfach durch Beachtung der Hautveränderung erreicht werden. Seelische Belastungen können sich auf die Ausbreitung von HPV-Infektionen auswirken. Weitere Behandlungsmaßnahmen sind

Ätzmittel und keratolytische Präparate, Phytopharmaka wie bspw. Schöllkraut, Podophyllin, Cantharidin, chemische Zytostatika, Homöopathie, Hochfrequenz und

Therapien, die von Ärzten oder ausländischen wie bspw. amerikanischen Podologen/Podiatrists/Doctor Podiatric Medicine DPM ausgeführt werden. [siehe auch Grünewald Band 1, Verrucatherapie, 6, 9]

Prionen sind Proteine, die Infektionen hervorrufen können und im Jahr 1982 von Stanley Prusiner (Nobelpreis 1997 für Entdeckung der Prionen) in einer Kofferwortschöpfung aus Protein und Infektion (protein/infection) so benannt wurden. Körpereigene Prionen kommen im Hirngewebe vor, sodass zugeordnete Pathologien wie die Creutzfeldt-Jakob-Krankheit (CJK), Alzheimer und die Parkinson-Erkrankung hauptsächliche diese Region betreffen.

Bei der medizinischen Versorgung von Menschen mit gesicherter Prionenerkrankung muss jegliches Material, mit dem der Patient in Kontakt gekommen ist, verbrannt werden, um eine Verbreitung der Infektion zu verhindern, denn Prionen besitzen eine hohe Resistenz gegenüber Umwelteinflüssen (Tenazität) und Chemikalieneinwirkung. Eine Ausnahme bildet nur das Gastroskop, das mit Guadiniumisothiocyanat aufbereitet werden kann. Bei Parkinson und Alzheimer dürfen die Instrumente nach alkalischer Reinigung und Dampfsterilisation bei 134 °C, 2 bar Druck und 5 Minuten Sterilisationszeit wiederverwendet werden.

In der Podologie sind mit zunehmendem demografischem Wandel und der damit verbundenen Veränderung der Bevölkerungsstruktur hin zu immer mehr älteren Menschen auch verstärkt die Erkrankungen Parkinson und Alzheimer bei Patienten zu vermerken. Mit den Prionen wird der Therapierende bei der podologischen Behandlung jedoch nicht in Berührung kommen, da sie sich hauptsächlich im Gehirn befinden. Die ordnungsgemäße Instrumentenaufbereitung mit der Dampfsterilisation im Autoklav bei 134 °C, 2 bar und 5 Minuten Sterilisationszeit zerstört ebenfalls Prionen und ist obligat (zwingend erforderlich). [5, 6, 9, 12, 16]

3.4 Impfung

Die Gabe von Impfstoffen (Vakzinen) oder Immunseren, um den Organismus in einen Zustand zu versetzen, sich gegen eine Infektionskrankheit, also gegen Angriffe von außen, durch Abwehrmechanismen zu schützen (immunisieren), heißt Impfung.

Es wird unterschieden in **aktive und passive Immunisierung,** wobei die aktive Immunisierung mittels Lebend- oder Totimpfstoffen geschehen kann und durch die Bildung von Gedächtniszellen zu einer langfristigen, meist lebenslangen Immunisierung führt. Bei der passiven Immunisierung hingegen werden keine Gedächtniszellen gebildet, der Schutz setzt sofort ein, führt aber zu keiner langfristigen Immunisierung.

Eine Kombination von aktiver und passiver Immunisierung kombiniert den Sofortschutz mit der langanhaltenden Wirkung und heißt **Simultanimpfung**. Dabei muss der Impfstoff an verschiedenen Körperteilen gegeben werden, um eine gegenseitige Deaktivierung der Impfstoffe zu vermeiden. Ein Beispiel für einen solchen Einsatz ist die Tetanusgabe bei Verletzten ohne Tetanusschutz. [7]

Eine **Kombinationsimpfung** hingegen bezeichnet die gleichzeitige Impfung gegen mehrere Erreger. Mittlerweile werden die Impfungen gegen Masern, Mumps und Röteln als Kombinationsimpfung gegeben, was gerade im Kleinkindalter angenehmer ist, da mit einer Injektion (einem Piks) alle drei Immunisierungen erfolgen.

Einwände gegen das Impfen werden vom Robert-Koch-Institut widerlegt, siehe Link www.doccheck.com/de/detail/articles/31752-einwaende-gegen-das-impfen-wir-haben-als-kinder-diese-infektionskrankheiten-auch-durchgemacht

Aktive Immunisierung

Der menschliche Körper wird mit dem Antigen konfrontiert und bildet selbstständig Antikörper gegen dieses Antigen. **Lebendimpfstoffe** zur aktiven Immunisierung enthalten eine geringe Zahl lebendiger reproduktionsfähiger abgeschwächter Krankheitserreger, die injiziert oder als Schluckimpfung, früher auf einem Stück Zucker, gegeben werden. Die mit der Bildung eigener Antikörper erworbene Immunität bleibt meist ein Leben lang erhalten.

Gegen folgende allgemeinhin bekannte Krankheiten mit zum Teil lebensbedrohlichen und extrem einschränkenden möglichen Komplikationsverläufen wird mit Lebendimpfstoffen geimpft:

Gelbfieber, Masern, Mumps, Röteln, Varizellen, Rotaviren, Typhus (oral), Influenza, Pocken.

Totimpfstoffe enthalten nicht mehr reproduktionsfähige Krankheitserreger oder deren Bestandteile und können mit anderen Impfungen kombiniert und zeitnah verimpft werden. Sie lösen eine schwächere Immunantwort aus als Lebendimpfstoffe und müssen mehrmals aufgefrischt werden.

Sie werden in fünf Klassen plus neuere Formen eingeteilt, die hier der Information halber genannt werden.

Vollimpfstoffe oder Ganzpartikelimpfstoffe wirken mit ganzen Krankheitserregern, die mit chemischen Substanzen inaktiviert wurden. Spaltimpfstoffe enthalten nur inaktive Teile des Krankheitserregers. Subunit-Impfstoffe bestehen aus spezifischen Komponenten des Krankheitserregers ohne Proteine. Toxidimpfstoffe immunisieren durch die Antigene und enthalten inaktivierte Toxine des Erregers. Konjugatimpfstoffe bestehen aus Polysacchariden der Erregerkapsel und sind an ein Protein gebunden.

Virale Vektoren, RNA(Ribonukleinsäure/-acid)-Impfstoffe und Peptidimpfstoffe sind neuere Formen von Todimpfstoffen, bei denen nicht das Antigen, sondern dessen RNA in die Körperzellen eingeschleust wird und die Zellen auf dieser Grundlage selbst das Antigen produzieren.

Wie Lebendimpfstoffe werden sie gegen gefährliche Krankheiten verimpft:

Hepatitis A und B, Tetanus, Diphtherie, Haemophilius (Typ b intravenös), Poliomyelitis, Pneumokokken, Meningokokken, Influenza, Herpes Zoster, FSME (Frühsommer-Meningoenzephalitis), Cholera, Tollwut, Typhus (intramuskulär), Japanische Enzephalitis, HPV (Humane Papillomaviren), Covid-19 (Coronavirus-Disease/Krankheit 2019, behülltes RNA-Virus). [2]

Passive Immunisierung

Es werden direkt Antikörper gegen die Krankheitserreger aus dem Blutserum immunisierter Menschen, Säugetiere oder aus gentechnischer Herstellung gegeben. Es kommt zu keiner langfristigen Immunisierung mit Gedächtniszellen, aber zu

Sofortschutz. Nach der Gabe eines speziellen Impfstoffs müssen mindesten 3 Monate vergehen, bevor mit dem Lebendimpfstoff desselben Krankheitserregers geimpft wird!
Anwendungsbereiche ebenfalls als Impfung gegen gefährliche Krankheiten:
Röteln, Tollwut, Hepatitis B, Varizella-Zoster-Viren (Windpocken-Gürtelrose), Tetanustoxin und zur Rhesusprophylaxe (bei rhesus-negativen Frauen nach der Schwangerschaft, um Antikörper gegen nächstes möglicherweise rhesus-positives Kind zu vermeiden).

Als **Impfdurchbruch** wird eine symptomatische Infektion bezeichnet, die mit Test (RT-PCR, Erregerisolierung) nachgewiesen werden kann, obwohl gegen diesen Erreger geimpft wurde. Die Krankheitsverläufe werden milder erwartet, als es der Fall wäre ohne vorherige Immunisierung. Ursache kann die zwischen Impfung und Krankheitsausbruch erfolgte Mutation des Erregers, oder der nach einer bestimmten Zeit unwirksam gewordene Impfschutz sein. [2, 9, 12, 16]

3.5 Begrifflichkeiten und wichtige Grundkenntnisse

Infektion bezeichnet die Kolonisation (Besiedlung) und Vermehrung durch Mikroorganismen nach ihrem Eintritt in einen Organismus. Eine Infektionskrankheit (ansteckend oder nicht ansteckend) kann daraus entstehen, muss aber nicht.
Beim **Infektionsweg** wird unterschieden in direkte (ohne Zwischenschritte) und indirekte Infektionen (bspw. über Insekten, Nahrungsmittel, Gegenstände), endogene (Erreger aus der körpereigenen, normalerweise harmlosen Darm- oder Hautflora, die durch insuffizientes Immunsystem infektiös werden) und exogene Infektionen (Erreger stammt von außen, auch nosokomial und iatrogen), je nach Übertragungsmedium wie Kontakt-, Schmier-, Tröpfchen-, Nahrungsmittel- oder Vektorinfektion (vektoriell durch einen Organismus), je nach Eintrittspforte wie über Wunden, Atemwege, penetrierende Hautverletzung, Haut oder Schleimhaut.
Kontagiosität beschreibt die Übertragungsfähigkeit (Ansteckungskraft) des Krankheitserregers, um von einem Individuum zu einem anderen zu gelangen (Infektionsweg).

Die **Inkubationszeit** ist der Zeitraum zwischen dem ersten Eindringen des Krankheitserregers (zuerst lokale Vermehrung an der Eintrittspforte) und dem Ausbruch der Krankheit (Krankheitserreger gelangt durch den Blutkreislauf an Zielorgan). Je nach Erreger beträgt die Inkubationszeit wenige Stunden oder viele Jahre.

Als **Disposition** wird die physische oder psychische Verfassung eines Menschen bezeichnet.

Die **Prädisposition** ist die angeborene genetische, erworbene Krankheitsbereitschaft eines Organismus für eine bestimmte Erkrankung.

Resistenz kommt vom lateinischen „resistentia“ für Widerstand und ist die Widerstandsfähigkeit eines Lebewesens gegen schädliche Einflüsse aus der Umwelt wie bspw. Parasiten, Infektionen, Krankheiten, Klima. Die Resistenz kann **natürlich** vorhanden oder **erworben** sein. Wird eine Antibiotikatherapie z. B. zu früh abgebrochen, kann es zum Überleben und zur Vermehrung einiger Erreger kommen. Diese Mutterzellen vererben quasi die geringere Anfälligkeit gegen das Antibiotikum und geben die Information an nachfolgende Generationen weiter. Diese Stämme sind kaum noch mit Antibiotika zu behandeln, da sie weitgehend resistent geworden sind, also die Resistenz erworben haben.

MRSA und **ORSA** sind als Verursacher nosokomialer Infektionen (s.u.) als sogenannte Krankenhauskeime mit multiplen Resistenzen inzwischen überall bekannt, weil die Infektionen doppelt so häufig wegen eingeschränkter Therapiemaßnahmen zum Tode führen als mit anderen Erregern. **M**ethicillin- und **O**xacillin-**R**esistente-**S**taphylokokkus-**A**ureus-Stämme sind gegen das Antibiotikum Methicillin (Resistenz erstmals 1961 beschrieben) bzw. Oxacillin unempfindliche, kugelförmige grampositive Bakterien, die bei Anzucht auf Agarnährboden rosa-lila-farbene Kolonien bilden; beide Bakterienstämme gehören zu den **M**ulti-**R**esistenten **E**rregern (MRE). In der Podologie haben sie besonders bei schlecht heilenden Wunden Anteil an der Heilungsverzögerung, müssen isoliert, ärztlich betreut und behandelt werden. Eine Infektion muss auch interdisziplinär (zwischen den verschiedenen Berufsgruppen) kommuniziert werden. Im Praxisablauf werden Infizierte als letzte Patienten eingeplant, um Kontakt zu anderen Mitpatienten zu vermeiden, um Zeit für das Anlegen besonderer Einmal-PSA mit langen Ärmeln und Haube (MRSA-Set) zu haben und um anschließend eine Grundreinigung des gesamten Behandlungsplatzes mit sorgfältig eingehaltener Trocknungszeit der Flächendesinfektion, das sofortige Entsorgen der MRSA-Schutzkleidung in Müllbeutel, welche direkt verschlossen werden, und die Instrumentenaufbereitung zu gewährleisten. Zur Unterbrechung der Infektionskette (Schmier-, Staub- und Tröpfcheninfektion) ist eine sach- und fachgerechte Händedesinfektion zusätzlich effektiv. Patienten gehen möglichst auf direktem Weg von der Tür zum Behandlungsplatz und nach der Behandlung wieder direkt hinaus, um unnötigen Flächenkontakt und das Verteilen infizierter Aerosole durch Ausatmen (Mund-Nasenschutz, effektives Lüften) zu vermeiden. Mund-Nasen-Schutz für **Patienten und Therapeuten** ist wegen der häufigen nasal-trachealer Besiedlung der Atemwege obligat und sowieso grundsätzlich Standard. [9, 12, 17]

Kontamination bedeutet Verunreinigung (in der Medizin: mit schädigenden Substanzen oder Mikroorganismen), Dekontamination ist das Rückgängigmachen der Kontamination auf ein gesundheitlich unschädliches Maß.

Nosokomiale Infektionen sind in zeitlichem oder kausalem Zusammenhang mit einer stationären oder ambulanten medizinischen Maßnahme hervorgerufene Infektionen durch Mikroorganismen, wenn die Infektion nicht bereits vorher bestand (Auftreten 48 Stunden nach der medizinischen Maßnahme oder Aufnahme ins Krankenhaus). Gewissenhafte sorgfältige Hygiene ist die Gegenmaßnahme.

Iatrogene Erkrankungen sind unerwünschte gesundheitliche Folgen nach einer medizinischen Behandlung, entweder durch kontaminierte Instrumente oder durch das Personal.

Hospitalismus bezeichnet alle schädigenden, negativen psychischen und physischen Folgen eines stationären Krankhausaufenthaltes, besonders häufig bei Kindern und Senioren auftretend.

Von **Kontamination** wird gesprochen, wenn potenziell pathogene Erreger Hände, Haut- oder Schleimhautoberflächen erreichen, ein dauerhaftes Festsetzen jedoch nicht geschieht.

Kolonisation bezeichnet die Besiedelung von Haut- oder Schleimhautoberflächen durch potenziell pathogene Erreger, die nicht eliminiert, jedoch durch eine unspezifische Abwehrreaktion dauerhaft beherrscht werden können (diese Phase wird bei Angehörigen humanmedizinischer Heilberufe in der Regel nicht überschritten!).

Kritische Kolonisation bedeutet, dass potenziell pathogene Erreger aus einer dauerhaften Besiedelung heraus die physiologische Standortflora verändern.

Infektion bezeichnet das Durchbrechen der Abwehrkräfte des Wirts durch potenziell pathogene Erreger aus der kritischen Kolonisation heraus und das Auftreten von Anzeichen der typischen Erkrankung.

Aerob bezeichnet die Eigenschaft Sauerstoff verbrauchend oder sauerstoffabhängig und **anaerob** bedeutet ohne Sauerstoffverbrauch oder in sauerstofffreiem Milieu lebend.

Biofilm bildet sich aus spezialisierten strukturierten Kolonien von zusammenhängenden Mikroorganismen, die in einer dünnen Schleimschicht eingebettet sind. Legionellen (aerobe, gramnegative, wassergängige Stäbchenbakterien) oder Mykoplasmen (zellwandlose Bakterien) sind Beispiele humanpathogener, in Biofilm vorkommender Bakterien. Bei mehr als 60 % aller bakteriellen Infektionen bilden die Erreger einen Biofilm; es können auch Pilze, Viren oder Protozoen vorkommen. Im Biofilm eingebettete Mikroorganismen sind gegenüber Antibiotika, aber auch dem menschlichen Immunsystem gegenüber, resistenter als jene ohne Biofilm, deswegen stellt die Verhinderung und Auflösung des Biofilms eine vorrangige Forschungsaufgabe dar.

Obsolet bedeutet veraltet oder nicht mehr gebräuchlich.

Epidemie bezeichnet ein vermehrtes, **zeitlich und örtlich begrenztes** Auftreten von Krankheitsfällen mit einheitlichen Ursachen bei Menschen.

Endemie bezeichnet ein vermehrtes Auftreten von Krankheitsfällen in nur einer bestimmten Population bzw. **in einer bestimmten Gegend**. Im Endemiegebiet bleibt die Krankheitsursache **ständig präsent** und erfasst einen gewissen Teil der dort ansässigen Personen.

Pandemie bezeichnet ein vermehrtes, **zeitlich begrenztes, aber weltweites Auf**treten von Krankheitsfällen mit einheitlichen Ursachen bei Menschen.

Inzidenz beschreibt die Häufigkeit der Neuerkrankungen in einem bestimmten Zeitraum bei einer definierten Bevölkerungsgruppe (für die medizinische Statistik), die Inzidenzrate bezieht sich auf 1 Jahr.

Prävalenz bedeutet die Häufigkeit einer Krankheit oder eines Symptoms zu einem bestimmten Zeitpunkt in einer bestimmten Bevölkerungsgruppe.

Morbidität ist die Häufigkeit von Erkrankungen in einem bestimmten Zeitraum innerhalb einer Bevölkerungsgruppe (in der Regel für 10.000 oder 100.000 Personen angegeben (z. B. 9/10.000) und beschreibt die Häufigkeitsveränderungen bei Neuerkrankungen).

Mortalität bedeutet Sterblichkeit und wird als statistischer Grundbegriff in der Demografie und Epidemiologie verwendet. Die Mortalitäts-/Sterberate ist die Anzahl der Todesfälle in einem bestimmten Zeitraum, in der Regel 1 Jahr, bezogen auf 1.000 Individuen einer Population.

Letalität bezeichnet das Verhältnis der Anzahl der Todesfälle durch eine bestimmte Erkrankung zur Zahl der klinisch Erkrankten. Die Letalitätsrate ist z. B. 5 Verstorbene/100 Erkrankte und bezieht sich auf ein Jahr.

Desinfektion ist der Vorgang zur Herstellung von Keimarmut. Die Hygienemaßnahme reduziert die Anzahl der Krankheitserreger um 84 bis 99,9 % durch Abtöten oder Inaktivieren, sodass eine Infektion unwahrscheinlich wird.

Sterilisation ist der Vorgang zur Herstellung von Keimfreiheit, bei der auch Sporen von Krankheitserregern beseitigt werden (in der Podologie Einsatz von Autoklav für Instrumentenaufbereitung).

Entwesung ist die Vernichtung tierischer Schädlinge bzw. Organismen, die mit dem bloßen Auge erkennbar sind und die aus krankheitsübertragender Sicht und aus Hygienegründen unerwünschte Lebewesen sind.

RNA/RNS ist die Abkürzung für Ribonukleinsäure (RNS) bzw. die englische Bezeichnung RNA für ribonucleic acid, die sich in Form von einsträngigen, fadenförmigen Makromolekülen im Zellkern und im Zytoplasma der Zellen findet. Die RNA ist eine organische Säure, biochemisch gesehen Polymerketten, die sich aus Nukleotiden zusammensetzen und eine maßgebliche Rolle bei der Neubildung von Proteinen in Zellen (Proteinbiosynthese) spielen.

mRNA, engl.: messenger RNA, transportiert kopierte DNA (Desoxyribonukleinsäure, trägt Gene mit notwendigen Informationen für die Zellfunktion) zum Ribosom der Körperzelle.

Taxonomie bedeutet systematische Einteilung oder auch hierarchische Klassifikation von Lebewesen in eine bestimmte Kategorie, wie Art, Gattung oder Familie.

Residente Hautflora enthält Mikroorganismen, die immer und bei jeder gesunden Person zu finden sind.

Transiente Hautflora besteht aus Keimen, die nur für eine bestimmte Zeit, wie einige Stunden, Tage oder Wochen, aus dem Umfeld des Menschen aufgenommen werden. Eine Pathogenität ist nicht zwingend. [3]

Resümee

Die hier angeführte Auswahl der podologischen Mikrobiologie bildet das Grundwissen für Podologen ab und kann jederzeit durch Selbststudium und Recherche erweitert werden. Die Mikrobiologie ist ein unverzichtbarer Bereich für das Verständnis von Hygiene beim Umgang mit anderen Menschen und für notwendige Hygienemaßnahmen in der Podologiepraxis sowie bei Hausbesuchen. Für die derzeitigen Zusatzausbildungen Sektoraler Heilpraktiker beschränkt auf das Gebiet der Podologie, Wundexperte oder Wundmanagement werden möglicherweise tiefer gehende Kenntnisse gefordert und in Weiterbildungen vermittelt und geprüft.

Durch die Kenntnis der Eigenschaften von Mikroorganismen wird der Blick auf alle Bereiche der Podologie wie dermatologische, orthopädische, biomechanische oder physikalische Therapie, Hygiene, Rehabilitation, Sozialisation, Umwelthygiene und die sorgfältige Anamnese und Reflexion geschärft.

Prüfe Dein Wissen!

1. Welche Mikroorganismen sind in der Podologie von besonderer Bedeutung, welche kommen eher seltener vor?
2. Inwiefern wirkt sich der Bau eines Mikroorganismus auf die Bekämpfung aus, und warum sollten sich Podologen das immer wieder vor Augen führen (Stichwort Desinfektion und Sterilisation)?
3. Warum ist es wichtig, Infektionen zu erkennen, einordnen zu können und bei Bedarf sofort ärztlichen Beistand oder eine Einweisung ins Krankenhaus zu veranlassen?
4. Stichwort Biofilm: Wo kann er auch in der Praxis vorkommen und warum ist er ein Problem?
5. Was bedeutet Impfung und warum wird sie angewendet?

Quellen- und Literaturangaben

[1] **Altmeyer, Prof. Dr. med. Peter; Bacharach-Buhles, Prof. Dr. med. Martina; Kreps, Dipl. ing. Christoph; Krochmann, Dr. med. Jelena**: Trichophyton rubrum, Altmeyers Enzyklopädie, 2020

[2] **Antwerpes, Dr. Frank, Mey, Herbert, Fink, Bijan**: Totimpfstoff, Doccheck Flexikon, 22.03.2022

[3] **Definitionen** über das Portal Doccheck Flexikon abgeglichen: https://flexikon.doccheck.com

[4] **Deutsche Gesellschaft für Sterilgutversorgung** (DGSV) e.V.: Diverse Veröffentlichungen

[5] **Fleischner, Dr. Gerhard**: Podologische Dermatologie Band III, Verlag Neuer Merkur 1998, Immunologie S. 63–73, Dermatomykosen S. 131–142

[6] **Grünewald, Klaus**: Theorie der medizinischen Fußbehandlung Band 1, Verlag Neuer Merkur 2012, ISBN 978-3-937346-83-0, 4. überarb. Ausgabe, Verrucae S. 256–262, Mykosen S. 64, S. 101–105

[7] **Hircin, Emrah; Frietsch, Florian; Antwerpes, Dr. Frank; Westphalen, Graf Georg von**: Simultanimpfung, Doccheck Flexikon, 22.03.2022

[8] **Hircin, Emrah; Nolte, Dr. rer. nat. Janica; Asatryan, Garnik; Braatz, Charlotte**: Amöbiasis, Doccheck Flexikon, 05.04.2022

[9] **Kuberka-Wiese, Christine**: Skripte zur Podologieausbildung, ExpertInnenwissen durch 38-jährige Berufs- und Lehrtätigkeit, Bachelor-Studium, Fortbildungen und Vorträge im In- und Ausland

[10] **Kühn, Penelope**: Podologie und Mykosen, Vorträge 2019 und 2020, Wundkongress

[11] **Paulussen, Udo; Freyer, Dipl.-Biol. Timo**: Tenazität, Doccheck Flexikon, 03.03.2022

[12] **Rheinbaben, Dr. Friedrich; Köhnlein, Johanna**: Medizinische Mikrobiologie/Virologie und Infektionserreger, in **Grünewald, Klaus**: Theorie der medizinischen Fußbehandlung 2, Verlag Neuer Merkur, ISBN 978-3-95409-027-3, 3. Auflage 2015 und ISBN 3-929360-52-7, 1. Auflage 2001

[13] **RKI**, Robert-Koch-Institut: Welt-AIDS-Tag 26.11.2020, rki.de/DE/Content/Service/Presse/Pressemitteilungen/2020/09_2020.html, 10.04.2022

[14] **Römer, Gunnar; Antwerpes, Dr. Frank**: Antiretrovirale Therapie, Doccheck Flexikon, 06.04.2022

[15] **Tinley, Paul D.; Eddy, Karen; Collier, Peter**: Contaminants in human nail dust: an occupational hazard in podiatry?, Tinley et al. Journal of Foot and Ankle Research 2014 open access, 06.04.2022

[16] **Waveren, Annette van**: Mikrobiologie und Hygiene, Vorträge 2020 und 2021, Wundkongress

[17] **Wundzentrum Hamburg**, Deutsche Gesellschaft für Krankenhaushygiene (DGKH) e.V.: Verfahrensstandard: Umgang mit multiresistenten Keimen in der podologischen Praxis (WZ-VS-007 V01)

Hygiene

Podologen sollen nach der Durcharbeit dieses Kapitels in der Lage sein, den geschichtlichen Überblick und die Bedeutung der allgemeinen und persönlichen Hygiene und des Umweltschutzes, der Ordnung und der Abfallbeseitigung am Arbeitsplatz einschließlich rechtlicher Vorschriften und Empfehlungen zu kennen. Zusätzlich wissen sie um die räumlichen Mindestvoraussetzungen und die hygienischen Ansprüchen genügende Pflicht-Ausstattung des Behandlungsraumes der Praxis und jener für Hausbesuche. Sie kennen die persönliche Schutzausrüstung, spezifische Desinfektionsmittel und ihre ordnungsgemäße Anwendung, die Sicherstellung der ordnungsgemäßen Sterilisation der Instrumentensätze im Instrumentenkreislauf durch einen Autoklav, einen praxiseigenen Hygieneplan, das Qualitätsmanagement und die allgemeinen Hygieneanforderungen.

4.1 Einleitung und Begriffsdefinition

In der Podologie hat sich im 20. Jahrhundert in Bezug auf die hygienischen Anforderungen eine enorme Entwicklung vollzogen. Aus den umherreisenden Hühneraugenausziehern und Dentisten mit dem Beruf des Baders, die vor der Behandlung günstigstenfalls ein Fußbad zur Verfügung hatten, wurden staatlich anerkannte Podologen mit besten Kenntnissen der Hygiene sowie dem Berufsethos, der moralischen Verpflichtung und den Vorgaben eines humanmedizinischen Heilberufs, um die notwendigen Maßnahmen zur Verhinderung der Keimübertragung gewissenhaft einzuhalten.

Laut Ausbildungsziel, das im Podologen-Gesetz (PodG) formuliert ist, und der sich daraus ergebenden Tätigkeitsausübung kann von behandelnden Podologen eine Gefahr für Patienten und Umwelt ausgehen, wenn Vorschriften, Empfehlungen und Leitlinien nicht befolgt werden oder die sorgfältige Behandlungsdurchführung mit eventuell notwendiger Nachsorge nicht beachtet wird. Es könnte dann ebenfalls zu einer ungewollten Übertragung von Krankheitserregern kommen. Um dem entgegenzuwirken, ist unter anderem eine umfassende Kenntnis der Übertragungswege von pathogenen Mikroorganismen und der Unterbrechung von Infektionsketten zwingend erforderlich.

Der Begriff Hygiene leitet sich von dem altgriechischen Wort „hygieia" für Gesundheit ab und bezeichnet im heutigen Sprachgebrauch Maßnahmen zur Erhaltung oder Verbesserung der Gesundheit und zur Bekämpfung und Prophylaxe von Infektionskrankheiten und Epidemien.

Der eigentliche Wortsinn wird mit „der Gesundheit dienend" übersetzt. In der Antike wurden Sauberkeit und Hygiene in Badehäusern gepflegt. Die Menschen waren sich des Zusammenhangs zwischen Hygiene und Gesundheit bewusst.

Heutzutage weiß inzwischen ebenfalls jeder, dass beispielsweise Händewaschen eine alltägliche hygienische Routinemaßnahme ist, die einer Übertragung von pathogenen Mikroorganismen auf oder in den Körper und einer Verbreitung auf andere entgegenwirkt.

Hygieia ist in der griechischen Mythologie, den Geschichten über Götter und Helden des antiken Griechenlands, eine Tochter von Asklepios, dem Gott der Heilkunst. Sie ist die Schutzpatronin der Apotheker und wird mit einem Füllhorn voller Früchte und einer Schlange, die aus einer Schale trinkt, dargestellt. Ihre Schwester Panakeia ist die Göttin der Zauberei und Medizin. [6, 7, 13]

4.2 Historie

Mit der Erforschung und Entdeckung der Übertragungswege von Krankheiten ergaben sich Lösungsansätze, um die Ausbreitung von Krankheiten zu verhindern.

Bereits vor der Erkenntnis, dass Mikroorganismen für viele Krankheiten verantwortlich sind, und als noch die Meinung vorherrschte, dass verunreinigte Luft die Ursache der Ausbreitung sei, schützten sich beispielsweise die „Pestärzte" vom 17. Jahrhundert an raffiniert und effektiv mit einem abgeschlossenen Körperanzug vor einer Ansteckung. Der Vorläufer der Ganzkörper-Schutzausrüstung, die wir spätestens seit der Ebolavirus-Fieber-Epidemie 2014 in Afrika aus dem Fernsehen kennen, bestand damals aus einer Hose, die in die Stiefel gesteckt wurde, einem gewachsten langen Umhang, einer Gesichtsmaske mit glasversiegelten Augenöffnungen und einem langen Schnabel, der mit wohlriechenden und desinfizierenden Kräutern, Parfüm oder anderen Substanzen gefüllt sein konnte. Mithilfe eines Stockes, der mit Flügeln versehen war, konnte der Arzt die Patienten auf Abstand halten oder Untersuchungen durchführen, ohne direkten Körperkontakt haben zu müssen (vgl. Abb. 4.1). In der ur- und frühgeschichtlichen Zeit wurden Speisen durch Erhitzen und Garen nicht nur besser verdaulich gemacht, sondern auch weitgehend frei von Krankheitserregern. Einen zusätzlichen Beitrag zur Gesunderhaltung im Laufe der Kulturentwicklung der Menschheit leistete die Versorgung mit abgekochtem Trinkwasser und die Beseitigung oder Ableitung von Abwässern, wie es bereits Aristoteles etwa 350 Jahre v. Chr. Alexander dem Großen für seine Truppen empfohlen hatte. Durch die Einhaltung dieser Grundsätze wurde das Zusammenleben in großen Städten des Altertums, wie im antiken Rom, erst möglich.

In asiatischen Kulturen war die persönliche Hygiene schon früh weit entwickelt, sie erstreckte sich auch auf das soziale Leben und auf die Begrüßungskultur ohne direkten Körperkontakt, mit einem in gebührendem Abstand respektvollen Verneigen voreinander.

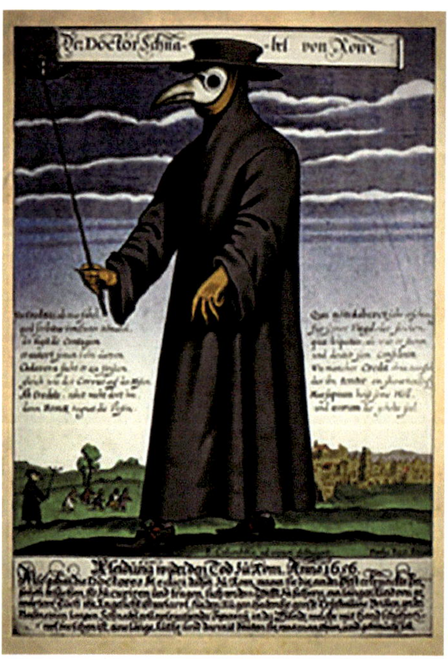

Abb. 4.1 Persönliche Schutzausrüstung (PSA) zu Zeiten der Pest im 17. Jahrhundert als abgeschlossener Körperanzug, hier „Der Doctor Schnabel von Rom", ein kolorierter Kupferstich von Paul Fürst (1656). *Quelle: Wikipedia*

Mitunter wirkten auch religiöse Vorschriften und Pflichten, wie beispielsweise die Reinigung vor dem Gebet und der Verzicht auf bestimmte Lebensmittel, die in der Wärme ohne Kühlung leicht verdarben, gesunderhaltend und können somit als hygienische Maßnahme gewertet werden.

Weitere für die Podologie ausgewählte Stationen der Entwicklung hygienischer Maßnahmen

Ignaz Semmelweis (1818–1865) gilt als Mitbegründer der evidenzbasierten Medizin, also der auf methodisch-systematische Sammlung von Daten gestützte Heilkunde und der Überprüfung wissenschaftlicher Hypothesen. Er beobachtete, dass in öffentlichen Kliniken mehr Frauen an Kindbettfieber erkrankten und starben als bei privaten Entbindungen. Er führte das auf die mangelnde Händehygiene der Ärzte zurück, die vor den Untersuchungen der Wöchnerinnen auch Leichensektionen vornahmen und so die Erkrankungen weitertrugen.

1854 untersuchte der Londoner Arzt und Apotheker **John Snow** (1813–1858) die Infektionsquelle der Cholera in den Arbeitervierteln und fand heraus, dass die Versorgung mit Trinkwasser aus verseuchten Brunnen die Menschen in der unmittelbaren Umgebung infizierte. Gemeinsam mit dem Mikrobiologen Arthur Hill Hassall wies er anhand von Stuhlproben und Wasserproben aus Pumpenanlagen und der Themse den Erreger der Cholera nach. Das Schließen verseuchter Brunnen zog den Stillstand der Epidemie nach sich.

Im Jahr **1865** setzte der britische Chirurg **Joseph Lister** (1827–1912) erstmals Phenol oder Hydroxybenzol (Summenformel C_6H_5OH), früher Karbolsäure oder kurz Karbol genannt, zur Wunddesinfektion bei Operationen ein. Indem er Phenol bei und nach der Operation auf die Hände der Ärzte, die Instrumente und das Operationsfeld vernebelte (was zur Routine werden sollte), reduzierte er die Sterblichkeitsrate bei chirurgischen Eingriffen von damals 50 % auf 15 %. Von 1867 an wurden von ihm Wunden zusätzlich durch mit Phenol getränkten Verbänden versorgt. Häufiges Händewaschen mit Phenollösung und der Einsatz von Gummihandschuhen bei Ärzten und Pflegepersonal sorgten für weiter sinkende Patientensterblichkeit im Krankenhaus und nach Operationen.

In Deutschland gilt **Max von Pettenkofer** (1818–1901) als erster Hygieniker, zumal er in München von **1865** an als erster weltweit einen Lehrstuhl für Hygiene an einer wissenschaftlichen Hochschule eingerichtet bekam und dafür sorgte, dass die Stadt im Jahr 1883 ein leistungsfähiges Abwassersystem und eine hygienische Trinkwasserversorgung erhielt.

Robert Koch (1843–1910) führte 1881 erste erfolgreiche Versuche zur Sterilisation mit strömendem Wasserdampf (statt mit sonst üblicher heißer Luft) durch. Erste Sterilisatoren gab es in der Bonner Universitätsklinik 1882 und in der Berliner Universitätsmedizin, der Charité, 1890.

Er entdeckte den Zusammenhang zwischen Erkrankungen bei Mensch, Tier und Bakterien sowie 1882 den Tuberkulose-Erreger. Durch die Anregung zum Ausbau eines getrennten Frischwasser- und Abwasser-Systems in Hamburg half Robert Koch 1892 dabei, die Cholera-Epidemie dort einzudämmen. Weitere Forschungen galten dem Milzbranderreger, der Cholera, der Pest und der Malaria. Er legte den Grundstein für die moderne Bakteriologie mit der Züchtung von Organismen im Nährmedium und der Übertragung auf Versuchstiere.

Louis Pasteur (1822–1895), ein Chemiker aus Frankreich, entwickelte **1881** Impfstoffe weiter, die er aus abgeschwächten Krankheitserregern hergestellt und die es bisher nur für Pocken gegeben hatte. Außerdem erkannte er beim Beobachten von Gärungsprozessen die Mitwirkung von verschiedenartigen Mikroorganismen, deren Thermolabilität, und entwickelte als Konsequenz daraus **1865** ein Verfahren zur Haltbarmachung von flüssigen Lebensmitteln, das Pasteurisieren. Bei diesem wird durch kurzzeitiges Erhitzen von mindestens 72 °C bis maximal 100 °C das Abtöten von Mikroorganismen, die ein Verderben der Lebensmittel beschleunigten, erreicht.

1911 organisierte **Karl August Ferdinand Lingner** (1861–1916), Philanthrop (Menschenfreund) und Unternehmer für Hygieneartikel wie Mundwasser und Zahnpasta der Firma Odol, eine große internationale Hygieneausstellung in Dresden, zu der 5,2 Millionen Besucher kamen. Von Mai bis Oktober 1911 konnten sich Menschen über Hygiene und die damit verbundene Gesundheitsvorsorge für den menschlichen Körper informieren. Neben der allgemeinen Bekanntmachung der Bedeutung von Sauberkeit und Reinlichkeit für die Bevölkerung gab es auch technische Neuerungen für Fachleute, so erwarb beispielsweise der Naturheilkundler Friedrich Eduard Bilz (1842–1922) dort die erste Wellenmaschine für seinen Radebeuler Freibadbetrieb Bilzbad.

1912 gründete Karl August Lingner das Hygienemuseum in Dresden, um Menschen weiter über ihre Anatomie, gesunde Ernährung, persönliche Hygiene und Gesundheitsvorsorge allgemein zu informieren.

1918 verbreitete sich die todbringende Virusgrippe, die sogenannte **Spanische Grippe**, durch Truppenbewegungen im Rahmen des Ersten Weltkriegs um die ganze Welt und forderte laut Welt-Gesundheits-Organisation WHO (World Health Organisation) bis zu 50 Millionen Todesopfer – mehr als durch die Kriegshandlungen, bei denen etwa 17 Millionen starben. Zu jener Zeit gab es Impfstoffe gegen die fünf Krankheiten Cholera, Pest, Pocken, Tollwut und Typhus. Das Grippevirus kannte man noch nicht. Aus dem Lungengewebe Erkrankter wurde ein **Impfstoff** auf Grundlage von Bakterien hergestellt, der zwar die Folgeinfektion bekämpfen und die Krankheitsverläufe lindern konnte, jedoch nicht gegen den Haupterreger, das Virus, wirksam war.

1959 fand der Tensidchemiker **Herbert Sinner** (1900–1988) heraus, dass bei der Reinigung die vier Komponenten Chemie, Mechanik, Temperatur und Zeit auf den Prozess einwirken und die Proportionen veränderbar sind, wenn die Summe gleichbleibt. Wenn beispielsweise Chemie und Mechanik bei einem Reinigungsvorgang gleichbleiben, die Temperatur jedoch geringer gewählt wird, kann dasselbe Ergebnis erzielt werden wenn die Zeit verlängert wird. Diese Korrelation ist als Sinnerscher Kreis bekannt. Der Sinnersche Kreis findet Anwendung bei Reinigungsprozessen aller Art, wie bei der Wäsche, der Flächenreinigung und der Instrumentenreinigung und -desinfektion in einem RDG (Reinigungs- und Desinfektions-Gerät) beispielsweise.

2019 ging von der chinesischen Stadt Wuhan eine Virusepidemie aus, die innerhalb der nächsten drei Jahre zur Pandemie wurde und 6,2 Millionen Todesopfer (Stand Mai 2022) forderte, die an oder mit dem SARS-Cov-2 verstarben. Es gab Vorschriften, die Abstandsregeln, Mund-Nasen-Maskentragepflicht sowie Hygienemaßnahmen, wie Händewaschen und die Vermeidung von direkten Hautkontakten, wie etwa beim Händeschütteln, betrafen. Die Impfung gegen SARS-Cov-2 wurde empfohlen, um Immunität zu erreichen oder wenigstens die Krankheitsverläufe durch Antikörper abzumildern.

SARS-CoV-2 steht für **S**evere **A**cute **R**espiratory **S**yndrome-related **Co**rona-**V**irus **2** oder Schweres-Akutes-Atemwegssyndrom-hervorrufendes-Covid-Virus-2 und **Covid-19** ist die **Co**rona-**Vi**rus **D**isease 20**19**, die Corona-Virus-Erkrankung-2019, die durch SARS-CoV-2 hervorgerufen wird. [7, 10, 13]

4.3 Ausgewählte Grundlagen der podologischen Hygiene

Vorschriften und Empfehlungen werden vom Gesetzgeber und den beauftragten Institutionen aktuell an sich verändernde Voraussetzungen angepasst und müssen von Podologen immer aktuell überprüft und die Abläufe und Anweisungen in der Praxis ebenfalls überarbeitet werden. Dabei sind die Vorgaben des jeweils zuständigen Bundeslandes maßgebend.

Die nachfolgenden Ausführungen sind eine Momentaufnahme. Sie müssten gegebenenfalls an die aktuellen Vorgaben angepasst werden. Ein Basisgerüst an Abläufen für die podologische Praxis dient in der weiteren Berufstätigkeit als Grundlage für das Verstehen von Neuerungen, die es unter Umständen zu implementieren gilt.

Einzuhaltende Hygieneregeln

Aufgrund der für die Podologie geltenden Vorschriften und Empfehlungen ergeben sich einzuhaltende Hygieneregeln für Bereiche in der podologischen Praxis, die auch im Hygiene- und Desinfektionsplan jeder Praxis vermerkt werden:

- persönliche Hygiene des Praxispersonals
- Arbeitsschutz, Therapeutenschutz
- Patientenschutz
- Arbeitsplatzhygiene
- Hygieneraumabläufe
- Instrumentenaufbereitung
- Hygiene weiterer Flächen, Wartezimmer, Sanitärbereich, Aufenthaltsraum

Prophylaktische Hygienemaßnahmen zur allgemeinen Infektverhütung

Basierend auf den bisherigen Erkenntnissen sind folgende hygienische Vorsorge-Maßnahmen zur allgemeinen Infektverhütung durch die Übertragung von Krankheitskeimen besonders bei Epidemien und Pandemien sinnvoll:

- **AHA**-Regeln:
  - **A**bstand halten
  - **H**ygieneregeln beachten, regelmäßig Händewaschen und in die Armbeuge niesen und husten, statt in die Hand
  - **A**lltag mit Maske
- Zuhause bleiben bei typischen Krankheitssymptomen
- Schutzabstand von 1,50 m zu anderen Personen halten
- Mund-Nasen-Bedeckung tragen, wenn der Schutzabstand nicht eingehalten werden kann oder länger gemeinsam in einem Raum verweilt wird
- Innenräume regelmäßig lüften, alle 20 Minuten einmal die Luft austauschen
- Gründliches, regelmäßiges Händewaschen mit Seife und Wasser, mindestens 20 Sekunden lang, jedenfalls nach dem Toilettengang, vor dem Essen und wenn man von draußen hereinkommt
- Nicht mit den Händen ins Gesicht fassen
- Händeschütteln und andere Berührungen zur Begrüßung oder Verabschiedung unterlassen, stattdessen freundlich zunicken, die Hand zum Gruß heben oder winken, die Begrüßung aussprechen o.ä.

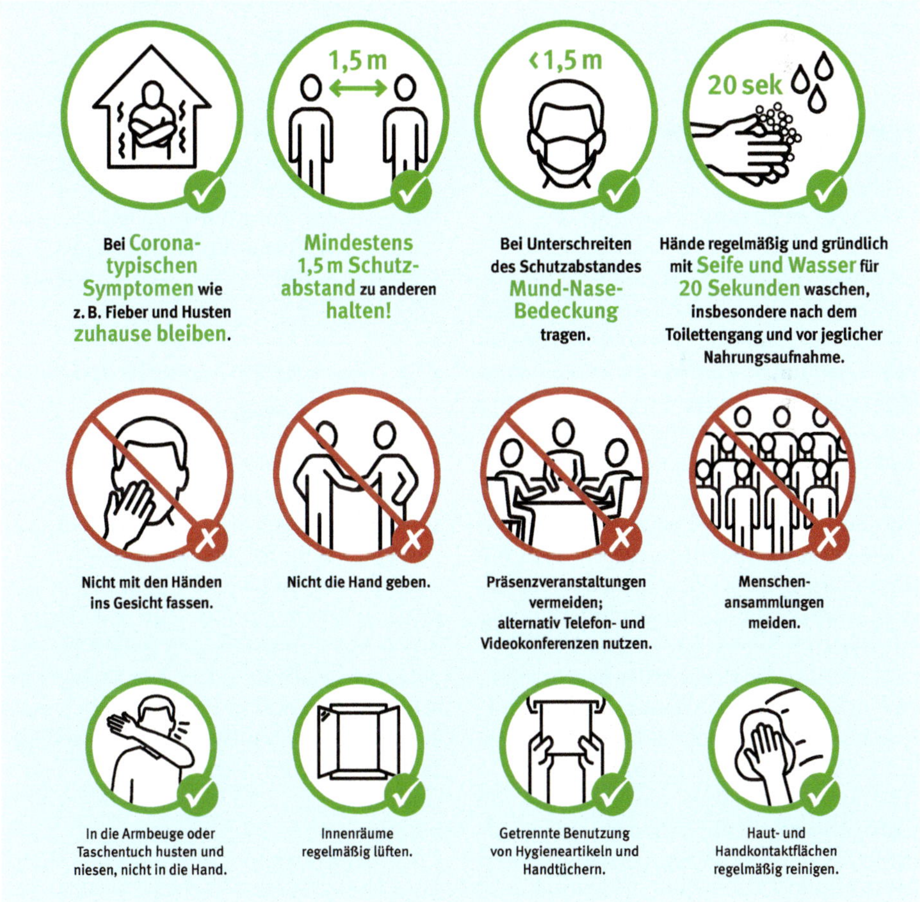

Abb. 4.2 Das Schaubild der DGUV (Deutsche Gesetzliche Unfallversicherung) zeigt allgemeine Schutzmaßnahmen gegen die Coronavirusinfektion. Für viele andere Infektionskrankheiten gelten diese hier genannten Schutzmaßnahmen zur Verhinderung einer Weiterverbreitung ebenso. *Quelle DGUV*

- Präsenzveranstaltungen vermeiden und alternativ Video- oder Telefonkonferenzen abhalten
- Menschenansammlungen meiden
- Handtücher nach Benutzung direkt entsorgen oder in die Wäsche geben
- Haut- und Handkontaktflächen regelmäßig reinigen (vgl. Abb. 4.2). [3]

Bedeutung von Umweltschutz

Für die Podologie als humanmedizinischer Heilberuf gilt die ethische Verpflichtung zum schützenden und ressourcenschonenden Umgang mit der Umwelt, auch um die Risiken gesundheitsschädigender Umwelteinflüsse zu minimieren, woraus sich die folgenden grundsätzlichen Maßnahmen ergeben:

- Vermeidung oder Verringerung von Abfällen
- Verwertung von Wertstoffen und ordnungsgemäße Entsorgung von Abfällen
- Wassereinsparung und Abwasserentlastung
- Energieeinsparung

Umwelthygiene befasst sich mit Auswirkungen von Umweltfaktoren und -risiken auf die Gesundheit. Hygiene bedeutet „der Gesundheit dienend" und beinhaltet Maßnahmen, die der Gesunderhaltung von Menschen und Tieren nützen. So liegt das Hauptaugenmerk der Umwelthygiene auf der Expositionsprävention (Vermeidung von In-Berührung-Kommen mit Etwas) und der Salutogenese-Forschung (Bewältigungsstrategien zur Abwendung von Gesundheitsrisiken/Gesunderhaltung im weitesten Sinne). Dabei werden Allergene, Stoffe, die Irritationen hervorrufen, und auch Gifte, die krebsauslösend (kanzerogene Noxen) sein können, als umweltbezogene Einflüsse ermittelt. [11, 12]

So beschäftigt sich beispielsweise die **Umweltmedizin** mit Schäden und Schadstoffen aus Boden, Wasser und Luft durch Belastung mit Gerüchen, Feinstaub und Bioaerosolen, durch Klima und Wetter, Radioaktivität und elektromagnetische Felder, durch Schall- und Lärmimmission, bei Bau- , Wohnraum- und Siedlungsprojekten und bei Abfallstoffen. [8]

Abfälle und Abfallentsorgung

Anfallende Abfälle werden in der Praxis gemäß den Vorschriften des Praxisortes, der Stadt oder Gemeinde, nach Papier, Kunststoff-Verpackungsmüll, Glas und Restmüll getrennt und entsorgt. Besondere Vorschriften gibt es für kontaminierte und spitze oder scharfe Materialien.

Spitze, scharfe und andere verletzungsgefährdende Behandlungsmittel, deren vorherige Desinfektion nicht erforderlich ist, werden in festen, durchstichsicheren und entsprechend gekennzeichneten Behältern (Klingenabwurfbehälter oder leeren, entsprechend gekennzeichneten Plastikkanistern) gesammelt, mit dem Hausmüll in widerstandsfähigen Kunststoffsäcken entsorgt und in keiner Weise umgefüllt oder gestaucht. Gegenstände, die vor der Entsorgung desinfiziert werden müssen, werden ordnungsgemäß desinfiziert und dann entsprechend wie beschrieben in festen Behältern dem Hausmüll zugegeben.

4.4 Rechtliche Vorschriften und Empfehlungen

Rechtliche Vorschriften sind im Gewohnheitsrecht enthaltene verbindliche Regelungen oder ergehen auf Grundlage von Gesetzen, die allgemeingültige Regelungen sind und für ein geordnetes Zusammenleben sorgen. Sie werden im durch die Verfassung geregelten Gesetzgebungsverfahren durch den Bund erlassen, wobei ein Teil der Gesetzgebungskompetenz an die Bundesländer abgegeben werden kann. Verstöße gegen Gesetze sind Straftaten, und Unwissenheit schützt vor Strafe nicht.

Empfehlungen sind rechtlich nicht bindend, sodass Verstöße gegen eine Empfehlung keine Folgen haben. Sie entstehen jedoch meist aufgrund tiefgehender Recherchen und großer Sachkenntnis, sodass ein Befolgen nach Prüfung, ob die Empfehlung für die eigene Situation zutrifft, oftmals sinnvoll ist.

Das **Patientenrechtegesetz** (26.02.2013) **§ 630 BGB** (Bürgerliches Gesetzbuch) hat die Stärkung der Rechte von PatientInnen gegenüber Ärzten, Krankenkassen und auch Podologen zum Ziel.

Grundsätzlich müssen Patienten den Schaden, den Behandlungsfehler und den Ursachenzusammenhang beweisen.

Es gibt jedoch bei bestimmten Voraussetzungen die **Beweislastumkehr** mit Schadensersatzansprüchen zugunsten des Patienten, sie tritt ein bei

- „voll beherrschbarem Risiko" wie beispielsweise die Verletzung von Hygienestandards bei der Instrumentenaufbereitung (unzureichende Einwirkzeit bei Händedesinfektion, Unterlassen der gebotenen Keimreduzierung usw.)
- unzureichender Aufklärung und Einwilligung
- Dokumentationsfehlern
- mangelnder Eignung oder Kompetenz des Behandelnden
- grobem Behandlungs- oder Diagnosefehler

In diesen Fällen muss der Beweis der ordnungsgemäßen Einhaltung der Vorschriften von den Durchführenden der Leistung erbracht werden, um eine Haftung auszuschließen.

Als Beweis vor Gericht dient die Dokumentation mit den Arbeitsanweisungen und Nachweisen der Belehrung und Aktualisierung im Qualitätsmanagement- und Hygieneordner (30 Jahre Aufbewahrungsfrist, Bundesgerichtshof/ BGH 1978). Bei Bedarf eine Schlichtungsstelle einschalten.

Richtlinien und Verordnungen verschiedener Institutionen und Gesetze für die Podologie

Folgende Vorschriften müssen Beachtung finden und beeinflussen hygienische und organisatorische Abläufe in Podologiepraxen (in alphabetischer Reihenfolge).

ArbSchG – **Arb**eits-**Sch**utz-**G**esetz; es verpflichtet Arbeitgeber gegenüber Angestellten, auch Schülern in praktischer Ausbildung (SipA), dazu, Vorkehrungen zum Gesundheitsschutz immer aktualisiert nach dem neuesten Stand der Arbeitsschutz-Technik zu treffen. Dazu gehört die Gestaltung des Arbeitsplatzes, die Bereitstellung geeigneter Arbeitsmittel, der Schutz vor biologischen, chemischen und physikalischen Einwirkungen, das Ermöglichen von Schutzimpfungen wie gegen Covid-19, Hepatitis B und ähnliches.

ArbMedVV – **V**erordnung zur **Ar**beits-**Med**izinischen **V**orsorge; Berufskrankheiten und arbeitsbedingte Erkrankungen sollen frühzeitig erkannt und verhütet werden und zugleich soll ein Beitrag zum Erhalt der Beschäftigungsfähigkeit und zur Fortentwicklung des betrieblichen Gesundheitsschutzes geleistet werden. Eine Wunschvorsorge des Arbeitnehmers muss ermöglicht werden. Arbeitgeber beauftragen einen Arzt, der die Zusatzbezeichnung Betriebsmedizin oder Arbeitsmedizin trägt, und führen eine Vorsorgekartei, in der alle durchgeführten Pflicht-, Angebots- und Wunschvorsorgen notiert sind (keine Ergebnisse).

ASiG – **A**rbeits-**Si**cherheits-**G**esetz; es beschreibt Pflichten von Arbeitgeber gegenüber Mitarbeitenden, wie die Benennung eines Betriebsarztes und einer Fachkraft für Arbeitssicherheit (Sifa).

AWMF – **A**rbeitsgemeinschaft der **W**issenschaftlichen **M**edizinischen **F**achgesellschaften e.V. seit 1962, heute 180 Mitglieder und 3 assoziierte Gesellschaften; fördert den Transfer wissenschaftlicher Erkenntnisse in die ärztliche Praxis und die Zusammenarbeit der Mitglieder bei fachübergreifenden Fragestellungen.

BfArM – **B**undesinstitut **f**ür **Ar**zneimittel und **M**edizinprodukte; die gesetzlichen Aufgaben dienen der öffentlichen Gesundheit und der Sicherheit des Verkehrs mit Arzneimitteln, Medizinprodukten (Risikobewertung) und Betäubungsmitteln, dazu gehören seit 2020 ebenfalls die Aufgaben des aufgelösten **DIMDI** (**Deut-**

sches **I**nstitut für **M**edizinische **D**okumentation und **I**nformation), u.a. Entwicklung der ICD-Klassifikation für medizinische Diagnosen (ICD-11 seit 01.01.2022 in Kraft, ICD-International Statistical Classification of Diseases and Related Health Problems), die Zusammenführung von Routinedaten der gesetzlichen Krankenversicherungen für wissenschaftliche Versorgungsforschung oder die Möglichkeit des Arzneimittelpreisvergleichs.

BGV – **B**erufs-**G**enossenschaftliche **V**orschriften und Regeln; sind von der DGUV (Deutschen Gesetzlichen Unfallversicherung) erlassene Unfallverhütungsvorschriften, die für alle Arbeitnehmer in der Bundesrepublik Deutschland gelten und den Gesundheitsschutz am Arbeitsplatz regeln.

BGW – **B**erufsgenossenschaft für **G**esundheitsdienst und **W**ohlfahrtspflege, prüft die

- Erstellung der Gefährdungsbeurteilung, alle 5 Jahre zu aktualisieren – regelmäßige betriebsärztliche und sicherheitstechnische (BuS) -Begehung, alle 5 Jahre
- Nachweis über Arbeitssicherheitsunterweisung, alle 6 Monate
- Sicherheitsdatenblätter des Gefahrstoffverzeichnisses

BioStoffV – **Bio-Stoff-V**erordnung; Einstufung zur Gefährdungsbeurteilung, alle 5 Jahre zu aktualisieren.

BZgA – **B**undeszentrale für **g**esundheitliche **A**ufklärung; ist verantwortlich für die öffentliche praktische Gesundheitserziehung zur Gesundheitsförderung und Prävention.

DGHM – **D**eutsche **G**esellschaft für **H**ygiene und **M**ikrobiologie von Robert Koch, Paul Ehrlich, Georg Gaffky, Carl Flügge, August von Wassermann 1906 zur Erforschung von Infektionskrankheiten gegründet, Informationen inzwischen kostenpflichtig

DGUV – von der **D**eutschen **G**esetzlichen **U**nfall-**V**ersicherung (Spitzenverband der gewerblichen Berufsgenossenschaften und der Unfallkassen) erlassene Unfallverhütungsvorschriften für den Arbeitsplatz.

DGSV® e.V. – **D**eutsche **G**esellschaft für **S**terilgut-**V**ersorgung; fördert die Qualifikation der Mitarbeiter, die Medizinprodukte aufbereiten, und somit die Qualität der Aufbereitung und ist eine vom deutschen Bundestag anerkannte Fachgesellschaft.

DIMDI – siehe jetzt **BfArM**

GefStoffV – **Gef**ahr-**Stoff-V**erordnung; regelt den Umgang mit Chemikalien, wie sie auch in podologischen Praxen zum Einsatz kommen.

IfSG – **I**n**f**ektions-**S**chutz-**G**esetz; regelt Mitwirkung und Zusammenarbeit von Behörden des Bundes, der Länder und der Kommunen, von Ärzten, Tierärzten, Krankenhäusern, wissenschaftlichen Einrichtungen und anderen Beteiligten, um gemeingefährlichen oder übertragbaren Krankheiten vorzubeugen, Infektionen frühzeitig zu erkennen und ihre Weiterverbreitung zu verhindern (§ 1 IfSG).

KRINKO – **Ko**mmission für **Kr**ankenhaushygiene und **In**fektionsprävention, Entwicklung von Leitlinien, die vom Robert Koch-Institut (RKI) herausgegeben und beispielsweise im Epidemiologischen Bulletin des RKI oder im Bundesgesundheitsblatt veröffentlicht werden.

MPBetreibV – **M**edizin-**P**rodukte-**Betreib**er-**V**erordnung über das Errichten, Betreiben und Anwenden von Medizinprodukten; beruht auf der Verordnungsermächtigung des § 37 Abs. 5 Medizinproduktegesetz (MPG), §4 Abs. 2 verlangt geeignete validierte Verfahren zur reproduzierbaren und nachweisbaren Erlangung eines definierten Ergebnisses bei Sauberkeit, Desinfektion, Sterilisation und Funktionalität.

MPG – **M**edizin-**P**rodukte-**G**esetz, Verordnungsermächtigung des §37 Abs 5 ist MPBetreibV; Medizin-Produkte (MP) sind Instrumente, Apparate, Vorrichtungen, Stoffe oder andere Gegenstände sowie dazu notwendige Software, um Krankheiten zu erkennen, verhüten, überwachen, behandeln oder lindern, um Verletzungen oder Behinderungen zu erkennen, überwachen, behandeln, lindern oder kompensieren, um den anatomischen Aufbau oder physiologische Vorgänge zu untersuchen, ersetzen oder verändern, auch Sonderanfertigungen von Produkten nach ärztlicher Vorgabe für bestimmte Patienten gehören dazu (z. B. Nagelkorrekturspangen).

MDR – **M**edical **D**evice **R**egulation oder **MDD** – **M**edical **D**evice **D**irective (EU-Medizinprodukte-Richtlinie); regelt in Artikel 2, dass nur Produkte in Betrieb genommen werden dürfen, die bei sachgemäßer Lieferung, Installation, Instandhaltung und ihrer Zweckbestimmung entsprechender Verwendung die Anforderungen dieser Richtlinie erfüllen.

MuSchG – **Mu**tter-**Sch**utz-**G**esetz; schützt die Gesundheit der Frau und ihres Kindes während der Schwangerschaft, nach der Entbindung und in der Stillzeit, und regelt mögliche Tätigkeitseinschränkungen oder Beschäftigungsverbote, wenn die Möglichkeit einer Gefährdung beispielsweise durch Kontakt mit biologischen oder chemischen Arbeitsstoffen besteht.

PodG – **Pod**ologen-**G**esetz; es regelt in der Ausbildungs- und Prüfungsverordnung PodAPrV die Lehrinhalte und Kompetenzen auch für Hygiene und Mikrobiologie.

PSA-BV – **P**ersönliche **S**chutz-**A**usrüstung **B**enutzungs-**V**erordnung; Verordnung über Sicherheit und Gesundheitsschutz bei der Benutzung persönlicher Schutzausrüstung bei der Arbeit.

RKI – **R**obert-**K**och-**I**nstitut; ist die zentrale Einrichtung der Bundesregierung für die Krankheitsüberwachung und -prävention sowie Risikoerfassung, besonders für Infektionskrankheiten. Es berät vornehmlich das BMG (Bundes-Gesundheits-Ministerium) und informiert Fachkreise und die Öffentlichkeit.

STIKO – **St**ändige **I**mpf-**Ko**mmission am Robert-Koch-Institut (RKI) in Berlin; unabhängige 18-köpfige Expertengruppe, die zweimal jährlich tagt und u. a. den aktuellen Impfkalender herausgibt. Seit Beschluss der Gesundheitsministerkonferenz 1991 gelten ihre Empfehlungen offiziell für alle Bundesländer als Vorlage für ihre öffentlichen Impfempfehlungen, seit 1994 gehört die STIKO nach Entdeckung von 600 HIV-infizierten Blutkonserven zum RKI, Veröffentlichungen im Epidemiologischen Bulletin.

TRBA 250 – **T**echnische **R**egeln für **B**iologische **A**rbeitsstoffe enthalten Informationen zu Gefährdungsbeurteilung, Unterweisung der Beschäftigten, Anzeige- und Aufzeichnungspflichten und arbeitsmedizinische Vorsorge und sind Handlungshilfen zur Umsetzung der BioStoffV, auch in Bezug auf Arbeitshygiene. Biologische Arbeitsstoffe sind infektiöse, toxische oder sensibilisierende Mikroorganismen. Bei Freisetzung dieser gefährlichen Mikroorganismen im Berufsalltag regelt die TRBA 250 für Gesundheitsdienst und Wohlfahrtspflege die Schutzmaßnahmen, welche Unternehmen und Beschäftigte treffen sollten, um zu vermeiden, dass jemand Bioaerosole einatmet, dass Haut oder Schleimhaut mit Mikroorganismen in Kontakt kommen oder diese bei Schnitt- und Stichverletzungen in den Körper gelangen.

TrinkwV – **Trink**wasser-**V**erordnung; schützt menschliche Gesundheit durch Reinhaltung und Genusstauglichkeit von Trinkwasser. Gelöste Inhaltsstoffe können bei Herstellung von Desinfektionslösungen mit Konzentraten die Wirksamkeit beeinträchtigen.

VAH – **V**erbund für **A**ngewandte **H**ygiene; veröffentlicht Listen von geprüften Desinfektionsmitteln für medizinische und nicht medizinische Einrichtungen, nur VAH-gelistete Desinfektionsmittel dürfen in der Podologiepraxis Anwendung finden. Wirksamkeitsprüfung von Mitteln und Verfahren zur routinemäßigen Hände-, Haut-, Flächen-, Instrumenten- und Wäschedesinfektion für die Wirksamkeit bei Bakterien, Mycobakterien (aerob), Tuberkuloseerreger, Mykosen, Hefepilzen (levurozid) und Viren.

4.5 Begriffsdefinitionen zum Verständnis von Hygienemaßnahmen und der Unterbrechung von Infektionsketten (siehe auch Hygieneplan)

Reinigung

ist die Beseitigung von Anhaftungen wie Verschmutzungen, Hautrückständen und auch nicht sichtbarem organischen Material wie Blutbestandteilen, Proteinen und ähnlichem, um zu vermeiden, dass sich Mikroorganismen darin vermehren. Das Instrumentarium wird nach der Benutzung unter fließendem Wasser oder um ein Spritzen zu vermeiden untergetaucht, bei Bedarf mit einer weichen Kunststoffbürste (Metalle können die Oberfläche beschädigen und Rost und Kontamination fördern) vorgereinigt, um die Desinfektionsleistung des nachfolgenden Tauchbades nicht zu beeinträchtigen; bei Spritzgefahr Instrumente untergetaucht in Wasser abbürsten. [13]

Desinfektion

ist der Vorgang zur Herstellung von Keimarmut. Die Hygienemaßnahme reduziert die Anzahl der Krankheitserreger um 84 bis 99,9 % durch Abtöten oder Inaktivieren, sodass eine Infektion unwahrscheinlich wird.

Für das podologische Instrumentarium werden VAH-gelistete Desinfektionslösungen verwendet (im Notfall, wie Stromausfall oder anderer Abwesenheit von Voraussetzungen für eine ordnungsgemäße Desinfektion, kann Auskochen in Wasser, eventuell mit Zusatzstoffen wie z. B. 0,5 % Soda, bei mindestens 15 Minuten Siedetemperatur eine Notlösung sein).

Kontaktflächen und andere Flächen werden mit einem VAH (Verbund für Angewandte Hygiene)-gelisteten Flächendesinfektionsmittel nach Vorschrift behandelt (satt eingesprüht und abgewischt) und die Haut mit speziellen VAH-gelisteten Händedesinfektionsmitteln oder Hautantiseptika desinfiziert. [1, 6]

Sterilisation

ist der Vorgang zur Herstellung von Keimfreiheit, der in der Podologie wegen der Sporenbildung pathogener Mikroorganismen im Autoklaven mit gespanntem Wasserdampf durchgeführt wird. Mindestens 134 °C (Grad Celsius) bei 2 bar Druck für mindestens 5 Minuten (3 Minuten Sterilisationszeit und 2 Minuten Sicherheitszuschlag) sind notwendig, um das Instrumentarium keimfrei zu machen und eine Infektion zu verhindern.

Entwesung

ist die Vernichtung tierischer Schädlinge bzw. Organismen, die mit dem bloßen Auge erkennbar und aus krankheitsübertragender Sicht und Hygienegründen unerwünschte Lebewesen sind. Nach §18 IfSG ist nur die Bekämpfung von Nichtwirbeltieren gemeint.

4.6 Räumliche Voraussetzungen für die podologischen Behandlungsräume

Für jeden tätigen Podologen muss ein geschlossener Behandlungsraum von mindestens 8 qm (Quadratmeter) und 2,40 m (Meter) lichte Höhe, der angemessen beheizbar, be- und entlüftbar und beleuchtet ist, für eine gesunderhaltende Umgebung zur Verfügung stehen. Durchgangsräume sind wegen der möglichen Störungen und Einschleppung von Keimen nicht geeignet. Die Praxisräume müssen getrennt von andersartig genutzten Bereichen und die Toiletten mit Handwaschbecken, Flüssigseife, Einmalhandtüchern und Hygieneeimer mit Deckel ausgestattet sein.

Der Fußboden muss fugenarm, leicht zu reinigen und zu desinfizieren sein. Er soll möglichst frei von stehenden Möbeln sein, welche besser hängend an der Wand befestigt oder zumindest auf Rollen verschiebbar sind. Außerdem muss er trittsicher mit der Qualität R9 ausgestattet sein. R9 steht für einen geringen Haftreibwert (Neigungswinkel 3 bis 10°), denn je trittsicherer desto rauer ist die Oberfläche und lässt sich entsprechend schwerer reinigen und desinfizieren.

Die Wände sind glatt und bis zu einer Höhe von mindestens 1,80 m abwaschfest zu gestalten, um in regelmäßigen Abständen und direkt nach infektiösen Behandlungen eine entsprechende Reinigung vorzunehmen.

Ein Handwaschplatz ist im Behandlungsraum oder in der Nähe einzurichten. Die Möglichkeit zur Händedesinfektion muss in jedem Behandlungsraum gegeben sein. Die Kontamination von Kontaktflächen wie Türklinken wird so minimiert. Die gemeinsame Verwendung von Handtüchern oder Stückseifen durch mehrere Personen ist auszuschließen.

Gemäß den gesetzlichen Vorgaben und Richtlinien des Robert-Koch-Instituts ist ein geeigneter Raum für die Aufbereitung von Instrumenten einzurichten (AEMP-Aufbereitungseinheit für Medizinprodukte) mit strikter Trennung von „rein" und „unrein" (vgl. Abb. 4.3, 4.3a, 4.3b, nächste Seite).

Die **Pflichtausstattung für jeden Behandlungsraum** besteht aus einem Motor für rotierende Instrumente mit Staubabsaugung und/oder Nasstechnik, einem höhenverstellbaren Patientenstuhl mit teilbaren und ausziehbaren Fußstützen, einer Therapeutensitzgelegenheit und einer speziellen Leuchte für das Ausleuchten des Arbeitsfeldes.

Des Weiteren sind mindestens fünf sterilisierbare Instrumentensätze (Medizinprodukte), bestehend aus Nagelzange, Skalpell, Sondierinstrument und Schleif- und Fräskörpern und jeweils zwei Verbandscheren, Pinzetten, Eckenzangen, Hautzangen oder Eckenfeilen (jeweils als sterilisierbares Medizinprodukt oder steriles Einwegprodukt), ein handfrei bedienbarer Entsorgungsbehälter sowie Ver-

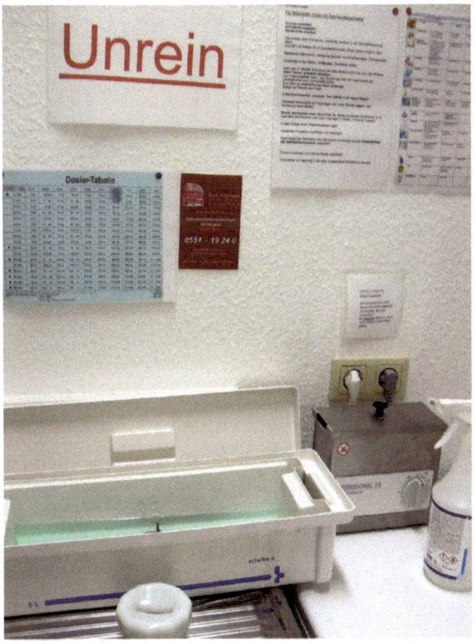

Abb. 4.3 Der Anlieferungsbereich benutzter Instrumente mit der Vorreinigung und der Desinfektion bis zur Spülung nach der Desinfektion wird als unreiner Bereich bezeichnet.

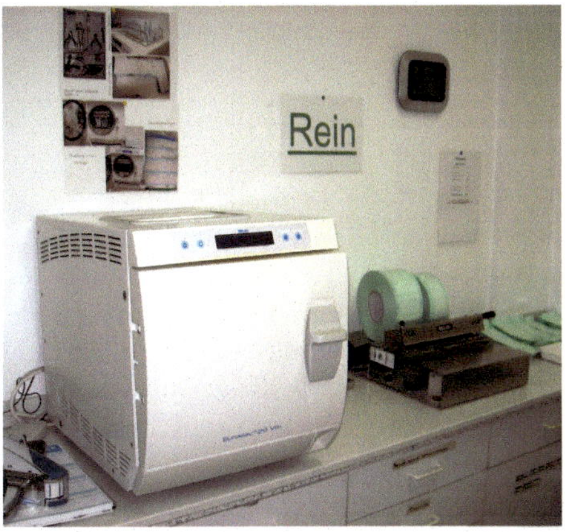

Abb. 4.3 a Der reine Bereich der Hygienestraße beginnt mit der Trocknung und führt über die Funktionsprüfung, die Verpackung in SBS (Sterilgut-Barriere-Systeme), den Sterilisationsvorgang und die Dokumentation zur Auszeichnung und Lagerung. Über dem Siegelgerät die Anweisung für die Handhabung und die Größen der SBS, und über dem Autoklav die Vorgaben für Sortierung, Beladungsmuster Tray, Ständer und Autoklav und den Eintrag in den Dokumentationsblock im Bild.

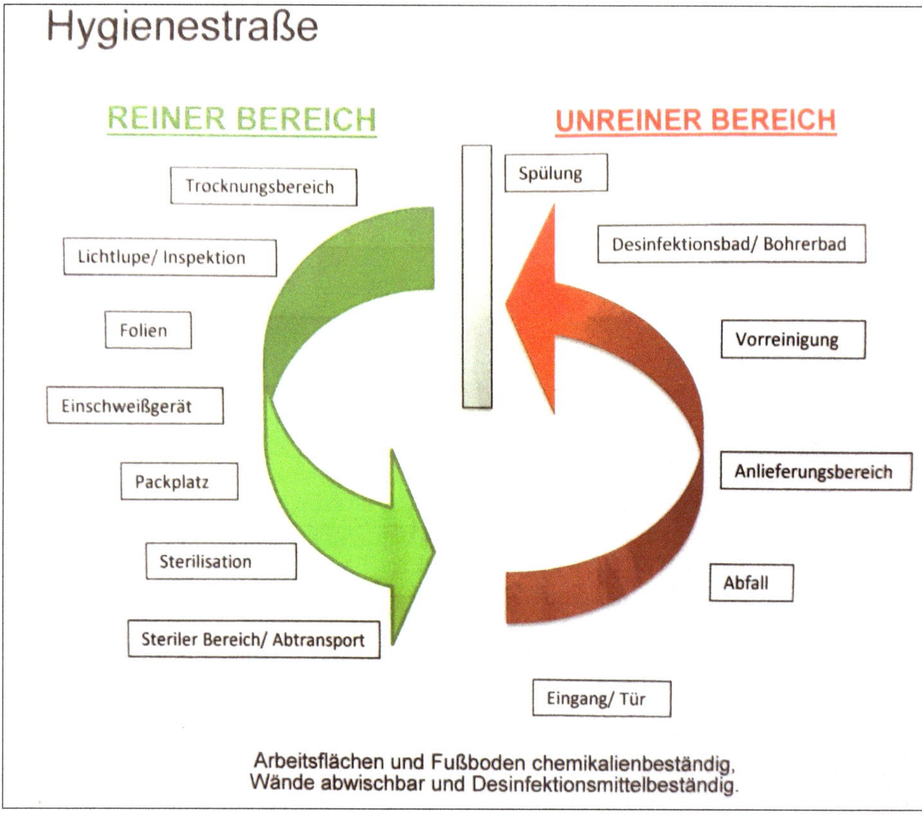

Abb. 4.3 b Das Schaubild der Hygienestraße verdeutlicht den Kreislauf bei der Intrumentenaufbereitung. Lagerung und Bereitstellung sind die beiden Punkte, die unten nach dem grünen Pfeil und vor dem Beginn des roten Pfeils eingefügt werden müssen.

brauchsmaterial wie Tupfer, Tamponaden, Druck- und Reibungsschutzmaterial, sterile Kompressen samt Verbandmaterial und Wundschnellverbänden in ausreichender Zahl vorzuhalten. Außerdem gehören die persönliche Schutzausrüstung (PSA) mit Einmalhandschuhen, Mund- und Nasenschutz, Schutzschürzen aus Plastik, Schutzbrille möglichst mit Seitenschutz und bei Bedarf Haarhauben in ausreichender Zahl zur Pflichtausstattung ebenso dazu wie Hände-, Haut-, Flächendesinfektionsmittel und Hautschutzprodukte (vgl. Abb. 4.4).

Die zusätzliche **Pflichtausstattung für Hausbesuche** umfasst die Mobilität des Motors und einen Transportbehälter für benutzte Instrumente. Das Instrumentarium ist gemäß den Anforderungen an die Hygiene zur Aufbereitung von Medizinprodukten des Robert-Koch-Instituts in der jeweils gültigen Fassung verpackt mitzuführen. Die Sterilisation im Autoklav in einer AEMP muss gewährleistet sein.

Die Hygieneanforderung für die Erbringung von podologischen Behandlungen auch als Kassenleistung beinhaltet die Sicherstellung der Sterilisation der Instrumentensätze durch einen Dampfsterilisator (Autoklav). Sollte die Aufbereitung nicht in der Praxis selbst geschehen, muss ein gültiger Vertrag mit einer zentralen Aufbereitungsstelle mit Haftungshinweis vorliegen.

Es muss ein individueller Hygieneplan

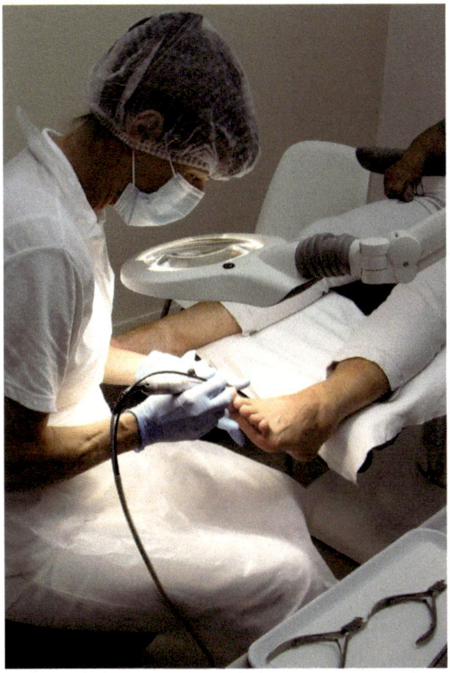

Abb. 4.4 Behandlungsraum mit Motor in Schrank auf Rollen, Leuchte, Tray für Instrumentarium, PSA ohne Schutzbrille, aber Schutz durch Sicht durch Lupe, Behandlungsstuhl mit getrennter Beinauflage mit kochfestem Tuch als Auflage (Einmalpapier auch möglich).

regelmäßig vom gesamten Personal zur Kenntnis genommen und unterschrieben werden und die Maßnahmen zur Reinigung, Desinfektion, Sterilisation, Ver- und Entsorgung sowie Anweisungen zur hygienischen Händedesinfektion, der Aufbereitung des Behandlungsraumes und der sach- und fachgerechten Instrumentenaufbereitung enthalten. Die jeweils gültigen Hygieneanforderungen der Bundesländer sind einzuhalten.

4.7 Persönliche Schutzausrüstung (PSA) Pod

In der Podologie wird die PSA zur Arbeit an zu Behandelnden und mit besonderen Anforderungen bei der Aufbereitung von Instrumenten zusätzlich zur Arbeitskleidung angelegt und schützt sowohl Behandelte als auch Angehörige des podologischen Teams vor direkter mikrobieller Kontamination (vgl. Abb. 4.4).

Grundsätzlich besteht sie aus
- Plastik-Schutzschürze, hochschließend und unterknielang
- Einmalhandschuhen (Norm DIN EN 455), gute Taktilität, verschiedene Größen, gute Passform
- Haushaltshandschuhen bei der Reinigung und Desinfektion von Flächen und Instrumenten
- Mund-Nasen-Schutz (MNS), gut passend, eng anliegend, CE-Kennzeichnung + 4-stellige Nummer (FFP2-/3- oder 4-lagige OP-Masken-Qualität KN95, N95), Wechsel bei Durchfeuchtung
- Schutzbrille und/oder Schutzschild, desinfizierbar
- Haarhaube bei Bedarf (lange Haare, hohe Staub- und/oder Aerosolexposition)
- skalpellsicheren Schuhen (Arbeitskleidung), bei Bedarf Schuhüberzüge [7]

4.8 Spezifische Desinfektionsmittel und ihre ordnungsgemäße Anwendung

Gebrauchsfertig zur Anwendung kommen Hände- und Hautdesinfektionsmittel für Patienten, Händedesinfektionsmittel für Therapierende und aus Konzentrat und Wasser hergestellte Flächen-, Boden- und Instrumentendesinfektionsmittel.

Beim Ansetzen von Desinfektionslösungen gilt zu beachten, dass
- die Dosierung entsprechend der Herstellerangaben geschieht. Abweichungen führen zu Wirkverlust, Förderung der Resistenz von Keimen, gesundheitsschädlichen Ausgasungen, übermäßiger Gewässerbelastung bei der Entsorgung oder Beschädigung behandelter Flächen.

- kaltes Leitungswasser verwendet wird, denn warmes Wasser verändert die Wirksamkeit unkontrolliert.
- keine Mischung, auch nicht mit Seifen (Seifenfehler), vorgenommen wird, da die Wirkstoffe ausfallen und nicht mehr wirken können.
- bei hoher Eiweißbelastung die Wirkung negativ beeinträchtigt sein kann (Eiweißfehler), weil sich das Desinfektionsmittel mit den Eiweißen verbraucht und nicht für die Bekämpfung von Mikroorganismen zur Verfügung steht.
- das zu desinfizierende Gut luftblasenfrei und vollständig benetzt bzw. eingelegt wird.
- die Einwirkzeit immer eingehalten wird.

4.9 Ordnungsgemäße Sterilisation der Instrumentensätze im Instrumentenkreislauf

Die Aufbereitung von Medizinprodukten (MP) darf nur von **sachkundigen Personen** durchgeführt werden. Sachkundig ist, wer die Kenntnisse aufgrund einer geeigneten Ausbildung erworben hat und sie kontinuierlich bei Fort- und Weiterbildungen aktualisiert. Die Qualifikation des Aufbereitenden dient dazu, die Qualität des praktischen Aufbereitungsprozessen sicherzustellen, und damit der Sicherheit des aufbereiteten Medizinproduktes.

Unter der **Aufbereitung** versteht man die fachgerechte Entsorgung, Reinigung, Desinfektion, Pflege, Funktionskontrolle sowie das Verpacken und die Sterilisation von MP in einer Aufbereitungseinheit von Medizinprodukten (AEMP), dem Hygieneraum einer Podologiepraxis.

Instrumentarium

In der Podologie sind die verwendeten Instrumente als Medizinprodukte eingestuft, weil krankhafte Zustände behandelt werden und die Instrumente mit pathogenen Krankheitserregern in Berührung kommen und so kontaminiert sein können. Die Aufbereitung ist in der Medizinprodukte-Betreiberverordnung (MPBetreibV) geregelt und darf nur unter Berücksichtigung der Angaben des Herstellers und mit geeigneten, vorher validierten Verfahren durchgeführt werden, um den Erfolg dieser Verfahren nachvollziehbar zu gewährleisten.

Validieren bedeutet, den Wert von etwas festzustellen.

Instrumente im Sinne der Hygieneverordnung werden in zwei Gruppen unterschieden:

- Instrumente, die beim bestimmungsgemäßen Gebrauch die Haut nicht durchdringen, unbeabsichtigt dennoch Verletzungen verursachen können, wie Pinzetten, Sonden, Zangen, Scheren, Fräsköpfe und Instrumente der Fußbehandlung
- Instrumente, die bei bestimmungsgemäßem Gebrauch in die Haut eindringen, wie Skalpelle, Nadeln, Zangen u.ä.

Entsprechend ist jedes Instrument einer Gefährdungsbeurteilung zu unterziehen und in eine Gruppe zu kategorisieren. Die Beurteilung ist zu dokumentieren und im Praxis-Hygiene-Ordner abzulegen (siehe Absatz Risikobewertung unten).

Nach Bereitstellung, Transport, Instrumentendesinfektion, Spülen, Trocknen

Die Instrumente werden bei der chemischen Instrumentendesinfektion nach Vorsortieren, Demontieren und Zerlegen im Anschluss an die Vorreinigung mittels fließendem Wasser oder untergetaucht und Kunststoff-Bürste oder Lappen vollständig benetzt in eine chemische Eintauchdesinfektion, bevorzugt in einer Instrumenten- und gesonderter Fräserwanne mit Siebeinsatz, mit der nach Herstellerangaben und mit geeigneter Dosierhilfe angesetzten Konzentration eingelegt, wobei das als Desinfektionsmittel verwendete Präparat in der VAH (Verbund für Angewandte Hygiene)-Liste als Instrumentendesinfektionsmittel eingetragen sein muss.

Anschließend werden die Instrumente sorgfältig mit fließendem Wasser, das mindestens Trinkwasserqualität haben muss, gespült und einem fusselfreien Tuch abgetrocknet, um Rückstände des Desinfektions- und Reinigungsmittels zu entfernen. Die Sterilisation ist an Stellen mit verbliebenen Mitteln nicht wirksam und das Sterilgut-Barriere-System (SBS) kann undicht werden. Es ist sicherzustellen, dass die Instrumente vollständig abgetrocknet in SBS verpackt werden, da das Sterilisationspapier nach einer Durchfeuchtung undurchlässig wird. Der gespannte Wasserdampf im Autoklav durchströmt das SBS, anschließend wird die Verpackung durch Trocknung undurchlässig auch gegen Mikroorganismen. Wenn nun bereits vor dem Sterilisationsvorgang das SBS nass wird und wieder abtrocknet, kann der Dampf das SBS beim Sterilisationsvorgang nicht durchdringen und das Instrumentarium nicht sterilisiert werden.

Eine thermische Desinfektion kann in Desinfektions- und Reinigungsautomaten in einem geschlossenen System mit 65 bis 93 °C heißem Wasser mit einer Einwirkzeit von 2 bis 10 Minuten nach einer „Liste der vom Robert-Koch-Institut (RKI) geprüften und anerkannten Desinfektionsmittel- und verfahren“ durchgeführt werden. Die Gesamtdauer des Reinigungsvorgangs eines solchen Gerätes, bis die Instrumente wieder zur Verfügung stehen, dauert in der Regel bis zu 1,5 Stunden.

Praxistipp: Eine genügende Anzahl von Instrumentensätzen muss vorgehalten werden, um während der Aufbereitungszeit weiterarbeiten zu können, denn die in der Aufbereitung befindlichen Instrumente stehen zur Behandlung nicht zur Verfügung. Mit einzurechnen ist auch die anschließende Zeit für den gesamten Sterilisationsvorgang (etwa eine Stunde) und für das nachfolgende Freigeben, Dokumentieren und Auszeichnen der Sterilgut-Barriere-Systeme mit dem Etikettiergerät.

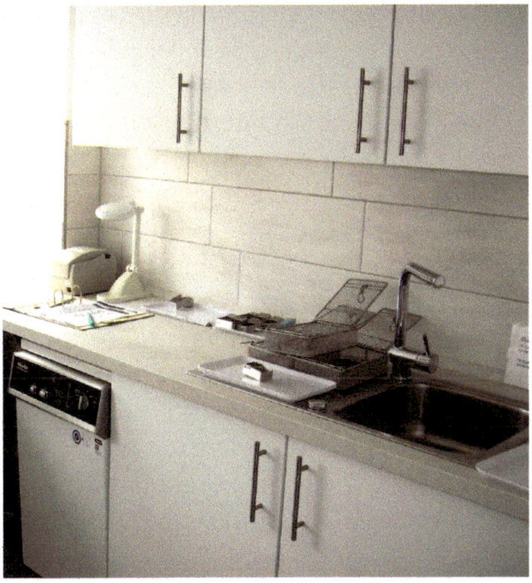

Abb. 4.5 Ein RDG (Reinigungs- und Desinfektionsgerät) unten links im Bild als Untertischgerät ähnelt prinzipiell einer Geschirrspülmaschine mit einer Vorreinigung mit kaltem Wasser, um Proteindenaturierung zu vermeiden, einem Reinigungsgang mit einer Reinigungschemikalie, die im neutralisierenden Spülvorgang entfernt wird, und der thermischen Desinfektion im letzten Spülgang mit mindestens 80 °C. Neben dem Waschbecken zur Vorreinigung stehen Gitterboxen für die Instrumente und Fräserständer für die rotierenden Schleifkörper für den Einsatz im RDG bereit.

Verpackung in Sterilgut-Barriere-Systeme (SBS), Funktions- und Unversehrtheitsprüfung

Das verwendete Verpackungsmaterial oder Produkt muss nach gültigen Normen hergestellt und für den vorgesehenen Zweck zugelassen sein. Eine Arbeitsanweisung zum Umgang im Zusammenhang mit der Verpackung des Instrumentariums in SBS und eventuellen Schutzverpackungen für längere Transportwege, wie beispielsweise bei ambulanten Behandlungen im Zuge von Hausbesuchen, komplettiert den Hygieneplan.

Je nach Bundesland ist eine Verpackung des Instrumentariums mitunter nicht gefordert, wenn es beim bestimmungsgemäßen Gebrauch die Haut nicht durchdringt.

Die ganz klare Empfehlung jedoch ist: Um die Übertragung von Keimen aus der Luft auf Instrumente möglichst gering zu halten und eine Infektionsgefahr für die zu Behandelnden zu minimieren, sollen grundsätzlich alle verwendeten Instrumente, Fräser und Schleifköpfe, wie auch Verbandscheren oder Pinzetten, vor der Sterilisation in Sterilgut-Barriere-Systeme (SBS), am besten als in der Praxis gebräuchliche Sets, verpackt werden. Für jedes Sterilgut gibt es ein auch in der Größe festgelegtes Verpackungssystem, das in der Packliste dokumentiert ist.

Vor der Verpackung wird das Instrumentarium auf Unversehrtheit und Funktionsfähigkeit geprüft, bei Bedarf aussortiert und für Ersatz gesorgt. Schwergängige Gelenke bei Zangen beispielsweise werden gängig gemacht und mit speziellen Pflegeölen funktionsfähig gehalten. Bei der Prüfung kann eine Ringlupenleuchte hilfreich sein.

Beim Verpacken und Einsiegeln in Papier-Folien-Schlauch-Abschnitte aus Sterilisationspapier und Kunststoffverbundfolie ist bereits die Öffnungsrichtung der SBS zu beachten, die am seitlichen Rand als Piktogramm aufgedruckt ist. Beim Öffnen der SBS am richtigen Ende mithilfe des Peelrands werden Verletzungen vermieden.

Übrigens muss mithilfe von Teststreifen (z. B. Seal-Check) die ordnungsgemäße vollflächige Versiegelung durch korrektes Verschmelzen der inneren Folienschicht aus Polypropylen und dem richtigen Andruck auf dem Sterilisationspapier von SBS-Schlauchfolien einmal wöchentlich überprüft werden.

In SBS verpackt kann das Instrumentarium nach der Sterilisation bis zu 6 Monaten in staubgeschützten Schränken oder Schubladen (mindestens 30 cm Höhe vom Fußboden entfernt) gelagert werden. Nach Ablauf dieser Frist muss neu verpackt und erneut sterilisiert werden.

Als Barrieresysteme eignen sich Boxen aus speziellem Plastik, speziellem Stahl, spezielle Einschlag- bzw. Unterlegvliestücher und Kombinationsprodukte aus beschichtetem Sterilisationspapier, das durchlässig für Luft, Dampf und Gas, jedoch undurchlässig für Staub und Flüssigkeiten ist, sowie Kunststoffverbundsichtfolie aus Polypropylen innen und hitzebeständigem Polyester außen in Schlauchform, die passend zugeschnitten und mit einem validierten Siegelgerät vorschriftsmäßig verschweißt werden. Zu beachten ist, dass das Papier trotz nassfester Verleimung zwar sterilisationsfest und dicht ist gegenüber Flüssigkeiten, jedoch nicht gegenüber Alkohol und Desinfektionsmittel und somit davor geschützt werden muss.

Für Behandlungen, die nicht in den Praxisräumen stattfinden, den mobilen ambulanten Behandlungen, kann sich ein sterilisierbares Vlies-Tuch oder ein Papierbogen anbieten, die speziell als Diagonal- oder Parallelverpackung ohne Kontamination entfaltet und direkt als Unterlage verwendet werden können (vgl. Abb. 4.6; vgl. https://www.dgsv-ev.de/wp-content/uploads/2021/02/LL_Verpackung_2021.pdf). [16]

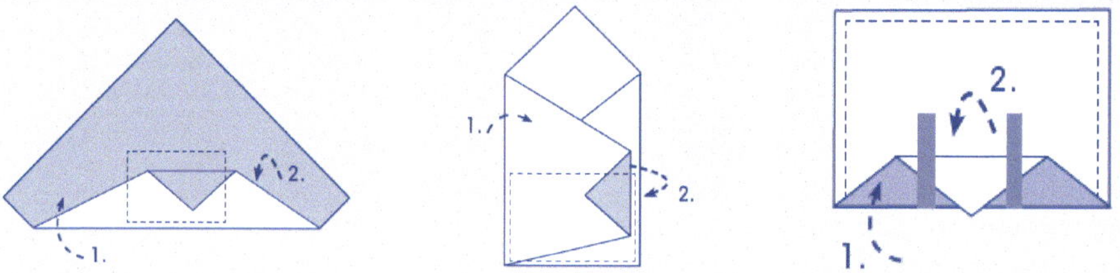

Abb. 4.6 Einschlagen in Sterilisationsbögen kann für ein SBS (Sterilgut-Barriere-System) bei Hausbesuchen von Vorteil sein, denn der mitsterilisierte Bogen dient als weitgehend flüssigkeitsdichte Unterlage für Füße und Beine und nach der Behandlung zusammengenommen als Abfallverpackung, die in Müllbeutel entsorgt wird.

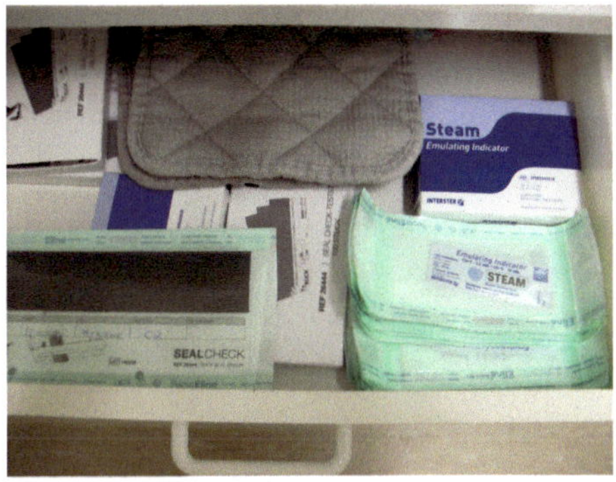

Abb. 4.7 Griffbereit unter dem Autoklav Dampf-Thermo-Chemoindikatoren für jede Charge und der Test für den ordnungsgemäßen Versiegelungsprozess, der 1x Woche durchgeführt wird (hier Seal-Check).

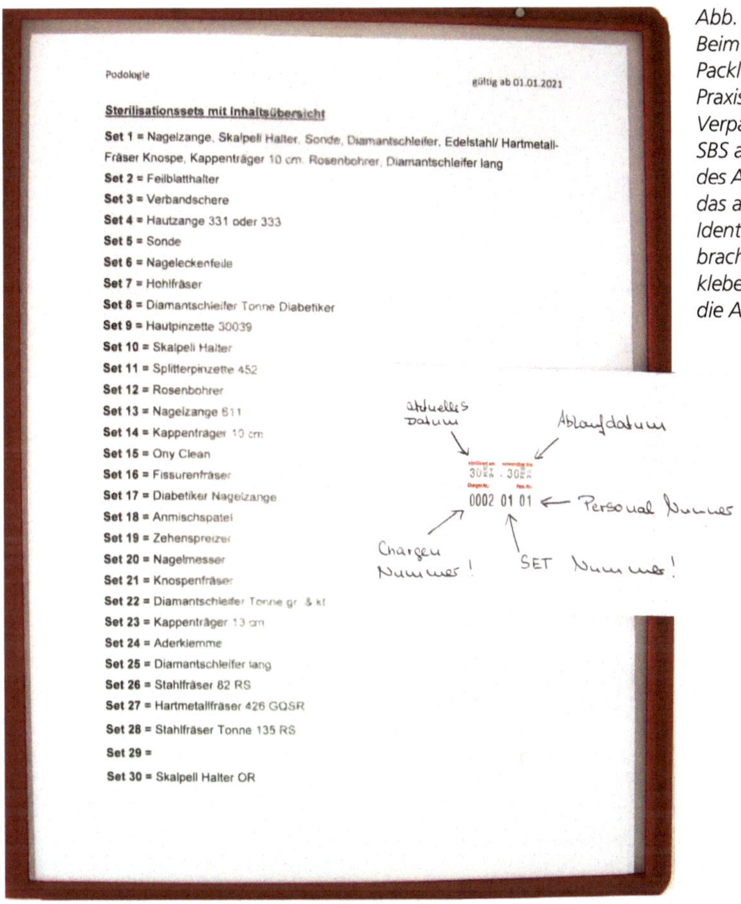

Podologie

gültig ab 01.01.2021

Sterilisationssets mit Inhaltsübersicht

Set 1 = Nagelzange, Skalpell Halter, Sonde, Diamantschleifer, Edelstahl/ Hartmetall-Fräser Knospe, Kappenträger 10 cm, Rosenbohrer, Diamantschleifer lang
Set 2 = Feilblatthalter
Set 3 = Verbandschere
Set 4 = Hautzange 331 oder 333
Set 5 = Sonde
Set 6 = Nageleckenfeile
Set 7 = Hohlfräser
Set 8 = Diamantschleifer Tonne Diabetiker
Set 9 = Hautpinzette 30039
Set 10 = Skalpell Halter
Set 11 = Splitterpinzette 452
Set 12 = Rosenbohrer
Set 13 = Nagelzange 611
Set 14 = Kappenträger 10 cm
Set 15 = Ony Clean
Set 16 = Fissurenfräser
Set 17 = Diabetiker Nagelzange
Set 18 = Anmischspatel
Set 19 = Zehenspreizer
Set 20 = Nagelmesser
Set 21 = Knospenfräser
Set 22 = Diamantschleifer Tonne gr. & kl
Set 23 = Kappenträger 13 cm
Set 24 = Aderklemme
Set 25 = Diamantschleifer lang
Set 26 = Stahlfräser 82 RS
Set 27 = Hartmetallfräser 426 GQSR
Set 28 = Stahlfräser Tonne 135 RS
Set 29 =
Set 30 = Skalpell Halter OR

Abb. 4.8
Beim Siegelgerät hängt die Packliste für die in dieser Praxis üblichen Sets und Verpackungseinheiten für SBS aus. Eine Erklärung des Auszeichnungsetiketts, das auf jedes SBS zur Identifizierung aufgebracht wird (Doppelklebeetikett), komplettiert die Angaben.

Merke!
Vorgefertigte Tüten aus Papier und Klarsichtfolie mit selbstklebender Verschlussvorrichtung erfüllen *nicht* die Anforderungen an ein vorschriftsmäßiges Sterilgut-Barriere-System, da sie nicht nachweislich dicht bleiben.

Instrumentensterilisation, Dokumentation, Kennzeichnung, Lagerung

Die Instrumente, die für ein Sterilisationsverfahren geeignet sein müssen, werden nach vorausgehender sorgfältiger Reinigung und Desinfektion, ihrer Trocknung, Pflege, Unversehrtheits- und Funktionsprüfung und geeigneter Verpackung in Sterilgut-Barriere-Systeme im Autoklaven (Dampfsterilisator) unter Beachtung der Betriebsanleitung und je nach Vorschrift des jeweiligen Bundeslandes gemeinsam mit einem Thermoindikator sterilisiert. Die gesamte Betriebszeit mit Anheizzeit, Ausgleichszeit, Einwirkungszeit und Abkühlzeit dauert je nach Gerätetyp bis zu einer Stunde. Die erforderliche Einwirkzeit, die eigentliche Sterilisationszeit, beträgt beim Autoklaven 2 Minuten plus 3 Minuten Sicherheitszeit (zusammen 5 Minuten) bei 2 bar Überdruck und 134 °C, und 20 Minuten bei 1 bar Überdruck und 121 °C. Zur Dampferzeugung wird entionisiertes oder destilliertes Wasser verwendet.

Die Beladung des Autoklaven erfolgt nach den Vorgaben auf Trays (Tabletts) oder aufrecht stehend in Ständern, wobei nur die Papierseite unten auf dem Tray liegen darf und im Folienhalter/Ständer Folie an Folie und Papier an Papier (Papier nach außen zeigend) eingestellt wird, um die Durchströmung mit dem heißen Dampf bestmöglich zu gewährleisten. Der Dampf durchströmt die Papierseite und wird an der Folie wieder abgeleitet (vgl. Abb. 4.9).

Jede Charge wird mit dem ordnungsgemäßen oder auch abgebrochenen, nicht ordnungsgemäßen Ablauf, der durch den Autoklaven angezeigt wird, von der verantwortlichen Person ordnungsgemäß dokumentiert und freigegeben (Indikatoren können bei ordnungsgemäßem Ablauf nach Kontrolle und Freigabe der sachkundigen Person entsorgt werden) und mindestens das Sterilisierdatum auf dem Sterilgut vermerkt. Sinnvoll ist es ebenfalls, das Ablaufdatum der Verpackung bei staubgeschützter Lagerung sowie den Mitarbeitenden und die Set- oder Instrumentennummer mit zu notieren. Die Kennzeichnung auf jedem einzelnen SBS erfolgt mittels Etikett, ohne dass die Sicht auf die Unversehrtheit der Sterilgutkammer (bei Durchstechen der Instrumente Neuverpackung und Sterilisation notwendig) oder die ordnungsgemäße Siegelnaht, die unversehrte 10 mm betragen muss, behindert wird. Sinnvollerweise wird das Etikett auf dem zweieinhalb Zentimeter breiten Peelrand, der zum Öffnen des SBS dient, aufgebracht (vgl. Abb. 4.10).

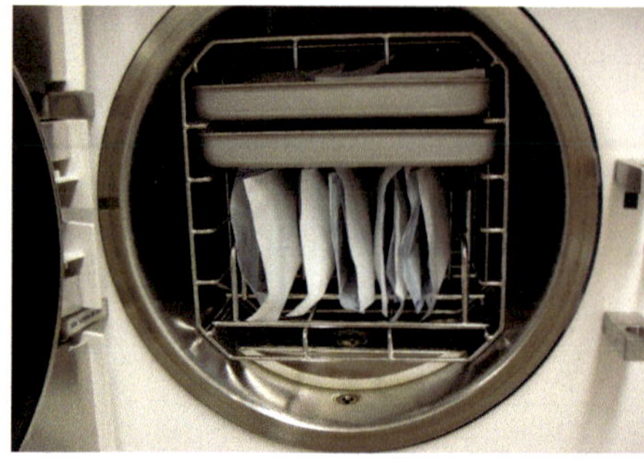

Abb. 4.9 Das Beladungsmuster Autoklav dieser Praxis mit insgesamt 20 Instrumentensätzen, davon 10 im Ständer und je 5 auf einem Tray. Wichtig: Start mit Papier auf dem Tray, dann Folie auf Folie.

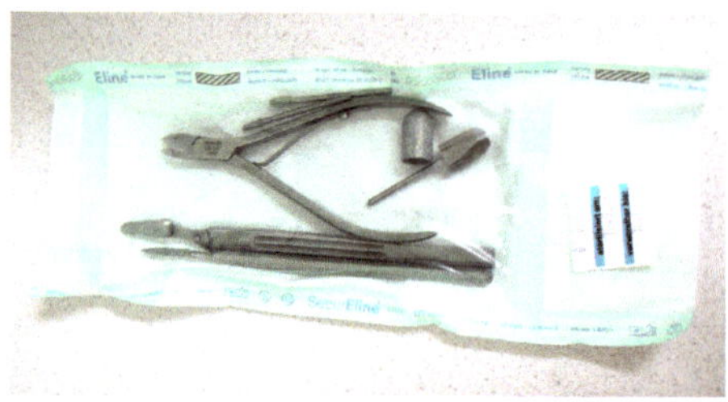

Abb. 4.10 Beispiel für ein Set, das bereits den Autoklavierungsprozess durchlaufen hat. Der Dampf-Thermo-Chemoindikator auf der SBS hat die Farbe von rosa auf braun gewechselt und die Etikettierung wurde ordnungsgemäß auf dem Peelrand (aufgedruckte Öffnungsrichtung beachten) vorgenommen; die Sichtkontrolle hat keine Beschädigungen der SBS ergeben, sodass gelagert werden kann bis zur nächsten Bereitstellung.

Bei der Bereitstellung des SBS am Patienten wird das Etikett des verwendeten SBS in die Karteikarte eingeklebt und mit dem Verwendungsdatum versehen oder für die Nachverfolgung zumindest so archiviert, dass auch bei digitaler Karteiführung eine Zuordnung im Nachhinein möglich ist.

Die Lagerdauer der in Sterilgut-Barriere-Systemen verpackten Sterilgüter beträgt

48 Stunden auf offenen, nicht staubgeschützten Flächen und staubgeschützt in der Schublade oder im geschlossenen Schrank (mindestens 30 cm vom Fußboden entfernt) bis zu 6 Monate.

Vor Inbetriebnahme und halbjährlich werden im Betrieb befindliche Autoklaven je nach Gerätetyp auf ihre mikrobiologische Wirksamkeit mit Sporenpäckchen (vom Landesgesundheitsamt angefordert) überprüft und zusätzlich die erfolgreiche Sterilisation jeder sterilisierten Charge mit einem Indikator nachgewiesen (vgl. Abb. 4.11). Bei einer infektionshygienischen Überwachung nach § 36 Abs. 2 des Infektionsschutzgesetzes (IfSG) wird die Dokumentation dem zuständigen Gesundheitsamt vorgelegt.

Hersteller und Validierer geben die notwendigen Einweisungen in das spezielle in der Praxis verwendete Sterilisationsgerät. Das Benutzerhandbuch und die Sicherheitshinweise sind für alle Mitarbeitenden zugänglich aufzubewahren und die Teilnahme an der Einweisung ist zu ermöglichen.

Empfehlung: Bei grundsätzlicher Einschätzung des podologischen Instrumentariums als kritisch A werden **alle** Instrumentensätze oder Einzelinstrumente – je nach Gebrauchshäufigkeit – in Sterilgut-Barriere-Systeme verpackt, autoklaviert und staubgeschützt in einer Schublade oder einem Schrankfach (mindestens 30 cm Höhe vom Fußboden entfernt) maximal 6 Monate aufbewahrt. [2, 4, 5, 7, 9, 13, 14]

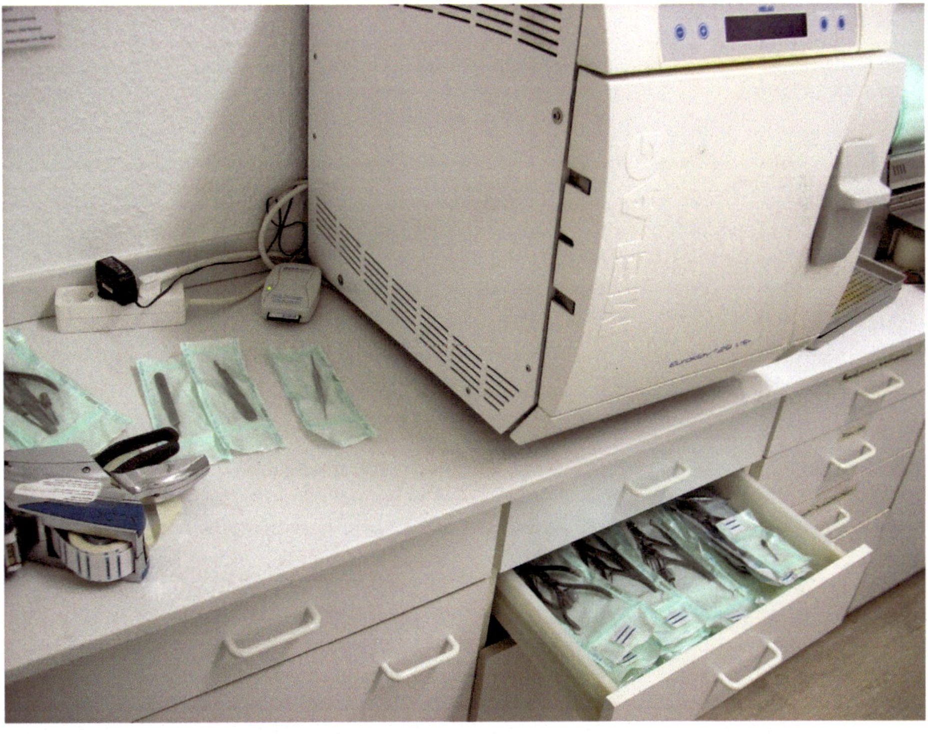

Abb. 4.11 Die Lagerung der SBS in einer staubdichten Schublade höher als 30 cm vom Fußboden entfernt. Müssen die SBS transportiert werden, bedarf es einer weiteren Umverpackung.

Tabelle 4.1 Manuelle Instrumentenaufbereitung und Sterilisation

Anforderung: Hygieneaufbereitungsraum getrennt von Behandlungsräumen, Persönliche Schutzausrüstung (PSA) für Instrumentenaufbereitung

Maßnahme	zur Beachtung	Verwendung von
Transport von Behandlungsraum in Hygieneraum nach Bereitstellung	abgedeckt transportieren, Schutz vor Herabfallen und Verletzung	Tuch, Plastik-Abdeckung, Box o. ä.
Vorsortieren	Abfallvorschrift beachten	Einmalprodukte entsorgen
Demontieren, Zerlegen	verletzungsfrei	Skalpelle, Schleifkappen u. ä.
Vorreinigung	fließendes Wasser, untergetaucht	Kunststoffbürste, Lappen
Desinfektion	chemische Eintauchdesinfektion, Lösung kalt ansetzen	Instrumenten-, Fräserwanne
Spülen	fließendes Wasser	Wasserhahn
evtl. weitere Reinigung mit anschließendem Spülen	a) manuell b) Ultraschallbad fließendes Wasser	a) Kunststoffbürste, Lappen b) chemische Tauchdesinfektion mit Ultrabeschallung
Trocknung	vollständig	fusselfreies Tuch
Unversehrtheits- und Funktionsprüfung	durch Mitarbeitende	evtl. Ringlupenleuchte, u. U. aussortieren und für Ersatz sorgen
Verpackung in SBS	ohne Durchstechen, Sterilisationspapier und Kunststoffverbundfolie müssen unversehrt bleiben	Box, Tuch, Papier-Folien-Schlauch versiegelt
Dampfsterilisation mit Thermo-Indikator	Dampfsterilisator/Autoklav	Universalprogramm 134 °C, 2 bar, 5 Minuten
Dokumentation des Sterilisationsvorganges	Sterilisationsdatum, Chargennummer, ordnungsgemäßer Ablauf (Erreichung Temperatur, Druck, Haltedauer Sterilisationszeit)	digital und manueller Eintrag in Block mit Unterschrift
Kennzeichnung der SBS	Set-Instrumentennummer, verantwortliche Person, Chargennummer, Sterilisationsdatum, Ablaufdatum bei staubgeschützter Lagerung auf Peelrand	Etikett, Etikettiergerät
Lagerung bis Bereitstellung	SBS staubgeschützt 6 Monate, offen 48 Stunden	staubgeschützte Schublade oder Schrank mind. 30 cm vom Fußboden entfernt

4.10 Wäsche

Gebrauchte Wäsche (Auflagen, Handtücher, Personalkleidung) wird in einem geeigneten Gefäß gesammelt und anschließend gereinigt. Die Gerätschaften dafür sind in einem von den Behandlungsräumen separaten Raum zur Anwendung zu bringen. Das verwendete Waschmittel für die Reinigung in einer Waschmaschine muss für mindestens 60 °C oder Kochwäsche geeignet sein und die locker in die Trommel eingelegte Wäsche mit der Temperatur behandelt werden. Sollte das nicht möglich sein, kann bei 40 bis 60 °C-Wäsche ein Wäschehygienespüler nach Vorschrift des Herstellers angewendet werden. Die Menge des Waschmittels richtet sich nach dem Härtegrad des Leitungswassers und dem Verschmutzungsgrad der Wäsche. Eine leichte Schaumbildung während des Waschvorgangs zeigt an, dass genügend waschaktive Substanzen der reinigenden Tenside für die Verschmutzungen wie Staub und Fett zur Verfügung stehen. Durch die Tenside wird eine Verringerung der Grenzflächenspannung des Wassers erreicht und die Waschlauge dringt zwischen die Fasern. Die unpolaren hydrophoben (wasserabweisenden) Enden der Tenside umschließen die Schmutzpartikel, zerkleinern sie, lassen sie in der Waschlösung emulgieren und beim Spülen der Wäsche mit abfließen. Vor dem Berühren der sauberen Wäsche sind die Hände zu desinfizieren oder gründlich mit Seife zu waschen. [6, 7]

4.11 Infektionsschutz

In einem Hygieneplan werden alle betrieblichen Abläufe, die eine Übertragung von Krankheitserregern verhindern sollen und die im Rahmen der Gefährdungsbeurteilung nach der Biostoffordnung dokumentiert werden, schriftlich festgehalten und für alle Mitarbeitenden bereitgestellt. Es gibt mittlerweile frei zugängliche Muster-Hygienepläne, die als Vorlage dienen können. Im Anschluss an dieses Kapitel findet sich ebenfalls ein Muster-Hygieneplan für die Podologiepraxis.

Bei einer Verletzung eines Mitarbeitenden der Praxis mit angewendetem Instrumentarium wird das Bluten unverzüglich durch Druck auf das umliegende Gewebe für mindestens eine Minute forciert, um eine Reinigung zu erwirken. Anschließend wird mit einem Hautdesinfektionsmittel desinfiziert, die Läsion mit einer Wundabdeckung versehen und ein Arzt aufgesucht. Die Verletzung wird im „Verletzungsbuch" der Praxis mit Ort, Datum, Zeit, Art der Verletzung und Hergang dokumentiert. Das Verletzungsbuch wird für alle Mitarbeitenden frei zugänglich aufbewahrt. Es dient im Fall von Erwerbsunfähigkeit oder Berufskrankheiten als Nachweis auch gegenüber dem GUV (Gemeindeunfallverband) und der BGW (Berufsgenossenschaft für Gesundheitsdienst und Wohlfahrtspflege) und hilft bei der Anmeldung von Ansprüchen.

Ein Verbandskasten befindet sich gut sichtbar und ebenfalls frei zugänglich möglichst an der Wand angebracht. Bei Verdacht auf eine Infektion mit Hepatitis B, C oder HIV (Humanes Immundefizienz-Virus) wird unverzüglich die Notfallambulanz des nächstgelegenen Krankenhauses aufgesucht.

Wegen der Infektionsgefahr mit Hepatitis-B-Viren bei der Berufsausübung wird den Mitarbeitenden dringend empfohlen, sich gegen Hepatitis-B impfen zu lassen. Im Rahmen des Arbeitsschutz-Gesetzes haben Arbeitgebende den Arbeitnehmenden gegenüber die Verpflichtung, Schutzimpfungen zu ermöglichen. [6, 7]

Risikobewertung, Einstufung und geforderte Aufbereitung von Instrumenten

Die Risiko-Einstufung der in der Podologiepraxis verwendeten Instrumente ist in Eigenverantwortung von den Podologen selbst vorzunehmen, ist notwendig für die Entscheidung, wie das Instrumentarium aufbereitet wird, und geschieht je nach Anwendung nach den Gruppen unkritisch, semikritisch und kritisch, und je nach Beschaffenheit des Medizinproduktes nach der Einstufung A, B und C:

- **unkritisch**: bei gesunder Haut und wenn kein Durchdringen der Haut beabsichtigt ist, wie Skalpellhalter, Verbandschere, Tip-Therm, neurologische Stimmgabel
- **semikritisch** (semi bedeutet halb, teilweise): bei Kontakt z. B. mit Instrumenten wie Nagelzange oder Sondierinstrument mit krankhaft veränderter Haut, deren Anhangsgebilde oder Schleimhaut, wobei der Kontakt auch unbeabsichtigt erfolgt sein konnte
- **kritisch**: zur Anwendung bei Anwesenheit von Blut, Serum, Eiter, wie bei Wunden, die bestimmungsgemäß die Haut durchstechen, wie Kanülen, Skalpellklingen (auch bei unbeabsichtigtem Kontakt)

- **A** Medizinprodukte ohne erhöhte Anforderung an die Aufbereitung, wie bei podologischem Instrumentarium, wo alle Bereiche der Instrumente einsehbar sind (wie bei Gelenken von Zangen) und keine Hohlkörper mit großer Tiefe verwendet werden
- **B** Medizinprodukte mit erhöhter Anforderung an die Aufbereitung wie Hohlräume, die nicht bis zum Grund einsehbar sind (trifft für Podologie nicht zu)
- **C** Medizinprodukte mit besonders hohen Anforderungen an die Aufbereitung, wie beim Herzkatheter u.ä. (trifft für Podologie nicht zu)

- **Aufbereitung unkritisch**: manuell durchführbar, Reinigung und Desinfektion mit geeigneten Mitteln,
  Instrumente mit Kunststoffbürste unter fließendem Wasser oder untergetaucht reinigen, Einmalprodukte wie Schleifkappen und Skalpellklingen entfernen, zusammengesetzte Instrumente auseinandernehmen, in desinfizierende Reinigungslösung (Ultraschallbad oder Instrumentenwanne mit Siebeinsatz) einlegen, unter fließendem Wasser abspülen, abtrocknen und auf Unversehrtheit prüfen
  Praxisempfehlung: autoklavieren (staubgeschützt, verschlossen bis zu 48 Stunden aufzubewahren) – besser in Sterilgut-Barriere-System (SBS) verpacken, staubgeschützt in Schublade oder Schrank in 30cm Höhe vom Boden entfernt aufbewahren, maximal 6 Monate lagerfähig
- **Aufbereitung semikritisch A**: manuell durchführbar, Reinigung und Desinfektion mit geeigneten Mitteln, wie oben Aufbereitung unkritisch
- **Aufbereitung semikritisch B:** Vorreinigung unmittelbar nach Anwendung, bevorzugt maschinelle Reinigung und Desinfektion (manuell möglich) mit geeigneten Mitteln, gegebenenfalls Sterilisation
- **Aufbereitung kritisch A**: Vorreinigung unmittelbar nach Anwendung, bevorzugt maschinelle Reinigung und Desinfektion (manuell möglich) mit geeigneten Mitteln, grundsätzlich Dampfsterilisation
- **Aufbereitung kritisch B**: grundsätzlich maschinelle Reinigung und thermische Desinfektion im Reinigungs- und Desinfektionsgerät (RDG), grundsätzlich Dampfsterilisation
- **Aufbereitung kritisch C:** keine Aufbereitung in der Praxis

Transfer in die Praxis

In der Podologie sollen Instrumente bestimmungsgemäß die Haut nicht durchdringen. Folgerichtig wäre eine Sterilisation nicht notwendig. Jedoch: Unbeabsichtigt kann eine Durchdringung der Haut erfolgen, wenn Patient oder Therapeut eine plötzliche, schnelle, ungewollte Bewegung macht, sich erschreckt, hustet oder niest. Deswegen sollten alle Instrumente als kritisch A eingestuft und entsprechend alle in SBS verpackt und im Autoklav sterilisiert werden. [7, 13]

4.12 Praxiseigener Hygieneplan

Podologen üben eine Tätigkeit am Menschen aus, bei der eine Verletzung der Haut nicht ausgeschlossen werden kann und jeder Patient als potenziell infektiös eingeschätzt werden muss. Dementsprechend sind sie verpflichtet, einen Hygieneplan für die Praxis zu erstellen, um den Schutz von Patienten, Personal und Dritten, wie Familienangehörige, Besuchende, Begleitpersonen oder Mitpatienten, zu gewährleisten (§23 IfSG, 9. Gültigkeit für Praxen sonstiger humanmedizinischer Heilberufe/Podologie).

Praxisinhabende müssen einen individuellen Hygieneplan für die spezielle Praxis erstellen und an die Gegebenheiten anpassen, regelmäßig aktualisieren, an den jeweiligen Stand von medizinischer Wissenschaft und Technik anpassen und Mitarbeitende belehren, die dies durch ihre Unterschrift belegen.

Ein Hygieneplan enthält üblicherweise die Inhalte:

- Ziel und Zweck des Plans
- Reinigungs- und Desinfektionsplan
- persönliche Schutzmaßnahmen und PSA, Arbeitsschutz
- Regelungen zur Händehygiene und Hautschutz
- Haut- und Schleimhautantiseptik
- Umgang mit Medikamenten
- Aufbereitung von Medizinprodukten
- Abfallentsorgung

Siehe auch den Abschnitt „Qualitätsmanagement und allgemeine Hygieneanforderungen"

Hygienische Händedesinfektion

Die hygienische Händedesinfektion ist nach EN (Euronorm) 1500 durchzuführen, die in Bereichen und unter Bedingungen angewendet wird, wo eine Desinfektion aus medizinischen Gründen indiziert ist. Bessere Ergebnisse bei Kontaminationskontrollen wurden erzielt, wenn die Therapierenden den Ablauf der Händedesinfektion in Eigenregie individuell anpassen durften, d. h. die Reihenfolge geringfügig verändern o. ä. Die Einwirkdauer von 30 Sekunden muss auf jeden Fall eingehalten werden, um eine signifikante Keimreduktion der gesamten Hände zu erreichen. [7, 15]

Standard-Einreibemethode 1-6 gemäß EN 1500

- Vor Gebrauch Etikett und Gebrauchsinformationen lesen und beachten!
- Saubere kurze Naturfingernägel (ohne Lack oder Kunstnägel) und Schmuck (Ringe, Uhr u. ä.) vorher ablegen, um eine vollständige Benetzung zu ermöglichen!
- Desinfektionsmittel in die trockenen hohlen Hände geben und nach der aufgeführten Methode bis zum Ablauf der Desinfektionszeit bis zum Handgelenk einreiben – jedes Verfahren 5x wiederholen. Einwirkzeit des jeweiligen Produktes beachten. Eventuell Mittel nachnehmen – Hände müssen während der gesamten Einreibezeit von mindestens 30 Sekunden feucht sein.

1. Handfläche auf Handfläche reiben (Abb. 4.12 a)
2. Linke Handfläche auf rechtem Handrücken reiben, dabei Finger spreizen und Zwischenräume benetzen. Dann gegengleich, rechte Handfläche auf linkem Handrücken reiben (Abb. 4.12 b)
3. Handfläche auf Handfläche mit gespreizten Fingern reiben, Benetzen der Fingerzwischenräume (Abb. 4.12 c)
4. Finger als Faust ineinander verhaken, dabei Fingeraußenseiten desinfizieren (Abb. 4.12 d)
5. Geschlossene Handfläche um Daumen der anderen Hand kreisen. Nicht vergessen! (Abb. 4.12 e)
6. Fingerkuppen einer Hand in Handinnenfläche der anderen Hand benetzen (Abb. 4.12 f)

7. Zusatz: Handgelenke der jeweils anderen Hand desinfizieren

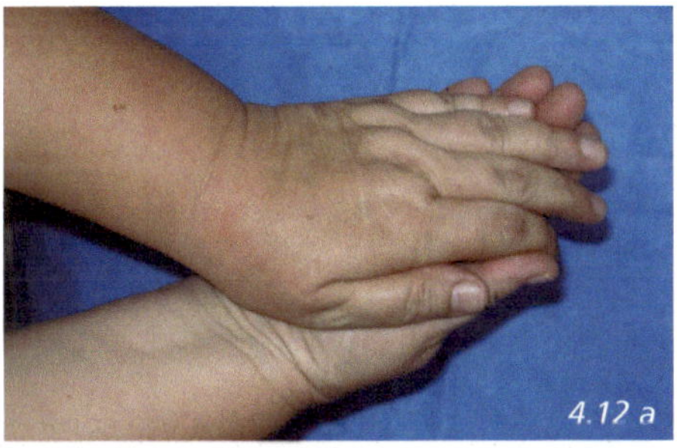
4.12 a

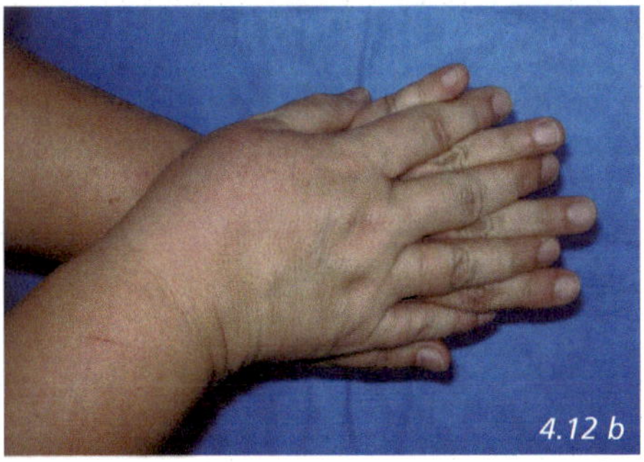
4.12 b

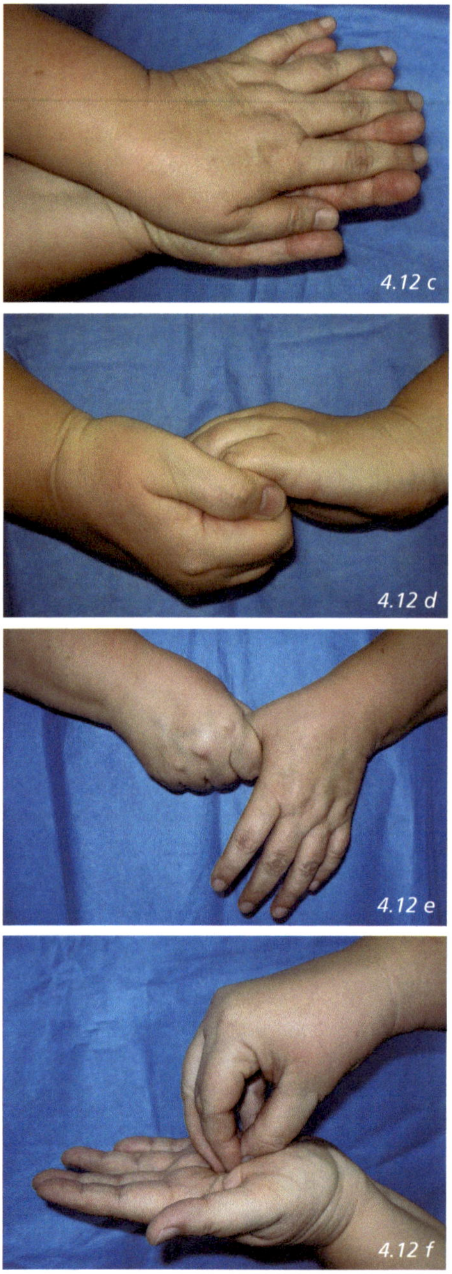

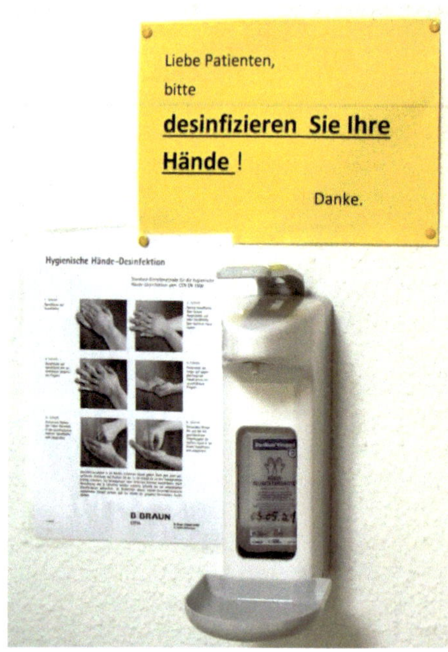

Abb. 4.13 Aktion Saubere Hände in der Podologiepraxis nach dem Vorbild der WHO-Kampagne (Weltgesundheits-Organisation/ World Health Organization) gleich im Eingang auch für Patienten und Besucher zur Eindämmung von Infektionen.

4.13 Qualitätsmanagement (QM) und allgemeine Hygieneanforderungen

Die Anforderungen an die Qualität in der podologischen Praxis kann formuliert, kommuniziert und zu festgelegten Zeitpunkten immer wieder evaluiert, also beurteilt und bewertet, sowie aktualisiert werden. Nur so wird eine gleichbleibend hohe und den unter Umständen veränderten Gegebenheiten angepasste und auf dem neuesten Stand gehaltene Qualität gewährleistet und nachvollziehbar.

Für die einzelnen Bereiche der podologischen Praxis werden eigene Kapitel erstellt, die dann entsprechend der Anforderungen formuliert, dokumentiert und abgeheftet werden. Gleichzeitig wird ein Zeitfenster festgelegt und auf Termin gelegt, wann dieser spezielle Sachverhalt wieder überprüft und überarbeitet wird. Zu diesen Überprüfungen sind Protokolle anzufertigen und mit abzulegen. So wird gewährleistet, dass regelmäßig Kontrollen stattfinden und nichts vergessen wird. Bei einer Überprüfung dienen diese Aufzeichnungen als Nachweis der ordnungsgemäßen Praxisführung.

Kapitel des Qualitätsmanagement-Ordners mit Deckblatt sollen sein:

- Ziel des Qualitätsmanagements in dieser Praxis als Einleitung
- Inhaltsangabe
- Festlegung des Zeitpunkts der Evaluation der einzelnen Kapitel
- Organigramm der Praxis bei mehreren Mitarbeitenden, Zuweisung von Kompetenzen
- Qualifikationen der Mitarbeitenden
- Rechtliche Anforderungen an das Personal
- Anforderungen an die Durchführung der podologischen Behandlung
- Anforderungen an bürokratische Aufgaben, abrechnungsrelevante Vorgaben, Prüfpflicht von Heilmittelverordnungen, Pflichtwartungen, gesetzliche Vorgaben
- Hygienekapitel oder eigener Hygieneordner enthält Vorgaben und Arbeitsanweisungen
  - Hygienische Anforderungen an das Personal
  - Schutzimpfungen für Beschäftigte
  - Anforderungen an die hygienischen Maßnahmen und die Instrumentenaufbereitung
  - Liste, Einstufung und Betriebsanleitungen von Medizinprodukten
  - Sammlung der Sicherheitsdatenblätter verwendeter Desinfektionsmittel
  - Prüfungs- und Validierungsprotokolle
  - Verfahrensanweisungen zu Maßnahmen
  - siehe auch Hygieneplan in Tabellenform (siehe nächste Seiten)
- Umgang mit Patienten in dieser Praxis, Ablauf des Patientenkontakts
- Umgang des Personals untereinander (Sozialhygiene)
- Fortbildungen der Mitarbeitenden, Zeitrahmen, Kostenübernahme, Kassenzulassungsrelevanz
- Warnhinweise, Kenntnis der Gefährdung und Maßnahmen zur Schadensabwehr
- Anhänge

Ein Teil des Qualitätsmanagements ist die Einhaltung des Hygieneplans mit dem Desinfektions- und Reinigungsplan. Weiterhin gehören die aktuelle Liste der in der Praxis befindlichen Medizinprodukte und die Verfahrens- und Arbeitsanweisungen für die verschiedenen Bereiche dazu. Eingeschlossen sind beispielsweise die Anweisungen für das Reinigungspersonal, wie oft, mit welchen Arbeits- und Reinigungsmitteln mit welchem ungefähren Zeitbedarf welcher Bereich oder welche Gegenstände zu reinigen oder zu entsorgen sind. Die mündliche Information erfolgt zusätzlich und die Einweisung in die Tätigkeit wird von der eingewiesenen Person als zur Kenntnis genommen und verstanden mit Datum gegengezeichnet, also unterschrieben. Dieses Audit wird üblicherweise mindestens 1x pro Jahr durchgeführt. [7, 14]

Verfahrensanweisungen beschreiben ein Verfahren von Tätigkeiten und Arbeiten, deren Ablauf sowie die Zuständigkeit.

Arbeitsanweisungen befassen sich eingehender und detaillierter mit dem Prozess und beschreiben die Arbeitsschritte.

Ein **Hygieneplan** enthält praxisbezogene Verfahrensanweisungen zu Sollvorgaben und stellt das Qualitätshandbuch für alle hygienisch relevanten Sachverhalte in der Praxis dar; er muss individualisiert für jede Praxis erstellt werden, kann sich aber an Mustern orientieren.

Ein **Desinfektionsplan**, auch Reinigungs- und Desinfektionsplan, ist Teil des Hygieneplans, der arbeitsplatzbezogene Verfahren zu Reinigung und Desinfektion mit „wer, was, wann, womit, wie und wie

Tab. 4.2 Hygiene- und Desinfektionsplan (kombiniert) für stationäre, in der Praxis durchgeführte und ambulante, mobile Podologie

Die Praxisinhabenden legen für die einzelnen Arbeitsbereiche entsprechend der Infektionsgefährdung Maßnahmen zur Reinigung, Desinfektion und Sterilisation mit geeigneten Mitteln sowie Maßnahmen zur Entsorgung schriftlich im Desinfektions- und Hygieneplan fest und überwachen diese.

Geeignete Desinfektionsmittel und -verfahren sind in der aktuellen Liste des VAH (Verbund für Angewandte Hygiene) und des RKI (Robert-Koch-Institut) veröffentlicht.

Maßnahme, was	Anlass, wann	Durchführung, wie	Produkt, womit	Mitarbeiter, wer
Persönliche Hygiene	- vor Arbeitsbeginn	- Einhaltung Körperhygiene, Fingernägel kurz, ohne Lack, keine künstlichen Nägel - Anlegen geeigneter Arbeitskleidung bestehend aus Oberteil max. ½ Armlänge und langer Hose, frei wählbar, Anforderung mind. 60 °C waschbar, evtl. Farbfestlegung, täglich oder zweitäglich wechseln, bei Verunreinigung oder Geruch (Schweiß) sofort - Schuhe vorne geschlossen, stichsicher und fest anliegend - Schmuck ablegen, sonst Desinfektionslücken möglich - Lange Haare zusammenbinden oder flechten, dürfen nicht ins Gesicht fallen und Sichtfeld behindern	geeignet	alle Arbeitnehmenden
PSA – Persönliche Schutzausrüstung	- für alle Tätigkeiten, Patientenkontakt, Hygienemaßnahmen, Reinigungsarbeiten, Bürotätigkeiten - bei Schneid-, Schleif- und Fräsarbeiten - bei Verdacht auf MRSA oder andere ansteckende Infektionskrankheiten - bei der Instrumentenaufbereitung	- Einmalhandschuhe für jeden Patienten wechseln - Mund-Nasen-Bedeckung je nach allgemeiner Infektionslage, 3-lagig oder FFP2 - Haarhaube - zusätzlich Schutzschürze als flüssigkeitsdichte lange Überbekleidung und - Schutzbrille bzw. Korrekturbrille - langer, langärmliger Einmal-Vliesschutzkittel über Arbeitskleidung (am Handgelenk Einmalhandschuhe über Ärmelende ziehen, Einmalschutzhaube für die Haare, flüssigkeitsdichte Schutzschürze, Schutzbrille) - zusätzlich chemikalienbeständige Haushaltshandschuhe für die Schritte Reinigung, Desinfektion und Spülen	Einmalhandschuhe AQL-Standard 1,5 Nitril, Vinyl, Latex, allergiefrei Bezugsfirma und Produkt angeben s.o. Einzelpackung OP-Vlieskittel und Haube s.o. chemikalienfeste Schutzhandschuhe aus Nitril mit langen Stulpen	alle Arbeitnehmenden
Händehygiene Waschung Desinfektion Hautschutzmittel, Pflegeprodukt	- vor Arbeitsbeginn - nach WC-Benutzung - vor Anlegen und nach Ablegen der Schutzhandschuhe - nach Pausen, Mahlzeiten, Toilettenbenutzung, Naseputzen u. ä. - vor Essen, Trinken, Rauchen - vor Arbeitsbeginn und nach Dienstende	- Seife als Flüssigwaschpräparat aus möglichst kontaktarmem Spender auf nasse Hände geben, 20 Sek. einschäumen, gut abspülen, Trocknung mit Einmalgebrauchshandtuch - Händedesinfektionsmittel aus Wandspender nach Vorgabe 30 Sek. gründlich einreiben (Innen-, Außenflächen der Hände, zwischen den Fingern, Nagelfalze, Fingerspitzen, Daumen, Handgelenke) - gründlich in die Hände bis über die Handgelenke einreiben	Präparat: ________ Präparat: ________ nur Originalgebinde, nicht umfüllen, VAH-gelistet und mind. begrenzt viruzid wirksam Einwirkzeit: 30 Sek. - Pflegecreme	alle Arbeitnehmenden
Hautdesinfektion Fußhaut Patient	- vor und nach Fußbehandlung	- Hautdesinfektionsmittel satt aufsprühen, nach Beendigung der Einwirkzeit überschüssiges Desinfektionsmittel mit keimarmem Tupfer aufnehmen oder gebrauchsfertiges Tuch verwenden	Präparat: ________ nur Originalgebinde, nicht umfüllen	Podologen

	Traumen, Scheuerstellen, unversorgte oder nicht akzeptable Versorgung vorangegangener Verletzungen im Rahmen der Ersten Hilfe)		______ Einwirkzeit nach Herstellerangaben	
Instrumente, Fräser und Schleifkörper Stationär und ambulant Zangen Sonden Skalpellhalter Pinzetten Spatel Fräser Schleifkörper u. ä.	- nach jeder Benutzung und Behandlung - oder nach anderer Kontaminationsexposition wie Herabfallen, unsachgemäßes Berühren o. ä. Verpacken in SBS gilt für alle Instrumente und Fräser! (auch wenn die Hygieneverordnung des Landes das nicht für alle Instrumente vorsieht) - Transport bei ambulanten Behandlungen	1. vorsortieren, zerlegen, Einmalprodukte wie Skalpellklingen und Schleifkappen entsorgen, mit geeigneter Bürste unter fließendem Wasser oder, bei Spritzgefahr, untergetaucht vorreinigen 2. desinfizieren, luftblasenfrei, Gelenke geöffnet, in Instrumentenwanne vollständig einlegen, Standzeit Desinfektionslösung 24 Stunden oder bei sichtbaren Verunreinigungen sofort zu wechseln 3. unter fließendem Wasser gründlich abspülen 3a. zusätzlich bei Bedarf (Proteinanhaftungen, Restverunreinigungen) Ultraschallbad nach Vorschrift mit anschließendem Spülen unter fließendem Wasser 3b. bei Bedarf oder Teil der Routinedesinfektion und -reinigung nach Vorschrift Einlegen in RDG (Reinigungs- und Desinfektionsgerät) 4. trocknen (fusselfrei) 5. Sichtkontrolle (bei Verschmutzungen, Anhaftungen oder ähnlichem zurück zu 1.), Unversehrtheitsprüfung, Funktionskontrolle, Pflege 6. Verpacken in SBS (Sterilgut-Barriere-Systeme) 7. Sterilisation im Autoklav Programm 134 °C, 2 bar, 5 Min. Haltezeit, mit Prüfindikator und Dokumentation über erfolgreich abgelaufenes Programm 8. Freigabe und Etikettierung mit Sterilisationsdatum, Ablaufdatum, Chargennummer, Personalnummer 9. Lagerung, staubgeschützt in Schrank mind. 30 cm vom Boden entfernt für maximal 6 Monate Transport bei ambulanter Behandlung in stichsicherer dichter Box, Trockentransport oder in Desinfektionslösung möglich, Instrumentenaufbereitung in der Praxis beginnt jedenfalls bei 1. s. o.	Trinkwasserqualität beachten, weiche Bürste (nicht Metall) Präparat: ______ VAH-gelistet, mind. begrenzt viruzid Konzentration: _ % Einwirkzeit: _ Min. Herstellerangaben - trocknen mit fusselfreiem Tuch Prüfindikator: ____ Autoklav: ______ Dokumentation: digital, Schreib-Block, Etikettiergerät: ___ Präparat: ________ Konzentration: _ % Einwirkzeit: _ Min.	Hygienebeauftragte mit Sachkundenachweis, alle Arbeitnehmenden mit Anweisung, Freigabe nur durch sachkundiges Fachpersonal
Verpackung in Sterilgut-Barriere-System und Sterilisation	immer	s. o.	s. o.	Hygienebeauftragte mit Sachkundenachweis, alle Arbeitnehmenden mit Anweisung
Lagerdauer Sterilgut	je nach Lagerung	- staubgeschützt in Schrank oder Schublade mind. 30 cm hoch 6 Monate - offen, nicht staubgeschützt 48 Stunden	Schubschrank, staubgeschützt	alle Arbeitnehmenden mit Anweisung
Sterilisations-prüfung	- vor Neuinbetriebnahme - nach Reparatur - halbjährlich	Bio-Indikatoren zusammen mit den Instrumenten in den Autoklav einlegen und gemäß den Angaben des Prüflabors sterilisieren	Bio-Indikatoren vom Landesgesundheitsamt	Podologen
Validierung Autoklav	- vor Neuinbetriebnahme - nach Reparatur - alle zwei Jahre	Techniker prüft Parameter des Autoklavs, die eine ordnungsgemäße Sterilisation gewährleisten	Techniker bringt Prüfgeräte mit	Spezielle Prüffirma
Dokumentation	Nachweis ordnungsgemäßer Hygienemaßnahmen	Chronologisches Ablegen sämtlicher Dokumente im Hygieneordner, auch Ablauf der Chargen u. ä.	Hygiene-Ordner, auch digital	Podologen

Tab. 4.2 Hygiene- und Desinfektionsplan (kombiniert) für stationäre, in der Praxis durchgeführte und ambulante, mobile Podologie (Fortsetzung)

Maßnahme, was	Anlass, wann	Durchführung, wie	Produkt, womit	Mitarbeiter, wer
Oberflächen - Ablagefläche für Instrumente - Beinauflage, Hand-, Arm-, Kopf-Kontakt-Flächen - Aerosolbereich	- vor Arbeitsbeginn - nach jeder Behandlung - sofort nach Verunreinigung oder Kontamination - bei Verdacht auf MRSA	desinfizierend wischen, auf vollständige Benetzung der Fläche achten (getränktes Reinigungstuch oder satt ansprühen zum Mitarbeitendenschutz mit Schaumfunktion statt Tröpfchensprühnebel und nachwischen) wie oben, auf gewissenhafte Einhaltung der Einwirkzeit achten	Präparat: ________ (VAH gelistet und mind. begrenzt viruzid wirksam) Konzentration: _____ Einwirkzeit: ________	Podologen, alle Arbeitnehmenden
Fußboden Behandlungsplatz Ambulant	- vor Arbeitsbeginn - nach jeder Behandlung im Kontaktbereich von Patienten, sonst täglich - bei Verunreinigung sofort	desinfizierend reinigen, auf vollständige Benetzung der Fläche achten Grundreinigung des gesamten Bodens mit handelsüblichem Haushaltsreiniger oder Desinfektionsmittel	Präparat: ________ Konzentration: ____ Einwirkzeit: ______ Haushaltsreiniger: ___	Podologen, Reinigungspersonal, alle Arbeitnehmenden
Fußbadebecken, -wanne	- vor Arbeitsbeginn - nach jeder Benutzung	mit Wasser vorreinigen, desinfizierend reinigen, auf vollständige Benetzung der Flächen achten und nach Einwirkzeit ausspülen und trocknen	Präparat: _________ (VAH gelistet und mind. begrenzt viruzid wirksam) Konzentration: __ % Einwirkzeit: _______	Podologen, Reinigungspersonal, alle Arbeitnehmenden
Schleifgerät, Motorhandstück, Sprayhandstück Ringlupenleuchte	- vor Arbeitsbeginn - nach jedem Patienten	- desinfizierend reinigen - Furchen, Rillen mit weicher Kunststoffbürste reinigen und anschließend desinfizieren	Präparat: ________ (VAH gelistet und mind. begrenzt viruzid wirksam) Konzentration: __ % Einwirkzeit: _______	Podologen, Reinigungspersonal, alle Arbeitnehmenden
Sanitäreinrichtung auch Waschbecken und Kontaktflächen am Wasserhahn	- vor Arbeitsbeginn, nach Arbeitsschluss - täglich und bei Kontamination sofort	desinfizierend feuchte Reinigung	Präparat: ________ (VAH gelistet und mind. begrenzt viruzid wirksam) Konzentration: __ % Einwirkzeit: _______	Podologen, Reinigungspersonal, alle Arbeitnehmenden
Wäsche Patiententücher, Stoff-Handtücher zum Einmalgebrauch Arbeitskleidung	- nach einmaligem Gebrauch - sofort bei Kontamination oder Verschmutzung Arbeitskleidung täglich, bei Verschmutzung sofort wechseln	Aufbereitung in der Waschmaschine im Vollwaschgang bei mindestens 60 °C und geeignetem Waschmittel, oder unter zusätzlicher Verwendung von Hygienespüler bei geringerer Waschtemperatur, vor infektiöser Kontamination ist die Arbeitskleidung durch Schutzschürze geschützt und Sekret wird bei der Behandlung durch Wegwerfartikel aufgenommen		Podologen, Reinigungspersonal, alle Arbeitnehmenden
Abfall	- hausmüllähnliche Abfälle - kontaminierte Abfälle - spitze, scharfe Gegenstände, Skalpellklingen	- Trennen, Sammeln und Entsorgen entsprechend kommunaler oder anderer Bestimmungen - Sofortabschluss in Plastikmüllbeutel und Entsorgung	- Restmüll- oder Sammelbehälter - Feste Umverpackung in	alle Arbeitnehmenden

				Person
BGW Berufsgenossenschaft für Gesundheitsdienst und Wohlfahrtspflege	Betriebsarzt: ______ Gesetze, Vorschriften, Regeln	- Hygieneordner - Daten auf Wiedervorlage	BuS-Schulung regelmäßig	Praxisinhaber

Alle in der Praxis Tätigen achten darauf, dass genügend Verbrauchsmaterialien vorgehalten werden und leiten bei zur Neige Gehen den Vorgang der Nachbestellung ein.
Sollten Gerätschaften, Instrumente oder Einrichtungsgegenstände schadhaft sein, wird umgehend die Praxisleitung oder eine andere zuständige Person informiert und der Vorgang der Instandsetzung eingeleitet.
Sollte es Neuerungen bei den gesetzlichen Vorgaben oder Regelungen geben, die den Hygiene- und Desinfektionsplan betreffen, sind umgehend alle in der Praxis Tätigen zu informieren. Der Plan ist anzupassen und von den Mitarbeitenden abzuzeichnen.
Für den Fall von Giftunfällen hängen im Hygieneraum die Kontaktdaten der Giftnotrufzentrale aus.

Stand 2022 Gilt ab dem ______ für Podologiepraxis ______

Datum ______ Mitarbeitende: belehrt, Inhalt zur Kenntnis genommen, verstanden und Durchführung anerkannt:

______

______

______

lange“ festlegt. Zusätzlich werden die Form der Kontrolle, Überwachung und Eigenkontrolle formuliert.

Es ist sinnvoll, bei jedem Anlass und jeder Gelegenheit den QM-Ordner zu ergänzen und zu erweitern, sodass mit der Zeit eine umfassende Dokumentensammlung entsteht. Qualitätsmanagement ist jedem anzuraten und wird in den BUS-Schulungen der Berufsgenossenschaft für Gesundheitsdienst und Wohlfahrtspflege unterstützt und gefördert.

4.14 AEMP, der Sterilisationsraum – Begehung durch das Gesundheitsamt

Die podologische Aufbereitungs-Einheit für Medizin-Produkte (AEMP) wird regelmäßig vom zuständigen Gesundheitsamt begangen und geprüft. Dafür ist es sinnvoll, die Checkliste der Praxis einmal im Jahr an einem festgelegten Termin zu kontrollieren, an aktuelle Vorgaben anzupassen und zu erweitern (Siehe Checkliste nächste Seite, Tab. 4.3).

Tab. 4.3 Checkliste Hygiene AEMP (Aufbereitungs-Einheit für Medizin-Produkte) – Begehung podologische Praxis durch zuständige Behörde

Checkliste Hygiene AEMP – Begehung podologische Praxis	
Name der Praxis/Stempel	
Anschrift	
Telefon, Fax	
E-Mail	
Ansprechpartner	
Praxisinhaber	
Datum	
Anzahl der Beschäftigten	
Qualifikation der Beschäftigten Name __________ Name __________ Name __________	 Qualifikation ______ Qualifikation ______ Qualifikation ______
Allgemeine Hygienestandards, bekannt und ausgeführt	0 ja 0 nein
Regelmäßige Schulungen Unterweisungsprotokolle darüber	0 ja 0 nein 0 ja 0 nein
Arbeitskleidung Wechsel der Arbeitskleidung	0 ja 0 nein 0 täglich 0 bei Bedarf
Reinigungs- und Desinfektionsplan	0 ja 0 nein
Anwendung hygienische Händedesinfektion	0 ja 0 nein
PSA – Persönliche Schutz-Ausrüstung zur Verfügung	0 Handschuhe 0 Mund-Nasen-Schutz-Maske 0 Schutzbrille 0 Schutzschürze, Plastik 0 Haarhaube
Welche Medizinprodukte (MP) werden nach §2 und §3 MPG in der Praxis angewendet? – Liste anfügen	
Anwendung von Einweg-Medizinprodukten?	0 ja 0 nein
Anwendung von mehrfach verwendbaren Medizinprodukten?	0 ja 0 nein
Eigene Aufbereitung von Medizinprodukten? Wenn ja, welche MP? (Liste anfügen) Wenn nein, Aufbereitungsvertrag mit externem Unternehmen mit Haftungsübernahme	0 ja 0 nein
Reinigung und Desinfektion kontaminierter Medizinprodukte? Vorreinigung ______ Manuell: Dosierung, Einwirkzeit ______ Maschinell (RDG): ______ Ultraschallbad? Typ: ______ Mittel, Dosierung, Betriebszeit in Min. ______	0 ja 0 nein
Sterilisation der MP anschließend? Temperatur: ______ Dauer: ______ Autoklav-Modell: ______	0 ja 0 nein

Tab. 4.3 Checkliste Hygiene AEMP (Fortsetzung) *Stand 2023*

Dokumentation des Sterilisationsprozesses?	0 ja	0 nein
Freigabe des Sterilisationsprozesses durch sachkundige Person?	0 ja 0 nein	
Lagerung von MP	0 offen 0 staubdicht abgeschlossen 0 Regal 0 Schrank 0 Schublade	
Kontrolle der Verfallsdaten regelmäßig?	0 ja	0 nein
Griffbereit:		
• Hygiene- und Desinfektionsplan mit Belehrungsprotokollen	0 ja	0 nein
• Standardarbeitsanweisungen: Instrumentenaufbereitung, Personalhygiene, Arbeitskleidung, Händehygiene, Hautschutz, PSA	0 ja	0 nein
• Sicherheitsdatenblätter	0 ja	0 nein
• Liste MP und Routineüberwachungen	0 ja	0 nein
• Betriebsanleitungen	0 ja	0 nein
• Validierungsprotokolle von Reinigungs- und Desinfektionsgerät (RDG), Siegelgerät, Autoklav	0 ja	0 nein
• Platz (Stuhl, Tisch) für Begeher, Wasser, Kaffee/Tee	0 ja	0 nein

Resümee

Podologen sind als Zugehörige zu einem humanmedizinischen Heilberuf mitverantwortlich für die Salutogenese (Gesunderhaltung) ihrer Patienten.

Dazu gehört auch die Verhinderung der Infektionserreger-Übertragung während der podologischen Behandlung und des Aufenthalts in der Praxis, die sowohl Therapierende, Angestellte oder Patienten und Begleitpersonen betrifft. Durch die gewissenhafte Einhaltung der notwendigen hygienischen Maßnahmen mit Kon trolle, Reflexion und Qualitätsmanagement gelingt die Unterbrechung von Infektionsketten und es kann ein wertvoller Beitrag zur Volksgesundheit geleistet werden.

Prüfe Dein Wissen!

1. Was bedeuten die Begriffe Reinigung, Desinfektion und Sterilisation?
2. Woraus besteht die PSA und wofür steht die Abkürzung?
3. Aus welchen Schritten besteht der Instrumentenkreislauf bei der Aufbereitung von Medizinprodukten in der AEMP einer Podologiepraxis? Erstelle ein Flussdiagramm!

3a. Im Autoklav kann aufeinanderliegend auf Trays/Tabletts und aufrecht sterilisiert werden. Worauf ist beim Aufeinanderlegen und Aneinanderstellen zu achten und warum?

4. Wie sollten alle podologischen Instrumente (außer Sensibilitätsprüfinstrumentarium) nach der Risikobewertung eingestuft und dementsprechend nach der Bereitstellung/Behandlung aufbereitet und gelagert werden?
5. Wie oft wird üblicherweise im Qualitätsmanagement auditiert, also beispielsweise der Hygieneplan auf Aktualität überprüft, werden Mitarbeitende belehrt und wird dies mit Unterzeichnung bestätigt?

Literatur- und Quellenverzeichnis:
[1] **Antwerpes, Dr. Frank; Rezaie, Hoda; Bienefeld, Jannik**: Desinfektion, Doccheck Flexikon, 21.10.2021
[2] **Carter, Anke; Glandien, Ralf; Schick-Leisten, Monika; Schlepp, Angelika; Uhlemann, Angela**: Leitlinie DIN EN ISO 11607-2 für die Validierung der Verpackungsprozesse, Zentralsterilisation Supplement, mhp Verlag GmbH, DGSV e.V., Revision 2015
[3] **Deutsche Gesetzliche Unfallversicherung e.V.** (DGUV) Spitzenverband, Schaubild: Allgemeine Schutzmaßnahmen
[4] **Enko, Maria Theresia**: Verpackung von Sterilisiergut, Basisskriptum 2009
[5] **Gehrmann, K.; Stens, R.**; in Abstimmung mit dem Vorstand der DGSV e.V. (Deutsche Gesellschaft für Sterilgutversorgung e.V.): Ausbildung und Einsatz von Praxisanleitenden in Aufbereitungseinheiten für Medizinprodukte (AEMP), dgsv-ev.de/wp-content/uploads/2020/12/DGSV_Empfehlung_Praxisanleitung_ZT_6_20.pdf, 21.02.2022
[6] **Grünewald, Klaus; Rheinbaben, Dr. Friedrich von**: Theorie der medizinischen Fußbehandlung 2, Verlag Neuer Merkur GmbH, ISBN 978-3-95409-027-3, 3. Auflage 2015 und ISBN 3-929360-52-7, 1. Auflage 2001
[7] **Kuberka-Wiese, Christine**: Skripte zur Podologieausbildung, ExpertInnenwissen durch 38-jährige Berufs- und Lehrtätigkeit, Bachelor-Studium, Fortbildungen und Vorträge im In- und Ausland
[8] **Merz, Sebastian; Antwerpes, Dr. Frank; Moll, Julia**: Facharzt für Hygiene und Umweltmedizin, Doccheck Flexikon, 21.02.2022
[9] **Pfersich, Tatjana**: Hygiene, Update für die Podologie, Vortrag Qualitätskonferenz VDP Stuttgart 2018
[10] **Porter, Prof. Roy; Cule, Dr. John**: Zeittafel der Medizingeschichte, Könemann Verlagsgesellschaft mbH Köln 2000, ISBN 3-8290-2831-8
[11] **Prinz, Dominic; Alexander, Sebastian; Blaschke, Jannik; Kinder, Jan-Luca**: Salutogenese, Doccheck Flexikon, 01.03.2022
[12] **Schmidt, Esther; Antwerpes, Dr. Frank; Siwek, Danny**: Umwelthygiene, Doccheck Flexikon, 01.03.2022
[13] **Waveren, Annette van**: Hygiene und Mikrobiologie, Skripte zur Podologieausbildung, Veröffentlichungen und Vorträge, 2020, 2021
[14] **Wundzentrum Hamburg**, Deutsche Gesellschaft für Krankenhaushygiene (DGKH) e.V.: Verfahrensstandard: Umgang mit multiresistenten Keimen in der podologischen Praxis (WZ-VS-007 V01)
[15] **Heck-Hygiene**: Schaubild: Hygienische Händedesinfektion, heck-hygiene.de
[16] Leitlinie für die Validierung der Verpackungsprozesse nach DIN EN ISO 11607-2:2020. Zentralsterilisation 2020; 28 (Suppl.)

Physik und Elektrotherapie

Podologen sollen nach der Durcharbeit dieses Kapitels in der Lage sein, physikalische Größen und Einheiten zu kennen und Mechanik, Wärmelehre, Elektrizitätslehre, Schwingungen und Wellen, Optik, Radiologie einschließlich Strahlenschutz und das Ansetzen von Lösungen zu erfassen. Sie verstehen es, Patienten mit Kenntnis und Beachtung der Werkstoffkunde zu Arten und Apparaturen der Elektrotherapie in den geläufigsten physikalischen podologischen Behandlungsmethoden (wie Hochfrequenz, galvanisches Zweizellenbad, Kryotherapie, Bestrahlungen, Ozonbedampfung und Lasertherapie am Fuß) anzuleiten, die Maßnahmen unter Beachtung der Indikationen und Kontraindikationen anzuwenden und durchzuführen.

5.1 Einleitung

Die in diesem Kapitel aufgegriffenen Themen sind berufsbezogen und stellen einen Auszug der umfangreichen Teilgebiete der Physik dar.

Die Physik befasst sich mit Naturgesetzmäßigkeiten in den klassischen Fachgebieten wie Elektrizität, Optik, Mechanik, Wärmelehre und den Veränderungen von Stoffen, die mit einfachen Verfahren wieder in ihren ursprünglichen Zustand zurückversetzt werden können. Unter einfachen Verfahren sind z. B. Erwärmen oder Abkühlen zu verstehen.

Physikalische Vorgänge sind u. a. das Gefrieren und Schmelzen des Wassers, die Erhitzung des menschlichen Nagels durch die Rotationsgeschwindigkeit (Umdrehungsgeschwindigkeit) des Fräsers oder das Herstellen von Lösungen.

Im Gegensatz dazu befasst sich die Chemie mit der Umwandlung von Stoffen.

Beispiele hierzu sind die Koagulation (Gerinnung) des Zelleiweißes durch Hitze bzw. Säuren. Das auf diese Weise veränderte Eiweiß hat eine neue Struktur erhalten, welche nicht mehr in ihre Urform zurückzuführen ist.

Chemie und Physik sind in manchen Fachgebieten sehr eng miteinander verknüpft. Der Begriff **Physik** ist aus dem griechischen Wort „physikē" hergeleitet und bedeutet Ursprung, Naturordnung, das Geschaffene. Das Wort **Chemie** stammt aus der altarabischen Sprache und bedeutete vermutlich: Rückbildung (z. B. auf die Zusammensetzung der Stoffe).

5.2 Grundlagen der Physik

5.2.1 Maßeinheiten

Um Vorgänge in der Physik definieren (festlegen) zu können, bedient man sich bestimmter Maßeinheiten, die allerdings in der Vergangenheit nicht immer auf eine einheitliche Bezugsgröße zurückzuführen waren. So bedeutet das englische Längenmaß „inch" den zwölften Teil eines Fußes (= 25,4 mm). Andere Länder haben für das Längenmaß aus der Physik stammende Bezugsgrößen gewählt, wobei der Austausch bestimmter Untersuchungsergebnisse untereinander nur mit aufwendigen Umrechnungen möglich ist.

Von internationalen Fachgesellschaften und Organisationen ist deshalb ab 1. Januar 1978 die Einführung eines neuen Maßsystems empfohlen worden. Fast alle Staaten (z. Zt. 45 Staaten, darunter auch die Bundesrepublik Deutschland) haben sich der Empfehlung angeschlossen und seit dieser Zeit das einheitliche System gesetzlich vorgeschrieben.

Die Grundlage des neuen „Internationalen Systems der Einheiten" (Abk.: SI, Système international d'unités = Internationales Einheiten-System) bilden sieben Basisgrößen. Eine Liste dieser Größen ist in den unten stehenden Tabellen 5.1 und 5.2 angegeben.

Tab. 5.1 Basisgrößen nach den SI-Einheiten

Größe	Einheit	Symbol
Länge	Meter	M
Masse	Kilogramm	Kg
Zeit	Sekunde	s
Stromstärke (elektrische)	Ampere	A
Temperatur	Kelvin	K*2
Lichtstärke	Candela	cd
Stoffmenge	Mol	mol

Tab. 5.2 Abgeleitete Größen aus den SI-Einheiten

Größe	Einheit	Symbol
Kraft	Newton	N
Druck	Pascal	Pa
Leistung	Watt	W
Spannung (elektrisch)	Volt	V
Widerstand (elektrisch)	Ohm	Ω
Arbeit	Joule	J
Frequenz	Hertz	Hz

Tab. 5.3 Heute nicht mehr zu benutzende Einheiten

Größe	Einheit	Symbol
Gewicht	pond	p
Druck	Atmosphäre	atm (1 atm = 101.325 Pa ~ 10^5 Pascal)
Leistung	Pferdestärke	PS
Arbeit	Kalorie	cal 1 cal = 4,184 J

Noch geduldete Einheiten

Größe	Einheit	Symbol
Temperatur	Celsius	C*2
Druck	Bar	bar (1 bar = 10^5 Pascal*1) 1 mb = 100 hPa

Vielfache und Teile von Zahlenwerten (Zahlenfaktoren) können den Einheiten vorangestellt werden (Tabelle 5.4):

Tab. 5.4 Auszug aus den Zahlenfaktoren für Einheiten

Wert	Abkürzung
Tera	T = 10^{12} (billionenfacher Wert)
Giga	G = 10^9 (milliardenfacher Wert)
Mega	M = 10^6 (millionenfacher Wert)
Kilo	k = 10^3 (tausendfacher Wert)
Hekto	= 10^2 (hundertfacher Wert)
Deka	= 10^1 (zehnfacher Wert)
Centi	c = 10^{-2} (hundertster Teil)
Milli	m = 10^{-3} (tausendster Teil)
Micro	µ = 10^{-6} (millionster Teil)
Nano	n = 10^{-9} (milliardster Teil)
Pico	p = 10^{-12} (billionster Teil)

Beispiele zu den Zahlenfaktoren:
1 Zentimeter (cm) = 0,01 m = 10^{-2} m
1 Millimeter (mm) = 0,001 m = 10^{-3} m
1 Nanometer (nm) = 0,000000001 m = 10^{-9} m
1 Megahertz (MHz) = 1.000.000 Hz = 10^6 Hz

*1 Die Druckeinheit Pascal (Pa) ist relativ klein, sodass zur besseren Übersicht vielfach noch die Einheit bar verwendet wird.
*2 Für den täglichen Gebrauch ist die Temperatureinheit Celsius weiterhin üblich, nur für physikalische Berechnungen nicht mehr brauchbar.

Unterteilungen der physikalischen Basisgrößen

Masse: (Kilogramm/kg)	
1 kg	= 1.000 g (Gramm)
1.000 kg	= 1 t (Tonne)
1 g	= 1.000 mg (Milligramm)

Volumen: (Kubikmeter/m³)	
1 m³	= 1.000.000 cm³ (Kubikzentimeter)
1 dm³	= 1.000 cm³
1 l (Liter)	= 1 dm³ = 1.000 cm³
1 cm³	= 1 ml (Milliliter)

Länge: (Meter/m)	
1 m	= 10 dm (Dezimeter)
1 m	= 100 cm (Zentimeter)
1 m	= 1.000 mm (Millimeter)
1 cm	= 10 mm

Fläche (Quadratmeter/m²)	
1 m²	= 10.000 cm² (Quadratzentimeter)
1 cm²	= 100 mm² (Quadratmillimeter)
1 km²	= 1.000.000 m²

Zeit (Sekunde/s)	
1 s	= 1/60 min (Minuten)
1 min	= 60 s
1 h (Stunde)	= 60 min
1 h	= 3.600 s

5.2.2 Dichte eines Stoffs

Jeder Körper nimmt einen bestimmten Rauminhalt, das Volumen, ein. Die Maßeinheit des Volumens ist der Kubikmeter (m^3), bzw. Kubikzentimeter (cm^3).
Das Volumen eines regelmäßigen Körpers wird ermittelt, indem man die Fläche, gemessen in Quadratmetern (m^2), mit der Höhe des Körpers (Gegenstandes) multipliziert. Beispiel: Ein Körper mit einer Fläche von 2 m^2 und einer Höhe von 1,5 m besitzt ein Volumen von 3 m^3.

Berechnung:
Volumen (V) = Fläche · Höhe
$V = 2\ m^2 \cdot 1{,}5\ m = 3\ m^3$

Gegenstände mit gleich großem Volumen können je nach Material, aus dem sie bestehen, unterschiedlich schwer sein. Ein Eisenstück mit der gleichen Größe wie ein Stück Buchenholz ist grundsätzlich schwerer. Beide Gegenstände haben eine unterschiedliche Dichte.
Die Dichte kann für jeden Körper bestimmt werden, indem man sein Gewicht (Masse) ins Verhältnis zu seinem Volumen setzt. (Das Volumen eines Gegenstands ist dadurch zu ermitteln, indem man misst, wie viel Wasser der Körper in einem geeichten Messzylinder verdrängt). Selbst bei verschieden großen Körpern bleibt der Quotient aus den Maßzahlen der Masse (z. B. kg) und des Volumens (z. B. m^3), immer gleich. Daraus ergibt sich eine sogenannte Stoffkonstante – ein für jeden Körper konstanter Wert.

$$\text{Formel: Dichte} = \frac{\text{Masse (M)}}{\text{Volumen (V)}}$$

Beispiel:
Ein Stück Kupfer hat die Masse von 44,5 g und ein Volumen von 5 cm^3.

$$\text{Dichte} = \frac{44{,}5\ g}{5\ cm^3} = 8{,}9\ g/cm^3$$

Folglich hat Kupfer nach dieser Berechnung eine Dichte von 8,9 g/cm^3. Dieser Wert ist gleichzeitig auch seine physikalische Stoffkonstante (prinzipiell wird die Dichte in g/cm^3 angegeben).

Sind nur die Dichte (Stoffkonstante) und das Volumen eines Körpers bekannt, lässt sich daraus das Gewicht ermitteln. Hierzu wird die umseitig genannte Formel verwendet:

$$\text{Dichte (D)} = \frac{M}{V} \qquad \text{umgestellt: } M = D \cdot V$$

Nach dem genannten Beispiel ergibt sich aus der Dichte und dem Volumen des Kupfers die Masse von 44,5 g.

$$\text{Masse} = \frac{8{,}9\ g \times 5\ \cancel{cm^3}}{\cancel{cm^3}} = 44{,}5\ g$$

(In diesem Bruch kann die Einheit cm^3 gekürzt und dadurch aus der Berechnung gestrichen werden.)

Übersicht der Dichte einiger Stoffe

Blei	11,3 g/cm^3
Wasser	1,0 g/cm^3
Silber	10,5 g/cm^3
Eis	0,9 g/cm^3
Kupfer	8,9 g/cm^3
Benzol	0,88 g/cm^3
Eisen	7,8 g/cm^3
Alkohol	0,79 g/cm^3
Aluminium	2,7 g/cm^3
Kork	0,24 g/cm^3
Glas	2,4 g/cm^3
Terpentinöl	0,87 g/cm^3
Meerwasser	1,02 g/cm^3

Das Wissen um die Dichte der Stoffe ist wichtig, um Lösungen in der Praxis ansetzen zu können.

5.2.3 Lösungen

Eine Lösung besteht immer aus einem Lösungsmittel (z. B. Wasser, Alkohol) und einem darin gelösten Stoff (z. B. Salz, Öl, Säure, Lauge, organische Stoffe).
In den meisten Fällen wird der Gehalt, mit der die Konzentration eines gelösten Stoffs in der Lösung angegeben wird, in Prozenten (Symbol: %) ausgedrückt. Das Prozent (lat.: pro centum) bedeutet in freier Übersetzung: im Verhältnis zu/in Hundert. Der Begriff 10 % sagt demnach aus, dass 10 Teile eines Stoffs in 100 Teilen enthalten/gelöst sind.
Die Einheit der Mengen eines Stoffs, die in einer Lösung enthalten sind, beziehen sich entweder auf Gewichtsprozente (z. B. in g) oder Volumenprozente (z. B. in cm^3). Der Alkoholgehalt z. B. bei Likören und Wein wird immer in Volumenprozenten (Vol.-%) angegeben. Alkohol ist leichter

als Wasser und eine Umrechnung in Gewichtseinheiten für diese Lösung wäre umständlich. In einem 32%igen Likör sind folglich 32 ml/100 ml reiner Ethanol enthalten.

Beispiel für eine wässrige Salzlösung:
Für eine 10%ige Lösung sind 10 g des Salzes und 90 g destilliertes Wasser abzuwiegen. Die Summe ergibt 100 Teile.
Das umständliche Abwiegen des Wassers kann man sich sparen, da das Lösungsmittel Wasser die Dichte von 1 g/cm³ besitzt.
Ein cm³ Wasser wiegt ziemlich genau 1 g.

In der Regel wird bei der Prozentangabe einer Lösung das Verhältnis Gewicht in Gewicht (weight per weight oder abgekürzt: w/w) vorausgesetzt. Da jedoch auch andere Lösungsformen möglich sind, wie z. B. Volumen in Gewicht (volume per weight, abgekürzt: v/w) oder Volumen in Volumen (volume per volume, abgekürzt: v/v), ist es dann wichtig, diese Angabe hinzuzufügen. Hierauf ist unbedingt zu achten, damit die Mischungsverhältnisse nachvollziehbar sind.
Die am häufigsten verwendeten Lösungsmittel sind Wasser, Aceton, Alkohol und Benzin. Das davon bekannteste und wichtigste Lösungsmittel ist Wasser (H_2O) und gut geeignet, die meisten in der Praxis benutzten Stoffe, besonders Salze, zu lösen. Das liegt daran, dass Wasser eine hohe **Dielektrizitätskonstante** besitzt. Die positiv geladenen Wasserstoff (H^+)-Atome des Wassers stehen auf einer Seite in einem stumpfen Winkel von 105° zueinander. Das Sauerstoffatom (O-) befindet sich am Scheitelpunkt und bildet die gegenüberliegende, negativ geladene Komponente des Moleküls. Hierdurch verteilt sich die positive und negative Ladung nicht gleichmäßig. Der Schwerpunkt der positiven bzw. negativen Ladung liegt dann jeweils nur auf einer Seite des Moleküls (daher: Dipol/zweipolig). Das elektrische Feld des Wassermoleküls ist in der Lage, sich nach der Ladung des Salz-Ions auszurichten und es zu umlagern (Abb. 5.1).

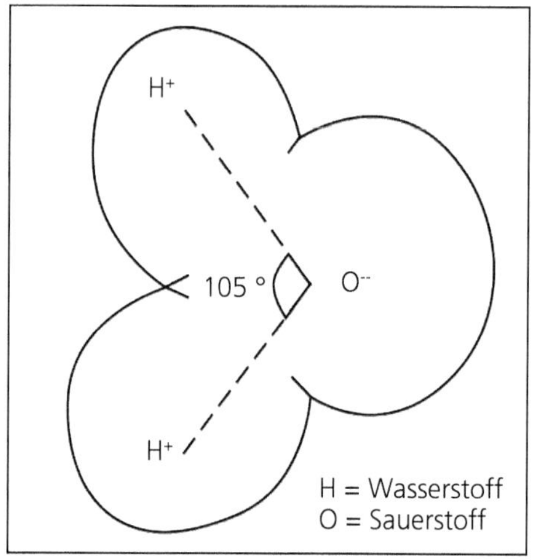

Abb. 5.1: Anordnung der Wasseratome

Wenn ein Salz, z. B. das täglich benutzte Kochsalz (Natriumchlorid/chemische Formel: NaCl), in Wasser gelöst wird, spaltet sich das Molekül (NaCl) und es entstehen Ionen (= geladene Atome).
Das Natrium spaltet sich in Na^+ (Natrium positiv geladenes Ion) und das Chlor in Cl^- (Chlor negativ geladenes Ion).
Das Wassermolekül legt sich durch seinen Dipolcharakter um die Ionen des Kochsalzes und hält es damit in Lösung (Abb. 5.2).

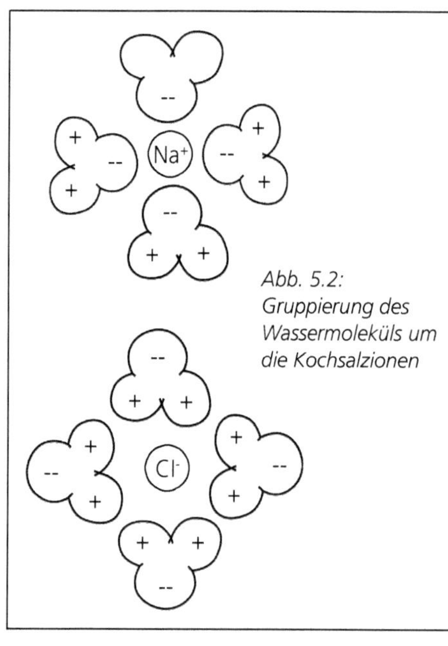

Abb. 5.2: Gruppierung des Wassermoleküls um die Kochsalzionen

Salze sind in den meisten organischen Lösungsmitteln wie Benzin, Benzol, Tetrachlorkohlenstoff, Alkohol oder Ether unlöslich. Diese Substanzen sind jedoch gute Lösungsmittel für organische Materialen (= Gummi, Fette ...). Sie besitzen keinen Dipolcharakter.

Die Löslichkeit mancher Stoffe in Wasser ist sehr unterschiedlich. In warmem Wasser lösen sich z. B. Salze besser als in kaltem. Darüber hinaus ist der **Sättigungspunkt** für eine Lösung erreicht, wenn sich keine Substanzen mehr auflösen lassen, die zuvor löslich waren (Tabelle 5.5).

Tab. 5.5 Löslichkeit für einige bekannte Stoffe

Stoff	Löslichkeit in Wasser	Löslichkeit in Ethanol	Löslichkeit in Ether
Acetylsalicylsäure	0,3 %	20 %	5 %
Salicylsäure	0,2 %	gut	gut
Ether	6,6 %	mischbar	mischbar
Silbernitrat	66,6 %	7,1 %	unlöslich
Eisenchlorid	leicht	leicht	unlöslich
Kaliumpermanganat	6,2 %	Zersetzung	unlöslich
Natriumchlorid	33 %	unlöslich	unlöslich
Phenol	8,3 %	leicht	leicht
Pyrogallol	58,8 %	66,6 %	66,6 %
Rivanol	6,6 %	0,8 %	unlöslich
Harnstoff	leicht	20 %	schwer
Zinkoxid	unlöslich	unlöslich	unlöslich

(Angaben der Löslichkeit bei Zimmertemperatur)

Geräte zum Ansetzen einer wässrigen Lösung

Um stets gleiche Ansätze herzustellen und reproduzierbar zu machen, ist für die Lösung ein relativ genaues Abmessen bzw. Wiegen der Substanzen wichtig. Dafür benutzt man folgende Geräte:

Messzylinder
Zylindrisches Glasgefäß mit Maßeinteilung zum Abmessen größerer Mengen Flüssigkeit/Lösungsmittel (Abb. 5.3).

Messzylinder mit engem Hals sind genauer als diejenigen mit weitem Hals.

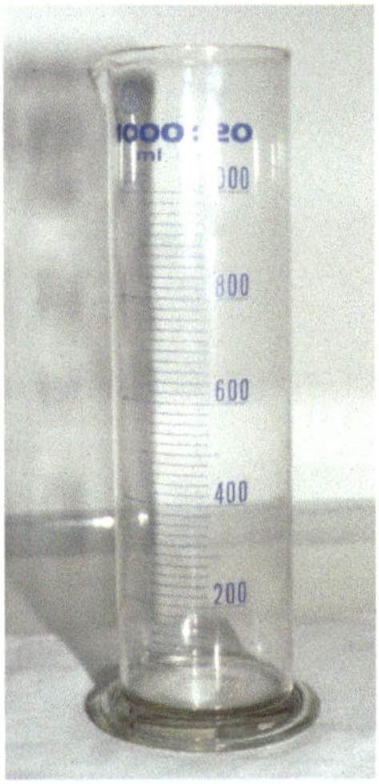

Abb. 5.3: Weithalsmesszylinder

Messpipette
Saugrohr mit Maßeinteilung. Mit der Pipette können geringe Mengen flüssiger Stoffe abgemessen werden (Abb. 5.4).

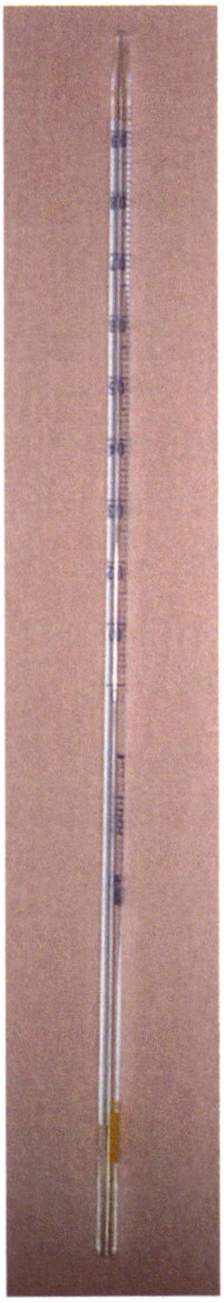

Abb. 5.4: Messpipette für 1 ml Flüssigkeit

Das Ansaugen geschieht grundsätzlich nie mit dem Mund, sondern bei allen Flüssigkeiten (Säuren ...) mit einem speziell für die Pipette konstruierten Gummiball.

Messzylinder und Pipette sind auf Auslauf geeicht, d. h. die letzten Tropfen, die (in Auslaufhaltung) im Messgefäß nach ca. zehn Sekunden Wartezeit verbleiben, werden nicht weiter berücksichtigt.

Hinweis für die richtige Ablesung bei Messzylindern und -pipetten.

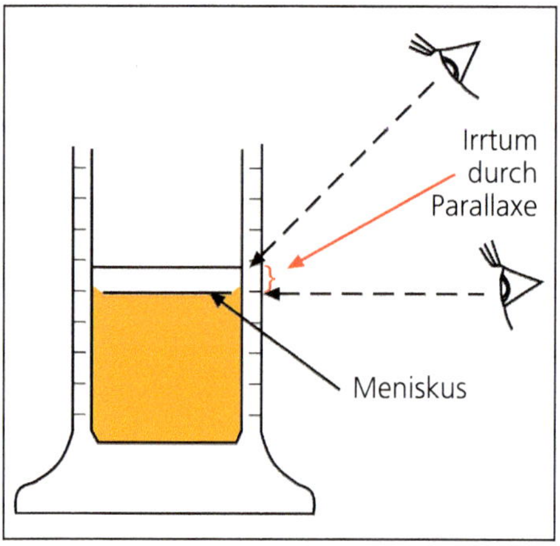

Abb. 5.5: Ablesen der Flüssigkeitsmenge in einem Messzylinder

Beide müssen in Augenhöhe abgelesen werden. Durch die gekrümmte Oberfläche einer Flüssigkeit im Gefäß (= Meniskus) ist für die Ablesung der untere Teil des Flüssigkeitsspiegels maßgebend (Abb. 5.5).

Becherglas
Geeignet zum Mischen von Flüssigkeiten. Eventuell vorhandene Maßeinteilungen sind ungenau (Abb. 5.6).

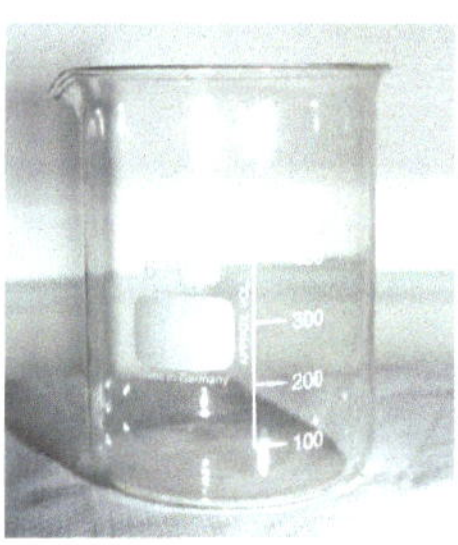

Abb. 5.6: Becherglas

Aräometer (Senkspindel)
Es wird benutzt, um die Dichte von Flüssigkeiten zu bestimmen. In der Praxis kommt z. B. das Alkoholmeter (Aräometer für Alkohol) zur Anwendung (Abb. 5.7).

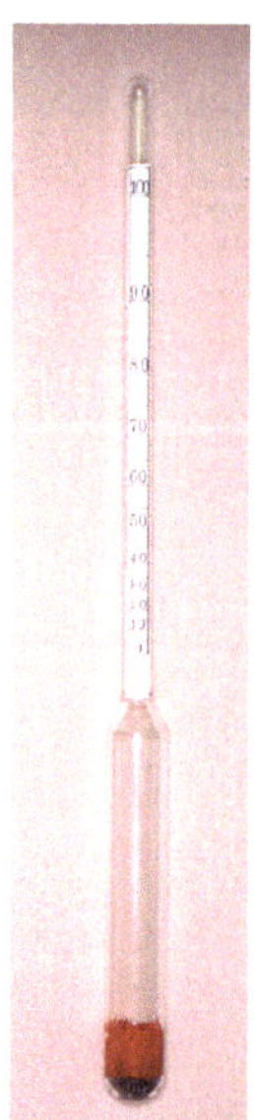

Abb. 5.7: Aräometer

Mit dem Alkoholmeter kann der Volumenprozentgehalt (Vol.-%) des Alkohols in einer Alkohol-Wasser-Mischung (= Lösung) festgestellt werden.

Balkenwaage
Dient zum Abwiegen fester/flüssiger Stoffe (Salze ...). Sie scheint heute ein Relikt aus der alten Zeit zu sein, aber man bekommt sie preisgünstig inkl. Gewichte im Chemiehandel. Digitalwaagen sind sehr teuer.

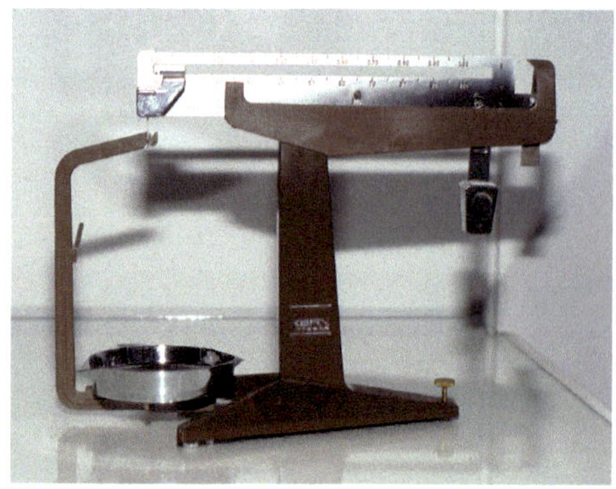

Abb. 5.8: Balkenwaage

Nach vorheriger Bestimmung des Eigengewichts des Wiegegefäßes (Tara) kann die Substanz anschließend darin abgewogen werden.

Gewichte soll man mit der Pinzette fassen, weil Handschweiß und Substanzreste an den Händen das Metall der Gewichte angreifen können (Korrosion). Ein genaues Abwiegen ist dann nicht mehr möglich.

Für spezielle Wägearbeiten ist die Präzisionswaage für Analysen (Substanzbestimmungen) entwickelt. Diese Genauigkeit auf drei Stellen hinter dem Komma ist jedoch für unsere Verwendung übertrieben.

Die Analysenwaage ist heute bereits von der elektronischen Digitalwaage mit automatischer Tara-Bestimmung abgelöst.

Digital-Briefwaagen sind für die in der Regel kleinen Substanzmengen zu ungenau. Sie besitzen eine nur mäßige Genauigkeit von ±1 g im Wägebereich.

Ansetzen einer Salzlösung

Notwendige Geräte: Balkenwaage, Gewichte und Messzylinder.
Aufgabe: Gewünscht sind 10 ml einer 20%igen Salzlösung.
Vorgang: Zuerst wird die **Tara** (Eigengewicht des Wiegegefäßes) bestimmt. Es gibt im Laborhandel Plastikschälchen zur einmaligen Benutzung (Abb. 5.9).

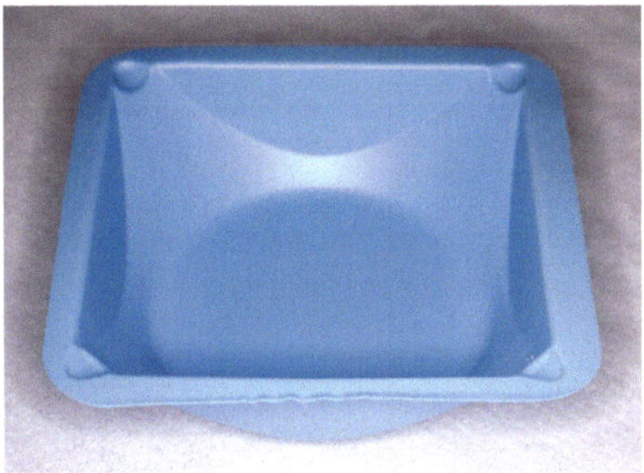

Abb. 5.9: Plastikschälchen zur einmaligen Benutzung

Eine andere Möglichkeit bietet ein Stück Papier, welches an den Rändern aufgebogen wird. Das Aufbiegen verhindert das unbeabsichtigte Verstreuen von Substanz und ist besonders dann anzuraten, wenn es um Substanzen geht, die schwer oder gar nicht mehr zu entfernende Färbungen hinterlassen (z. B. Silbernitrat).

Nach der Tara-Bestimmung wird die Substanz abgewogen. In diesem Beispiel sind es 2 g Salz, da nur 10 ml Lösung hergestellt werden sollen (die Bezeichnung % bezieht sich immer auf 100 Teile, deshalb benötigt man für 10 Teile nur jeweils 1/10 der Mengen).

Die Substanz (2 g) wird in die bereits beschriftete Flasche gegeben und mit 8 ml destilliertem Wasser aufgefüllt. Die Summe ergibt 10 g Silbernitrat ($AgNO_3$)-Lösung.

Anschließend ist die Flasche zu verschließen und gut zu schütteln, damit sich das Salz lösen kann und sich gleichmäßig in dem Lösungsmittel (hier: destilliertem Wasser) verteilt. Je wärmer das Lösungsmittel ist, desto schneller löst sich das Salz. Bedingt ist dieser Effekt durch den Lösungsvorgang, weil dem Lösungsmittel Wärme entzogen wird.

Es ist zu beachten, dass zur Herstellung einer wässrigen Salzlösung nur destilliertes Wasser benutzt wird, damit keine chemischen Reaktionen zwischen den im üblichen Leitungswasser enthaltenen Salzen und der Substanz entstehen können. Bei einer chemischen Reaktion entstünden sonst neue Verbindungen mit anderen Eigenschaften.

Wichtig ist auch, für die gewünschte Konzentration der Lösung bei der gleichen Maßeinheit zu bleiben. Das Wasser in ml abzumessen statt in g abzuwiegen, ist die einzige Ausnahme (bei Wasser können wir g = ml einsetzen, da die Dichte des Wassers = 1 ist).

Tab. 5.6 Prozentabstufungen und dafür benötigte Mengen am Beispiel der Silbernitrat-Lösungen (Ansatz für geringe Mengen)

Gewünschter %-Gehalt	Abzuwiegende Menge $AgNO_3$	Menge dest. Wasser	Summe der Mengen
10 %	1 g	9 g	10 g
30 %	3 g	7 g	10 g
40 %	4 g	6 g	10 g
50 %	5 g	5 g	10 g

Ansetzen einer Desinfektionsmittellösung

Für das Ansetzen einer Desinfektionsmittellösung benötigt man **kein destilliertes Wasser**! In der Rezeptur dieser Mittel sind bereits Stoffe verwendet, die gegenüber Reaktionen mit den im Leitungswasser gelösten Substanzen (Wasserhärte) unempfindlich sind.
Notwendige Geräte: Kleiner Messzylinder (evtl. bis 50 ml Fassungsvermögen)/ Messbecher oder, wenn angegeben, die Verschlusskappe der Flasche.
Aufgabe: Gewünscht sind 1.000 ml (= 1 Liter) einer 2%igen Desinfektionslösung.
Vorgang: Die Mengen können sämtlich abgemessen werden. Das Desinfektionsmittelkonzentrat wird als 100 % angenommen.

Zur Herstellung der Lösung benötigt man: 20 ml Desinfektionsmittelkonzentrat, was in den oben genannten Gefäßen (kleiner Messzylinder, Messbecher ...) abgemessen wird. Man schüttet danach entweder 20 ml in einen großen, 1.000 ml fassenden Messzylinder und füllt auf 1 Liter auf, oder man gibt die abgemessene Menge in ein größeres Gefäß und schüttet 980 ml Leitungswasser dazu (Summe der Menge: 1.000 ml/=1 Liter).

Tab. 5.7 Mengenverhältnisse zur Herstellung von Desinfektionsmittellösungen unterschiedlicher Konzentration (Desinfm = Desinfektionsmittel)

Gewünschter %-Gehalt	Abzumessende Menge Desinfm	Menge Leitungswasser	Summe der Mengen
0,5 %	5 ml	995 ml	1.000 ml
1 %	10 ml	990 ml	1.000 ml
2,5 %	25 ml	975 ml	1.000 ml
5 %	50 ml	950 ml	1.000 ml
2 %	100 ml	4.900 ml	5.000 ml

Volumenverringerung von alkoholischen Lösungen (Volumenkontraktion)
Alkoholische Lösungen unterschiedlicher Dichte haben die Eigenschaft, ihr Volumen zu verringern. Schüttet man 500 ml Ethanol und 500 ml Wasser in einem Messzylinder zusammen, erhält man **keine 1.000 ml Lösung, sondern ca. 3,5 % weniger Volumen.**

Beispiel:
Es sind 539 ml Alkohol und 498 ml Wasser notwendig, um 1.000 ml alkoholische Lösung zu erhalten. Die Summe der beiden Mengen ergibt rechnerisch allerdings 37 ml mehr Volumen.

Es ist deshalb sehr viel einfacher, alkoholische Lösungen mit dem Alkoholmeter (Aräometer für Alkohol) anzusetzen (Tabelle 5.8).

Tab. 5.8 Ansetzen der Isopropanol-Lösungen (Vol.-%) mit den dazu benötigten Mengen destillierten Wassers

Vol.-%-Gehalt	Menge Isopropanol	Menge dest. Wasser	Summe der Mengen
50 %	440 ml	560 ml	1.000 ml
60 %	540 ml	460 ml	1.000 ml
70 %	640 ml	360 ml	1.000 ml
80 %	750 ml	250 ml	1.000 ml

Anmerkung: Isopropanol (Isopropylalkohol) wurde als preisgünstigere Alternative zu Ethylalkohol gewählt. Die Mengen sind mit einem Weithalsmesszylinder und einem Alkoholmeter ermittelt.

Mischen bereits vorhandener Lösungen gleicher Substanz auf die gewünschte Konzentration

Wenn Lösungen in der Praxis vorhanden sind, die nicht mehr der benötigten Konzentration entsprechen, kann man sie trotzdem weiterverwenden, wenn man sie im richtigen Verhältnis mischt. **Der gewünschte Prozentgehalt muss dabei jedoch immer niedriger liegen als die höchste Konzentration der an der Mischung beteiligten Lösung.**

Um die richtigen Mengenverhältnisse zu ermitteln, benutzt man das Mischungskreuz.

Die jeweils vorhandenen Konzentrationen werden untereinander geschrieben und die gewünschte Konzentration rechts davon in die Mitte der Zeile gesetzt. Durch Subtraktion (Abziehen eines Werts) in der Diagonale erhält man die Verhältniszahlen für die Mischung der beiden vorhandenen Lösungen in der rechten Spalte (Minuswerte in der Berechnung bleiben unberücksichtigt). Das Rechnen mit dem Mischungskreuz wird durch ein Beispiel erläutert.

Aufgabe:
In welchem Verhältnis sind eine 75%ige Lösung (1) und eine 15%ige Lösung (2) zu mischen, um eine 30%ige Lösung (E) zu erlangen?

Berechnung mit dem Mischungskreuz:

```
75 % ↘         ↗ 15      15        1
       30 %              —    =    —
15 % ↗         ↘ 45      45        3
```

Der Quotient 15/45 wurde durch die Zahl 15 gekürzt, wodurch das einfachere Verhältnis 1/3 erhalten wurde. Man benötigt in der ersten Zeile der Berechnung folglich 1 Teil der 75%igen – und in der zweiten Zeile der Berechnung 3 Teile der 15%igen Lösung, um eine 30%ige Lösung zu erhalten. Für den Begriff „Teile" kann jede Mengenangabe (g, ml ...) eingesetzt werden. Zu beachten ist dabei grundsätzlich die Verwendung der gleichen Einheit (entweder nur Gramm/g- oder nur Milliliter/ml-Einheiten)!

Ausfällung von Lösungen

Dabei handelt es sich oft um chemische Reaktionen, bei der ein neuer Stoff mit anderen Eigenschaften entsteht oder um Unverträglichkeiten (Inkompatibilitäten). In manchen Fällen kann eine Temperaturabsenkung zu reversiblen (umkehrbaren) Ausfällungen führen.

Beispiel: Zusammengießen einer Kochsalz (NaCl)- und einer Silbernitrat ($AgNO_3$)-Lösung. Es entsteht eine Ausfällung von Silberchlorid (AgCl), die sich mit weißem Niederschlag darstellt. Durch diese Reaktion ist ein neuer, wasserunlöslicher Stoff entstanden, der nicht mehr die gleichen Eigenschaften wie das Silbernitrat besitzt.*
Reaktionsgleichung:
$NaCl + AgNO_3 \rightarrow AgCl + NaNO_3$

Da Silberchlorid (AgCl) wasserunlöslich ist, wird es als weißer Niederschlag (= Ausfällung) in der Lösung sichtbar.
Natriumnitrat ($NaNO_3$) ist wasserlöslich und daher nicht sichtbar.

* Silbernitrat ist in der Fußbehandlung ein häufig benutztes Ätzmittel. Beim Ansetzen dieser Lösungen ist deshalb eine Schutzbrille zu tragen, um eine Augenverätzung zu vermeiden. Augenverätzungen können zum bleibenden Verlust der Sehkraft führen.

Stammlösung

Um das zeitaufwendige Abwiegen der Substanz für unterschiedliche Konzentrationen der Lösungen zu umgehen, kann auch eine Stammlösung angesetzt werden. Aus ihr wird durch Abmessen (Messzylinder, Pipette ...) die gewünschte Endkonzentration der Lösung hergestellt. Dadurch braucht man nur einmal die Substanz abzuwiegen. Der gewünschte Prozentgehalt muss dabei jedoch immer niedriger liegen als die in der Stammlösung vorhandene Konzentration der Substanz.

Mit Stammlösungen arbeitet man auch dann, wenn die Substanzmenge für die Herstellung einer Lösung so gering ist, dass ein ausreichend genaues Abwiegen nicht mehr möglich ist.

Beispiel für die Herstellung einer Stammlösung:

Es wird von Silbernitrat ($AgNO_3$) eine 50%ige Stammlösung hergestellt (eine höhere Prozentabstufung empfiehlt sich nicht, da mit ca. 60 % $AgNO_3$ nahezu eine Sättigung der Lösung erreicht ist und das Salz bei Temperaturschwankungen auskristallisieren kann).

Es werden 10 g Silbernitrat abgewogen und mit 10 ml destilliertem (dest.) Wasser aufgefüllt. Die $AgNO_3$-Lösung ist 50%ig (Flasche ist zu beschriften! Gefahrenhinweis: siehe Anmerkung unten).

In der nachfolgenden Tabelle 5.9 sind die abzumessenden Volumina zusammengefasst (Berechnung erfolgte durch das Mischungskreuz).

Tab. 5.9

Gewünschter %-Gehalt der $AgNO_3$-Lösung	Vol.teile der 50%igen $AgNO_3$-Stammlösung	Volumenteile dest. Wasser
10%ig	1 ml	4 ml
20%ig	2 ml	3 ml
30%ig	3 ml	2 ml
40%ig	4 ml	1 ml

Erklärungen zu den unter 5.2.3 genannten Begriffen

Atome sind die Bausteine der Elemente. Sämtliche Atome eines Elements sind gleich und haben die gleiche Masse. Nach dem Modell des dänischen Physikers Niels Bohr (1885–1962) besteht der Kern des Atoms aus Protonen, die eine positive Ladung tragen, gegebenenfalls Neutronen (ohne elektrische Ladung) und einer negativen Elektronenhülle (Abb. 5.10).

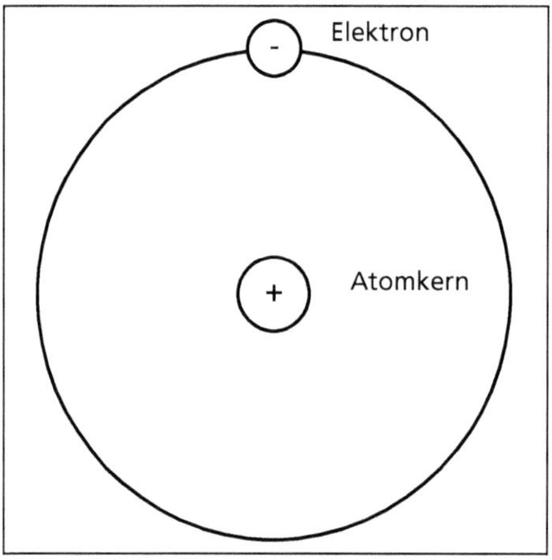

*Abb. 5.10: Atommodell nach Niels Bohr (am Beispiel der Wasserstoffatoms)**

Der Kern ist 10.000 bis 100.000 Mal kleiner als das Gesamtatom (Atomkern ~ $1 \cdot 10^{-15}$ m). Die Elektronen eines Atoms befinden sich in größerem Abstand vom Kern auf bestimmten Elektronenbahnen (~ $1 \cdot 10^{-10}$ m).

Elemente sind die Grundbausteine der Materie (z. B. Wasserstoff/H, Sauerstoff/O, Kohlenstoff /C, Natrium/Na, Chlor/Cl, ...), aus der sämtliche chemischen Verbindungen gebildet werden. Alle in der Natur vorkommenden Elemente sind im tabellarisch aufgebauten **„Periodensystem der Elemente"** zusammengefasst.

* Dieses Atommodell lässt sich heute nur noch als vereinfachende Erklärung verwenden, es entspricht nicht mehr den neuen wissenschaftlichen Erkenntnissen der Atomphysik.

Moleküle sind Atomverbände mit gleichen oder ungleichen Atomen.
Gleiche Atomverbände sind z. B. 2 Sauerstoffatome: O_2. Aus ungleichen Atomverbänden besteht z. B. das Wasser H_2O (= 2 Wasserstoffatome/H und ein Sauerstoffatom/O) oder das Kochsalz/NaCl (= 1 Natriumatom und 1 Chloratom).

Das Verhältnis der Atome in einer Verbindung, die aus verschiedenen Elementen bestehen kann, ist stets das gleiche.
Beispiel: Wasser (H_2O) besteht immer aus zwei Atomen Wasserstoff und einem Atom Sauerstoff. Die Anzahl der Atome in einer Verbindung steht immer als Index rechts unten neben dem Symbol des Elements.

Eine **Verbindung** ist ein Stoff, der aus verschiedenen Elementen entstanden ist (siehe oben genannte Reaktion von Silbernitrat und Kochsalz).

Ionen sind elektrisch negativ oder positiv geladene Atome (Beispiel: Na^+ und Cl^- in einer wässrigen Lösung) oder auch Molekülkomplexe, z. B. Ag^+ und $(NO_3)^-$.

Der Molekülkomplex besteht aus einem Stickstoffatom (N) und drei Sauerstoffatomen (O_3).

Elektronen bestimmen die negative/positive Ladung des Atoms.

5.2.4 Luftfeuchtigkeit

Die Luft ist ein Gasgemisch, welches aus 21 % Sauerstoff, 0,03 % Kohlendioxid, 78 % Stickstoff und 1 % Edelgasen besteht. Außer diesen Stoffen liegen noch weitere Substanzen in der Luft gelöst vor. Dazu gehört als wichtigster Bestandteil der Wasserdampf.

Auch Alltagserfahrungen weisen darauf hin, dass die Luft Wasserdampf enthält. Die Praxisfenster beschlagen, wenn es draußen kalt ist. An sehr kalten Wintertagen wird der Atem für kurze Zeit sichtbar.

Von dem Feuchtigkeitsgehalt der Luft in einem Zimmer ist das Wärmeempfinden des Menschen abhängig. Sehr trockene Luft entzieht den Atemwegen Feuchtigkeit und schwächt die Abwehr gegen Infektionen. Zu feuchte Raumluft fördert den Pilzbefall, wenn sie sich an kalten Zimmerwänden niederschlägt. Sie ist für die Gesundheit des Menschen bedenklich. Eine ausgeglichene Luftfeuchtigkeit in Arbeitsräumen ist nicht allein für das Wohlbefinden des Menschen, sondern auch für den Erhalt der Instrumente (Rostansatz) und der Raumhygiene eine Notwendigkeit.

Die aufnehmbare Menge des Wasserdampfs in der Luft unterliegt physikalischen Gesetzmäßigkeiten, die anhand der folgenden Begriffe verdeutlicht werden soll.

Absolute Luftfeuchtigkeit

Hierunter versteht man diejenige Wasserdampfmenge, welche von der Luft tatsächlich aufgenommen wurde. Dieser Wert gibt daher nicht an, wie viel Wasserdampf noch aufgenommen werden kann.

Die Feuchtigkeitsaufnahme der Luft ist von der Temperatur abhängig.

Bei hoher Temperatur nimmt die Luft mehr Wasserdampf auf als bei niedriger. Im Höchstfall kann die Luft bei 20 °C je Kubikmeter (m^3)

17,2 g Wasserdampf enthalten. Die Luft ist dann mit Feuchtigkeit gesättigt. Bei kälterer Temperatur (15 °C) genügen dann bereits 12,8 g Wasserdampf pro m^3 Luft zur Sättigung.

Die absolute Luftfeuchtigkeit wird errechnet, indem man die in einem Raum vorhandene Wasserdampfmenge (g) in das Verhältnis zum Volumen des Raums (m^3) setzt.

$$\text{Absol. Feuchtigkeit} = \frac{\text{Wasserdampfmenge (g)}}{\text{Volumen (m}^3\text{)}}$$

Zur Bestimmung der Luftfeuchte benutzt man in der Physik die Chemikalie Chlorkalzium, welche noch besser als Kochsalz (NaCl) Feuchtigkeit bindet.

Relative Luftfeuchtigkeit

Für den Laien überschaubarer ist der Wert der relativen Luftfeuchtigkeit. Er wird in Prozenten (%) ausgedrückt und bezieht sich auf den absoluten (tatsächlichen) Feuchtigkeitsgehalt im Verhältnis zur maximalen absoluten Feuchtigkeit der Luft.

$$\text{Relat. Feuchtigkeit} = \frac{\text{absol. Feuchtigkeit} \cdot 100}{\text{max. absol. Feuchtigkeit}}$$

Beispiel:
Enthält die Raumluft bei 20 °C 10,3 g/m^3 Wasserdampf (max. Höchstmenge 17,2 g/m^3), ist sie ungesättigt. Ihre relative Luftfeuchtigkeit beträgt dann nach der o. g. Formel 60 %.

Die Luft kann folglich bis zur Sättigung noch 40 % Wasserdampf aufnehmen.

Sinkt die Temperatur bei einer absoluten Luftfeuchtigkeit von 12,8 g/m^3 unter 15 °C, so vermag die Luft den in ihr enthaltenen Wasserdampf nicht mehr voll aufzunehmen. Er kondensiert in Form von feinsten Tröpfchen. Der relative Feuchtigkeitsgehalt der Luft beträgt dann über 100 %.

Räume, in denen man wohnt oder arbeitet, sollten eine relative Luftfeuchtigkeit von mindestens 30 %, maximal 75 % enthalten.

Taupunkt

Luft, die mit Wasserdampf gesättigt ist, scheidet bei Temperatursenkung den überschüssigen Wasserdampf in Form von kleinen Tröpfchen ab. Den Grenzwert einer Temperatur zwischen Sättigung der Luft mit Feuchtigkeit und der Ausscheidung des Feuchtigkeitsgehalts als Wassertröpfchen nennt man Taupunkt.

Dieser Vorgang wird oft beobachtet, wenn sich an festen Körpern (z. B. Wasserleitung, Innen- bzw. Außenseite der Fenster) Luft abkühlt. Die Gegenstände „beschlagen“, wodurch sich auf ihrer Oberfläche ein Feuchtigkeitsfilm bildet.

Kritisch wird dieser Zustand bei ungenügend wärmeisolierten Hauswänden, wenn die Innentemperatur unter den Taupunkt der Wände absinkt. Hierdurch schlägt sich die Feuchtigkeit in Form von „Schwitzwasser" innerhalb der Wand nieder und kann dort die Entstehung von Pilzen fördern.

Feuchtigkeitsmessung

Für diese Messung am meisten verbreitet ist das **Haarhygrometer**. In einer speziellen Vorrichtung ist ein entfettetes Menschenhaar gespannt. Es besitzt die Eigenschaft, sich bei Feuchtigkeit auszudehnen und bei Trockenheit zusammenzuziehen. Dieser Vorgang ist von der Umgebungstemperatur unabhängig. Die Längenzu- oder -abnahme wird durch ein Hebelsystem auf einen Zeiger übertragen und dadurch auf einer Skala messbar gemacht.

Ein mit Gleichstrom arbeitendes System zur Feuchtigkeitsmessung nennt man **Widerstandshygrometer**. Das Messverfahren besteht aus einer dünnen Aktivkohleschicht, deren elektrischer Widerstand sich mit zunehmender relativer Feuchte verändert. Der Wert kann mittels Zeiger oder Digitalanzeige abgelesen werden.

5.2.5 Wärmelehre

Temperatur

Unsere Empfindung ist kein zuverlässiger Wärmemesser. Die tatsächliche Höhe einer Temperatur kann nur schwer oder gar nicht wahrgenommen werden. Eine kalte Hand schätzt warmes Wasser in der Temperatur grundsätzlich höher ein als eine angewärmte.

Bedingt durch den Gesundheitszustand wie z. B. Erkältung, Fieber oder Neuropathie (Nervenleitstörungen) können ebenfalls falsche Eindrücke über den Wärme-/Kältegrad entstehen. Es sind zuverlässigere Temperaturmesser notwendig.

Geschichte

Das erste, noch wenig taugliche Thermometer wurde von Galilei gebaut (1592). Er stützte sich dabei auf Anweisungen des Heron von Alexandrien (150 v. Chr.). Der deutsche Physiker und Glasbläser Daniel Gabriel Fahrenheit (1686–1736) schuf 1724 das erste, wirklich brauchbare Thermometer. Er benutzte für die Gradeinteilung zwei Festpunkte, die Körpertemperatur des Menschen und den Gefrierpunkt des Wassers. Damit keine Minusgrade entstanden, trug er die Hälfte des Abstands der Festpunkte noch einmal nach unten ab. Er erhielt dadurch einen Nullpunkt, der 32 °F (= Fahrenheit) unter dem Gefrierpunkt des Wassers liegt. Diese Temperaturmessung wird heute noch in Amerika und Großbritannien verwendet.

Der schwedische Naturforscher Celsius (C) benutzte eine 100°-Einteilung für die Messung der Temperatur. Unter dem Einfluss von Linné (1707–1778) wurde der bis heute gültige Eis- und Siedepunkt des Wassers festgelegt. Linné setzte damals den Eispunkt des Wassers auf 0 °C und den Siedepunkt des Wassers auf 100 °C fest. Das Celsiusthermometer wird in den meisten Ländern der Welt verwendet.

Die Wissenschaft benutzt die thermodynamische Temperaturskala von Lord Kelvin (K), welche den Celsiusgraden entspricht und zur Berechnung von Gasgleichungen (Ausdehnung von Gasen) herangezogen wird. Die Zählung beginnt bei Kelvin* beim absoluten Nullpunkt, der tiefsten denkbaren Temperatur, von -273,15 °C, bei der keine Wärme mehr vorhanden ist. Einer Temperatur von 100 °C entsprechen 373 K.

Temperaturmessung

Die Temperaturmessung erfolgt im Allgemeinen mit dem Thermometer (griech.: thermos = warm).

*William Thomson (1824–1907), engl. Physiker, seit 1892 nach Erhebung in den Adelsstand: Lord Kelvin

Bedingung für ein Thermometer ist ein Medium (z. B. Flüssigkeit, festes Material ...), was sich gleichmäßig ausdehnt/zusammenzieht oder in anderer Form verändert. Viele Körper erfüllen diese Bedingung, sodass sich mit ihnen die Erwärmung/Abkühlung messen lässt. Ein nicht als Messflüssigkeit geeigneter Stoff ist das Wasser, da es bei 4 °C sein kleinstes Volumen einnimmt (= höchste Dichte). Es dehnt sich nicht nur bei Erwärmung, sondern auch bei Abkühlung aus (Anomalie des Wassers).

Das herkömmliche Thermometer besteht aus einem zur Kapillare ausgezogenen Glasröhrchen, welches mit Flüssigkeit (z. B. Alkohol) gefüllt ist. Die Flüssigkeit kann sich in dem Glasröhrchen ausdehnen.

Die Einteilung der Thermometerskala ist jeweils abhängig von der Weite des Röhrchens, der Größe der Glaskugel und der darin vorhandenen Flüssigkeitsmenge.

Es sind heute auch andere Materialien wie z. B. bestimmte Metalle, elektrische Widerstände oder andere Temperatureffekte im Einsatz (Tabelle 5.10).

Wärmemenge

Um 200 g Wasser bei gleichbleibender Wärmeleistung zu erwärmen, wird die doppelte Zeit benötigt wie bei 100 g Wasser. Wärme bedeutet in diesem Beispiel nicht den durch die Temperatur gekennzeichneten Zustand des Wassers, sondern die von einer Wärmequelle auf das Wasser übertragene messbare Energie. In der Fachsprache des Physikers spricht man in diesem Zusammenhang von der Wärmemenge, die aufgenommen wurde. Man kann voraussetzen, dass eine Temperaturerhöhung bei Stoffen mit verschiedener Masse unterschiedliche Wärmemengen erfordern. Um 1 kg Wasser zu erhitzen, wird mehr Wärme benötigt als für ein 1 kg Tetrachlorkohlenstoff (organisches Lösungsmittel).

Da die Wärmemenge eine Energieform darstellt, verwendet man zu ihrer Messung das Joule (J).

Diese Einheit bedeutet, dass zur Erwärmung von 1 g Wasser auf ein 1 K* (Kelvin) 4,1868 J (~ 4,2 J) benötigt werden.

Früher wurde für die gleiche Relation (Energiemenge zur Erwärmung von 1 g Wasser auf 1 °C) die Bezeichnung Kalorie (cal) benutzt.

Tab. 5.10 Übersicht einiger Thermometerarten

Art	Beschreibung
Quecksilberthermometer ohne Gasfüllung Messbereich: -39 °C bis 30 °C	In einer nach oben zur Kapillare ausgezogenen kleinen Glaskugel dehnt sich das Quecksilber unter einem Vakuum bei Wärmezufuhr aus.
Quecksilberthermometer mit Gasfülung (N_2) Messbereich: - 39 °C bis 800 °C	In einer nach oben zur Kapillare ausgezogenen kleinen Glaskugel dehnt sich das Quecksilber unter verdichtetem Stickstoff aus.
Alkoholthermometer Messbereich: -100 °C bis 200 °C	In einer nach oben zur Kapillare ausgezogenen kleinen Glaskugel dehnt sich der Alkohol aus.
Bimetallthermometer Messbereich: -50 °C bis 300 °C	Zwei zusammengelötete Metallbänder mit verschiedener Ausdehnung krümmen sich unterschiedlich bei Temperaturänderung.
Widerstandsthermometer mit Halbleiter Messbereich: -273 °C bis 400 °C	Ein temperaturabhängiger elektrischer Widerstand verringert bzw. vergrößert den Stromdurchfluss.
Temperaturmessfarben (= flüssige Kristalle) z. B. Zimmerthermometer	Sie ändern bei einer bestimmten Temperatur ihren Farbton. Jede Farbe misst nur eine bestimmte Temperatur.

*Anmerkung für die Umrechnung:
1 °C ≈ 274 K, entsprechend gilt 0 K ≈ -273 °C
0 °C ≈ 273 K, entsprechend gilt 1 K ≈ -272 °C

Nachfolgend sind Umrechnungsbeispiele für den Fall angegeben, dass Wärmemengen-Einheiten noch als Kalorie (cal) genannt werden:

$$1 \text{ cal} = 4{,}1868 \text{ J} \qquad 1 \text{ kcal} = 4186{,}8 \text{ J}$$

$$1 \text{ J} = \frac{1}{4{,}1868} = 0{,}239 \text{ cal} \sim 0{,}24 \text{ cal}$$

In der Physiologie benennt man die Wärmemengen (biologischen Brennwerte), die beim Abbau von Eiweißen, Kohlenhydraten und Fetten frei werden, ebenfalls in der Einheit Joule (J). Für Eiweiße und Kohlenhydrate beträgt dieser Wert 17,2 kJ/g, für Fett 39 kJ/g.

Temperatur und Molekülbewegung (Brownsche Molekularbewegung)

Flüssigkeiten und auch feste Körper werden durch Kräfte zwischen den Molekülen zusammengehalten. Die Moleküle üben ständig sehr geringe, unregelmäßige Schwingungen aus. Mit steigenden Temperaturen nehmen diese Schwingungen zu. Der Körper bzw. die Flüssigkeit dehnt sich in der Regel (z. B. Ausnahmen: Wasser, Silicium ...) durch die Vergrößerung des Abstands zwischen den Molekülen aus, wobei seine Dichte abnimmt.
Durch Abkühlung verringern sich die Schwingungen, sodass sich die Molekülabstände verringern. Die Dichte des Stoffs nimmt zu.

Bei Flüssigkeiten und besonders bei Gasen ist dieser Vorgang bereits aus der Erfahrung bekannt. Warme Flüssigkeiten oder Gase steigen nach oben, erkalten und sinken wieder nach unten. Bleibt die Wärmequelle konstant, wiederholt sich der Vorgang ständig. Durch den Kreislauf findet letztendlich auch die Vermischung der Stoffe statt. Bei der Wundbehandlung ist dies ebenfalls der Grund, warum wasserhaltige Salbenzubereitungen tiefer in ein Wundgebiet eindringen können als Tinkturen. In dem feuchten Medium der Emulsion kann die Brownsche Molekularbewegung durch die Wärme der Wundfläche aufrechterhalten werden. Bei der Tinktur verdunstet das Lösungsmittel nach dem Auftragen. Der Wirkstoff liegt danach als Konzentrat auf der Wundfläche und wird z. T. durch die Wundsekrete in die Wundauflage transportiert. Danach kann sich ein Kreislauf der Wirkstoffe nicht mehr in dem Maß wie bei einer wasserhaltigen Salbe aufbauen, die direkt über der Wundfläche gehalten wird.

5.2.6 Elektrizitätslehre

Kaum ein anderes Gebiet der Physik hat das Leben des Menschen so beeinflusst wie die Elektrizitätslehre. Die Natur der Elektrizität, die in unserem Alltag eine immer größere Rolle spielt, ist jedoch nur wenigen so gut bekannt, dass sie eine Vorstellung über Begriffe wie Gleichstrom, Wechselstrom, Spannung und elektrischer Widerstand besitzen.

Das Grundwissen über die Eigenschaften des elektrischen Stroms lässt sich mit den kleinsten Teilchen der Materie, den Atomen, erklären.

Ein Atom besteht in der Regel aus einem Kern mit positiv (+) geladenen Protonen und den Neutronen (O), die als neutrale Teilchen des Kerns angesehen werden. Um den Kern herum befindet sich eine Hülle negativ geladener Elektronen (-). Eine Ausnahme bildet das Wasserstoffatom, welches nur aus einem Proton im Kern und einem Elektron in der Atomhülle besteht.

Das Atom oder die Verbindung mehrerer Atome (das Molekül) sind in der Regel ungeladen (neutral). Dies bedeutet, dass die Gesamtladung eines Atomkerns ebenso groß ist wie die der Elektronenhülle. Werden einem Körper nun Elektronen entzogen, kommen die positiven Ladungen ins Übergewicht. Es entsteht somit auch eine positive Ladung. Wenn sich mehr Elektronen in der äußeren Hülle befinden als zum Ausgleich der Kernladung erforderlich sind, ist der Körper negativ geladen. Die elektrisch geladenen Atome bzw. Moleküle werden dann als Ionen bezeichnet. Sie können negativ oder positiv geladen sein.

In der Natur kommt es vor, dass bestimmte Moleküle (z. B. Wasser) Ladungsschwerpunkte besitzen, d. h. die positiven und die gleich großen negativen Ladungen verteilen sich jeweils an den gegenüberliegenden Stellen. Eine Seite des Moleküls besitzt demnach eine positive, die andere – gegenüberliegende – Seite eine negative Ladung. Als Ganzes betrachtet, ist das Molekül jedoch neutral, seine Ladungen sind ausgeglichen. Ein Stoff, der diese Eigenschaften aufweist (z. B. Wasser), besitzt einen elektrischen Dipol oder einen Dipolcharakter (siehe dazu auch Kapitelpunkt 5.2.3, Lösungen).

Das Wandern oder Fließen von elektrisch geladenen Teilchen bezeichnet man als elektrischen Strom. Bei diesen Teilchen kann es sich entweder um Elektronen oder Ionen bzw. Moleküle handeln, die einen Mangel oder Überschuss an Elektronen – eine Ladung – besitzen. Verbindet man zwei verschieden aufgeladene Körper durch einen Leiter (z. B. einen Metalldraht) miteinander, findet ein Ladungsausgleich statt. Hierdurch entsteht ein elektrischer Strom. Die Natur versucht grundsätzlich zwischen zwei ungleichen Ladungen ein Gleichgewicht herzustellen. Besteht dieses Gleichgewicht nicht, entsteht eine Spannung. Voraussetzung für die Nutzung des Stromflusses ist demnach eine Spannungsquelle, wie man sie in der Batterie vorfindet. Jede **Spannungsquelle** hat zwei Anschlüsse, die als Plus- und Minuspol bezeichnet werden.

Bewegte elektrische Ladungen stellen einen Strom dar.

Für das Fließen des Stroms (Stromfluss) wird zwischen zwei Möglichkeiten unterschieden. Zum einen ist es der bereits angesprochene metallische Leiter, zum anderen die Leitung des Stroms in Flüssigkeiten. Flüssige Leiter werden auch als Elektrolyte bezeichnet. Hierbei entsteht der Stromfluss durch Wanderung der Ionen in der Flüssigkeit.

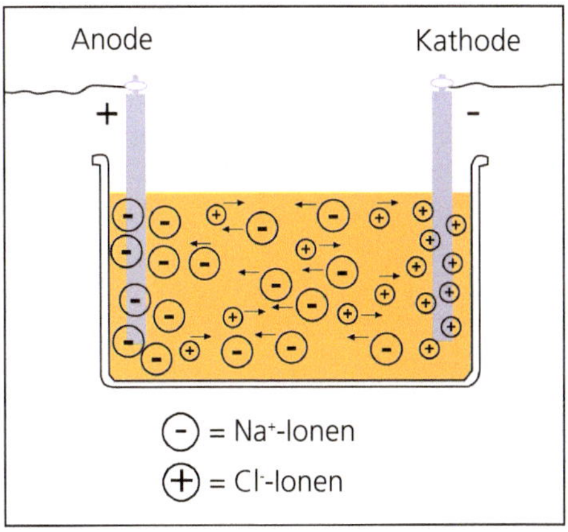

Abb. 5.11: Ionenwanderung im Stromkreis (Elektrolyt: Natriumchlorid/NaCl)

Während beim metallischen Leiter die Elektronen nur in einer Richtung fließen, wandern im flüssigen Leiter, dem Polaritätsprinzip folgend, die Ionen je nach Ladung in zwei Richtungen.

Polaritätsprinzip: Gleiche Ladungen (+/+ bzw. –/–) stoßen sich ab, ungleiche Ladungen (+/–) ziehen sich an (Abb. 5.11).

Atome bzw. Moleküle mit negativer Ladung heißen in einem Elektrolyten **Anionen**, weil sie zum Pluspol, **Anode** genannt, wandern.

Atome bzw. Moleküle mit positiver Ladung heißen in einem Elektrolyten **Kationen**, weil sie zum Minuspol, **Kathode** genannt, wandern.

Der Überschuss oder Mangel an Elektronen in oder zwischen zwei Körpern ist messbar. Man spricht dann von der Spannung, die in der Einheit **Volt** ausgedrückt wird.

Der Strom, d. h. die Menge der fließenden Teilchen, ist ebenfalls messbar und wird in der Einheit **Ampere** (A) angegeben. In elektrotherapeutischer Dosis kommen jedoch nur Milliampere (mA) zur Anwendung. (1 mA = 1/1000 A).

Der Widerstand, den ein Strom in einem Leiter zu überwinden hat, wird in der Einheit Ohm gemessen. Findet der Ladungsausgleich sehr schnell statt, spricht man von einem guten Leiter, im Gegensatz zu einem Nichtleiter oder Isolator.

Beispiele für gute feste Leiter: Silber, Kupfer, Eisen, Kohlenstoff.

Beispiel für einen guten flüssigen Leiter: Wasser.

Beispiele für Isolatoren: Kunststoffe, Gummi, Glas, Porzellan, Gase.

Stromrichtung

Fließt ein Strom durch einen festen Leiter, bewegen sich die Elektronen vom negativen zum positiven Pol. In einem Elektrolyten, in dem es positiv (+) und negativ (-) geladene Ionen gibt, entscheidet sich die Stromrichtung nach der jeweiligen Ladung des Ions. Bei einer Aussage über die Stromrichtung sollte dann die Polarität des Ladungsträgers bekannt sein. Aus diesem Problem, wie sich eine Stromrichtung nach den vorliegenden Gegebenheiten eindeutig definieren lässt, hat sich eine willkürliche Vereinbarung ergeben. **Es wird danach – aus historischer Entwicklung – die Stromrichtung vom Pluspol zum Minuspol festgelegt.**

Eigenschaften des Gleichstroms

Gleichstrom erhält man aus der Batterie, einem Akkumulator oder von einem Gleichstromgenerator. Gleichstrom fließt immer nur in einer Richtung, vom Pluspol zum Minuspol (Abb. 5.12).

Batterien werden auch als galvanische Elemente bezeichnet. Bringt man zwei

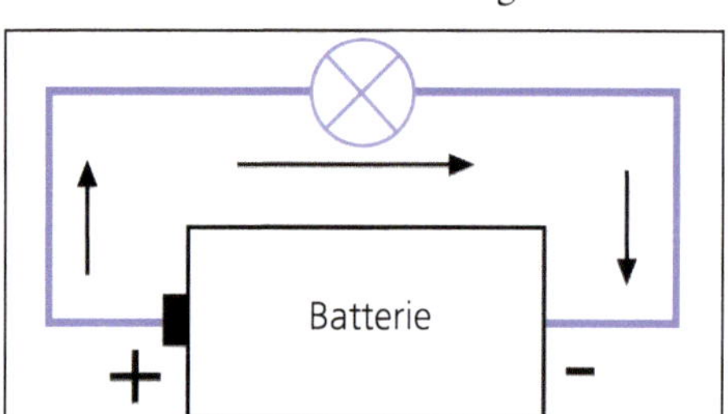

Abb. 5.12: Fließen des Gleichstroms

unterschiedliche Metallplatten, z. B. Kupfer und Zink, in einen Elektrolyten, z. B. verdünnte Schwefelsäure, entsteht eine elektrische Spannung von ca. 1 Volt. Die Spannung entsteht, weil das unedlere Metall Zink sich auflöst und dabei positiv geladene Metallionen abgibt. Es lädt sich dadurch negativ auf und bildet den Minuspol. Das edlere Metall Kupfer wird weniger gelöst und gibt nur Elektronen ab. Es lädt sich dadurch positiv auf und bildet den Pluspol.

Die in einem galvanischen Element vorhandene Elektrizitätsmenge (Kapazität) wird in Amperestunden (Ah) gemessen. Die Kapazität von 40 Ah bedeutet, dass aus der Spannungsquelle 40 Stunden lang ein Strom von 1 Ampere (A) oder 20 Stunden 2 A bezogen werden kann. Bei langsamer Entladung bleibt die Kapazität länger erhalten als bei zu plötzlicher.

Nicht wiederaufladbare Batterien werden als Primärelemente bezeichnet. Sie bestehen entweder aus Zink-Braunstein (MnO_2) oder Alkali-Mangan-Elementen. Als Alkali verwendet man meist Kalilauge (KOH).

Akkumulatoren sind wiederaufladbare Spannungsquellen, bei denen die chemische Reaktion, die zum Spannungsaufbau führt, wieder rückgängig gemacht werden kann. Man legt dazu wieder eine äußere Spannung an. Ein klassisches Beispiel hierfür ist die Autobatterie, die auch als Bleiakkumulator bezeichnet wird. Sie besteht aus Bleiplatten (Minuspol) und Bleidioxid (Pluspol). Als Elektrolyt dient verdünnte Schwefelsäure.

Für kleinere Akkumulatoren verwendet man Nickel-, Cadmium- oder Eisen-Elemente, die aber nur eine Spannung von 1,2 Volt erzeugen.

Eigenschaften des Wechselstroms

Wechselstrom ändert seine Fließrichtung ständig. Die Ursache liegt an dem Verfahren, wie dieser Strom erzeugt wird. M. Faraday entdeckte 1831 als Erster, dass eine elektrische Spannung erhalten wird, wenn man einen Draht quer zu den Feldlinien eines Magneten bewegt. Diese Beobachtung legte den Grundstein für die 36 Jahre später (1867) erbaute Dynamomaschine des Werner von Siemens. Weitere 17 Jahre später (1884) stand der erste dampfbetriebene Stromgenerator in dem Keller seines Hauses in der Berliner Friedrichstraße.

Grundsätzlich entsteht auch heute noch der Wechselstrom durch Drahtspulen, die innerhalb starker Magnetfelder rotieren. Durch die Drehung der Spule innerhalb der Pole im Magnetfeld werden auf der einen Seite des Magnetpols Elektronen abgezogen und auf der gegenüberliegenden Seite zugeführt. Die Fließrichtung der Elektronen in dem Leiter (Spule) wechseln dadurch ständig von Plus nach Minus und von Minus nach Plus. Es entsteht eine Wechselspannung. Durch die bei uns übliche Haushaltsspannung mit der Frequenz von 50 Hz ändern die Elektronen dabei 50 Mal pro s (Sekunde) ihre Richtung. Die Elektronen schwingen dabei um ihre Lage. Sie bewegen sich nicht von ihrem Ort fort (Abb. 5.13).

Der Generator gleicht vom physikalischen Prinzip her dem in der Praxis benutzten Elektromotor. Der Generator erzeugt Strom durch die Bewegung des Leiters im Magnetfeld. Beim Elektromotor, einer Umkehrung des Generators, wird dem ebenfalls in einem Magnetfeld liegenden Leiter Strom zugeführt. Es wird dadurch Bewegung erzeugt.

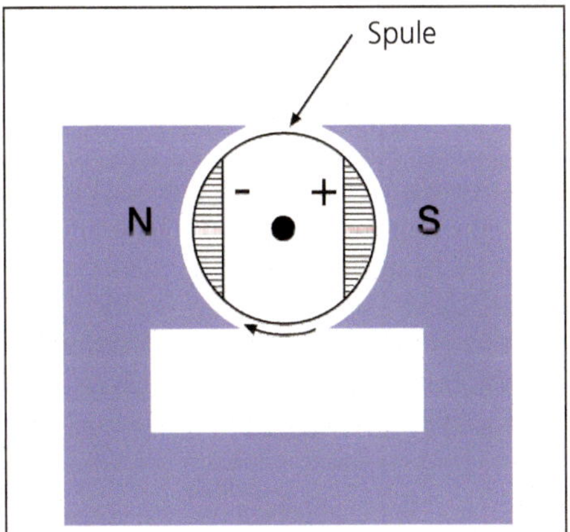

Abb. 5.13: Rotation der Spule im Magnetfeld

Gleichstrommotor

Ein Dauermagnet setzt eine mit Gleichstrom durchflossene Spule so weit in Drehung, wie sich ihre Pole anziehen. Diese in der Regel halbe Umdrehung stoppt, sobald sich ungleichnamige Pole (Nordpol/Südpol) gegenüberstehen. Um eine Rotation zu erzeugen, muss genau in dieser Stellung eine Umkehrung/Umpolung der Stromrichtung erfolgen. Die wieder gleichnamigen Pole (Nordpol/Nordpol bzw. Südpol/ Südpol) stoßen sich erneut ab und bewirken eine weitere halbe Umdrehung.

Bei einem Elektromotor geschieht die Umpolung meist mechanisch durch einen sogenannten Kommutator (Umwandler/ Synonym: Kollektor). Er besteht aus einem nicht leitenden Ring, auf dessen Oberfläche Kupferfelder angebracht sind. An ihnen enden die Spulenanschlüsse. Spule und Kommutator liegen auf einer gemeinsamen Achse. Dieser sich drehende Teil eines Motors wird als Rotor bezeichnet. Damit die Spule des Rotors Strom erhalten kann, benutzt man zur Übertragung Kohlestifte (früher auch Metalldrahtbürsten). Sie enden auf dem Kommutator.

Bei jeder Umdrehung des Rotors entstehen Funken, Wärme und kleinste abgeschliffene Kohlepartikelchen, die den allmählichen Verschleiß des Kommutators sowie der Kohle bewirken. Hierdurch entsteht der schwarze Staub bzw. Belag im Innern des Motorgehäuses, der spätestens dann sichtbar wird, wenn die verbrauchten Kohlen gewechselt werden müssen.

Die Drehrichtung des Elektromotors ist von der jeweiligen Gleichstromrichtung abhängig.

Von der Anzahl der Drahtwindungen und dem Querschnitt des Drahts auf der

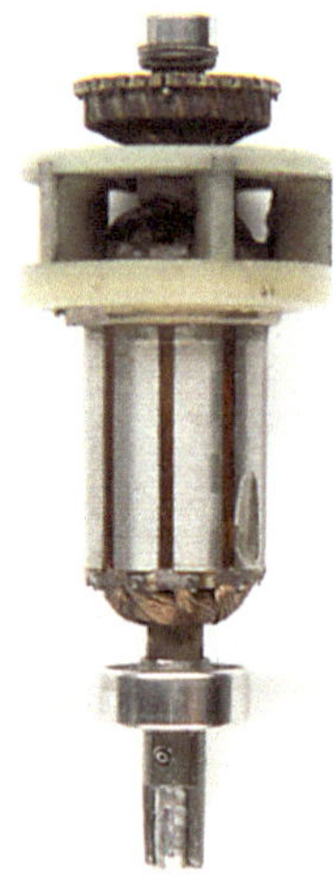

Abb. 5.14 a: geöffneter Mikromotor

Abb. 5.14 b: geöffneter Drehstrom-Mikromotor (der Rotor a wurde ein Stück aus der Spulenwicklung b herausgezogen)

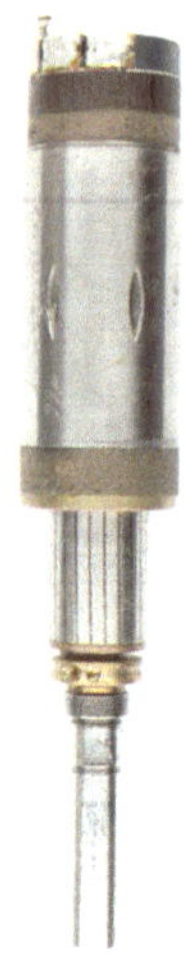

Spule hängt die Durchzugskraft des Motors ab (Abb. 5.14 a).

Drehstrommotor

Ein Motor, der ganz auf „Kohlen" zur Phasenumkehr verzichten kann, ist ein Drehstrommotor.

Unter Drehstrom versteht man drei gegenseitig um 120° in der Phase verschobene Wechselströme.

Leitet man sie durch die Spulen dreier Elektromagnete, so entsteht ein sogenanntes magnetisches Drehfeld.

Bei diesen Motoren ist die Anordnung von Spule und Magnetfeld umgekehrt. Auf den Rotor ist in diesem Fall der Permanent-Magnet angebracht, die Spulenwicklungen mit den Stromanschlüssen liegen außen (Abb. 5.14 b). Hierdurch entfällt die Stromübertragung auf den rotierenden Teil des Motors. Die Rotation erfolgt berührungslos, wodurch keine Kohlen mehr benötigt werden. Der Verschleiß ist lediglich auf die Lager des Rotors begrenzt.

Um einen Drehstrommotor mit Gleichstrom zu betreiben, muss die Umpolung (Kommutierung) der Stromrichtung elektronisch erfolgen. Hieraus hat sich eine neue Motorengeneration entwickelt, die sogenannten **EC-Motoren** (EC = electronically commutated/elektronisch kommutiert). Sie sind wie die bisher üblichen Gleichstrommotoren in kleinen Abmessungen als Mikromotoren mit gleicher Umdrehungsleistung und veränderbarer Umdrehungsrichtung erhältlich.

Einheiten des Stroms*

Volt

Die Spannung (U) kann man als die Ursache des Stroms definieren, sie wird in der Einheit Volt gemessen. Spannung verursacht den Stromfluss in einem Stromkreis. Der Stromfluss ist mit einem Voltmeter messbar.

Ohm (Ω)

Elektronen, die durch einen metallenen Leiter fließen, haben einen Widerstand (R) zu überwinden. Die Bewegung der Elektronen wird dadurch etwas abgebremst.

Nach dem Ohmschen Gesetz lässt sich der Widerstand (R) aus dem Quotienten der elektrische Spannung (U) mit der Stromstärke (I) ermitteln.

Formel: $R = \frac{U}{I}$

Zeichenerklärung für die Formel:
R = Widerstand (Ohm /Ω)
U = Spannung (Volt/V))
I = Stromstärke (Ampere/A)

* Die angegebenen Definitionen über die Einheiten des Stroms entsprechen nicht der wissenschaftlichen Definition. Bei der Formulierung wurde mehr Wert auf das Verständnis der praktischen Zusammenhänge gelegt.

Beispiel:
Vorgaben: Stromstärke (I): 2 A
Spannung (U): 230 Volt
Berechnung:

$$R = \frac{230\,V}{2\,A} = 115\,\Omega$$

Der Leiter hat folglich den Widerstand von 115 Ohm (Ω), wenn in ihm bei einer Spannung von 230 Volt ein Strom mit der Stärke von 2 A (Ampere) fließt.

Behält man die Einheiten des Stroms in der Formel bei, kann der Widerstand (Ω) auch die Benennung V/A (Volt/Ampere) erhalten.

Leitungsdrähte mit großem Querschnitt besitzen kleine Widerstände, Kabel mit kleinem Querschnitt große. Das Ausmaß der Widerstände wird natürlich auch vom Material (z. B. Aluminium, Kupfer, Silber …) und der Länge der Kabel beeinflusst.

Ampere (A)
Die Stromstärke (I) gibt die Zahl der Elektronen an, die in 1s durch den Leiterquerschnitt treten (= $6 \cdot 10^{18}$ Elektronen). Die Stromstärke ist das Ergebnis des Stroms und wird in der Einheit Ampere (A) gemessen. Durch Auflösen der Formel aus dem Ohmschen Gesetz: R = U/I ergibt sich für die Berechnung von I:

$$I = \frac{U}{R}$$

Die Stromstärke ist von der Spannung und dem Widerstand abhängig. Wenn die Spannung erhöht wird, wächst ebenso die Stromstärke. Vorausgesetzt ist hierbei der gleiche Widerstand (z. B. Querschnitt des Drahts, Gerät). Wird jedoch bei gleichbleibender elektrischer Spannung der Widerstand durch Verringerung des Drahtquerschnitts oder einen Stromabnehmer (Gerät) erhöht, sinkt die Stromstärke. Wächst der Widerstand auf den fünffachen Wert, sinkt die Stromstärke auf 1/5 ab. Im Sprachgebrauch der Mathematik ausgedrückt, ist die Stromstärke umgekehrt proportional zum Widerstand.

Energie und Leistung des Stroms

Die elektrische Arbeit/Energie (W) ist das Produkt aus der Spannung (U), Stromstärke (I) und der Zeit (t).

$$W = U \cdot I \cdot t \; (= V \cdot A \cdot s)$$

Ihre Einheit ist das Joule (J) und bezeichnet die Energie, die ein Stromabnehmer (Motor, Heizgerät …) verbraucht.

Die vom Strom verrichtete Arbeit hängt folglich nicht allein von der Stromstärke (I) ab. Die Spannung (U) und die Dauer der Betriebszeit (t) erhöhen zu gleichen Anteilen die aus der Steckdose entnommene Energie. Weil Stromquellen nahezu eine konstante Spannung abgeben, entsteht oft der falsche Eindruck, dass die Energie nur von der Stromstärke und der Zeit abhängig ist.

Die elektrische Leistung (P), die ein Gerät/Stromabnehmer erbringen kann, ist das Produkt aus Spannung (U) und Stromstärke (I).

$$P = U \cdot I$$

Ihre Einheit das Watt.

$$\text{Watt} = V \cdot A = J/s$$

Es lässt sich also bei einem Gerät aus den Angaben über den Anschlusswert (Volt) und der Stromstärke (A) die Leistung (Watt) berechnen.

Als technische Einheit für die Energie (Arbeit) des Stroms wird auch die kWh (Kilowattstunde) genannt.

$$1\,kWh = 3{,}6 \cdot 10^6\,J \; (= 3.600.000\,J)$$

Ein Mensch erzeugt mit seinen Muskeln pro Tag ca. 1 kWh an Energie.Wenn er schwere Arbeit verrichtet, sind es 4 kWh.

Im Durchschnitt beträgt seine Leistung 40 W bis 160 W.

Gefahren des Stroms

Schon schwache elektrische Ströme können beim Menschen elektrochemische Wirkungen auslösen. Fließt der Strom von einer Hand über den Oberkörper zur anderen, kann das Herz bei 25 mA gefährdet sein, ab 70 mA sogar zum Stillstand kommen. Wechselströme über 10 mA ziehen die Muskulatur so zusammen, dass ein Betroffener seine Hand nicht mehr von einer Strom führenden Leitung lösen kann. Helfer sind dann ebenfalls gefährdet, wenn sie nicht **vor der Hilfeleistung** den Strom abschalten.

Nach dem Ohmschen Gesetz (I = U/R) ist die Stromstärke I abhängig von der elektrischen Spannung (U) und dem Widerstand (R). Den Widerstand (R) bildet bei einem Stromunfall der menschliche Körper (Tabelle 5.11).

Die Spannungen, mit denen wir es in den meisten Fällen zu tun haben, betragen entweder 230 oder 400 Volt (IEC*-Norm). Der elektrische Widerstand des menschlichen Körpers liegt bei ca. 1.000 bis 1.300 Ohm.

Die Werte ergeben, in die o. g. Formel eingesetzt:

230 Volt/1.000 Ohm = 0,23 Ampere (A) = 230 mA

Wenn diese Stromstärke durch den Körper fließt, setzt innerhalb von 0,2 bis 0,4 Sekunden tödliches Herzkammerflimmern ein.

Falls der Widerstand des Stromflusses beispielsweise durch einen Kunststoffboden erhöht wird, sinkt das Risiko für die Gefährdung des Menschen beträchtlich.

*IEC = International Electrotechnical Commission

Tab. 5.11 Übersicht der Auswirkungen von Stromstärken auf den menschlichen Körper (Quelle: Mitteilung der Arbeitsgemeinschaft der Eisen- und Metallberufsgenossenschaften, 10/79)

Stromstärke	Auswirkungen
bis 25 mA	Blutdrucksteigerung, Muskelkrampf, Atembeschwerden
25–80 mA (kritischer Wert: 50 mA)	Atemstillstand, Herzkammerflimmern, wenn Stromeinwirkung länger als 30 s
80–3.000 mA (= 3A)	Herzkammerflimmern schon nach einer Stromeinwirkung von ca. 0,2–0,4 s
über 3 A	schwere Verbrennungen, Herzkammerflimmern oder Herzstillstand möglich

Niedrige Spannungen

Wenn nach der Tabelle 5.11 eine Stromstärke von 50 mA als lebensgefährlich und der menschliche Körper mit dem Widerstand 1.000 Ω eingestuft wird, können bereits schon niedrige elektrische Spannungen tödlich wirken.

Nach dem Ohmschen Gesetz:
U = I · R
ergeben die o. g. Werte eingesetzt:
I = 0,050 A · 1.000 Ω
Ergebnis: I = 50 Volt

Nach der Berechnung können bereits 50 Volt elektrische Spannung tödlich wirken.

Solche Spannungen können an Gehäusen elektrisch betriebener Maschinen und Geräte auftreten, wenn ein Fehler in dem Gerät vorliegt. Mit dem ständigen Gebrauch ist es möglich, dass sich Anschlussleitungen lösen oder durch Verschmutzungen/Feuchtigkeit ein Kontakt mit dem Gehäuse des Geräts/der Maschine hergestellt wird. Bei diesen sogenannten Berührungsspannungen werden also nicht die Stromzuführungen direkt berührt, sondern nur die Teile, die durch einen Fehler unter Spannung geraten sind.

Sie gelten als besonders heimtückisch, da man die Gefahr nicht unmittelbar erkennt.

Nach einer festgesetzten Norm sind elektrische Spannungen bis 42 Volt nicht lebensgefährlich. Unterhalb dieses Wertes (42 V) sind folglich keine besonderen Schutzmaßnahmen mehr erforderlich.

Elektromagnetische Schwingungen/Wellen

Elektrische Ströme (Gleich- und Wechselströme) werden nicht allein durch ihre Eigenschaften (gleichmäßig fließend bzw. ständiger Wechsel der Fließrichtung) unterschieden. Es ist zweckmäßig, eine weitere Einteilung der Ströme aufgrund ihrer Schwingungen vorzunehmen. Innerhalb eines festgelegten Zeitabschnitts (Periode) kann die Anzahl der Schwingungen variieren. Die Häufigkeit der Schwingung pro Sekunde (s) wird in der Einheit Hertz (Abkürzung: Hz) angegeben.

Die Einheit 1 Hz bedeutet: 1 Schwingung pro Sekunde (s). 50 Hz entsprechen 50 Schwingungen pro Sekunde.

Bei größeren Zahlenwerten werden nach dem SI-System die Vorsilben k (Kilo), M (Mega) oder G (Giga) vorgesetzt:

1 kHz = 1 Kilohertz = 10^3 Schwingungen/s
1 MHz = 1 Megahertz = 10^6 Schwingungen/s
1 GHz = 1 Gigahertz = 10^9 Schwingungen/s

Jede Schwingung besitzt eine Auslenkung (Amplitude), die mit einer Sinuskurve vergleichbar ist (Abb. 5.15).

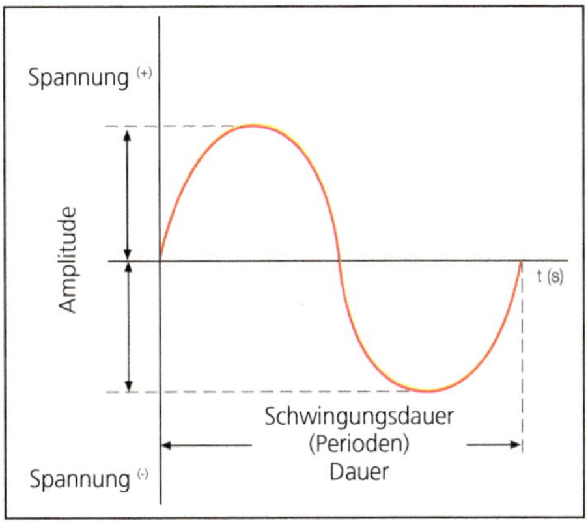

Abb. 5.15: Schwingung

Die Amplitude (lat.: amplitudo = Größe, Weite) ist definiert als die Schwingungsweite. Sie bezeichnet den maximalen Abstand der Schwingung vom Umkehrpunkt (0).

Zur Beschreibung einer Schwingung genügt es, ihre Amplitude und ihre Frequenz anzugeben.

In der Elektrotherapie unterscheidet man wegen der unterschiedlichen therapeutischen Wirkung zwischen niederfrequenten (NF), mittelfrequenten (MF) und hochfrequenten (HF) Strömen (Schwingungen) (Abb. 5.16).

Einteilung* (nach Cordes/Arnold/Zeibig)
Niederfrequenz (NF) = 0–1.000 Hz
Mittelfrequenz (MF) = > 1.000 Hz
Hochfrequenz (HF) = > 300 kHz–2.450 MHz

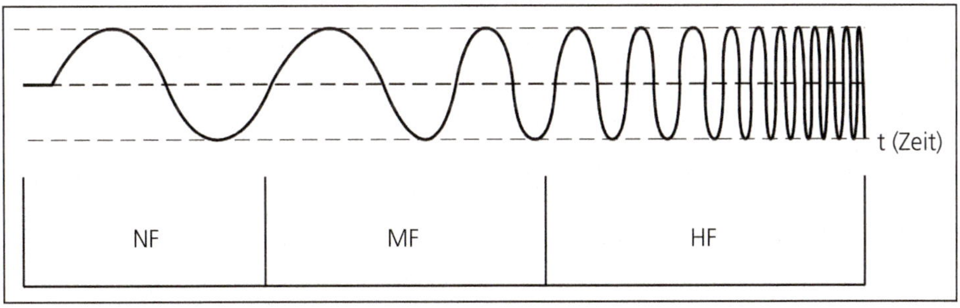

Abb. 5.16: niederfrequente (NF), mittelfrequente (MF) und hochfrequente (HF) Schwingungen

* In der Elektrotherapie gelten andere Einteilungen der Frequenzen als in der Elektrotechnik.

Ströme des nieder- und mittelfrequenten Bereichs üben auf das Nervensystem des Menschen eine Reizwirkung aus. Sie werden deshalb auch Reizströme genannt. Therapieströme aus dem Niederfrequenzbereich sind überwiegend Gleichströme (im engeren Sinne Impulsströme), sie fließen stets nur in eine Richtung. Die ursächliche Wirkung des Gleichstroms übt einen Reiz auf Nerven, Muskulatur und dadurch bedingt auch auf die Gefäße aus. Durch die Unterschiede in der chemischen Struktur und dem Wassergehalt des Körpers bzw. seiner Organe besteht eine unterschiedliche Leitfähigkeit. Der Körperwiderstand verringert sich bei Gleichstrom und auch bei niederfrequenten Wechselströmen mit steigender Spannung und Dauer der Einwirkung. Die mit der Polung bedingte Ionenverschiebung ist bei Gleichstrom ausgeprägter.

Die Muskel- und Nervenzelle besitzt einen unterschiedlichen Natrium- und Kaliumionengehalt. In der Zelle ist der Kaliumionengehalt hoch, außerhalb der Zelle der Natriumionengehalt. Natrium und Kalium sind verantwortlich für das Entstehen des Membranpotenzials, welches unter anderem für die Reizleitung der Nervenfaser wichtig ist. Wird der Körper von Gleichstrom durchflossen, ändert sich mit der damit verbundenen Ionenwanderung auch das Membranpotenzial der Zellen (Abb. 5.17).

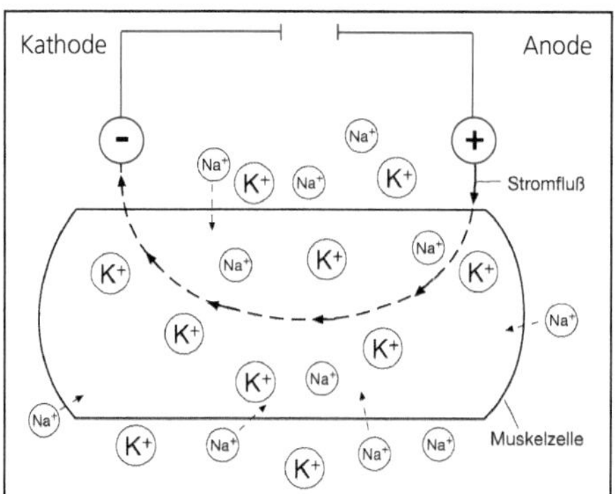

Depolarisation
Störung des Ruhepotenzials der Muskelzelle durch elektrischen Reiz. Die Zellmembran wird plötzlich für Na^+ durchlässiger.

Abb. 5.17: Depolarisation der Nervenzelle

Physiologische Wirkung des Gleichstroms

Die Reizwirkung auf die Nerven beruht auf einer Änderung der Ionenkonzentration an den Zellmembranen. Unter dem Einfluss eines elektrischen Gleichstromfelds kann man folgende Veränderungen feststellen. Das Membranruhepotenzial wird unter der Kathode abgesenkt. Die Erregbarkeit der Zelle wird gesteigert. Unter der Anode kommt es zur Erhöhung des Membranruhepotenzials. Die Erregbarkeit der Zelle wird gedämpft.

Im Einflussbereich der Anode kann man eine schmerzlindernde, analgetische Wirkung erzielen.

Auf motorische Nerven wirkt galvanischer Strom durch Steigerung der Erregbarkeit (Kathode) und durch die Verschiebung des Membranpotenzials (bedingt durch die Iontophorese) auf die Muskeln kontraktierend.

Unter Iontophorese wird die Einschleusung von Ionen (= elektrisch geladenen Atomen/Molekülen) in das Gewebe verstanden. Wenn Gleichstrom z. B. durch eine Kochsalzlösung (chemisches Symbol: NaCl) geleitet wird, führen die Ionen eine Wanderung durch. Die positiv geladenen Na+-Ionen wandern zum Pol entgegengesetzter Ladung, der Kathode. Ebenso verhalten sich die negativ geladenen Cl^--Ionen. Sie strömen zur Anode. Wenn diese Entladung nur durch das menschliche Gewebe möglich ist (z. B. im galvanischen Zweizellenbad), können dadurch die im Wasser dissoziierten (gelösten) Stoffe in das Gewebe eingeschleust werden.

Die Wirkung des Gleichstroms auf vasomotorische Nervenfasern ist an keinen der beiden Pole gebunden. Sie führt an der Haut zum galvanischen Erythem, eine im Bereich der Elektroden auftretende Hautrötung. Diese Mehrdurchblutung erstreckt sich nicht nur oberflächig auf die Haut, sondern, in Abhängigkeit von der Leitfähigkeit des Gewebes, auch in die Tiefe des durchströmten Körperabschnitts. Damit ist eine Stoffwechselsteigerung in den behandelten Körperabschnitten verbunden.

Zu beachten:
Die Metallelektroden dürfen die Haut bei der Anwendung des Gleichstroms nie direkt berühren. Durch die bereits erwähnte Ionenwanderung kommt es an den Polen der Kathode und Anode zu chemischen Reaktionen. An der Kathode entstehen dabei durch Elektrolyse als Folge- (Sekundär-) reaktion Laugen, an der Anode Säuren. Bei dem direkten Kontakt mit den Metallteilen der Elektroden und der Haut kommt es deshalb zu beträchtlichen Verätzungen. Es sind deshalb zwischen Elektroden und Haut immer Lagen aus Viskoseschwamm oder eine Plastikmatte (z. B. in einem Bad) zu verwenden.

Aufgrund der Wirkungsweise des galvanischen Stroms:
- Hyperämie
- analgetische Wirkung
- Einfluss auf den Muskeltonus
- Einfluss auf innere Organe
- Iontophorese

wird er vorzugsweise großflächig und nicht punktuell angewendet.

Die Elektronenanlagerung (Stromdichte) unter den Elektroden steigt im direkten Verhältnis zur Stromstärke an. Sie ist jedoch abhängig von der Fläche der Elektroden. Es besteht dabei eine umgekehrte Proportionalität. Das bedeutet:
- je größer die Kontaktfläche der Elektrode, desto geringer ist die örtliche Strom dichte
- je kleiner die Kontaktfläche der Elektrode, desto größer ist die örtliche Stromdichte (z. B. vergleichbar mit dem Spitzeneffekt bei der Hochfrequenzelektrode).

Für die Anwendung niederfrequenter Gleichströme kommen daher größere Plattenelektroden zum Einsatz. Sie können entweder als Kontaktelektrode für die Haut eingesetzt oder in mit Wasser gefüllten Wannen angebracht sein. Diese hydroelektrischen Bäder werden je nach Konstruktion der Wannen „Stangerbad", „Zweizellenbad" oder „Vierzellenbad" genannt.

Hierbei kommen außerdem die Wirkungen des Wassers sowie die eventuell beigegebenen Zusätze zur Geltung.

Impulsströme im Niederfrequenzbereich (NF)

Bei den Impulsströmen handelt es sich überwiegend um Gleichströme mit bestimmter Intensität, Impulsdauer und Anstiegszeit des Stroms (Abb. 5.18).

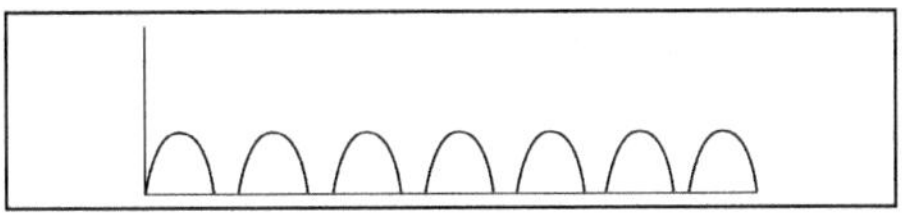

Abb. 5.18: Impulsströme/NF

Obwohl der konstant fließende Gleichstrom auch einen Reiz auf Gefäße und Nerven ausübt, spricht man von Reizstrom im eigentlichen Sinne erst dann, wenn bestimmte Impulsformen und -serien zur Anwendung kommen.

Sie können Muskeln direkt oder indirekt über die motorischen Nervenfasern reizen. Der von außen kommende elektrische Reiz senkt das Ruhepotenzial der Nervenfaser ab. Es kommt zu einem sofortigen Abfall des Potenzials (Depolarisation). Die Zellmembran wird schlagartig für Na^+-Ionen durchlässiger, welche nun vermehrt in das Zellinnere einwandern können. Hierdurch wird das Aktionspotenzial ausgelöst, was die Erregung der Nerven- bzw. Muskelfaser bewirkt.

Für die Wirkung der Frequenzen werden in Tabelle 5.12 folgende Ergebnisse beschrieben:

Tab. 5.12

Frequenz	Wirkung
0–20 Hz	Einzelkontraktionen, mit steigender Frequenz übergehend in Schüttelungen, Fibrillationen
bei 50 Hz	sehr hohe kontraktile Erregbarkeit der Muskulatur
um 100 Hz	starke Sympathicusdämpfung und Mehrdurchblutung des Gewebes analgesierende Wirkung

Mit steigender Frequenz nehmen diese Effekte ab. Der Frequenzbereich 0–100 Hz gilt als **„biologisches Spektrum"**.

Auswirkung der Impulse

Folgen Impulse (Öffnen und Schließen des Stromkreises) in größeren Zeitabständen, erzielt man zeitlich ebenso auseinanderliegende Muskelkontraktionen. Sind die Pausen zwischen den Impulsen kürzer, folgen auch die Kontraktionen rascher. Ab 20 bis 30 Impulsen/s kann der Muskel schließlich den Reiz nicht mehr beantworten und es kommt zu einer Dauerkontraktion. Die Verschmelzung dieser Einzelreize nennt man auch Tetanisierung.

An- und Abschwellungen der Amplitude eines schwingenden Systems nennt man Schwebung/Schwebestrom (Abb. 5.19).

Reizstrom im Mittelfrequenz-Bereich (MF)

Im Gegensatz zu niederfrequenten Reizströmen (pulsierenden Gleichströmen) bestehen mittelfrequente Reizströme aus Wechselströmen. Die Wirkung ist daher nicht allein auf den Pol Anode bzw. Katode beschränkt. Weil sich die Elektronen im ständigen Richtungswechsel befinden, tritt die Wirkung des Stroms an beiden Polen auf (ambipolare Wirkung). Im Gegensatz zum niederfrequenten Strom ist bei der Mittelfrequenz nicht jeder Impuls mit einem Reiz auf die Muskel- bzw. Nervenfaser verbunden. Zur Auslösung der Depolarisation an der Zellmembran werden deshalb eine größere Anzahl Impulsperioden benötigt, bevor eine Reizauslösung geschieht (Summationseffekt).

Für MF-Ströme ist der Hautwiderstand bedeutend niedriger, wodurch die Empfindlichkeit gegenüber dieser Stromart deutlich geringer ausfällt.

Die elektrolytischen Eigenschaften (Verätzungen) an den Elektroden sind nicht zu erwarten. Es ist daher möglich, die Elektroden direkt, ohne Schutzüberzug (z. B. Viskoseschwamm) auf die Haut zu legen.

Aufgrund der fehlenden elektrolytischen Eigenschaften können MF-Ströme auch

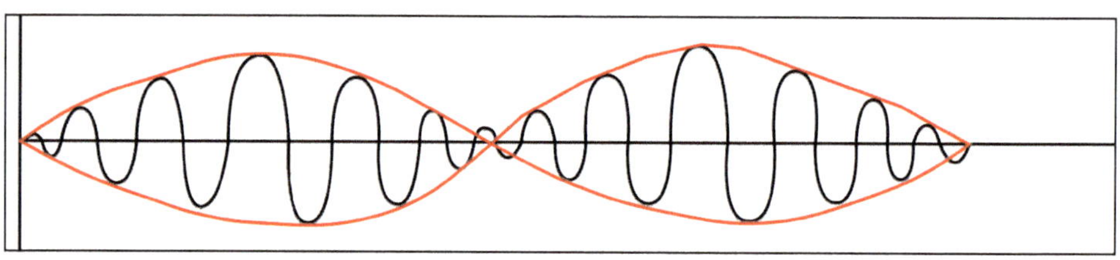

Abb. 5.19: Interferenzstrom (Schwebestrom) nach Nemec

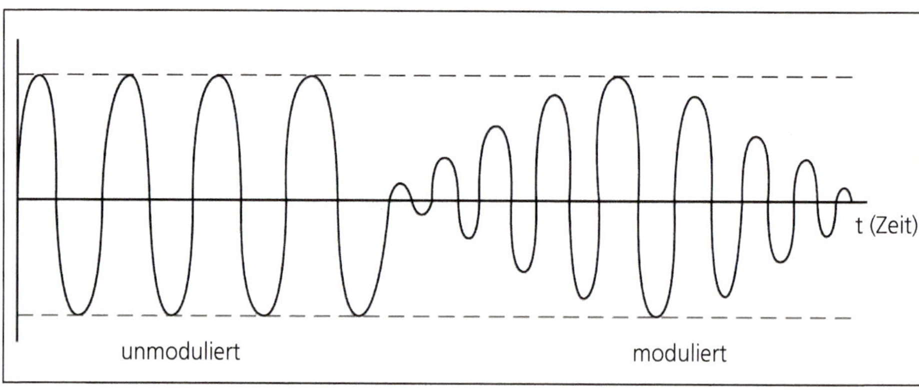

Abb. 5.20: MF-Strom (unmoduliert und moduliert)

bei Vorhandensein von Metallimplantaten angewendet werden.

Um die Gewöhnungseffekte von MF-Strömen zu umgehen, werden sie meist in modulierter Form verabreicht (Abb. 5.20).

Indikationen:
- Schmerzzustände nach Traumen
- Erkrankungen des rheumatischen Formenkreises (Myalgien, Arthrosen, HWS- und LWS-Syndrom)
- Migräne und Neuralgien
- Varicosis
- leichte Formen arterieller Durchblutungsstörungen

Kontraindikationen des MF-Stroms:
- Blasen- und Niereninsuffizienz
- Blasenschwäche (Inkontinenz)
- Anämie

Absolute Kontraindikationen des MF-Stroms:
- periphere arterielle Durchblutungsstörungen Stadium II bis IV
- trockene und feuchte gangränöse Veränderungen am Fuß
- nach frischen Operationen
- Fieber
- Hautausschläge/Ekzeme im Bereich des Behandlungsgebiets
- zentralspastische Paresen

Zu beachten:
Bei Therapien mit NF- oder MF Ströme darf die Stromstärke zur Vermeidung einer Schockwirkung zu Beginn immer nur langsam ansteigen und zum Ende der Behandlung langsam abnehmen.

Reizstrom im Hochfrequenz-Bereich

In der ärztlichen Praxis werden unterschiedliche hochfrequente Ströme angewandt. Sie unterteilen sich in:

Diathermie = 500–1.000 kHz
(heute nicht mehr häufig verwandt)
Kurzwellen = ca. 27 MHz/27.000.000 Hz
(Hochfrequenz/HF)
Dezimeterwellen = ca. 434 MHz/
434.000.000 Hz (Ultrahochfrequenz/UHF) und
Mikrowellentherapie = 2.450 MHz/
2.450.000.000 Hz (Superhochfrequenz)

Die Behandlung dient zur Tiefenerwärmung ohne Hautkontakt bei Entzündungszuständen in tieferen Gewebsschichten (z. B. Bauchraum, Knochen). Durch die sehr kurzen Impulse entstehen keine chemischen bzw. elektrischen Reizwirkungen mehr auf das Nerven- und Muskelgewebe, wie es bei den NF- und MF-Strömen der Fall ist. Wohl aber auf die Nervrezeptoren.

Die sehr hohe Frequenz dieser Wellen wird von dem bestrahlten Körpergewebe unterschiedlich absorbiert. Gewebe mit hohem Flüssigkeitsgehalt (z. B. Muskulatur, Blut-, Lymphgefäße) nehmen die Schwingungen sehr viel stärker auf als die Haut (Cutis) und das Unterhautfettgewebe. Dadurch ist die Wärme auf der Haut weniger spürbar als in der Tiefe des bestrahlten Körpergebietes. Es können deshalb bei unsachgemäßer Verwendung des Geräts leicht innere Verbrennungen und sogar Nekrosen entstehen.

Ob eine Tiefenwirkung des HF-Stroms erreicht wird, hängt wesentlich von der Leistung des Geräts und von den Frequenzen ab.

Die physiologische Wirkung der Hochfrequenz in der Medizin besteht im Wesentlichen aus der:
- Hyperämie (Durchblutungssteigerung)
- Steigerung des Stoffwechsels
- Gefäßerweiterung
- Entspannung der Muskulatur
- Verbesserung der Dehnungsfähigkeit kollagenen Gewebes in Gelenken, Sehnen und Narben
- Verbesserung der Gelenkbeweglichkeit

5.2 Physikalische Behandlungsmethoden und Elektrotherapie in der Podologie

Physikalische Anwendungen unterstützen in vielen Fällen Behandlungsmaßnahmen, indem sie den Therapieerfolg beschleunigen oder sogar erst möglich machen. In der Fußbehandlung werden dazu seit langem Geräte eingesetzt, welche z. B. Gewebe koagulieren oder die Wundheilung (z. B. beim entzündeten Clavus) durch Bestrahlung beschleunigen. Es folgt eine Kurzbeschreibung verschiedener Geräte.

In meiner Praxis wie auch im Unterricht habe ich über viele Jahre mit gutem Erfolg die nachfolgenden Geräte oder Behandlungsmethoden angewendet. Die Geräte werden zum Teil nicht mehr hergestellt, sind aber sicher noch bei einigen Berufskollegen in den Praxen zu finden. Mitunter kann man sie noch gebraucht kaufen, etwa die Sollux-Lampe. Um diese m. E. für ihren Zweck sehr sinnvollen Dinge nicht in Vergessenheit geraten zu lassen, wird die Darstellung ihrer Verwendung als „historische" Errungenschaften beibehalten. Es besteht die Hoffnung, dass sich neue Hersteller finden, die solche Geräte in modernerer, technisch gegebenenfalls verbesserter Form wieder aufleben lassen.

Hochfrequenz (HF)

Hochfrequenz-Stab
Funktion: Durch hochfrequenten Strom (2 MHz) entsteht innerhalb einer geschlossenen Glaselektrode ein schwacher Lichtbogen. Durch die Entladungen auf der Haut wird Ozon erzeugt.
Einsatzgebiete: Unterstützung der Wundbehandlung, Warzenentfernung (nur mit Fulgurationselektrode). Hersteller: (4)

Fulguration

Funktion: Durch kurze Entladungen des hochfrequenten Stroms (1,5 MHz) werden kleine Hautbezirke oberflächlich zerstört (koaguliert).
Einsatzgebiete: Desensibilisierung neurovaskulärer Clavi, Warzenentfernung, Stillung leichter Blutungen. Hersteller: (6)

Galvanisches Zweizellenbad/GZ-Bad
(Sixtus Beinsprudelwanne – wird nicht mehr hergestellt)

Funktion: In der aus zwei Kammern bestehenden Wanne wird zu gleichen Teilen aufgeschlämmter Meeresschlick zugesetzt. Durch galvanischen Strom wird die Aufnahme der im Schlick gelösten Mineralien in die Haut gefördert. Sprudeldüsen und Ozon können zugeschaltet werden. Behandlungsbereich sind Fuß und Unterschenkel.
Einsatzgebiete: venös bedingte Rückflussstörungen des Bluts, Unterstützung des Stoffwechsels im Gewebe, kausale Therapie bei Neuropathie der unteren Extremitäten. Leitungswasser-Iontophorese (ohne Schlickzusatz) bei Bromhidrosis/Hyperhidrosis.

Hergestellt und vertrieben wurde das GZ-Bad von den Sixtus Werken in Schliersee.

Kryotherapie

Funktion: Durch Entspannung verflüssigten Gases (N_2O/Distickstoffoxid) entsteht Kälte. Durch das geschlossene System des Geräts gelangt die Kälte mittels Metallsonde auf das Gewebe.
Einsatzgebiete: Vereisung von Warzen (Verrucae). Vertrieb: (1)

Silber-Hexamikron-Lampe
(SHM-Lampe – wird nicht mehr hergestellt)

Funktion: Durch Infrarot-Dunkelstrahler angeregte Silberstrahlung.
Einsatzgebiete: Unterstützung der Wundbehandlung, Beschwerden des Vorfußes (Metatarsalgie).

Sollux-Lampe (wird nicht mehr hergestellt)

Funktion: Aus dem Spektrum einer speziellen Glühlampe werden entweder rote oder blaue Strahlen herausgefiltert.

Einsatzgebiet:
Rotfilter: Unterstützung der Wundbehandlung.
Blaufilter: Beruhigende Wirkung auf überreizte Hautgebiete.

Ozonbedampfung

Funktion: Wasserdampf wird in einem geschlossenen System an einem UV-C-Strahler vorbeigeleitet und mit Ozon (O_3) angereichert.
Einsatzgebiet: Unterstützung der Wundbehandlung. Vertrieb: (3) (4)

Softlaser

Funktion: monochromes, kohärentes Rot-/Infrarotlicht wird mittels Dioden erzeugt (Leistung: 1–10 mW). Der Laser besitzt aus dem oben genannten Spektrum eine exakt definierte (vorgegebene) Wellenlänge, die die biologischen Funktionen der Zelle beeinflusst. Je kürzer die Wellenlänge der IR-Strahlen, desto höher die Eindringtiefe der Strahlen in die Haut.
Einsatzgebiete: Unterstützung der Wundheilung, gegen neuralgische Beschwerden, Verrucae (Warzen)
Vertriebe: (7) (8)

Zuordnung der Hersteller/Vertriebe
(1) Hellmut Ruck GmbH, Daimlerstraße 23, 75305 Neuenbürg
(2) Medizinische Großhandlungen
(3) Gustav Baehr GmbH, Max-Eyth-Str. 39, 71301 Waiblingen
(4) Nemectron GmbH, Daimlerstr. 15, 76185 Karlsruhe (Geräte: Vapo und Vapozone)
(5) Fa. Ionto Comed, Greschbachstr. 3, 76229 Karlsruhe
(6) Satelec GmbH, Industriestr. 9, 40822 Mettmann, (Gerät: Servotome™ Expert System)
(7) MKW Therapie Systeme, Landstr. 67, 76547 Sinsheim
(8) Berchtold GmbH & Co. KG, Freihofstr. 4, 73730 Esslingen

Einige in diesem Kapitel genannten Geräte (z. B. HF, SHM, Softlaser, Ozonbedampfung) nutzen nur einen Teil des elektromagnetischen Wellenspektrums aus, der üblicherweise in der Medizin Verwendung findet.

Für das „elektromagnetische Wellenspektrum" wird die Wellenlänge zur Definition der Strahlen, welche von angeregten Atomen oder Molekülen ausgesandt werden, herangezogen.

Die Wellenlänge einer Strahlung ist aus dem Quotienten der in einer Sekunde zurückgelegten Entfernung (= Lichtgeschwindigkeit = 300.000 km/s) und der Frequenz (= Schwingung pro Sekunde) zu errechnen:

Die Einheit für die unterschiedlichen Wellenlängen ist das Meter.

Tab. 5.13 Übersicht der Strahlenarten und ihrer Wellenlänge

Strahlenart	Wellenlänge
Gamma- und kosmische Strahlen (Höhenstrahlen)	< 0,001 nm
Röntgenstrahlen	0,001 nm–0,1 nm
UV-Licht	100 nm–400 nm
Für das menschliche Auge sichtbarer Bereich	400 nm–780 nm
Infrarot	800 nm–1 mm
Mikrowellen	1 mm–30 cm
Radiowellen	30 cm bis mehrere km

(Einheit: 1 nm = 10^{-9} m = 0,000000001 m)

Beispiele zum leichteren Verständnis:
Ein Radiosender mit einer Wellenlänge von 600 m hat eine Frequenz von:

300.000 km/s : 0,600 km = 500.000 Hz
(= 500 kHz)

Ein Radiosender mit einer Frequenz von 1.000 kHz (= 1.000.000 Hz) hat eine Wellenlänge von 0,300 km.

Einen Überblick darüber, in welchem Bereich des elektromagnetischen Spektrums die in der medizinischen Fußbehandlung benutzten Bestrahlungsarten einzuordnen sind, gibt das Schema in Abbildung 5.21 auf der nächsten Seite.

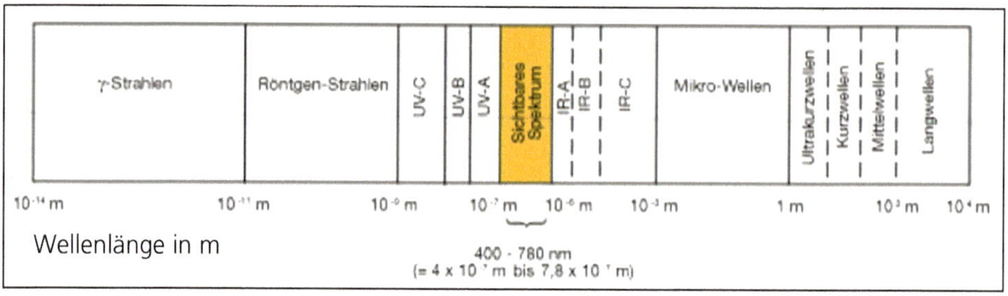

Abb. 5.21: Schema des Strahlensprektrums (siehe auch „Theorie der medizinischen Fußbehandlung", Band 1)

Wie dem Schema zu entnehmen ist, liegen die für uns verwendbaren Strahlenarten unmittelbar rechts und links neben dem sichtbaren Wellenanteil. Das sichtbare Wellenspektrum bewegt sich zwischen 400 nm (Violett) und 780 nm (Dunkelrot).

Den Teil des Spektrums unterhalb 400 nm (< 400 nm) nennt man Ultraviolett/UV. (Ultra/lat. = jenseits; jenseits von Violett).

Bei der Einteilung der UV-Strahlen in UV-A, UV-B und UV-C berücksichtigt man die unterschiedlichen Auswirkungen auf die Haut.

Das gesamte Spektrum des UV-Lichts liegt zwischen 380 nm und 100 nm.

Einteilung
UV-A = 380–315 nm (schnell bräunend),
UV-B = 315–280 nm (erythembildende Wirkung, nachhaltige Bräunung),
UV-C = 280–100 nm (ionisierende Eigenschaften, verursachen kaum zu behebende bis irreparable Lichtdermatosen).

Den Teil des Spektrums, der oberhalb 780 nm (> 780 nm) liegt, nennt man Infrarot (IR). Der Begriff ist abgeleitet aus dem lateinischen Wort Infra = unterhalb; unterhalb von dem (sichtbaren) Rot. Die alte Bezeichnung „Ultrarot" wird heute nicht mehr benutzt.

Einteilung:
IR-A = 780 nm–1.400 nm (auch IR-Hellstrahlen)
IR-B = 1.400 nm–3.000 nm
IR-C = 3.000 nm–1.000.000 nm (entspricht einer Wellenlänge von 0,003–1 mm)
IR-B und IR-C werden auch als IR-Dunkelstrahlen bezeichnet.

Neben den Spektren der ultravioletten, infraroten und sichtbaren elektromagnetischen Wellen werden in der Fußbehandlung auch hochfrequente Wechselströme eingesetzt.

5.3.1 Fußbehandlung unter Verwendung von Hochfrequenz-Strömen

Als Erster berichtete der Franzose Jacques-Arsène d'Arsonval (1851–1940) über hochfrequente Ströme, die man allgemein als Hochfrequenz bezeichnete. Er konnte beweisen, dass Frequenzen über 10.000 Hz (Hertz) nicht mehr die Nachteile für den Menschen (Schock, Lähmung, tiefreichende Verbrennungen) besaßen, die sonst vom elektrischen Strom bekannt waren.

Hochfrequente (hoch/schnell schwingende) Wechselströme im Bereich von 10.000 bis 20.000 Hz wurden zu damaliger Zeit (1928) in Form einer „leuchtenden gläsernen Elektrode" (Teslastrom) für den medizinischen Laien verfügbar gemacht. Es gab faktisch keine Krankheiten („Wehwehchen"), die mit diesen Apparaten nicht behandelt werden konnten. Diese Aussage ist heute selbstverständlich nicht mehr haltbar und in den Bereich der Hochstapelei einzuordnen.

Der englische Chiropodist (med. Fußpfleger) Franklin Charlesworth benutzte 1948 die Hochfrequenz zur Behandlung von Warzen und hat dies in seinem Buch unter dem Abschnitt „Behandlung der Verruca pedis (Fußwarze)“ beschrieben. Er erzielte mit dieser speziellen Anwendung des hochfrequenten Stroms Behandlungserfolge.

Durch die Entwicklungen in der Elektrotechnik konnten die Frequenzen noch mehr erhöht werden, sodass zwischen:
- dem technischen Einsatz,
- der medizinischen Anwendung,
- und der Anwendung in der medizinischen Fußbehandlung

unterschieden werden muss.

Zum Vergleich sind einige im technischen Bereich benutzte Frequenzen aufgeführt (Tabelle 5.14):

Tab. 5.14 Übersicht einiger in der Technik verwendeten Frequenzen

Gerät	Frequenz
Radar	500 MHz/Megahertz – 24 GHz/ Gigahertz
Radio (UKW-Band)	87–108 MHz
Ultraschall-Reinigungsgerät	38 kHz/Kilohertz
Mikrowelle des Haushalts	ca. 2,45 GHz (Gigahertz) = 2.450.000.000 Hz)

Der Hochfrequenzbereich in der medizinischen Fußbehandlung liegt bei 1,5–2 MHz (1.500.000–2.000.000 Hz) deutlich unter dem rein medizinisch genutzten Spektrum. Die Anwendung der Hochfrequenz (HF) beschränkt sich in der Fußbehandlung auf die Oberfläche der Haut (Epidermis). Für die unterschiedlichen Einsatzmöglichkeiten des HF-Stroms ist die Leistung des Geräts ausschlaggebend.

Die Leistung des verwendeten Geräts wird in Watt/Power angegeben und ist meist mithilfe eines Potentiometers (Drehkondensator/Schiebewiderstand – ähnlich einem Dimmer für Lampen) einstellbar. Bei einigen Geräten ist zusätzlich die Schwingungsform (Wellenform) veränderbar und damit die Leistung noch besser auszunutzen.

Um diesen Zusammenhang zu verstehen, hilft die graphische Darstellung der Wechselstromschwingung am Beispiel des Haushaltsstroms (Abb. 5.22).

Die Wechselstromschwingung ergibt eine Sinuskurve (= mathematischer Begriff dieser Kurvenform).

Der höchste Punkt dieser Kurve ist der Spitzenwert. Die effektive (wirksame) elektrische Spannung (V = Volt) ist jedoch immer niedriger als der Spitzenwert, da dieser nur für Sekundenbruchteile zur Verfügung steht. Es pendeln sich folglich

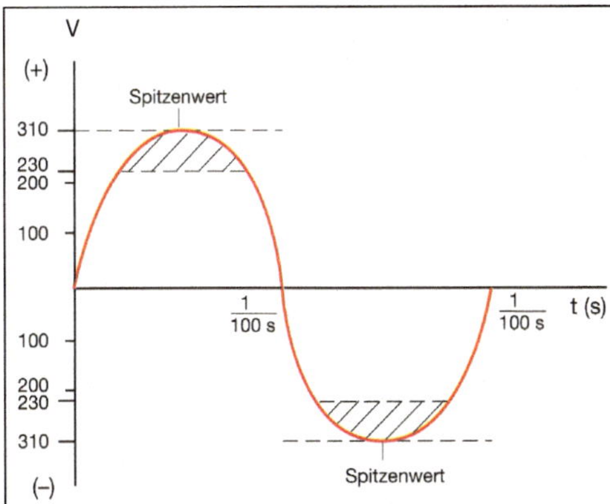

$$\frac{1}{100}\,s + \frac{1}{100}\,s = \frac{2}{100}\,s = \frac{1}{50}\,s = 50\ \text{Hz}$$

Abb. 5.22: Wechselstromschwingung des Haushaltsstroms

230 Volt Nennspannung ein, obwohl 310 Volt vorgegeben sind.

Bestimmte Eigenschaften des Wechselstroms sind nur dadurch auszunutzen, dass dieser Spitzenwert so lange wie möglich gehalten wird. Dazu kann man die Wellencharakteristik so verändern, dass durch kürzere Schwingungsfolgen und spezielle Filterung des Stroms der Spannungswert weniger abfällt.

Für die Fußbehandlung stehen zurzeit zwei Hochfrequenzgeräte-Typen zur Verfügung:
Sie unterscheiden sich durch ihre Leistung und die damit durchführbaren Behandlungsverfahren.

1. Hochfrequenzgerät (2 MHz)
- ohne veränderte Wellencharakteristik
- mit variabler Leistung, max. 18 Watt (z. B. Tefra HF-Apparate, Berlin)

Behandlungsverfahren:
- Ozonbildung auf der Haut
- Energie- (Schwingungs-)übertragung auf die Zellen (Fulgurationselektrode)*

2. Hochfrequenzgerät (1,5 MHz)
- mit veränderbarer Wellencharakteristik und
- variabler Leistung, max. 80 Watt (z. B. Servotome™ Expert System, Fa. Satelec GmbH, Mettmann/Düsseldorf)

Hochfrequenzgeräte ohne veränderbare Wellencharakteristik (HF-Stab, Tefra-Apparat)

Sie bestehen aus einem stabförmigen Energieteil, worin die hochfrequenten Ströme erzeugt werden, und einer geschlossenen, fast luftleeren Glaselektrode als Leiter.

Hochwertigere Glaselektroden sind mit wenig Schutzgas (Neon) gefüllt. Sie wirken damit intensiver und verkürzen die Therapiezeit.

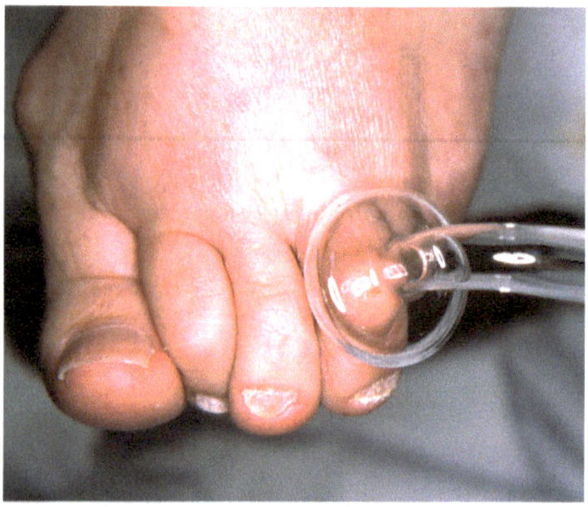

Abb. 5.23 a: Flächenelektrode

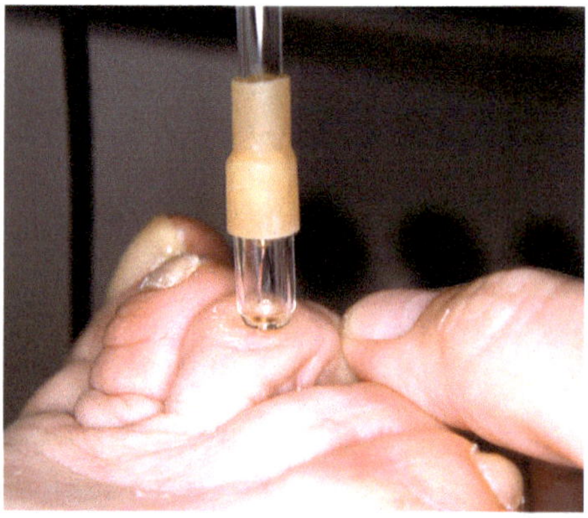

Abb. 5.23 b: Fulgurationselektrode (des Hochfrequenzstabs der Fa. Ionto Comed, Karlsruhe)

Durch den extrem niedrigen Druck in der Glaselektrode werden die Gase für den Strom leitfähig. Beim Einschalten des Geräts entsteht in der Glaselektrode ein schwacher Lichtbogen. Hält man die Elektrode in die Nähe der Haut, finden darauf schnell hintereinander folgende, kaum schmerzhafte Entladungen statt. **Sie wirken im Gegensatz zur Fulguration nicht zerstörend bzw. koagulierend.**

Hält man die Elektrode zu weit von der Haut ab (> 1 cm) oder wählt eine zu hohe Leistungseinstellung des Geräts, entstehen unter Umständen schmerzhafte Entladungen, die nicht unbedingt wirksamer sind.

* Der hier benutzte Begriff „Fulguration" mittels Glaselektrode ist nicht mit der eigentlich vom Verfasser definierten Bedeutung des Worts „Fulguration" mit leistungsstärkeren Geräten gleichbedeutend.

Die Glaselektroden sind auswechselbar und – je nach Verwendungszweck – in verschiedenen Formen erhältlich (Abb. 5.23 a + b).

Anwendung des Geräts

Beide Geräte (Tefra-/HF-Stab) besitzen die Skaleneinteilung von 1–10. Für die angegebenen Einsatzgebiete in der Fußbehandlung haben wir je nach Feuchtigkeitsgehalt der Wundfläche die Einstellung 4–5 gewählt; bei der Warzentherapie auch höher (bis Einstellung 10).

Die Zeit der Anwendung beträgt je nach Einstellung drei bis sechs Minuten, wobei die Flächenelektrode nicht nur unmittelbar über dem Wundgebiet bewegt wird, sondern auch in der Umgebung des zu behandelnden Gebiets. Dabei entsteht auf der Haut ein leichter Ozongeruch. Bei der Warzenbehandlung setzt man die Fulgurationselektrode direkt über dem betroffenen Gebiet auf. Der notwendige Abstand zur Haut ist durch die mit einer Gummimanschette befestigte Glasummantelung der Kupferelektrode vorgegeben. Die Behandlungszeit beträgt ebenfalls je nach Einstellung ca. drei bis sechs Minuten. Bildet sich nach ein bis zwei Tagen an dem Ort eine Blase, kann in der Regel die Behandlung als erfolgreich angesehen werden. Das Warzengewebe hat sich danach von der Dermis abgehoben.

Soll zusätzlich ein Medikament verwendet werden, kann man es nach Anwendung des Geräts (HF-Stab/Tefra-Apparat) auftragen. Es wird hiermit eine evtl. mögliche Zersetzung des Medikaments durch die Entladungen an der Elektrode verhindert.

Außerdem verursacht die Behandlung mit auf die Haut aufgetragenen, stark leitenden Flüssigkeiten (z. B. Silbernitratlösungen ...) in noch feuchtem Zustand schmerzhafte Entladungen.

Einsatzgebiete: Bei der Glaselektrode zerstören die Entladungen, im Gegensatz zu den leistungsstärkeren Anwendungsformen der Hochfrequenz, nicht die Oberfläche der Haut. Der Wirkungsmechanismus beruht auf:

- der Bildung eines geringen Anteils UV-Strahlen, die die Epithelisierung (Bildung der Oberhaut) begünstigen
- der Entstehung von Ozon (O_3) direkt auf der Haut, welches desinfizierende Eigenschaften besitzt
- der geringen Wärmewirkung auf die Haut und damit verbundenen oberflächlichen Hyperämisierung (die Glaselektrode erwärmt sich dabei nicht)

Alle drei Faktoren zusammen lassen ein ähnliches Einsatzgebiet wie die Ozonbedampfung (Vapozone, Ozonette ...) zu. Wenn keine Wundheilungsstörungen beim Patienten vorliegen, kann der HF-Stab mit Flächenelektrode in der Fußbehandlung eingesetzt werden:

- zur Unterstützung der Wundheilung
- bei entzündeten Clavi (Hühneraugen)
- bei Rhagaden (Einrissen der Haut)
- zur Behandlung des Warzenpus nach Ätzungen
- zur Nachbehandlung der Onycho- bzw. Dermatomykose

Wie bei allen anderen physikalischen Therapieformen (Bestrahlungen, Bäder ...) kann der HF-Stab dazu beitragen, den Heilungsprozess zu beschleunigen. Dies nicht nur im Hinblick darauf, den Therapiewillen des Patienten durch kürzere Behandlungszeiten zu erhalten (z. B. Warzenbehandlung ...); der HF-Stab erhöht ebenfalls die Abwehrbereitschaft der Haut gegenüber Infektionen.

Hochfrequenzgerät mit veränderbarer Wellencharakteristik

Der Energieteil befindet sich in einem kleinen rechteckigen Gehäuse. Durch zwei Drehknöpfe an der Frontseite ist zum einen die Leistung (Watt), zum anderen der Grad der Dämpfung der Wellen einstellbar. Außerdem sind Buchsen für die Aufnahme der Kabel des Elektrodenhalters, der passiven Elektrode und des Fußschalters angebracht. In einem besonderen Aufbewahrungskasten befinden sich unterschiedliche Metallelektroden.

Für die Einsatzgebiete in der Fußbehandlung (Fulguration und Desikkation) werden hauptsächlich Ballelektroden von 2,5 mm bzw. 3,2 mm und spitze Elektroden von 1 mm bzw. 0,4 mm eingesetzt.

Wird das Gerät eingeschaltet und die gewünschte Leistung – falls erforderlich – auch die Wellencharakteristik eingestellt, entsteht eine Entladung zwischen Elektrode und Hautschicht. Diese Entladung in Form eines Blitzes ist deutlich energiereicher als beim HF-Stab (Abb. 5.23 a + b). Durch den zweipoligen Betrieb (aktive Elektrode in Verbindung mit der passiven Elektrode) kann dieser Stromfluss in Richtung Arbeitsgebiet erhöht werden.

Die passive Elektrode besteht aus einer isolierten Metallfolie (ca. 10 x 12 cm), die entweder unter der Wade des Patienten oder auf dem Praxisboden platziert wird. Die hochfrequenten Schwingungen werden durch die passive Elektrode – ähnlich einer Antenne – richtungsstabilisiert. Dies bewirkt eine bessere Ausnutzung des hochfrequenten Stroms.

Für den Einsatzbereich in der Fußbehandlung kann auf die Mitverwendung der passiven Elektrode nach meinen Erfahrungen verzichtet werden. Eine noch intensivere Wirkung ist für den Erfolg der Behandlung nicht ausschlaggebend, zumal man die Leistung variieren kann.

Einsatzgebiete

Fulguration

Durch das hohe Spannungsgefälle zwischen der metallischen Elektrode und dem Gewebe entsteht ein schwacher Lichtbogen (Blitz). Damit sich ein Lichtbogen bilden kann, darf die zur Therapie verwendete **Elektrode die Haut nur kaum berühren.** Damit das Gerät nicht zu lange eingeschaltet bleibt, sollte die Elektrode vor dem Einschalten des Geräts genau über dem zu behandelnden Gebiet gehalten werden. Nach der Entladung entsteht eine oberflächliche Zerstörung des Gewebes mit weißlicher Schorfbildung.

Größe und Tiefe der Gewebszerstörung ist abhängig von der:

- Leistung P (= Power-Watt)
- Zeit, in der der Strom fließen kann
- Hautfeuchtigkeit
- Stärke der Verhornung
- Entfernung der Elektrode zur Haut

Die Gewebszerstörung begrenzt sich von selbst, weil die Krustenbildung isolierend wirkt. Frühere Verfahren, wie z. B. die Elektrokauterisation (Thermokauterisation), die ebenfalls Gewebe durch Hitze zerstören, lassen sich damit nicht vergleichen. Hierbei wurde durch Gleichstrom und einen metallischen Widerstand (Glühelektrode) Hitze erzeugt, die tief reichende Verbrennungen verursachte. Die damit erzielten Verletzungen heilten außerdem schlecht ab.

Bei der Hochfrequenztherapie bleibt die Elektrode kalt. Zerstörend wirkt nur der eng begrenzte Lichtbogen (Blitz), wodurch benachbarte Zellen unversehrt bleiben. Die außerdem zu einem geringen Teil entstehenden UV-Strahlen wirken zusätzlich schwach desinfizierend und epithelisierend.

Der Begriff, der sich für diese Behandlungsart mit hochfrequenten Strömen geprägt hat, lautet: **Fulguration**. Die Bezeichnung kommt von dem lateinischen Wort „fulgur“ = Blitz, der zum Zeitpunkt der Entladung des elektrischen Stroms entsteht. In der Fußbehandlung ist die Zerstörung der Hautoberfläche für die konsequente Linderung oder Beseitigung von Clavi (Hühneraugen) oder Verrucae (Warzen) seit Jahrhunderten bekannt.

Die Fulguration bietet eine Alternative zur Ätzung. Mit der Fulguration können sämtliche Fälle in der Praxis behandelt werden, die sonst mit Ätzstoffen behandelt worden sind:

- Clavus mollis (neurovascularis und papillaris)
- Clavus neurovascularis
- Clavus neurofibrosus
- Clavus papillaris
- Clavus vascularis
- Clavus durus
- Verrucae (Warzen)
- beerenförmige Infiltrate (Einlagerungen)
- hypertrophierte Papillen, z. B. bei der Pachyonychie

Beerenförmige Einlagerungen sowie hypertrophierte Papillen lassen sich durch die Fulguration zurückdrängen, jedoch in seltenen Fällen auch ganz beseitigen.

Therapie
Über dem zu behandelnden Gebiet wird die Verhornung abgetragen und die Stelle anschließend mit Isopropylalkohol (70%ig) oder Wasserstoffperoxid (3%ig) gereinigt.

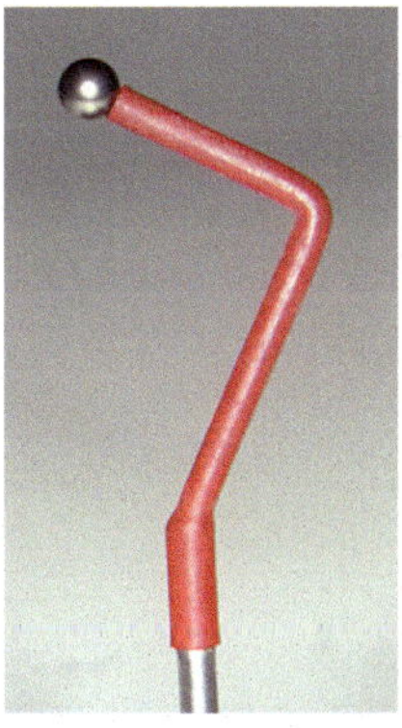

Abb. 5.24 a: Kugelelektrode (rote Isolation)

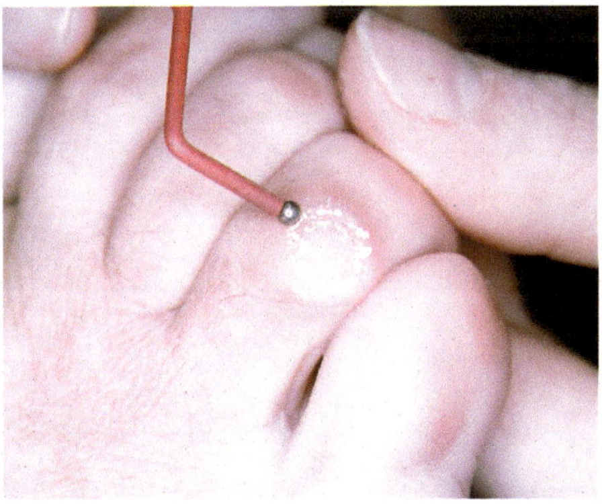

Abb. 5.24 b: Behandlung eines neurovaskulären Clavus mit der Kugelelektrode

Je nach Größe des Behandlungsfelds kann man zwischen verschiedenen Elektrodenformen wählen (Abb. 5.24 a, b und 5.25).

Einstellung des Geräts
Bei hoher Leistungseinstellung entsteht ein stärkerer Lichtbogen als bei einer schwachen.

Zur Beachtung des Elektrodendurchmessers (Ø): Bei einer schmalen Elektrode (Ø 1 mm) muss wegen des Spitzeneffekts (die Entladung geschieht nicht mehr flächig) die Wattzahl reduziert werden.

Der gewählte Wert ist immer von der Empfindlichkeit des Patienten abhängig. Dabei ist zu berücksichtigen, dass trockene Haut eine höhere Einstellung erfordert als feuchte. Unter Umständen kann allzu trockene Haut mit Wasser, Wasserstoffperoxid (H_2O_2) ein wenig angefeuchtet werden, um die Entladung auch bei niedrigerer Einstellung zu ermöglichen.

Der Lichtbogen erzeugt für Bruchteile von Sekunden eine Hitzeentwicklung, die besonders an sehr dünn abgetragenen Hautbezirken (z. B. Clavus neurovascularis, Clavus neurofibrosus ...) schmerzhaft sein kann. Der Patient ist hierauf, ebenso wie bei anderen Maßnahmen mit Schmerzentwicklung, vorzubereiten.

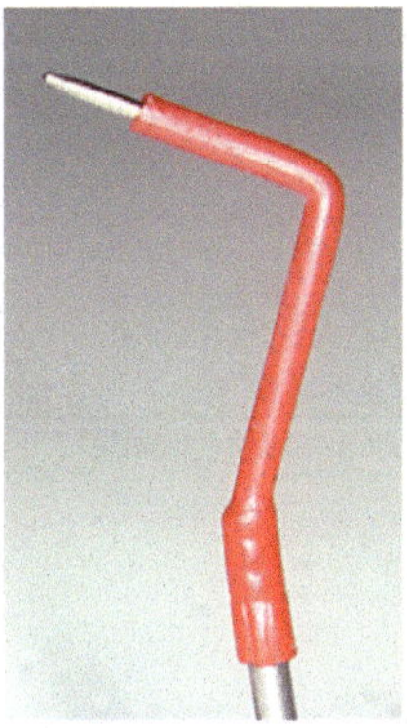

Abb. 5.25: Spitze Elektrode (Ø 1 mm/rote Isolation) für besonders enge Bereiche am Fuß

Falls notwendig, kann man zur Schmerzberuhigung oberflächenansthesierend wirkende Mittel (A4-Tinktur; Pedilen; AnaecainTinktur; Vorbehandlung-Ruck; Dolexamed-Tinktur ...) zur Abschwächung der Sensibilität auftragen. Aufgetragene (alkoholhaltige) Lösungen müssen vor der Fulguration getrocknet sein. EMLA-Pflaster besitzen eine höhere oberflächenanästhesierende Wirkung, müssen jedoch mindestens 1 ½ Stunden vor der Therapie aufgeklebt werden.

Wie bereits erwähnt, sollte man die aktive Elektrode bereits in Arbeitsposition halten, bevor das Gerät zur Leistungsabgabe eingeschaltet wird (das Gewebe darf dabei fast nicht von der Elektrode berührt werden). Bei Arbeitspausen bzw. kurzen Unterbrechungen das Gerät ausschalten, damit keine Leistungsabgabe mehr erfolgt.

Eine für den Menschen schädliche Strahlung entsteht im Megahertzbereich (= Radiowellen) nicht.

Während der Behandlung kann die Elektrode durch verbrannte Hornhaut verkrusten. Die Leitfähigkeit wird dadurch stark vermindert. Aus hygienischen Gründen empfehle ich eine nur für diese Reinigung bereitgelegte desinfizierte/sterilisierte Messingbürste (Fräserbürste).

Vorteile bzw. Übereinstimmungen der Wirkung gegenüber der oberflächlichen Gewebszerstörung mit einer entsprechenden koagulierend wirkenden Lösung (hier: Silbernitrat, 40 % konzentriert) werden anhand der folgenden Tabelle 5.15 veranschaulicht.

Diese Übersicht macht deutlich, dass bei Verwendung nur einer Therapieform Einschränkungen im Behandlungsspielraum gegeben sind. Dabei sollte grundsätzlich erwogen werden, mindestens zwei Methoden zur Linderung/Beseitigung der Beschwerden einsetzen zu können.

Tab. 5.15 Gegenüberstellung der Wirkung von Silbernitrat ($AgNO_3$) und der Fulguration

Silbernitrat (40 % konzentriert)	**Fulguration**
Schwarzfärbung der Haut (störend)	weißliche Schorfbildung (in der Regel nicht störend)
nachhaltige Schmerzentwicklung durch Eindringen der Lösung in tiefere Hautschichten (dosierbar)	kurze Schmerzentwicklung im Augenblick der Anwendung
schlecht kontrollierbare Zerstörung des Gewebes	übersichtliche, sofortige Zerstörung des Gewebes
austrocknende Wirkung	austrocknende Wirkung
Abtragen der zerstörten Hautschichten nach ca. vier bis acht Tagen möglich	Abtragen der zerstörten Hautschichten sofort möglich (bei Warzen steigert sich die Empfindlichkeit zunehmend mit dem sofortigen Abtragen)
Schutzschicht wird schlecht abgestoßen (nachhaltige Verfärbung)	Schutzschicht wird leicht abgestoßen (Verfärbung nicht nachhaltig)
chemische Koagulation des Gewebeeiweißes	Hitze-Koagulation des Gewebeeiweißes
Blutstillung durch adstringierende und koagulierende Wirkung	keine adstringierende, sondern nur koagulierende Wirkung möglich
selbstdesinfizierende Eigenschaft durch Silbergehalt der Verbindung	schwach desinfizierend durch UV-C-Strahlenanteil und kurze Hitzeentwicklung im entstehenden Lichtbogen (Blitz)
dosisabhängige Reizwirkung der hochprozentigen Säure in den unteren Zelllagen der Epidermis und sichere Zerstörung der oberflächlichen Hautschicht	Reizwirkung für die Keimschicht gering und sichere Zerstörung der oberflächlichen Hautschicht
Silbernitrat-Flecken schwer zu entfernen	keine Flecken auf Gegenständen möglich
Verwendung von Medikamenten eingeschränkt	alle Medikamente können verwendet werden
Verringerung der Wirkung durch Bäder/Schwimmen	keine Verringerung der Wirkung Bäder/Schwimmen
kurze Wiederbestellzeit zur Erhaltung der Wirkung notwendig	längere Wiederbestellzeiten möglich (außer Verrucae/ Warzen)

Koagulation/Haemostase
Gerinnungsprozesse (Koagulationen) des Zelleiweißes können u. a. durch Hitze/Wärme oder chemisch eingeleitet werden (siehe Gegenüberstellung).

Die bei der Fulguration entstehende Entladung (Blitz) besitzt blutstillende Wirkung. Wesentlich bei der Blutstillung durch Hochfrequenz ist die an die Zellen abgegebene Energie. Die Elektrode selbst bleibt kalt. Durch die kurzzeitig entstehende Hitze setzt eine Koagulation (Gerinnung) des Zelleiweißes ein. Dadurch können kleine Punktblutungen geschlossen werden. Da die adstringierende (zusammenziehende) Wirkung (wie bei Silbernitrat) fehlt, ist die Blutstillung an stark belasteten Stellen des Fußes (z. B. plantarer Vorfußbereich) oft nicht nachhaltig genug. Vorteile ergeben sich bei diesem Verfahren dadurch, dass zur Nachversorgung der Verletzung alle dafür bekannten Mittel einsetzbar sind.

Als Elektroden werden hauptsächlich Kugelelektroden mit roter Isolierung verwendet.

Einstellung des Geräts
W = 0
P = 3 bzw. 4/Betrieb: einpolig

Bei Veränderung der Stromcharakteristik ist eine stärkere Wirkung zu erzielen, die jedoch auch mit einer höheren Schmerzentwicklung verbunden ist.
Einstellung: W = 1 oder 2 P = 3 oder 4

Im Allgemeinen braucht die Schwingungsform W (Waves) nicht hinzugeschaltet werden. Mit einem niedrigeren Einstellbereich als für die Fulguration ist in vielen Fällen eine ausreichende Blutstillung zu erreichen. Die blutende Stelle wird mit der Elektrode direkt berührt und dann das Gerät kurz eingeschaltet.

Desikkation
Ein seit 1980 in Frankreich praktiziertes Verfahren ist die Desikkation (Elektrodesikkation). Der Begriff stammt aus dem Lateinischen: „desiccare“ = austrocknen. Bei der Desikkation wird der Zelle des Gewebes durch Erhitzung Wasser entzogen. Auch hierbei erwärmt sich nicht das Instrument (Elektrode) sondern die Zelle selbst durch aufgenommene Hochfrequenzenergie (= Molekularschwingungen).

Bei der Desikkation kann man, ähnlich dem Skalpell, Hornschichten von der Haut abtrennen. Es entsteht ein haarfeiner Schnitt. Diese Methode besitzt jedoch gegenüber dem Skalpell oder der Technik mit schnell laufenden Motoren Nachteile. Eine mögliche Verletzung ist schmerzhafter als mit den genannten Techniken (Skalpell ...).

Obwohl auch hier die Elektrode kalt bleibt und nur die Zellen die Hochfrequenzenergie aufnehmen, ist es nicht ausgeschlossen, dass die perineural vernarbten Nervenendigungen bei neurovaskulären Clavi durch die hohen Schwingungen gereizt werden. Erklärlich wird dieser Zusammenhang dadurch, dass das Gerät länger eingeschaltet bleibt als bei den anderen bereits genannten Methoden (Fulguration, Koagulation). Die auf diese Weise entfernten Clavi (Hühneraugen) bleiben dann oft über einen längeren Zeitraum (bis zu zehn Wochen) schmerzhaft.

Die hier zu verwendenden Elektroden sollen nur einen geringen Durchmesser besitzen. Sie dringen in die Hornhaut sehr viel leichter ein als eine Elektrode größeren Durchmessers. Man arbeitet konzentrisch (kreisförmig von außen nach innen), wobei die Elektrode unter die Hornschicht geschoben und nach dorsal abgehoben wird.

Einstellung des Geräts: gleichzeitig schneiden und koagulieren (die Blutung stillen).

W = 2 bis 4 P = 4 bis 7

Zu verwendende Elektrodentype siehe Abbildung 5.26.

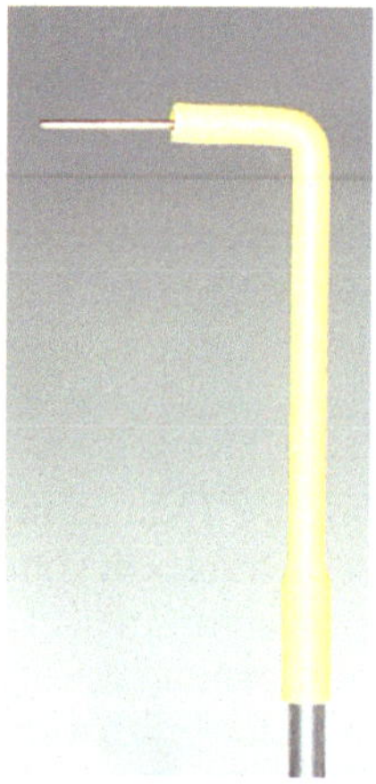

Abb. 5.26: Spitze Elektrode mit gelber Isolierung (Ø 0,4 mm)

Betrieb: zweipolig (mit aktiver und passiver Elektrode)

Eine dicke Elektrode benötigt bei höheren Einstellwerten (P und W) fast die doppelte Zeit, um die gleiche Tiefe zu erreichen wie die dünnen Elektroden. Das Gerät ist zu hoch eingestellt, wenn beim Schnitt durch die Hornschicht Funken entstehen (Schorfbildung). Die Haut darf sich lediglich weiß verfärben, wobei diese Färbung an der Elektrodenspitze deutlicher ist. An der gleichen Stelle darf **innerhalb eines Jahres keine weitere Desikkation** vorgenommen werden.

Da es andere Verfahren gibt, die eine regelmäßige und schmerzlose Entfernung der Clavi (Hühneraugen) zulassen, ist die Desikkation nur der Vollständigkeit halber erwähnt.

Kontraindikationen

Für alle Hochfrequenztherapien in der medizinischen Fußbehandlung gelten Einschränkungen für die Anwendbarkeit dieser Methode.

Die an der Elektrode austretenden elektromagnetischen Wellen können die Funktion eines Herzschrittmachers (für Patienten wie Therapeut) beeinträchtigen. Auch können metallische Implantate (z. B. künstlicher Gelenkersatz) durch die mögliche Aufladung Schmerzen verursachen. Sie sind jedoch nicht nachhaltig.

Bei der oberflächlichen Zerstörung des Gewebes durch Fulguration gilt das gleiche Verbot wie für die Behandlung mit Ätzstoffen (keine Fulguration in Wunden oder bei Entzündungen). Dies betrifft vor allen Dingen Patienten, bei denen die Reparaturfähigkeit des Gewebes eingeschränkt oder nicht mehr möglich ist. Darunter fallen Diabetiker mit Spätkomplikationen, Patienten mit arteriellen Durchblutungsstörungen (pAVK Stadium III bis IV) und Neuropathie. Das Behandlungsverbot bezieht sich ebenfalls auf krankhaft veränderte Stellen des Fußes, die ohnehin nicht in den Bereich des Podologen fallen (Melanome, Granulome ...).

Hinweis:

Alle Hochfrequenz-Geräte unterliegen der postalischen Meldepflicht (Fernmeldeamt). Sie müssen außerdem eine FTZ-Prüfnummer tragen.

Literaturangaben:

Museum für Energiegeschichte(n), Humboldtstr. 32, 30169 Hannover

Gillert/Rulffs/Boegelein: „Elektrotherapie", Pflaum-Verlag, München 1995

Jean J. Benassy: „Electrosurgery. Principles and Applications in Odontostomatology.", Information Fa. Satelec GmbH, Industriestr. 9, 40822 Mettmann (heute Acteon Germany GmbH)

„Das Elektrochirurgiegerät in der Fußpflege und -behandlung" – Information Fa. Ionto-Comed® GmbH Greschbachstr. 3, 76229 Karlsruhe

„Hochfrequenz-Behandlung". Information Tefra Hochfrequenz Apparate Rudolf Messerschmidt GmbH, Wolzogenstr. 2, 14163 Berlin

Donald Neale: „Common Foot Disorders", Churchill Livingstone Verlag, 1989

K. Grünewald, „Ätzmittel in der Fußbehandlung", Der Fuss Nr. 3/1990

5.3.2 Galvanisches Zweizellenbad (wird nicht mehr hergestellt)

Das von der Firma Sixtus entwickelte Galvanische Zweizellenbad (GZ-Bad) war eine Zwei-Kammer-Wanne, bei der durch galvanischen Strom im Wasser gelöste Mineralien in die Haut eingeschleust wurden (Abb. 5.27).

Zur Therapie tauchen die Beine bis unterhalb des Knies in die Wanne. Zur Erhöhung des Mineralstoffgehalts im Wasser wird ein aufbereitetes Schlickkonzentrat zugesetzt. Der Schlick enthält, neben einem sehr hohen Gehalt an Kieselsäure und organisch gebundenem Schwefel, Spurenelemente wie zweiwertiges Eisen, Aluminium, Kalzium, Magnesium, Kalium, Natrium, Silicium und Phosphor [3].

Die Badtemperatur liegt im Bereich von 29 °C bis 32 °C. Das Behandlungsintervall beträgt im Allgemeinen ein bis drei Anwendungen/Woche.

Der galvanische Strom wird durch eine Batterie/Akku erzeugt. Die Stromstärke beträgt bis zu 10 mA. Schaltet man das Gerät ein, fließt der Gleichstrom von der einen Kammer der Wanne über das Bein und das Becken in das andere Bein und von dort in die zweite Kammer (Abb. 5.28). Da die im Wasser gelösten Mineralien positive sowie negative Ladungen besitzen, können sie durch die am Gerät einstellbare Richtung des Stromflusses in den Körper eingeschleust werden. Nach der Hälfte der Behandlungszeit polt man deshalb um, sodass alle im Wasser gelösten Mineralien in der Haut angelagert werden können [4].

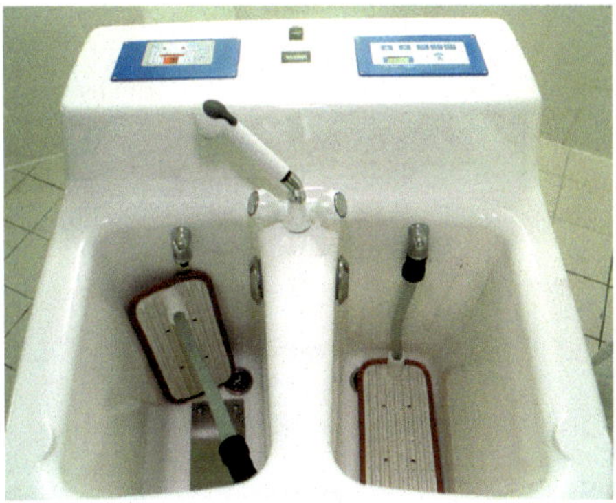

Abb. 5.27: Galvanisches Zweizellenbad (Sixtus)

Wirkung des GZ-Bades (Sixtus)

- Abbau von Schwellungen der Beine
- Abtransport von Blutergüssen und Stauungen
- Anregung des Stoffwechsels im Gewebe
- Abtransport von Ödemen und dadurch Verbesserung der Gleitfähigkeit des Sehnengewebes
- Festigung des Zellgewebes durch den sehr hohen Anteil an Kieselsäure im Badzusatz
- Stimulierung der Muskulatur, dadurch Lockerung und Entspannung der Muskulatur, welches auch reflektorisch zu einer vermehrten Durchblutung der Muskeln führt und den Abtransport von Stoffwechselprodukten fördert
- Günstige Beeinflussung bei vorhandenen Verkrampfungen der Fußsohlenmuskulatur

Abb. 5.28: Schema der Ionenwanderung durch die unteren Extremitäten

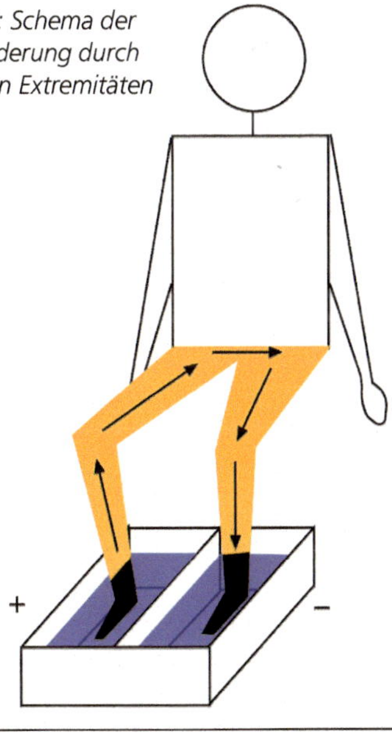

Indikation für das GZ-Bad (Sixtus)
(nach Rücksprache mit dem Arzt)
- Sensibilitätsstörungen bei beginnender diabetischer Neuropathie
- venöse Rückflussstörungen
- Ödeme
- Blutergüsse
- Bindegewebsschwäche
- Verkrampfungen, Spasmen der Füße
- Wadenkrämpfe und Kribbeln in den Beinen (Mineralstoffmangel)
- akute und chronische Sportverletzungen
- Behandlung der Hyperhidrosis/Bromhidrosis durch Leitungswasser-Iontophorese

Kontraindikationen für galvanischen Strom
- Blasen- und Niereninsuffizienz
- Blasenschwäche (Inkontinenz)
- Implantate im Bereich des Behandlungsgebiets (Aufladung)
- Anämie

Absolute Kontraindikationen
- periphere arterielle Durchblutungsstörungen Stadium II bis IV
- trockene und feuchte gangränöse Veränderungen am Fuß
- nach frischen Operationen
- Fieber
- Hautausschläge/Ekzeme im Bereich des Behandlungsgebiets

Mitbehandlung bei diabetischer Neuropathie
Bei dem Galvanischen Zweizellenbad (GZ-Bad) handelt es sich um eine zurzeit noch nicht wissenschaftlich abgesicherte Therapieform der sensibel-motorischen Neuropathie des Diabetikers. Die Behandlung ist deshalb symptomatisch einzustufen. Nach den bisherigen Erkenntnissen unterstützt sie die Entglykolisierung der Nervenfasern und erhöht die Nervenleitgeschwindigkeit [1]. Neuropathisch bedingte Schmerzen in den Beinen und Füßen gehen zurück oder werden beseitigt. Um die Sensibilität in den Beinen zu erhalten, ist in gewissen Zeitabständen die Wiederholung des GZ-Bades notwendig. Bei manifester sensibel-motorischer Neuropathie ist ein Behandlungserfolg weniger schnell zu erwarten, aber nicht unmöglich [1].

Voraussetzung für die Anwendung und den Behandlungserfolg sind folgende Laborparameter [2]:
- optimale Blutzuckerwerte (HbA_1-Wert) und für die Utilisation des Sauerstoffs im Gewebe der Hämoglobin- und Hämatokritwert des Bluts
- Gefäßstatus des Unterschenkels und des Fußes

Da diabetische Patienten eine Mischform (Angiopathie und Neuropathie) aufweisen können, ist die Indikation des GZ-Bades nur für periphere arterielle Durchblutungsstörungen bis Stadium I gegeben.

Quellenangaben zu 5.3.2:
[1] Dr. med. Gerhard Walter Schmeisel, 97688 Bad Kissingen (1997)
[2] Dipl. med. Elisabeth Frank, Internistin, Braunschweig/Ausarbeitung (1997)
[3] Sixtus Werke Schliersee GmbH, 83734 Hausham (1996)
[4] Gillert/Rulffs/Boegelein: „Elektrotherapie", Pflaum Verlag, München (1995)

Verwendung des Galvanischen Zweizellenbades zur Leitungswasser-Iontophorese bei Hyperhidrosis/Bromhidrosis

Die Leitungswasser-Iontophorese ist ein Verfahren aus der physikalischen Therapie, bei der durch galvanischen (1) Strom die im natürlichen Wasser gelösten Ionen (geladene Atome) z. B. Na^+, Ca^+, Mg^+, Cl^-, $(CO_3)^-$, $(SO_4)^-$ in die Haut eingeschleust werden. Die Eindringtiefe der Ionen, die im Gewebe in Richtung des ungleichnamigen Pols wandern (2), ist durch den kapillaren Blutstrom begrenzt. Die Wirkung bleibt deshalb auf hautnahe Gebiete beschränkt.

Galvanischer Strom wirkt durchblutungsfördernd und zu einem geringen Teil desensibilisierend. Er hat durch die Einschleusung der im Wasser gelösten Mineralien (Ionenwanderung) ebenfalls Einfluss auf das Membranpotenzial der Zellen. Es ist außerdem denkbar, dass durch die Ionenwanderung eine geringfügig höhere Salzkonzentration im Gewebe entsteht, die einen austrocknenden Effekt besitzt.

Die Wirksamkeit und Sicherheit dieser Behandlungsmethode ist unbestritten.

Die Leitungswasser-Iontophorese ist als symptomatische (nicht die Ursache der Hyperhidrosis/Bromhidrosis behandelnde) Therapie anzusehen. Eine Erkrankung an Hyperhidrosis/Bromhidrosis ist mehr durch psychosoziale oder hormonelle als durch systemische Einflüsse bedingt. Zu einer Heilung verhilft ausschließlich die Behebung der Ursache.

Therapie
In die Kunststoffwanne wird so viel lauwarmes Leitungswasser gefüllt (ohne Zusatz), bis die Fußsohle des Patienten ins Wasser taucht. Der Fußrücken bleibt grundsätzlich ausgespart. Die Elektroden der Wanne müssen durch ein Rost (Kunststoffgitter ...) abgedeckt sein, um den direkten Kontakt mit der Haut zu vermeiden.

Erst wenn beide Fußsohlen im Wasser stehen, wird das Therapiegerät eingeschaltet. Die einzustellende Stromstärke soll vom Patienten gut vertragen werden, d. h. unterhalb der Toleranzgrenze liegen. Die Stromstärke beträgt maximal 10 mA. Das gleiche Verfahren ist auch an den Händen möglich. Zu jeweils der Hälfte der gewählten Behandlungszeit wird die Polrichtung gewechselt. Rhagaden oder kleine Verletzungen sollten mit fest haftenden Fettsalben (Vaseline, Zinkpaste) abgedeckt werden, um Reizungen an diesen Stellen zu verhindern.

Behandlungsdauer
Im Akutzustand der Hyperhidrosis/Bromhidrosis werden die Fußsohlen mindestens 20 oder bis zu 30 Minuten mit dem Galvanischen Strom behandelt. Je nach Intensität der übermäßigen Schweißabsonderung rechnet man mit 10 bis 15 Bädern als Anfangsdosis.

Behandlungsintervall
Zu Beginn der Behandlung zwei- bis dreimal pro Woche. Der Patient sollte darüber aufgeklärt werden, dass eine Erhaltungsbehandlung einmal wöchentlich bis 14-tägig oder vierwöchig notwendig ist.

Nebenwirkungen
Es sind subjektive Missempfindungen oder flüchtige Hautreizungen mit Bläschenbildung – besonders entlang der Wasserlinie – bei höheren Stromstärken beobachtet worden.

Besonders zu Beginn der Therapie klagten einige Patienten über Weichteilschmerzen in der stromdurchflossenen Extremität.

Durch eine licht- und elektronenoptische Untersuchung konnte nachgewiesen werden, dass es bei der Iontophorese-Behandlung zu keiner Zellform- oder Zellstrukturveränderung kam.

Behandlungsaussicht
Die Leitungswasser-Iontophorese ist selbst bei den schweren Formen der Hy-

perhidrosis/Bromhidrosis sehr wirkungsvoll und gilt besonders dann, wenn andere lokale Behandlungsmethoden versagt haben, als „Therapie der Wahl".

Selbst bei wenigen Anwendungen wird bereits von einem befriedigenden Ergebnis berichtet.

Quantitative Bewertung der Schweißsekretion

Durch den Iod-Stärke-Test nach Minor kann der Behandlungserfolg dokumentiert werden. Hierzu verwendet man entweder das von der Zulieferindustrie (Medizin-Labor-Fachhandel) angebotene Abdruckpapier oder selbst präpariertes Schreibmaschinenpapier. Das Schreibmaschinenpapier wird mit einem Gemisch aus:

1,5 Teilen Iodtinktur
10 Teilen Rizinusöl
91,5 Teilen Ethanol (96%ig)

bestrichen.

Zur quantitativen Bewertung der Schweißabsonderung stellt der Patient seinen Fuß (wie bei einem Fußabdruck) eine Minute auf das präparierte Papier. Der Schweiß bewirkt durch die Iod-Stärke-Reaktion eine braunviolette Verfärbung, deren Intensität und Verteilung als Maßindex für die zurzeit bestehende Hyperhidrosis des Fußes gilt.

Stellen mit wenig Verfärbung deuten folglich auf wenig, Flächen mit intensiver Verfärbung auf starke Schweißsekretion hin.

Literatur:

[1] Ableitung des Wortes durch den Entdecker: Luigi Galvani (1737–1798), ital. Arzt u. Naturforscher (Prof. für Anatomie und Gynäkologie)

[2] **Gillert/Rulffs/Boegelein:** „Elektrotherapie", Pflaum Verlag, München (1995)

Stranak, Wolfgang: „Die Behandlung der Hyperhidrosis an Händen und Füßen", der fuss 10/1991, S. 24

Akins, D. L. et al.: Efficacy of the Drionic unit in the treatment of hyperhidrosis, J. AM. Acad. Derm. 16, S. 828 (1987)

Hölzle, E.: Long-term efficacy and side effects of tap water iontophoresis of palmoplantar hyperhidrosis, Dermatologica 145, S. 126 (1987)

5.3.3 Kältetherapie/Kryotherapie

Die Kältebehandlung (Kryotherapie) wird mit verflüssigten Gasen durchgeführt, die durch Verdampfen (plötzliche Entspannung der Gase) tiefe Temperaturen erzeugen können. Übersicht der mit einigen Gasen erzielbaren Kältegrade:

- Kohlendioxid (CO_2) bis -76 °C (fälschlich: Kohlensäure)
- Lachgas (Synonym: Distickstoffmonoxid, N_2O) bis -95 °C
- Stickstoff (N_2) bis -196 °C

Einsetzbar ist die Kryotherapie zur Behandlung von Warzen (Verrucae), Caro luxurians (wilden Fleischs) als Reaktion auf einen Unguis incarnatus/Onychocryptosis (eingewachsenen Nagel) und von speziell in der dermatologischen Praxis vorkommenden Hautveränderungen wie Naevi, Keloide, Akne, hypertrophischem Lichen planus, kleinen Hämangiomen und Lymphangiomen.

Das hier beschriebene Kryotherapie-Verfahren bezieht sich ausschließlich auf die Behandlung von Warzen (Verrucae) mit Kohlendioxid (CO_2). Um wirkungsvoll zu sein, muss sich der bei der Entspannung des Gases entstehende „Schnee" auf der Haut schnell bilden.

Die Effektivität der Kryotherapie hängt zum einen davon ab, mit welchem Druck sich das Gas entspannen (ausströmen) kann, zum anderen, in wie viel Sekunden der Hautbezirk ausgefroren ist. Unter Umständen ist dafür am Anfang eine Stoppuhr notwendig.

Wirkung der Kryotherapie

Durch die Kälteeinwirkung wird zuerst das hypertrophierte Gewebe der Warze zerstört. Danach setzt eine Verstopfung der Blutgefäße durch Ausfällung bestimmter Globuline (Kryoglobuline) ein. Die Folge ist eine entzündliche Reaktion des Gewebes, bei der seröse Bestandteile (Lymphe)

des Bluts aus den Gefäßen austreten. Außerdem erhöht sich die Ansammlung der phagozytären Zellen (Lymphozyten, Histiozyten ...).

Nach der Behandlung entsteht innerhalb weniger Stunden in dem behandelten Gebiet eine Blase, die gewöhnlich nach zwei oder drei Tagen aufbricht.

Kurz nach der Behandlung entstehen Schmerzen oder ein brennendes Gefühl. Diese Empfindungen lassen jedoch schon nach wenigen Stunden nach. Die Schmerzentwicklung hängt davon ab, wie lange die Kälte auf das kranke Gewebe eingewirkt hat und wie stark die behandelte Stelle belastet ist. Durch die Bildung der Blase hat sich die Verruca (als Epidermiswucherung) von der Dermis abgehoben. Falls die Blase aufbrechen sollte, entsteht eine Wunde, die nach Desinfektion und steriler, luftdurchlässiger Wundabdeckung verkrustet. Der Patient ist nach ca. zwei bis vier Wochen wiederzubestellen, um den Erfolg der Behandlung kontrollieren zu können. Nach dieser Zeit ist – falls nötig – eine wiederholte Kryotherapie möglich. Durch sachgemäße Anwendung wird eine Narbenbildung vermieden. Bei gebräunter Haut bleibt lediglich das neu gebildete Gewebe hell, weil die Keratinozyten noch keinen Farbstoff (Melanin) aufgenommen haben.

Anwendung

An der CO_2-Gasflasche kann durch ein Reduzierventil der erforderliche Druck zur schnellen Entspannung des Gases (und damit Kälteentwicklung) eingestellt werden. Am günstigsten ist die Wirkung, wenn auf dem behandelten Gewebe eine Temperatur von mindestens -18 – -20 °C erreicht wird. In dem Gebiet der Ausfrierung färbt sich die Haut weißlich. Anschließend rötet sich die Haut (Erythem), wobei ein brennendes, prickelndes Gefühl und gelegentlich auch Schmerz entsteht.

Beispiele

Bei geringer Entspannung des CO_2-Gases (wenig Druck) entsteht bei normaler Haut und

- 1–2 Sekunden Anwendungszeit eine oberflächliche Ausfrierung,
- bei 4–5 Sekunden Anwendungszeit bildet sich eine oberflächliche Zerstörung der Keratinozyten mit Blasenbildung,
- bei 15–45 Sekunden Anwendungszeit bildet sich eine mehr oder minder tiefe Ulceration mit Beschädigung der Dermis und Narbenbildung.

Es empfiehlt sich eine Behandlung unter hohem Druck (= stärkere Kälteentwicklung und kürzere Anwendungszeit der Kältesonde) eher als eine Ausfrierung mit niedrigem Druck und längerer Anwendungszeit der Kältesonde. Der dabei auszuwählende Sondendurchmesser wird jeweils nach dem Umfang des Behandlungsgebiets ausgewählt. Er sollte immer kleiner sein als die Warze (Verruca) selbst.

Warzenbehandlung

Kleine Warzen benötigen zur Ausfrierung zwei bis fünf Sekunden bei mittlerem Druck. Bei multiplen Warzen empfiehlt sich die Mitverwendung von Aceton, welches mit einem Glasspatel (Augensalbenstäbchen ...) auf die Warzenherde aufgetragen wird. Dadurch entsteht eine verzögerte Kältewirkung, die allerdings eine mehrmalige Ausfrierung von ca. 30–60 Sekunden erfordert. Diese Behandlungsmethode kann auch bei periungualen Warzen angewendet werden. Die vulgäre Warze (Verruca vulgaris) erfordert die Einstellung eines starken Drucks und eine Ausfrierungszeit von ca. 30 bis 60 Sekunden.

Bei plantaren Warzen empfiehlt sich ebenfalls die Mitverwendung von Aceton, da hierdurch weniger Schmerzen entstehen und der Patient durch die Belastung des Fußes die Behandlung nicht allzu unangenehm empfindet. Nach etwa zehn Sekunden entsteht ein – in der Regel erträgliches – brennendes Gefühl, das ungefähr einen Tag anhält. Nach der Behandlung wird ein luftdurchlässiger Verband aufgelegt.

In jedem Fall soll der Patient über die Behandlungsaussicht (Schmerzentwicklung, Brennen der Haut, Wiederbestellzeit, Blasenentwicklung ...) aufgeklärt werden. Unter Umständen kann in der Blase auch wenig Blut enthalten sein. Sie kann entweder nach einigen Tagen aufgeschnitten werden oder durch natürliche Resorption auch von selbst eintrocknen. Grundsätzlich kann man davon ausgehen, dass in 10 bis 14 Tagen das Gebiet eingetrocknet ist. Die Abheilung ist anschließend zu kontrollieren.

Bei entsprechender Erfahrung treten keine Komplikationen auf. Ebenfalls sind Rezidive (erneut auftretende Warzen an der gleichen Stelle) selten bzw. wie bei anderen Methoden der Warzenentfernung immer möglich.

Das Ergebnis einer nicht korrekten Behandlungsweise ist die Nekrotisierung des Gewebes. Sie zeigt sich am Anfang durch die Bildung einer Blase, deren Umgebung eine dafür charakteristische bläuliche Verfärbung annimmt. Außerdem entstehen starke Schmerzen.

Der Patient muss umgehend an den behandelnden Arzt überwiesen werden.

Nekrotisiertes Gewebe ergibt tiefe Ulcerationen, die schlecht abheilen und Narben hinterlassen.

Für die am Anfang erwähnten Gase erhält man speziell für Lachgas (N_2O), was sehr häufig in der Medizin Verwendung findet, eine kleinere Armatur zur Druckreduzierung. Es sind Gasabfüllungen in unterschiedlichen Mengen erhältlich. Für die 7,5 kg-Flasche (bezogen auf den Inhalt), die leicht zu handhaben ist, gibt es einen weißen Plastiküberzug. Durch den Überzug können die oftmals mit Rostansatz behafteten Flaschen abgedeckt/verkleidet werden.

Für alle verwendbaren Gase gilt der Grundsatz:

Je kälter die Temperatur, die das Gas durch die Entspannung erreichen kann, desto intensiver die Wirkung.

Der Kältegrad des Lachgases entspricht in etwa der des Kohlendioxids (CO_2).

Histofreezer®

Der Histofreezer® besteht aus einem kleinen Flüssiggasbehälter und verschiedenen Applikatoren. Das Gasgemisch in dem handlichen, sprayflaschengroßen Behälter enthält 95 % Dimethylether, 2 % Propan und 3 % Isobutan. Es erreicht bei Entspannung eine Temperatur von -57 °C. Bei der Anwendung dürfen keine offenen Flammen vorhanden sein, da das austretende Gas sehr leicht entzündlich ist.

Die Applikatoren bestehen aus dünnen Plastikröhrchen, an deren Ende runde Schaumstoffkissen angebracht sind. Der Schaumstoff dient als Reservoir für das Kühlmittel und überträgt letztendlich die Kälte bei Kontakt mit der Behandlungsfläche. Es sind Applikatoren mit Durchmessern von 2 mm (small) und 5 mm (medium) erhältlich. Ihre Verwendung entscheidet man je nach Größe der zu behandelnden Fläche, wobei immer ein schmaler Streifen des umliegenden Gewebes mit in die Vereisung einbezogen werden sollte.

Zum Gebrauch des Histofreezer® steckt man das nicht mit Schaumstoff ummantelte Ende des ausgewählten Applikators in das dafür vorgesehene Ventil am Kopf des Gasbehälters. Es gelten auch bei dieser Methode die zuvor genannten Kriterien für eine Kryotherapie.

Die Vereisungsdauer dauert 10 bis 40 Sekunden. Die Anwendung geschieht grundsätzlich nach Gebrauchsanleitung des Herstellers.

Für jeden Patienten ist ein neuer, ungebrauchter Applikator zu verwenden.

Es ist verboten, Histofreezer® in der Praxis zu verkaufen oder Patienten für die Eigenbehandlung zur Verfügung zu stellen. Das Medikament darf nur von medizinisch ausgebildeten Personen angewendet werden.

5.3.4 Silber-Hexamikron-Bestrahlung* (Silber-Hexamikron-Lampe/SHM-Lampe)

In der ursprünglichen Form bestand die Silber-Hexamikron-Lampe aus einem sechsrippigen Strahlenkörper und einem Reflektor (Abb. 5.29). Die Bestrahlungslampe wurde damals im Friedrich Wilhelm Institut, Berlin, (heute Max Planck Institut) entwickelt. In der neuen Form besteht die SHM-Lampe aus einem zweirippigen Strahler. Die therapeutisch wirksame Wellenlänge beträgt 0,006 mm oder 6.000 nm.

Durch einen IR-Dunkelstrahler (> 1.400 nm) wird das reine Silber des Strahlenkörpers angeregt. Hierdurch sendet das Silber Strahlen aus.

Sie haben die Eigenschaft, tief in das Innere des Körpergewebes einzudringen, wobei sie am Krankheitsherd die Durchblutung anregen und damit die Ausscheidung von Krankheitsstoffen fördern.

Von den ausgesandten Strahlen sind 90 % tieftemperierte Wirkstrahlen des Silbers, die unter 37 °C liegen. Der Anteil der langwelligen dunkelroten IR-Strahlen, die das Wärmegefühl erzeugen, beträgt nur 10 %. Sie werden lediglich als Erreger-Strahlen benutzt, denen keine therapeutische Wirkung zukommt. Der Patient sollte bei der Bestrahlung auf diese Besonderheit hingewiesen werden. Die intensive Wärme, die diese Bestrahlung abgibt, ist folglich für die Wirkung nicht maßgebend.

Je nach Bestrahlungsfeld kann der Abstand 40–80 cm betragen. Wenn die Wärmeentwicklung der IR-Strahlen stört, kann der Abstand zum Behandlungsgebiet vergrößert werden. Sind Sensibilitätsstörungen (z. B. Neuropathie) bei dem Patienten vorhanden, muss man die Wärmeentwicklung auf der Haut öfter kontrollieren. Die Bestrahlungsdauer beträgt in der Regel 20–30 Minuten. Um eine gute Wirkung zu erzielen, sollte die Bestrahlung möglichst jeden zweiten Tag wiederholt werden.

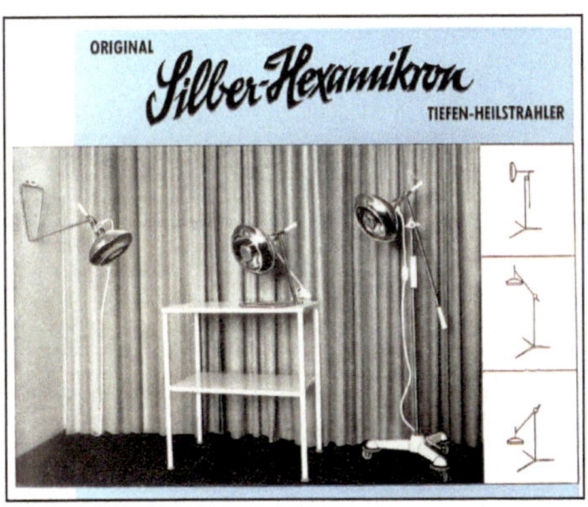

Abb. 5.29: Altes Prospektbild der SHM

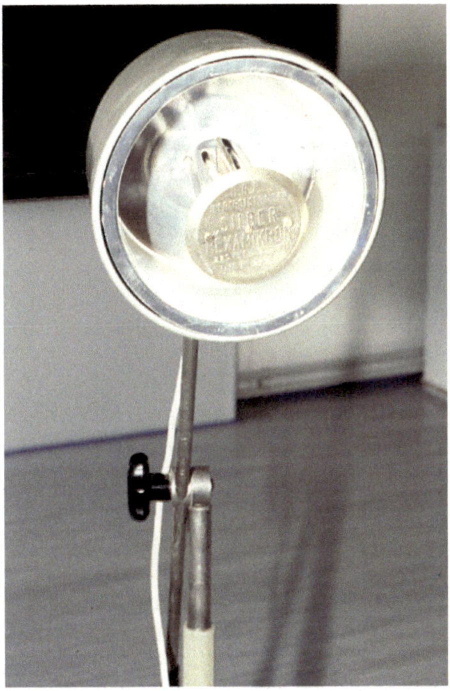

Abb. 5.30: SHM Lampe neuerer Ausführung

*seit einiger Zeit nicht mehr lieferbar

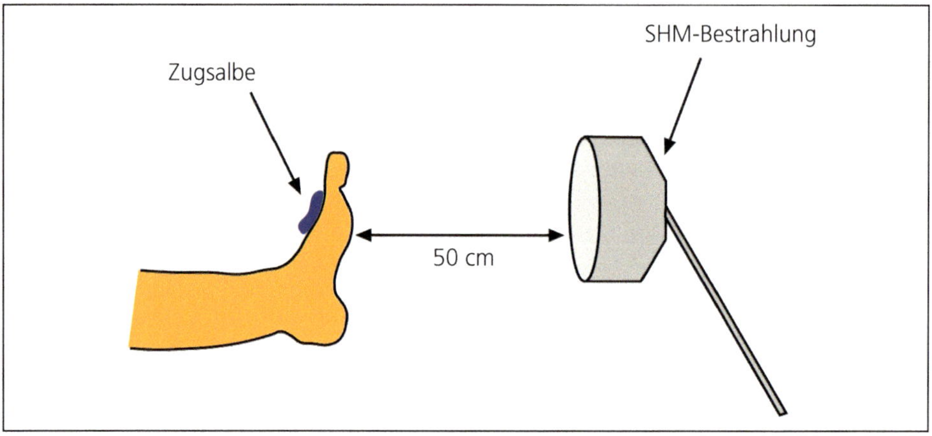

Abb. 5.31: SHM-Bestrahlung unter gleichzeitiger Verwendung einer Zugsalbe

Um bei Patienten mit abgesicherter Metatarsitis eine schnellere Beschwerdefreiheit zu erreichen, kann die SHM-Bestrahlung zusätzlich mit einer Zugsalbe (z. B. 50%ige Ichtholan®-Salbe) vorgenommen werden. Um die Fußsohle für Korrektur-, Entlastungs- oder Tapingverbände frei zu halten, wird die Zugsalbe auf den Fußrücken dünn aufgetragen und mit Verbandmull abgedeckt. Die SHM-Bestrahlung erfolgt auf die unbedeckte Fußsohlenfläche. Auch nach der Bestrahlung verbleibt die Zugsalbe mit der Mullabdeckung auf der Haut und kann mit der Entlastung/Korrektur fixiert werden (Fixierung z. B. mit Greppmayr Fußbandage/hochelastisch, selbsthaftend) (Abb. 5.31).

Indikationen für die Bestrahlung mit der SHM-Lampe
Gelenkentzündungen, Metatarsalgie, Metatarsitis (Entzündung der Mittelfußköpfchen) Deutschländer-Fraktur (syn.: Marschfraktur) Bursitis (Schleimbeutelentzündung), entzündete Clavi (Hühneraugen), Eiterungen (mit Kenntnis der Ursache), Unterstützung bei der Dermato-/Onychomykose-Behandlung, Vorbeugung gegen Pernionen (Frostbeulen), Kreislaufstörungen.

Kontraindikationen für eine SHM-Bestrahlung
Morbus Basedow, Blutungen und Blutungsgefahr innerer Organe, periphere arterielle Durchblutungsstörungen (Angiopathie) Stadium II bis IV.

Die Silber-Hexamikron-Bestrahlung ist ebenfalls für Gebiete der Chirurgie, Gynäkologie, Hautkrankheiten, Augenkrankheiten, Zahnheilkunde und dem Hals, Nase, Ohren Bereich (hier besonders chronische Mittelohrentzündung) einsetzbar. Leider hat die nach meinen Erfahrungen sehr erfolgreiche Bestrahlungsart in diesen medizinischen Fachgebieten keine Akzeptanz gefunden.

Literatur:
K. H. Hamme, „Theorie und Praxis der medizinischen Fußpflege" (1993)

5.3.5 Rotlichtbestrahlung (Sollux-Bestrahlung*)

Die Sollux-Lampe gehört durch verschiedene vorsetzbare Filter zu einem Teil in den Bereich der Wärmetherapie (Infrarotlicht/IR-A) und zum anderen in den Bereich der Chromotherapie (Blaulicht). Die Lampe erzeugt leuchtende aber auch unsichtbare Strahlen.

Aufbau der Sollux-Lampe

Sie besteht aus einem Lampengehäuse mit einem Hellstrahler (700 Watt), der auf dem Glühlampenprinzip beruht und daher eine hohe Eigentemperatur besitzt. Das Licht kann entweder durch einen vorzusetzenden

- Blaufilter oder
- Rotfilter

in verschiedene Wellenlängen aufgeteilt werden.

Rotfilter

Wärme galt schon immer als volkstümliches Heil- und Schmerzlinderungsmittel. Wärmeumschläge und Heizkissen als allgemein bekannte Wärmespender sind für die Haut jedoch nur bedingt anwendbar, weil sie direkten Kontakt zur Haut benötigen. Bei offenen Wunden oder entzündeten Stellen sind sie deshalb kaum anwendbar.

Der Rotfilter erzeugt 95 % kurzwellige Infrarotstrahlung (< 1.400 nm) und 5 % sichtbares Licht.

Im Gegensatz zum IR-Dunkelstrahler (Heizstrahler elektrischer Grillgeräte, Badstrahler ...), der eine Wellenlänge > 1.400 nm besitzt, ist die IR-Strahlung des Rotfilters kurzwelliger. Da die kurzwelligen Strahlen an das sichtbare Lichtspektrum angrenzen, werden sie auch als IR-Hellstrahlen bezeichnet.

Kurzwellige IR-Strahlen unter 1.400 nm (< 1.400 nm) sind tieftemperierter und können bis zur Subcutis eindringen. Im Gegensatz dazu stellen die langwelligen Strahlen der Heizsonnen meist eine unangenehme Hitzebelästigung dar. IR-Strahlen über 1.400 nm (> 1.400 nm) dringen nur wenig (< 1 mm) in die Haut ein und besitzen keine therapeutische Wirkung.

Die IR Strahlung selbst ist nicht warm, sondern bildet erst durch Absorption der Strahlen in der Haut Wärme. Hierbei werden die vegetativen Nervenbahnen reflektorisch beeinflusst, sodass es zur Entkrampfung (Spasmolyse) und dadurch zur Schmerzberuhigung kommt. Geschlossene Eiterherde (z. B. entzündete Clavi) erfahren durch die reaktive Mehrdurchblutung und Stoffwechselsteigerung in dem Gewebe eine Verschlimmerung des Schmerzzustands.

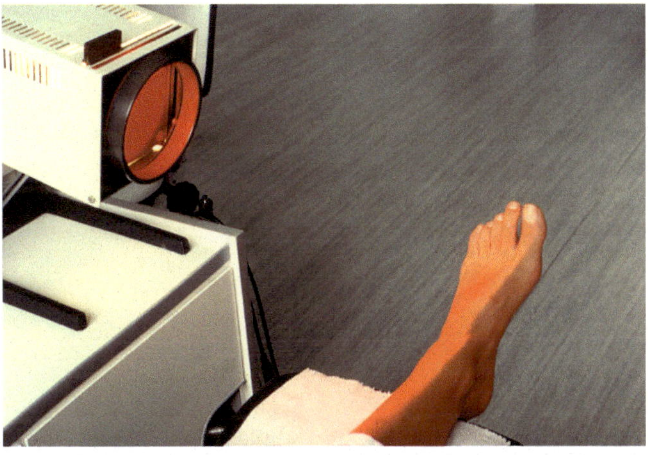

Abb. 5.32: Bestrahlung mit der Sollux-Lampe (Rotfilter)

* Sollux-Lampe (Warenzeichen der Fa. Hanau), wird nicht mehr hergestellt

Je nach Höhe des absorbierten IR-Lichts und der Bestrahlungsdauer steigt die Hauttemperatur an. Es kann unter Umständen ein Wärmeerythem entstehen. Durch zu häufige IR-Bestrahlung ist als Nebenwirkung eine fleckige Pigmentierung der Haut beobachtet worden, die bis zu Stunden bestehen bleiben kann*.

Der Abstand der Lampe beträgt, vom Filter aus gemessen, etwa 40 cm von der zu bestrahlenden Fläche.

Die Bestrahlungsdauer liegt in einem Zeitraum von 15 bis 30 Minuten. Das Bestrahlungsintervall (Wiederholung der Therapie) beträgt zwei bis drei Tage. Bei Patienten mit Sensibilitätsstörungen (Neuropathie) ist der Abstand der Bestrahlungslampe zu vergrößern und die Wärmeentwicklung auf der Haut zu kontrollieren.

Indikationen für die Rotlichtbestrahlung

Durchblutungsförderung, Schmerzlinderung im Sinne der Muskelrelaxion, Resorptionsförderung extern aufgetragener Mittel, Vorbereitung zur Massage, segmentale Beeinflussung innerer Organe über Head'sche Zonen**, posttraumatische Behandlung, wenn keine Blutungsgefahr mehr besteht, offene Eiterungen, Entzündungen, Pernionen (Frostbeulen), Sehnenscheidenentzündungen, Muskelverhärtungen, geöffnete Furunkel und Abszesse, Ischias, Brandwunden.

Kontraindikationen

Alle posttraumatischen Zustände mit Blutungsgefahr, alle Erkrankungen, die durch Wärme verschlimmert werden (rheumatischer Formenkreis), Thrombosen, Thrombophlebitiden, bösartige Tumoren, akute Neuralgien.

* Cordes/Arnold/Zeibig

** Head, Sir Henry, Neurologe in London 1861–1940. Der Begriff „Head'sche Zonen" bezieht sich in diesem Zusammenhang auf bestimmte Hautbereiche (z. B. des Fußes oder der Hand), die Organe des Körpers reflektorisch beeinflussen können (kutaneoviszeraler Reflex). Dabei strahlt die Reizzone in den Bereich der Wirbelsäule aus, von dessen Gebiet das Organ innerviert wird.

Blaufilter

Die wirksamen Strahlen des Blaufilters liegen im Bereich von 420–480 nm. Man benutzt sie hauptsächlich zu therapeutischen Zwecken in der Medizin, z. B. beim Ikterus (Gelbsucht) der Frühgeborenen. Durch photochemische Prozesse (Oxidation) wird der beim Ikterus erhöhte Bilirubingehalt im Blut (Bilirubinämie) des Neugeborenen, in ungiftige, ausscheidungsfähige Substanzen überführt.
In der Fußbehandlung setzt man diese Strahlen gegen neuralgische Schmerzen ein oder um eine schlechte Heilungstendenz von Wunden zu unterstützen.

5.3.6 Ozonbedampfung
Gerätename: Vapozone (Nemectron)

Bei den Ozonbedampfungsgeräten benutzt man UV-C-Strahlen, um Ozon (O_3) herzustellen. Der abgeschirmte Strahler befindet sich im Kopf des Geräts, sodass keine Strahlung auf die zu behandelnde Hautfläche trifft. In dem Gerät erzeugter Wasserdampf wird an dem UV-C-Strahler entlanggeführt und dort mit Ozon angereichert. Der Sauerstoff zur Ozonerzeugung stammt aus der Umgebungsluft und entsteht nicht, wie oft angenommen wird, aus der Zersetzung des Wassers.

Aufbau des Quarzstrahlers

In einem für UV-Strahlen durchlässigen Quarzglaskolben befinden sich wenig Quecksilber und geringe Mengen des Gases Argon (= Schutzgas). Über Wolframelektroden jeweils an den Enden des Kolbens und einer daran angelegten hohen elektrischen Spannung kommt es zu einer Entladung. Bei dem hierbei entstehenden Lichtbogen wird das Quecksilber verdampft und zu intensivem Leuchten angeregt. Es wird dadurch ein hoher Anteil UV-C-Strahlen ausgesendet.

Der Vorgang der Quecksilberverdampfung ist in dem dicht verschlossenen Kolben reversibel. Bei Erkalten des Quarzglaskolbens setzt sich elementares Quecksilber wieder an den inneren Glaswänden ab.

Der Gasdruck in dem Quarzkolben ist im Gegensatz zu anderen Brennern dieser Art relativ hoch (ca. 0,13 bar). Man spricht deshalb auch von Quecksilber-Hochdrucklampen (im Gegensatz zu Quecksilberniederdruckstrahlern, die zur UV-Entkeimung eingesetzt werden).

Das Linienspektrum einer Quecksilber-Hochdruck-Lampe setzt sich aus folgenden Strahlenanteilen zusammen (Tabelle 5.16):

Tab. 5.16

59 %	IR-Strahlen (> 1.500 nm)
2,5 %	IR-Strahlen (1.500–700 nm)
15 %	sichtbares Licht
7 %	UV-A-Strahlen
8,5 %	UV-B-Strahlen
8 %	UV-C-Strahlen

Die UV-C-Strahlen um 180 nm gehören zu den energiereichsten UV-Strahlen. Sie haben eine ionisierende (ladungsverändernde) Wirkung auf Atome. Sauerstoff absorbiert UV-Strahlen aus diesem Wellenlängenbereich besonders stark. Es kommt daher zu einer fotochemischen Reaktion.

Ozonbildunq

Das Ozon entsteht durch die Einwirkung des UV-C Lichts auf das Sauerstoffmolekül (O_2) der Luft. Dadurch zerfällt das Sauerstoffmolekül zu atomarem Sauerstoff (O), der sehr stark oxidierend wirkt.

Reaktionsgleichung:
O_2 + UV-Licht –> O + O

Der atomare Sauerstoff geht sehr schnell wieder eine Verbindung mit Luftsauerstoff ein, wodurch Ozon gebildet wird.

Reaktionsgleichung:
O + O_2 –> O_3 (Ozon)

Da Ozon eine sehr instabile Verbindung ist, verbindet er sich mit den restlichen Sauerstoffatomen wieder zu molekularem Sauerstoff (O_2).

Reaktionsgleichung:
O + O_3 –> O_2 + O_2 + UV-Licht

Während des Ozonzerfalls wird auch wieder der Teil (Quant) des UV-Lichts freigesetzt, der zuvor zur Spaltung des Sauerstoffmoleküls geführt hat.

Da sich durch die Bedampfung die Raumluft etwas mit Ozon anreichern kann, sollte der Behandlungsraum belüftbar sein. In den durch die Bestrahlung anfallenden geringen Mengen ist Ozon jedoch ungefährlich. Unmittelbar am Dampfaustritt liegt der Wert bei zugeschaltetem Ozon unter der MAK*. Eine zu hohe Ozonkonzentration in der Luft ruft Kopfschmerzen und Übelkeit hervor.

Geräteaufbau (Beispiel: Vapozone)
In einem an dem Gerät angebrachten Glasgefäß wird destilliertes Wasser verkocht. Der Dampf streicht innerhalb des geschlossenen Systems an einem UV-Quarzstrahler vorbei und wird hier mit Ozon (O_3) angereichert. Den mit Ozon versetzten Wasserdampf kann man durch den beweglichen Kopf des Geräts in verschiedene Richtungen lenken (Abb. 5.33).

Anwendung
Das Wassergefäß wird bis zur Markierung mit destilliertem oder auch demineralisiertem Wasser gefüllt und das Gerät eingeschaltet (durch die Verwendung destillierten/demineralisierten Wassers werden Kalkablagerungen verhindert). Nach ca. sieben Minuten beginnt das Wasser in dem Gefäß zu kochen. Sobald der Dampf aus der Düse am Kopf des Geräts austritt,

*MAK = Maximale Arbeitsplatz-Konzentration

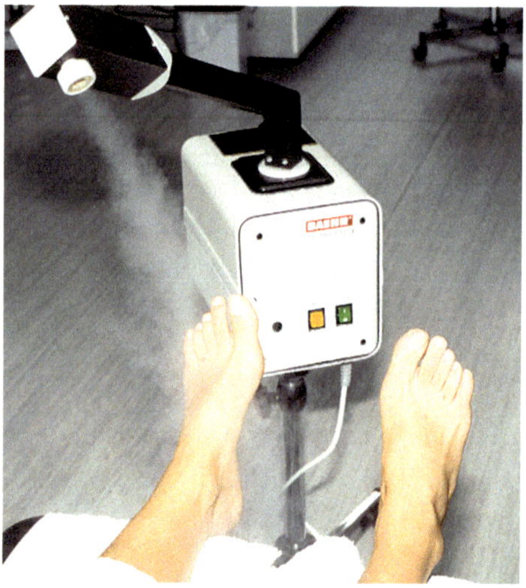

Abb. 5.33: Bestrahlung mit dem Ozonbedampfungsgerät

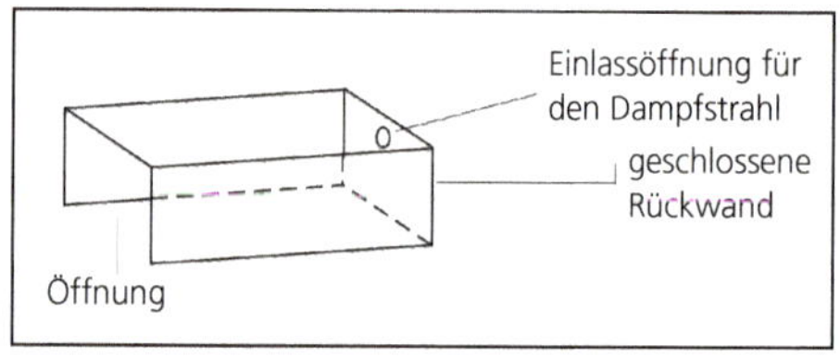

Abb. 5.34: Skizze für einen Kasten (Plexiglas) zur großflächigen Ozonbedampfung

wird der UV-Quarzstrahler eingeschaltet und der Dampf auf die zu behandelnde Stelle gerichtet.

Die Behandlungszeit beträgt 20–30 Minuten, der Abstand mindestens 30 cm, wobei der Patient den Wasserdampf nicht als unangenehm empfinden darf. Es reicht aus, einmal wöchentlich eine Ozonbestrahlung von 20–30 Minuten Dauer durchzuführen. Kürzere Intervalle führen nach meinen Erfahrungen nicht zu besseren Behandlungsergebnissen.

Bei Sensibilitätsstörungen des Patienten ist ein größerer Abstand zum Bestrahlungsgebiet notwendig. Die Wärmewirkung des Wasserdampfes sollte dann mit dem Handrücken des Therapeuten unmittelbar über der Haut des Patienten getestet werden.

In der Regel verhindert eine Sicherung im Gerät das Durchbrennen der Heizspirale bei zu niedrigem Wasserstand. Es empfiehlt sich, sich vor dem Kauf eines Geräts davon zu überzeugen, dass diese Sicherung vorhanden ist.

Da man mit dem aus der Düse ausströmenden Wasserdampf nur einen relativ kleinen Bezirk bestrahlen kann, ist es möglich, sich einen Plexiglaskasten anfertigen zu lassen, mit dem der ozonangereicherte Wasserdampf für größere Bezirke ausgenutzt werden kann (Abb. 5.34). Es ist dafür notwendig, die vorhandene Beinauflagefläche des Behandlungsstuhls auszumessen. Eine Sonderanfertigung des Plexiglaskastens ist notwendig, da die Größe der Beinauflageflächen sehr unterschiedlich ist. Für diese Therapie am besten geeignet sind Behandlungsstühle mit durchgehender (nicht geteilter) Beinauflage und Höhenverstellung.

Die Einlassöffnung für den Dampfstrahl an der geschlossenen Rückwand muss mindestens in einer Höhe von 35 cm angebracht sein, damit der Dampfstrahl nicht direkt auf die Füße des Patienten trifft. Um die Konzentration des ozonangereicherten Dampfs besser halten zu können, kann über der dem Patienten zugekehrten Seite des Kastens ein Handtuch gelegt werden. Durch Anheben des Tuchs und dem damit verbundenen Entweichen des Dampfs ist es möglich, die Temperaturentwicklung über dem Bestrahlungsgebiet zu regeln.

Die physiologische Wirkung der Ozonbestrahlung

Durch die Wärme des Wasserdampfs kommt es zur oberflächlichen Mehrdurchblutung der Haut und damit zur Stoffwechselsteigerung des bedampften Gebiets. Indem das Ozonmolekül zerfällt, ist eine leichte desinfizierende Wirkung durch den entstehenden atomaren Sauerstoff (O) vorhanden (siehe: Ozonbildung). Die Wirkung ist vergleichbar mit dem

Zerfall von Wasserstoffperoxid (H_2O_2), wobei ebenfalls atomarer Sauerstoff freigesetzt wird.

Der verbleibende molekulare Sauerstoff (O_2) fördert oxidative Vorgänge in der Zelle.

Als weiteres Zerfallsprodukt des Ozons wird der aufgenommene Lichtquant, der die Reaktion eingeleitet hat, wieder abgegeben. Dadurch entstehen für unsere Augen nicht wahrnehmbare UV-C-Strahlen. Mit diesem schwachen Reiz ist eine epithelisierende Wirkung verbunden (Arndt-Schulz-Regel). Die Epithelisation wird nur auf verletzter Hautoberfläche (z. B. nach einem ausgeräumten Pus) angeregt.

Da der Wasserdampf das umliegende Gewebe erweicht, ist die bestrahlte Hautfläche ca. zehn Minuten abdunsten zu lassen, bevor die Stelle mit Wundabdeckungen bzw. Externa versorgt wird.

Indikationen für die Ozonbedampfung

- alle entzündlichen Erscheinungen der Haut wie Warzenpus, offene Bursitis nach einer Clavus-Entfernung, entzündete Clavi,
- unterstützende Behandlung bei Ulcera der Haut (Ulcus cruris, Malum perforans)
- zur Unterstützung der arteriellen Durchblutung
- zur Erweichung der Haut

Kontraindikation

- schwere venöse Insuffizienz in Verbindung mit der Speicherung des Dampfs (Plexiglaskasten)

Keine Wirkung bei geschlossenen Entzündungen (Bursitis, Metatarsalgie, Metatarsitis ...)

5.3.7 Lasertherapie

Die Lasertherapie kann man ganz allgemein zu den Lichttherapien zählen, die bereits von Heilkundigen in der Antike angewendet wurden. Nachdem der Physiker Albert Einstein im Jahr 1917 das Arbeitsprinzip für molekulare Schwingungsvorgänge (stimulierte Strahlung) formuliert hatte, begann eine umfangreiche wissenschaftliche Aktivität, um das Wesen der Photonenstrahlung zu klären.

Durch Forschungen des amerikanischen Physikers T. H. Maiman (Hughes Research Laboratories, Malibu/Kalifornien) gelang 1960 die Herstellung des ersten brauchbaren Rubinlasers. Zwei Jahre nach der ersten industriellen Herstellung eines Lasers wurden 1962, in verschiedenen Ländern gleichzeitig, Halbleiterlaser entwickelt.

Danach erfolgten weltweit zahlreiche klinische Untersuchungen, um die Wirksamkeit der biologischen Gewebestimulation zu erforschen.

Bereits 1971 konnte von Solon und Gould in den USA die erste Indikationsliste vorgestellt werden. In Europa wurde jedoch die Lasertherapie erst nach 1980 in die Medizin eingeführt.

Arbeitsweise des Lasers

Der Begriff Laser setzt sich aus den Anfangsbuchstaben der englischen Fachbezeichnung: „**L**ight **a**mplification by **s**timulated **e**mission of **r**adiation" (Übersetzung: Lichtverstärkung durch angeregte Aussendung von Strahlen) zusammen.

Dieser physikalische Vorgang kann erreicht werden, weil Atome unter bestimmten Voraussetzungen in der Lage sind, sich durch elektrische oder elektromagnetische Energie anregen zu lassen.

Um Laserstrahlung zu erzeugen, bedarf es eines geeigneten Lasermaterials (= aktives Medium), welches geeignet ist, elektromagnetische Strahlung zu verstärken. Es kann flüssig, gasförmig, fest sein oder aus einem Halbleiter (Diode) bestehen. Durch Zuführung von Energie werden die Elektronen des entsprechenden Mediums auf ein höheres Energieniveau gebracht, sodass sie auf eine vom Atomkern weiter entfernte Elektronenbahn springen. Dieser Zustand ist jedoch instabil und beim Zurückwechseln der angeregten

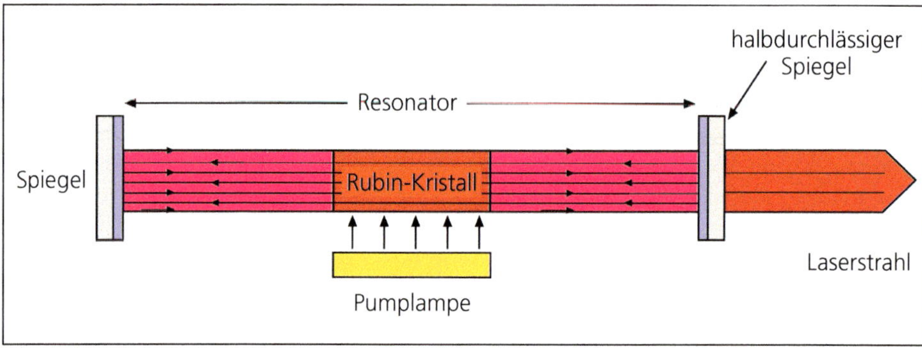

Abb. 5.35: Querschnitt durch einen Rubinlaser (Schema)

Elektronen auf ihre ursprüngliche Bahn geben sie die aufgenommene Energie als Photonenstrahlung wieder ab (stimulierte Emission).

Am Beispiel des Feststofflasers (z. B. Rubinlaser, Abb. 5.35) wird dem aktiven Medium die Energie durch eine starke Lichtquelle (z. B. Blitzlampe) zugeführt. Sobald Licht auf das Medium trifft, wird es durch stimulierte Emission verstärkt. Dies geschieht mittels zwei parallel angebrachter Spiegel (optische Resonatoren), zwischen denen sich das Lasermaterial befindet. Ein Resonator ist für das Licht undurchlässig, der andere teildurchlässig. Wirken weiter elektromagnetische Strahlen (Licht) auf das aktive Medium ein, bildet sich eine „stehende Welle" zwischen den Spiegeln aus. Das Licht verstärkt sich durch ständiges Hin- und Herreflektieren, wobei ein Teil des Laserstrahls aus dem halbdurchlässigen Teil des Spiegels austreten kann. Da die Stimulierung des Lichts nicht bei gleichbleibender Temperatur (im thermischen Gleichgewicht) stattfindet, wird die Energie mittels externer Lichtquelle ständig weiter zugeführt. Man nennt diesen Vorgang auch optisches Pumpen.

Laserstrahlen, die durch verschiedene Medien erzeugt werden können, sind jedoch in ihrer fotobiostimulatorischen Wirkung nicht einheitlich, da jedes Medium Laserstrahlen mit einer speziellen Wellenlänge abgibt. Deshalb ist für die Lasertherapie eine differenzierte Auswahl notwendig, weil nur bestimmte Wellenlängen ein therapeutisches Optimum erreichen können (Tabelle 5.17).

Aus Gründen der Handlichkeit und der vielfältigen Einsatzmöglichkeit haben sich in den letzten Jahren zunehmend die Halbleiterlaser (Abb. 5.36) durchgesetzt. Außerdem besteht durch die Herstellungsmethode die Möglichkeit, Laserdioden einer gewünschten Wellenlänge zu produzieren.
Der Halbleiterlaser besteht aus einer Diode, in der Resonator und aktives Material

Tab. 5.17 Lasertypen und ihre verschiedenen Wellenlängen

Laser-Typ	Entwicklungsjahr	Medium	Wellenlänge
Festkörperlaser	1960	Rubin	694 nm
Festkörperlaser	1961	Neodym-YAG (Ytrium-Aluminium-Granat)	1064 nm
Gaslaser	1961	Helium-Neon	632 nm
Gaslaser	1962	Argon	514 nm
Gaslaser	1964	Kohlendioxid	10.600 nm
Halbleiterlaser	1962	Gallium-Arsenid bzw. Gallium-Aluminium-Arsenid	670 nm bis 904 nm

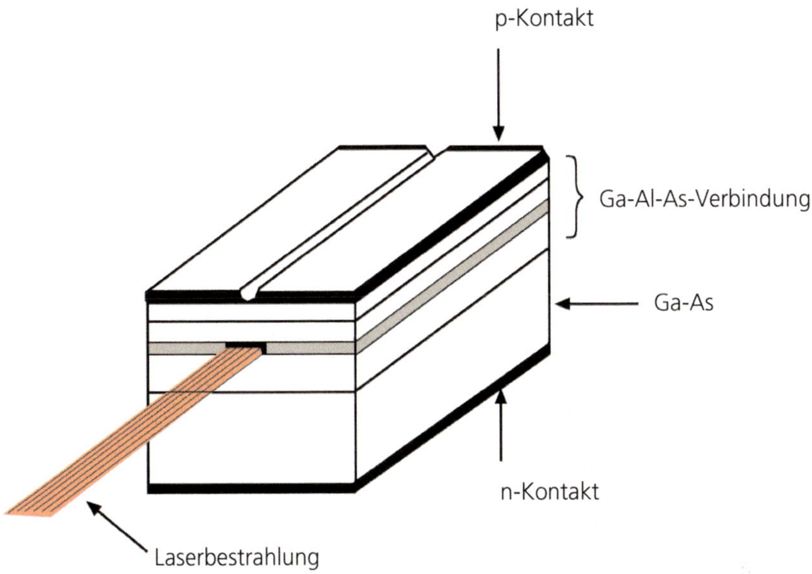

Abb. 5.36: Querschnitt durch einen Halbleiterlaser (Schema)

integriert sind. Die aufwendig konstruierte Diode enthält Galliumarsenid (Ga-As)- und Gallium-Aluminium-Arsenid (Ga-Al-As)-Verbindungen als aktives Material. Der Halbleiterwürfel ist nur ca. 1 mm^3 klein. Als Spiegelfläche (Resonator) dienen die plangeschliffenen Kristallflächen des Mediums. Durch einen besonderen Schichtaufbau der Ga-As-Verbindungen wird bei Stromdurchfluss das entstehende Licht in eine Vorzugsrichtung gelenkt. Der Laser strahlt je nach verwendeter Ga-As-Verbindung im Rot- bis Infrarotbereich.

Im Gegensatz zum normalen Licht unterscheiden sich die Laserstrahlen durch folgende Eigenschaften:

- Sie sind monochrom, d. h. sie bestehen aus keiner Mischstrahlung, sondern haben entsprechend des Lasermediums nur eine Wellenlänge und damit im sichtbaren Licht auch nur eine Farbe.
- Sie sind kohärent, d. h. alle Wellen haben die gleiche Amplitude und Frequenz, was die Lichtintensität wesentlich steigert.
- Sie werden nur gering gestreut, d. h. die Strahlendivergenz ist klein, sodass sie eine hohe Energiedichte auf relativ kleiner Fläche erreichen.
- Sie sind athermisch, d. h. sie entwickeln im bestrahlten Gewebe keine Wärme. Die teilweise gemessene Erwärmung um 0,5 °C entsteht durch die bessere Mikrozirkulation im Bestrahlungsfeld.
- Sie haben eine wellenlängenabhängige, differenzierte fotobiologische Wirksamkeit auf die menschlichen Gewebestrukturen. Die effektivste Wellenlänge liegt zwischen 760 nm und 904 nm.

In der medizinischen Praxis werden generell zwei verschiedene Lasersysteme unterschieden. Der **Hardlaser** (High-Power-Laser) erreicht infolge seiner hohen Leistung (ab 30 Watt aufwärts) eine große Energiedichte und führt deshalb zu einer massiven Gewebeerwärmung mit Eiweißdenaturierung, die das menschliche Gewebe zerstört. Dieser Lasertyp wird deshalb in der Medizin vorzugsweise für operative Zwecke eingesetzt.

Der **Softlaser** (Low-Level-Laser) ist durch eine kleinere Leistung (1–50 mW) charakterisiert, die demzufolge auch eine geringere Energiedichte am bestrahlten Gewebe erreicht. Er ist athermisch und kann wirkungsvoll für die Punkt- und Flächenbestrahlung in der medizinischen Fußbehandlung einbezogen werden.

Generell können alle Lasermedien für die Herstellung von Hard- oder Softlaser Einsatz finden. Es ist nur eine Frage des technischen Aufwandes.

Bei den natürlichen Medien (z. B. Festkörper, Gas) bestimmt maßgeblich die zugeführte Pumpenenergie die effektive Laserleistung.

Bei den Diodenlasern spielt dagegen sowohl die Energie als auch die technische Aufbereitung des aktiven Materials für die Laserleistung eine entscheidende Rolle.

Energieabgabe des Lasers

Die Energie, die ein Laser abgibt, wird in Joule (J) angegeben. Sie wird durch Multiplikation der Ausgangsleistung in Watt (W) mit der Anwendungszeit in Sekunden (s) ermittelt.

1. Beispiel:
Ausgangsleistung des Lasers:
10 mW (= 0,01 W)
Bestrahlungszeit: 1 Minute (= 60 s)

Berechnung: 0,01 W · 60 s = 0,6 J

Ein Laser mit der Ausgangsleistung von 10 mW gibt bei einer Bestrahlungszeit von einer Minute die Energie von 0,6 Joule (J) ab.

2. Beispiel:
Ausgangsleistung des Lasers:
6 mW (= 0,006 W)
Bestrahlungszeit: 1 Minute (= 60 s)

Berechnung: 0,006 W · 60 s = 0,36 J

Ein Laser mit der Ausgangsleistung von sechs mW gibt bei einer Bestrahlungszeit von einer Minute die Energie von 0,36 Joule (J) ab.

Die absolut athermische Wirkung dieser Diodenlaser wird zusätzlich durch eine weniger starke Bündelung der Strahlen erreicht. Ihre Energieabgabe (Joule/J) wird deshalb auf die Fläche von 1 cm^2 bezogen. Die Leistung der in der medizinischen Fußbehandlung verwendeten Softlaser beträgt in der Regel sechs bis zehn mW.

Auswirkungen des Laserstrahls (Laserklassifizierung)

Über die Auswirkungen eines Dioden-Laserstrahls sind von der deutschen Strahlenschutzkommission (SSK) Laserklassifizierungen herausgegeben worden (Tabelle 5.18 a). Durch Missbrauch des Halbleiterlasers (z. B. Strahlung in das Auge durch Laserpointer/optischen Zeigestock) können begrenzte thermische und fotochemische Schäden an der Netzhaut des Auges entstehen. Sie sind nahezu schmerzlos und werden von dem Betroffenen oft nicht bemerkt, da sie zu Beginn das Sehvermögen kaum beeinträchtigen. Häufen sich direkte Einstrahlungen in das Auge, kann dies zu Gesichtsfeldausfällen führen.

Die Schädigung entsteht durch die punktförmige Abbildung (Fokussierung) des Laserstrahls auf der Netzhaut, wenn der Strahl durch die Augenlinse tritt. Hierdurch ergibt sich in Abhängigkeit zur Laserleistung und -wellenlänge eine beträchtliche Erhöhung der Strahlungsstärke in der Größenordnung bis zu 500.000 (5×10^5)-fach.

Wird das Auge zufällig von einem Laserstrahl getroffen, setzt durch die Blendung (innerhalb 0,25 s) ein natürlicher Lidschlussreflex ein.

Diese Reaktion schützt das Auge jedoch nur vor Laserstrahlung mit niedriger Ausgangsleistung (1 mW). Bei höheren Laserausgangsleistungen bietet der Lidschlussreflex des Auges keinen ausreichenden Schutz mehr.

Seit November 2001 gilt eine neue Norm (DIN EN 60825-1), mit der die Neueintei-

Tab. 5.18 a Beschreibung der Laserklassen

Klasse	Beschreibung der Auswirkung
1	Laser, die unter vernunftsmäßig vorhersehbaren Betriebsbedingungen sicher sind (Leistung für Laserpointer zu gering)
2	Laser, die sichtbare Strahlung im Wellenlängenbereich von 400 nm–700 nm aussenden. Der Schutz des Auges wird durch Abwenden und/oder Lidschlussreflex bewirkt.
3 A	Laser, die für die Betrachtung mit dem Auge ohne Hilfsmittel sicher sind. Für Laser im Wellenlängenbereich von 400 nm–700 nm wird der Schutz durch Abwenden und/oder Lidschlussreflex bewirkt. Für andere Wellenlängenbereiche ist die Gefährdung des Auges nicht größer als bei Klasse 1. Direkter Blick in den Strahl mit optischen Geräten (Brille, Fernglas, Mikroskop ...) kann gefährlich sein (Strahl ist aufgeweitet, als Laserpointer daher nicht geeignet)
3 B	Direkter Blick in den Strahl nahe des Lasers ist immer gefährlich. Die Betrachtung diffuser Reflexionen ist sicher (max. 5 mW erlaubt).
4	Diese Laser können gefährliche, diffuse Reflexionen erzeugen. Sie können Verletzungen der Haut verursachen und zu Bränden führen. Ihre Anwendung erfordert äußerste Vorsicht.

Hinweis: Werden Laser der Klasse 3 B gewerblich genutzt, unterliegt ihr Einsatz besonderen Schutzbedingungen (Schutzbrillen, Warnhinweise ...), u. a. dem Gerätesicherheitsgesetz und der Anmeldung bei der zuständigen Behörde und der Berufsgenossenschaft.

lung der Laserklassen vorgenommen wurde (Tabellen 5.18 b und 5.18 c). Ab dem 1. Januar 2004 müssen danach neu in Verkehr gebrachte Laser nach der neuen Klassifizierung gekennzeichnet sein. Laser, welche bis zum 31. Dezember 2003 in Verkehr gebracht worden sind, können nach der alten Klassifizierung gekennzeichnet bleiben.

Fotobiologische Wirkungsweise

Treffen Laserstrahlen auf die Haut, so dringen sie nach den optischen Gesetzen (Reflexion, Refraktion, Streuung) in die Haut ein und werden von den bestrahlten Gewebezellen absorbiert bzw. in tiefere Schichten weitergeleitet. Sie lösen dabei eine biologische Lichtanregung, die sogenannte Photobiostimulation, aus.

Die optischen Wechselwirkungen auf den Laserstrahl sind jedoch zu beachten, da sie bei unsachgemäßer Bestrahlungsmethode die Energiedichte im Gewebe erheblich reduzieren können.

Unter Reflexion versteht man das Zurückwerfen der Laserstrahlen zwischen zwei Medien verschiedener Dichte. Der Laserstrahl kommt dabei aus dem Medium Luft mit einer niedrigen Dichte und dringt in die Haut ein, die eine höhere Dichte aufweist.

Tab. 5.18 b Vergleich alter und neuer Laser-Klassifizierung

Laserklasse nach neuer Norm	Alte Laserklasse
1	1
1 M	3 A
2	2
2 M	3 A
3 R	3 B
3 B	3 B
4	4

Hinweis: Laser der Klassen 3 R, 3 B oder 4 müssen vom jeweiligen Betreiber der Berufsgenossenschaft und dem Gewerbeaufsichtsamt gemeldet werden.

Normalerweise werden bei einem senkrechten Auftreffen der Laserstrahlen 4–7 % reflektiert. Treffen sie dagegen schräg auf die Haut auf oder es besteht eine fettige Haut bzw. eine starke Behaarung, kann sich die Rückstrahlung bis auf 75 % erhöhen (Abb. 5.37).

Unter **Refraktion** versteht man die Brechung und damit Ablenkung der Laserstrahlen von der Einstrahlungsrichtung, wenn sie in die Haut als dichteres Medium eindringen. Sie kann bei nicht senkrechtem Auftreffen der Laserstrahlen die Treffsicherheit der therapeutischen Laserbehandlung beeinträchtigen, wenn tie-

Tab. 5.18 c Definition der neuen Laserklassen

Klasse	Beschreibung der Auswirkung	Wellenlängenbereich
1	Laserstrahlung ist unter bestimmungsgemäßigem Betrieb ungefährlich.	400 nm–1400 nm
1 M	Auswirkung/Gefährdung wie bei Laser Klasse 1. Bei Einsatz optischer Instrumente (Lupen, Linsen, Teleskope) die den Strahlenquerschnitt verkleinern, können Gefährdungen wie bei der Klasse 3 R oder 3 B auftreten.	302,5 nm–4.000 nm
2	Bei kurzzeitiger Einwirkungsdauer (0,25 s) ungefährlich für das Auge. Einsatz ohne weitere Schutzmaßnahmen wenn sichergestellt ist, dass Hinschauen in die Laserstrahlung bzw. in die reflektierte Laserstrahlung nicht erforderlich ist. Zusätzliche Strahlenanteile außerhalb des Wellenlängenbereichs erfüllen die Bedingungen der Klasse 1.	400 nm–700 nm
2 M	Bei kurzzeitiger Einwirkungsdauer (0,25 s) ungefährlich für das Auge. Einsatz ohne weitere Schutzmaßnahmen wenn sichergestellt ist, dass Hinschauen in die Laserstrahlung bzw. in die reflektierte Laserstrahlung nicht erforderlich ist. Zusätzliche Strahlenanteile außerhalb des Wellenlängenbereichs erfüllen die Bedingungen der Klasse 1 M.	400 nm–700 nm
3 A	Klassifizierung nach alter Norm. Zugängliche Laserstrahlung ist für das Auge ungefährlich, solange keine optischen Instrumente (Lupen, Linsen, Teleskope), die den Strahlenquerschnitt verkleinern, verwendet werden. Bei Mitverwendung optischer Instrumente besteht vergleichbare Gefährdung wie bei Klasse 2.	400 nm–700 nm
3 R	Laserstrahlung ist potenziell gefährlich für das Auge (wie bei den Lasereinrichtungen der Klasse 3 B). Das Risiko des Augenschadens verringert sich durch die maximalen Energie-Grenzwerte (jeweils das Fünffache der Strahlenklasse 1 bzw. 2) der zugänglichen Strahlung.	302,5 nm–106 nm
3 B	Laserstrahlung ist gefährlich für das Auge und häufig auch für die Haut, wenn maximale Bestrahlungswerte überschritten werden. Ein Strahlenbündel kann sicher über einen diffusen Reflektor betrachtet werden, wenn keine gerichteten Strahlenanteile auftreten, die Beobachtungsdauer von 10 s nicht überschritten wird und der Abstand zwischen Strahlenquelle und Auge mindestens 13 cm betragen.	alle definierten Wellenlängen
4	Lasereinrichtungen dieser Klasse sind Hochleistungslaser, deren Ausgangsleistungen (Energien) die der Klasse 3 B übertreffen. Die Strahlung ist so intensiv, dass mit einer Schädigung der Augen bzw. Haut zu rechnen ist. (Siehe auch Klasse 4 der alten Klassifizierung).	alle definierten Wellenlängen

Quelle: Berufsgenossenschaft der Feinmechanik und Elektronik (BGFE)/21.02.2005

fere Geweberegionen erreicht werden sollen. Normalerweise beträgt der Brechungsindex zwischen der Luft und der menschlichen Haut ca. 1,4 (Abb. 5.37).

Die **Streuung** der Laserstrahlen in den Hautschichten kommt durch die fehlende Homogenität der verschiedenen Strukturen (Zellen, Fasern, Intermediärsubstanzen u. a.) zustande, sodass das Bündelprofil erheblich aufgelöst und die energetische Wirkung des Stahls breiter verteilt wird.

Die **Eindringtiefe** (Transmission) ist dabei weitgehend von der Wellenlänge (optimale Wellenlänge: 760 nm–800 nm) und von der Energiedichte der Laserstrahlen abhängig.

Man unterscheidet diesbezüglich eine **direkte Tiefenwirkung**, die unmittelbar durch die Photonenenergie eines Diodenlasers erreicht wird. Sie liegt bei einer effektiven Laserleistung von ca. 10 mW bei ungefähr 1 cm.

Darüber hinaus besteht eine **induktive Tiefenwirkung**, die zum größten Teil

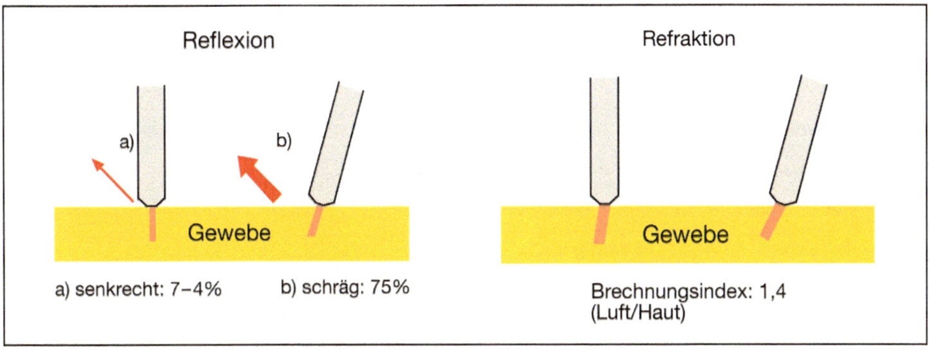

Abb. 5.37: Optische Beeinflussung des Laserstrahls

durch den interzellulären Energietransfer der darüberliegenden stimulierten Zellen und zum geringen Teil durch die einwirkende Photonenstrahlung angeregt wird und bei der gleichen Geräteleistung bei ca. 5 cm liegt.

Infolge der Streuung der Laserstrahlen kommt es bei ca. 1 cm Gewebetiefe zu einer direkten Breitenwirkung von ca. 1 cm^2.

Die unmittelbare Anregung erfolgt dabei im Stoffwechselorgan der Zelle, dem sogenannten Kraftwerk (Mitochondrium), wo die Laserenergie den normalen Aufbau der energiereichen Phosphate (ATP = Adenosintriphosphat) fördert.

Entsprechend der Charakteristik des Zellverbands (Bindegewebs-, Muskel- oder Nervenzelle u. a.) werden diese Zellen mit der zusätzlich gewonnenen Energie in die Lage versetzt, ihre spezifische Funktion zu normalisieren bzw. zu optimieren.

Generell werden alle bestrahlten Gewebezellen durch die Laserenergie im Bereich einer biologisch wirksamen Dosierung angeregt.

Die gesunden Zellen, ohne Energiedefizit, verwerten die durch die Laserstrahlung gewonnene Energie nur zu einem geringen Teil selbst. Sie geben diese mittels des interzellulären Energietransfers an energiearme und gestörte Zellverbände weiter, sodass diese im Sinne der Laserbehandlung aktiviert werden.

Bei der Gewebeaktivierung unterscheidet man **zelluläre** (Verstärkung des ATP-Aufbaus u. a.), **regulative** (vermehrte kapillare Durchblutung u. a.), **neurophysiologische** (Anhebung der Schmerzschwelle u. a.) und **klinische** Wirkmechanismen, die entsprechend der physiologischen bzw. pathophysiologischen Ausgangssituation differenziert angesprochen werden (Abb. 5.38, nächste Seite).

Die klinischen Laserstimulationen in den verschiedenen Gewebestrukturen lassen sich prinzipiell nach folgenden vier behandlungsorientierten Wirkungen unterscheiden:

1. Die **entzündungshemmende Wirkung** wird durch die Verbesserung der Durchblutung in den Endstrombahnen (Kapillaren), den bakterien- und pilzhemmenden Einfluss, die Verbesserung der spezifischen und unspezifischen Abwehrmechanismen (Anreicherung von weißen Blutkörperchen u. a.) sowie durch die Hemmung der Entzündungsmittler und die Erhöhung des örtlichen Zellstoffwechsels, der die Abwehrfähigkeit der betroffenen Zellen verstärkt, realisiert.
2. Die **abschwellende Wirkung** wird mittels der verbesserten Durchblutung in den gestörten Gewebestrukturen und durch die Aktivierung des Lymphgefäßsystems (Abnahme der zwischengeweblichen Flüssigkeitsansammlung) bzw. durch die Aktivierung der weißen

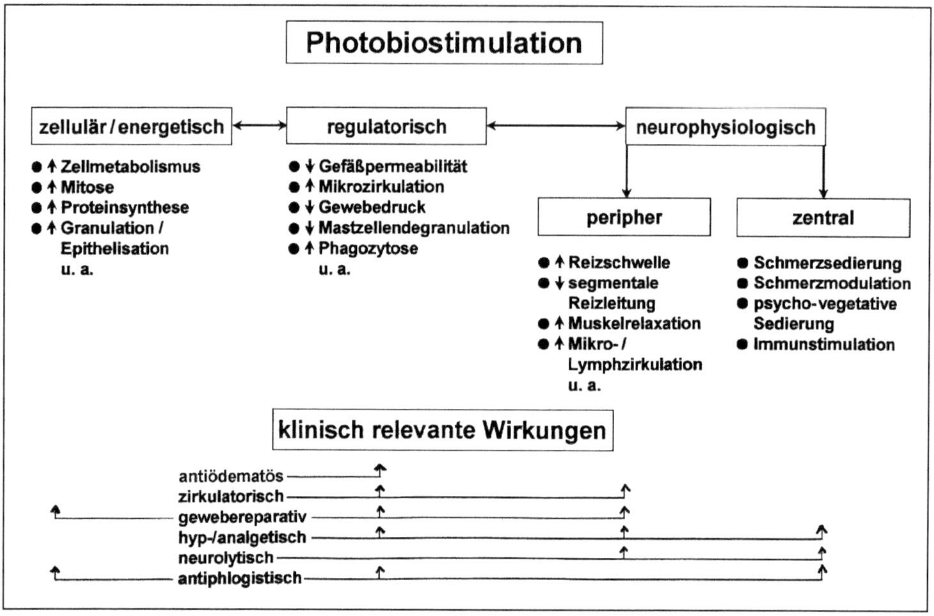

Abb. 5.38: Wirkungsmechanismen der Laserstimulation (Bringmann 2000)

Blutkörperchen u. a.) erreicht, die zielgerichtet Gewebetrümmer oder Blutbestandteile aufnehmen und wegtransportieren, sodass die Voraussetzungen für eine Gewebereparatur verbessert werden.

3. Die **gewebereparative Wirkung** wird einerseits durch die verbesserten Umgebungsbedingungen (z. B. Entzündungshemmung, Abschwellung, vermehrte Durchblutung) und andererseits durch die Aktivierung der zellulären Stoffwechselprozesse bestimmt, welche die Zellteilung und damit die Gewebevermehrung in allen Schichten fördern.
4. Die **schmerzdämpfende Wirkung** wird insbesondere durch die verbesserten Umgebungsbedingungen (Abnahme der Schmerzübertragungssubstanzen und des Gewebedrucks) erreicht, welche die Schmerzrezeptoren weniger reizen, durch die Erhöhung der Reizschwelle der Schmerzrezeptoren, sowie durch die Schmerzmodulation im Rückenmark und im Gehirn.

Lasertherapie in der medizinischen Fußbehandlung

Die medizinische Fußbehandlung sollte sich nicht nur als eine selbstständige nichtärztliche Behandlungsform darstellen, sondern sich auch als Partner in der Zusammenarbeit mit dem Arzt profilieren, wodurch sich ein breites Behandlungsspektrum eröffnet, das speziell im Rahmen der Vor- und Nachsorge vom Podologen übernommen werden kann.

Die im Rahmen der interdisziplinären Zusammenarbeit möglichen gesundheitlichen Störungen sind in der Tabelle 5.19 zusammengefasst.

Es ist dabei selbstverständlich, dass das Behandlungsspektrum des Podologen weitgehend von seiner Qualifikation bestimmt wird, sodass der Behandlungsumfang erheblich variieren kann. Die Lasertherapie kann wirkungsvoll die Behandlungsmethoden ergänzen bzw. erweitern. In den letzten Jahren wurden zunehmend positive Erfahrungsberichte auch im Bereich der medizinischen Fußbehandlung veröffentlicht (Bringmann 1995, 1996, 2000; Hansen 1992, 2000 u. a.).

Tab. 5.19 Podologische Indikationen für die Laserbehandlung (Bringmann 2000)

Allgemeine podologische Indikationen • Schmerzreduktion bei neurovaskulären sowie papillären Clavi • Onychophosis (massive Verhornung des Nagelfalzes) • Verrucae
Weichteilstörungen • neuropathische Ulzera • Ulcus cruris (Unterschenkelgeschwür) • Rhagaden (Hauteinrisse) • Prellung (Kontusion) • Zerrung (Distorsion)
Pilzinfektionen • Onychomykosen (Pilzerkrankung des Nagels) • Pilzinfektionen zwischen den Zehen (Tinea pedis interdigitalis)
Stoffwechselstörungen • diabetischer Fuß • Gelenkknötchen bei chronisch tophöser Gicht
Gefäßkrankheiten • periphere arterielle Durchblutungsstörung (pAVK 1) • Veneninsuffizienz • lymphatische Stauung (Ödem) • Gefäßkrämpfe (Raynaud-Syndrom)
Entzündliche Störungen • Bursitis (Schleimbeutelentzündung) • Paronychie (Entzündung des Nagelwalls) • Schwielenentzündung • Achillodynie (Entzündung der Achillessehne) • entzündete Clavi • antiödematöse Wirkung bei lokalen Entzündungsreaktionen
Nagelerkrankungen (Onychosen) • lamelläre Nagelspaltung (Onychoschisis) • Nagelreißen (Onychoklasie) • eingewachsener Nagel (Unguis incarnatus) • Krallennagel (Onychogryposis)
Degenerative Fußveränderungen • chronisch rheumatische Polyarthritis • Morbus Reiter • Arthrosis deformans
Statische Fußbeschwerden • Fußdeformitäten (Hallux valgus …) • Metatarsalgie • Fersensporn

Allgemeine Behandlungsprinzipien

Die Laserbehandlung selbst ist relativ einfach zu handhaben und darüber hinaus eine sehr patientenfreundliche Methode (schmerzlos, unkompliziert, zeitsparend und mit geringen Nebenwirkungen).

Um eine effektive und erfolgreiche Laserbehandlung durchführen zu können, müssen bestimmte Behandlungsprinzipien beachtet werden:

1. Entfernung von künstlichen Störfeldern, welche die Laserenergie aufnehmen und damit die Laserwirkung reduzieren können (z. B. Metallschmuck am Patienten).
2. Sorgfältige Hautvorbereitung. Die Haut sollte vor der Behandlung mit Ether oder Alkohol entfettet werden, weil Zwischenschichten (z. B. Fett) die Laserstrahlen stärker reflektieren und die Eindringtiefe verringern. Hyperkeratosen bzw. nekrotische Wundbeläge sind vor der Behandlung ebenfalls zu entfernen. Das Gleiche gilt für durch Mykose zerstörte Nagelteile.
3. Bei der Bestrahlung ist darauf zu achten, dass der Laserstrahl senkrecht zur Hautoberfläche eindringt, um die Reflexion so gering wie möglich zu halten. Außerdem sollte möglichst immer ein Hautkontakt mit dem Applikator angestrebt werden, weil z. B. bei dem Diodenlaser bereits ein Abstand von 15 mm die Strahlenenergie um ca. 75 % reduziert (Reflexion).
   Aus hygienischen Gründen ist es ratsam, die Applikationsfläche des Lasers mit einer dünnen (z. B. selbsthaftende Haushaltsfolie) abzudecken, die nach jeder Behandlung erneuert werden muss.
4. Bei zu bestrahlenden Hautfalten sind diese zu spreizen, damit ganzflächig ein direkter Hautkontakt mit dem Laserstrahler besteht, um die Reflexion so gering wie möglich zu halten.
5. Alle Hauttherapeutika (Tinkturen, Lösungen, Salben, Cremes, Öle u. a.) dürfen – falls notwendig – erst nach der Laserbestrahlung aufgetragen werden, weil diese Stoffe die Reflexion der Laserstrahlen erhöhen. Eine Reduzierung der Strahlendosis im bestrahlten Gewebe wäre die Folge.

Verwendung der Applikatoren

Entsprechend der bestehenden gesundheitlichen Störung können verschiedene Behandlungsmethoden angewendet werden:

- Flächenbehandlung mit Punktapplikator, welcher jeweils im Abstand von 1 cm vom vorhergehenden Auflagepunkt des Lasers eingesetzt wird. Eine Laserdusche spart bei größeren Flächen Zeit, weil sie ein größeres Bestrahlungsfeld abdeckt (z. B. bei Wunden, Warzen, Schwielen, Paronychie u. a.). Große Flächen lassen sich damit auch durch eine Streichbestrahlung (z. B. Sprunggelenk, Vorfuß u. a.) behandeln. Eine Laserdusche besteht aus mehreren Laserdioden, die meist im Abstand von 1 cm auf einer Applikatorfläche angeordnet sind (Flächenlaser).
- Spezielle Punktbehandlung
  Dazu zählen die lokalen Schmerzpunkte an den Bandansätzen der Gelenke, Gelenkspalten, Sehnenansätzen und Sehnenscheiden, sowie evtl. die Laserpunktur an ausgewählten Akupunkturpunkten mittels eines Einzelapplikators.
  Bei gewölbten Bestrahlungsflächen ist der Flächenlaser (Laserdusche) durch Korrektur seines Auflagewinkels kontinuierlich der Fläche anzupassen, um durch die fehlenden Randkontakte den Energieverlust zu begrenzen.

Spezielle Behandlungsprinzipien

Neben den allgemeinen Behandlungsprinzipien, die vordergründig die technische Durchführung beinhalten, sind aber auch indikationsspezifische und behandlungsstrategische Aspekte zu beachten, die einen maßgeblichen Einfluss auf den Behandlungserfolg haben. Dazu zählen die nachfolgende Prinzipien:

1. Einhaltung einer wirkungsvollen Bestrahlungsdauer pro Behandlung, um die notwendige Strahlendosis für den entsprechenden Behandlungsfall zu erreichen. Die Strahlendosis wird generell in Joule pro Quadratzentimeter (J/cm^2) angegeben. Für die praktische Anwendung wird jedoch die Behandlungszeit verwendet, die entweder in der einschlägigen Literatur indikationsspezifisch entnommen werden kann oder mittels Tabellen leicht zu ermitteln ist (Tabelle 5.20).
   Für weitere wichtige Behandlungsformen können folgende durchschnittliche Bestrahlungszeiten Anwendung finden (bezogen auf eine effektive Geräteleistung von 5–10 mW):

Tab. 5.20: Bestrahlungsdosis für ausgewählte Indikationen bei einer effektiven Geräteleistung von 5–10 mW (Bringmann 2000)

Indikation	**Behandlungsform**		
	Behandlungs-anzahl gesamt	**Behandlungs-frequenz/Woche**	**max. Bestrahlungszeit/ Behandlung**
Onychomykose	bis 15	2–3	10 min
Tinea pedis interdigitalis	10–15	2–3	5–10 min
Nagelwachstums-störungen	bis 20	2–3	10–15 min
Verrucae (Warzen)	bis 10	3	5–10 min
Nachbehandlung von Hyperkeratosen	5–10	2–3	5–15 min
Bursitis	bis 10	täglich	5–10 min
Paronychie	5–10	täglich	5–10 min
Unterstützung der Wundheilung	15–20	2–3	10–20 min
Gichtarthritis	5–10	2–3	5–10 min

- Drittes Auge (So1) 30 Sekunden. Dieser Sonderpunkt liegt einen Querfinger über der Nasenwurzel und dient zur allgemeinen Einstimmung auf die Laserbehandlung, da das vegetative Nervensystem beruhigt wird. Lokale Schmerzpunkte drei bis fünf Minuten. Dabei werden kleinere Gelenke kürzer bestrahlt als größere.
- Konstante Punkt- oder Flächenbestrahlung fünf bis zehn Minuten. Die Bestrahlungsdauer richtet sich dabei nach der Größe und Tiefe des Bestrahlungsfelds.
- Bei großflächigen Bestrahlungsfeldern muss die Bestrahlungszeit entsprechend der Relation zur Größe des Applikators erhöht werden. Ist die zu behandelnde Fläche z. B. zweimal so groß wie die Fläche der Laserdusche, muss die Bestrahlungszeit verdoppelt werden. Bei der Punktbestrahlung erhöht sich die Bestrahlungszeit um das Mehrfache.
- Die geringste Bestrahlungszeit (Minimaldosis) liegt unter zwei Minuten.
- Eine geringe Überziehung der Bestrahlungszeit (Überdosierung) von ca. ein bis zwei Minuten verursacht zwar keine Schäden, hat aber auch keinen Nutzen, da teilweise die zelluläre Wirksamkeit der Laserstrahlen blockiert wird.

2. Beachtung der individuellen Strahlenempfindlichkeit, die sich u. a. durch konstitutionelle, klimatische und therapeutische Faktoren verändern kann. Prinzipiell sollte bei Erstbehandlung mit 30 %, bei Zweitbehandlung mit 60 % und danach mit 100 % der vorgegebenen Behandlungszeit bestrahlt werden. Bei Patienten, von denen bekannt ist, dass sie nicht stark empfindlich sind, kann sofort mit 60 % begonnen werden.
3. Natürliche Störfelder (Narben u. a.) sollten im Bein- und Fußbereich nicht bestrahlt werden, da sie u. U. das zu behandelnde Beschwerdebild aktivieren können.
4. Die Bestrahlungshäufigkeit richtet sich weitgehend nach dem Behandlungsfall. Dabei sind folgende durchschnittliche Behandlungsintervalle zu beachten:
   - akute Entzündungen (Paronychie u. a.) täglich
   - akute traumatologische Zustände (Prellung u. a.), Schmerz (Metatarsalgie u. a.) und Hautdefekte (Druckulkus u. a.) zwei- bis dreimal pro Woche
   - chronische Störungen (diabetischer trockener Fuß u. a.) einmal die Woche
5. Die Anzahl der Behandlungen pro Behandlungsfall richtet sich auch nach der Indikation. Im Allgemeinen werden bei akuten Störungen ca. sechs Behandlungen, bei chronischen Störungen bis zu 20 Behandlungen empfohlen.
6. Beachtung von evtl. auftretenden Nebenwirkungen (leichte Hautrötung, Schmerzen, Gewebespannung und Prickeln über dem Bestrahlungsfeld bzw. leichte Müdigkeit), die selten auftreten (0,5–1%), immer harmlos sind und meist bereits nach kurzer Zeit (ca. 30 Minuten) verschwinden. Als Ursachen können u. a. eine individuell erhöhte Strahlenempfindlichkeit, eine überdosierte Laserbestrahlung oder die Nichtbeachtung von Gegenanzeigen für eine Lasertherapie angesehen werden. Die nachfolgende Laserbehandlung sollte generell erst wieder erfolgen, wenn diese Beschwerden abgeklungen sind.
7. In wenigen Fällen gibt es auch Patienten, die auf die Laserbestrahlung nicht ansprechen (Non-Responder), obwohl eine indikationsgerechte Bestrahlung erfolgt ist. In diesen Fällen sollte die Behandlung nach drei erfolglosen Bestrahlungen abgebrochen werden.

Kontraindikationen der Laserbehandlung

Als absolute oder relative Gegenanzeigen für eine Lasertherapie, die nicht nur die Nebenwirkungsrate erhöhen, sondern auch den Behandlungserfolg verringern können, werden nach den bisherigen Erfahrungen folgende Situationen angesehen:

Tab. 5.21: Zusammenfassung der in der Fußbehandlung verwendeten Therapiegeräte und deren Wirkungen

Gerät	Aufbau	Physiologische Wirkung	Therapeutische Anwendung	Indikationen (Auswahl)	Kontra-indikationen
Hochfrequenz (mit veränderbarer Wellencharakteristik)	Erzeugung hochfrequenter Schwingungen im Bereich 1,5–2 MHz	Fulguration; Desikkation; Stillung von Punktblutungen, Koagulation	Abst.: unmittelbar über der Haut Anwend. Zeit: Entladung Beh. Interv.: zwei bis vier Wochen	neurovaskuläre Clavi; papilläre Clavi; Verrucae; beerenförmige Infiltrate; Stillung von Punktblutungen	Patienten mit Herzschrittmacher, Implantaten; Wunden
Kryotherapie	durch Entspannung des verflüssigten Gases im geschlossenem System entsteht Kälte (Eis)	Zerstörung des Gewebes durch Vereisung; Blasenbildung	Abst.: unmittelbar auf der Haut Vereisungsdauer: 15–90 s Beh. Interv.: 14 Tage (Herstellerangaben bindend)	Verrucae	alle Erkrankungen des Körpers, mit denen eine Heilungsverzögerung verbunden ist (z. B. Angiopathie, Neuropathie …)
Laser (Softlaser)	Diodenlaser 6–8 mW	athermische Stimulierung biologischer Prozesse (Biostimulation); antiödematöse Wirkung	Abst.: unmittelbar über der Haut Bestr. Zeit: 3–20 min Beh. Interv.: zwei bis drei Tage	entzündete Clavi; Verrucae; Bursitis; Wunden; Muskelverletzungen; Schmerzzustände	karzinogene Veränderungen der Haut
Ozonbedampfung	ein im Gerät eingebauter Quarzstrahler erzeugt Ozon (O_3) aus dem Sauerstoff der Luft. Wasserdampf leitet das Ozon auf die Haut	Wasserdampf: durchblutungsfördernd, hauterweichend Zerfallsprodukte des Ozons wirken: desinfizierend, fördernd auf den Oxidationsstoffwechsel, aufbauend (durch UV-Lichtquant)	Abst.: 35–40 cm Bestr. Zeit: 20–30 min Beh. Interv.: einmal wöchentlich	entzündete Clavi; Nachbehandlung bei Warzenpus; Mitbehandlung bei Ulcera; offene Bursitis	geschlossene Entzündungen; großflächige Bestrahlung bei ausgeprägter venöser Insuffizienz und Angiopathie
SHM-Lampe*	elementares Silber wird durch IR-Dunkelstrahler (> 1400 nm) angeregt	Durchblutungssteigerung im Gewebe; desinfizierend	Abst.: 50–80cm Bestr. Zeit: 20–30 min Beh. Interv.: zwei bis drei Tage	entzündete Clavi; Metatarsitis; Metatarsalgie, Vorbeugung gegen Pernionen	Angiopathie; Basedow; frische Operationswunden
Sollux-Lampe	Lampengehäuse mit spezieller Glühlampe (700 W) und zwei Lichtfiltern rot und blau)	Rotfilter (λ 1400 nm): durchblutungsfördernd Blaufilter (λ 420–480 nm): schmerzableitend; Chromotherapie (blau)	Abst.: ca. 40 cm Bestr. Zeit: 15–30 min Beh. Interv.: zwei bis drei Tage (für beide Filter)	Muskelentspannung; entzündete Clavi; Metatarsitis; Metatarsalgie	Rotfilter: Thrombosen; Tumore; rheumatischer Formenkreis

Zeichenerklärung:
Abst.: Abstand des Geräts zur Hautoberfläche
Bestr. Zeit: Dauer der Bestrahlungszeit
Beh. Interv.: Behandlungsintervall; Zeitraum, in der die Therapie wiederholt werden sollte

* seit einiger Zeit nicht mehr lieferbar

Absolute Kontraindikationen
- eine stark erhöhte Lichtempfindlichkeit
- eine akute Phase bei einer chronischen Erkrankung (Ekzem u. a.)
- drei bis sechs Monate nach einer Chemotherapie, einer Strahlen- bzw. einer hohen oralen Kortisonbehandlung (Tumor-/Rheumabehandlung u. a.)
- Hautfehlbildungen (fachärztlicher Tumorausschluss erforderlich)
- Wachstumsfugen der langen Röhrenknochen am Unterschenkel (Kindes-/Jugendalter)
- Schwangerschaft ab dem sechsten Monat (Gefahr der Wehenanregung)

Relative Kontraindikationen
- Herzschrittmacherpatienten nicht im Brustkorbbereich (evtl. Rhythmusstörung)
- unbekannte Hautflecken (fachärztliche Abklärung erforderlich)
- akuter Sonnenbrand (bis sechs Std. danach)

Abschließend kann festgestellt werden, dass mit der Laserbehandlung in der medizinischen Fußbehandlung eine weitere Möglichkeit der physikalischen Behandlung eröffnet wird. Sie sollte größtenteils als eine ergänzende Maßnahme im Rahmen des gesamten Behandlungsspektrums angesehen werden, wenngleich auch die Laserbehandlung oft als alleinige Methode ihre Anwendung finden kann.

Beim Erwerb eines Lasergeräts ist allerdings zu beachten, dass der Gerätehersteller verpflichtet ist, eine fachliche und technische Einweisung beim Verkauf des Geräts zuzusichern.

Außerdem muss das Lasergerät seit dem 1. Januar 1986, entsprechend der gültigen Medizinischen Geräteverordnung (MedGV), eine Bauartzulassungsnummer (CE-Zeichen mit einer vierstelligen Nummer) tragen.

Es sollte außerdem selbstverständlich sein, dass vom Gerätehersteller die gesetzlich vorgeschriebene regelmäßige zweijährige sicherheitstechnische Gerätekontrolle und der mögliche Reparaturbedarf unterstützt werden.

5.4 Funktionelle Elektrostimulation (FES)

Beim Krankheitsbild Peroneusparese (Fußheberschwäche oder Fallfuß) nach Nervenschädigung infolge von Unfällen und Stürzen, Operationsverletzung, Bandscheibenläsion, Bakerzyste in der Kniekehle, starkem Gewichtsverlust in kurzer Zeit, häufigem Übereinanderschlagen der Beine, Apoplex (Schlaganfall) oder begleitend bei Multiple Sklerose oder Parkinson kann der Vorfuß nicht mehr in der notwendigen Dorsalextension von mindestens 10° für eine normale Gehabwicklung angehoben werden. Infolgedessen kommt es zu Ausweichbewegungen wie starke Knie- und Hüftbeugung oder Circum ductum, dem halbkreisförmigen Herumführen des gesamten Beines außen um die Hüfte, die weitere Beschwerden, auch an dem dadurch überbelasteten anderen Bein, nach sich ziehen.

Bewegungsübungen und manuelle Therapie erhalten die Beweglichkeit der nachfolgenden Gelenke, Sehnen, Muskeln und Bänder und trainieren das Ansprechen der Muskulatur.

Zur Stimulation des Wadenbeinnervs am Schienenbeinköpfchen gibt es verschiedene Systeme durch Patienten selbst anzulegender Manschetten, die den Nerv extern innervieren und so eine Dorsalextension des Fußes initiieren, damit das Schwungbein, ohne mit der Fußspitze am Boden hängen zu bleiben, nach vorne durchschwingen kann. Elektrische Impulse, mit 3-D-Bewegungserkennung und App-Steuerung für den richtigen Zeitpunkt des Stimulationsimpulses möglich, aktivieren die Nerven, die durch das zentrale Nervensystem nicht mehr angesteuert werden können. Dadurch werden die Muskeln trainiert und die Gelenkbeweglichkeit gefördert.

Kontraindikationen für FES sind Epilepsie, Tumore, Schwangerschaft und elektrische Impulsgeber wie Herzschrittmacher. Bei Frakturen oder Gefäßentzündungen muss individuell geklärt werden, in welchem Stadium der Abheilung eine funktionelle Elektrostimulation eingesetzt werden kann.

Weitere Bezeichnungen sind Elektro-Orthese und Myoorthese. Sie werden von Orthopädietechnikern beispielsweise in Sanitätshäusern nach ärztlicher Beratung angepasst.

Mit dem regelmäßigen Tragen der Elektrostimulationsmanschette kann die wiederholte Reizweiterleitung und -verarbeitung im zentralen Nervensystem zu einer neuronalen Neubahnung und damit verbundenen dauerhaften Verbesserung des Gangbildes führen.

Es werden kabellose neuartige Fußhebersysteme (L100Go, L300Go, NeuGait, innoSTEP WL) oder klassische Modelle angeboten, die zwischen 500 und 3.500 Euro kosten. Nach ärztlicher Verordnung mit Kostenvoranschlagsgenehmigung durch die Krankenkasse kann das Hilfsmittel auch von der Krankenkasse übernommen werden.

Quellen Medizintechnik: ottobock, beuthel, heller, streifeneder, prowalk

Resümee

Für das Verständnis der Wirkweise elektrotherapeutischer Maßnahmen sind Grundlagen der Physik notwendig und die im System Internationaler Einheiten (SI) festgelegten Maßeinheiten helfen bei der Bezeichnung verschiedener Größen. Der Aufbau von Atomen und Molekülen bildet die Basis für das Verständnis von Abläufen, die Auswirkungen auf den Körper haben, und die Wärmelehre und die Elektrizitätslehre erklären unter anderem, wie sich die Molekularbewegung durch Temperaturschwankungen verändert, wie Stromfluss durch Wanderung von Ionen in Flüssigkeit entsteht oder wie der Motor für rotierende Instrumente (Fräser) funktioniert.

Für die Linderung von Beschwerden wie Hyperhidrosis (übermäßige Schweißbildung), entzündete Clavi (Hühneraugen), Peroneusparese oder Metatarsalgie (Vorfußentzündung), um nur einige zu nennen, bietet die Elektrotherapie gute Behandlungsmöglichkeiten.

Prüfe Dein Wissen!

1. Wie viel wiegt 1 cm^3 Wasser genau?
2. Was bedeutet bei der Herstellung einer Lösung das Zeichen „%“? Erkläre ausführlich und schreibe mit Zwischenschritten auf, wie viel Konzentrat der Prozesschemikalie und wie viel Wasser für eine 3%ige Lösung für drei Liter in einer Instrumentenwanne zur Desinfektion benötigt werden.
3. Wie funktioniert das galvanische Zweizellenbad und welche therapeutischen Wirkungen lassen sich damit erzielen?
4. In der Tabelle „Zusammenfassung der in der Fußbehandlung verwendeten Therapiegeräte und deren Wirkungen“ werden Geräte für den Einsatz in der Podologie genannt. Wähle 3 aus, nenne sie und beschreibe jeweils den Aufbau, die physiologische Wirkung, die therapeutische Anwendung und Indikationen und Kontraindikationen.
5. Erkläre, was FES bedeutet und wie diese Technik bei der Pathologie Peroneusparese hilfreich ist und wie es zu der Erkrankung kommen kann.

Literatur:
Hellmut Ruck: Laserseminar/Aufzeichnungen des Verfassers
Physik-Skript **K.-H. Hamme/Klaus Grünewald:** Firmeninformationen der Fa. Satelec/Fa. Sixtus/ Fa. Ionto-Comed
Cordes/Arnold/Zeibig: „Physiotherapie". Verlag Volk und Gesundheit, Darmstadt (1989)
F. Gutheil/H. Münstermann/H. Wittner: „Physik in Theorie und Praxis", Govi Verlag (1994)
L. Pauling: „Chemie – eine Einführung", Verlag Chemie (1969)
Pschyrembel „Klinisches Wörterbuch", Walter de Gruyter Verlag, Berlin, 266. Aufl. (2014)
H. Gillmann: „Physikalische Therapie", Thieme Verlag, Stuttgart, 5. Aufl. (1981)
Heywang/Treiber/Herberg/Neft: „Physik für Fachhochschulen und technische Berufe". Verlag Handwerk und Technik, Hamburg (1999)
Anders-von Alften/Altheide: „Laser – das andere Licht", Rowohlt Verlag, Reinbek (1995)
I. Hansen: „Lasertherapie in der medizinischen Fußbehandlung", der fuss, 12/1992 u. 2/1993
Ashford/Baxter: „Low Intensity Laser Therapy: an introduction for podiatrists", British Journal of Podiatric Medicine (1994)
W. Bringmann: „Lasertherapie in der Podologie", Der Fuss, Heft 11/1995
Bundesanzeiger Verlags GmbH, Köln
F.-A. Popp: „Biologie des Lichts", Verlag P. Parey, Berlin (1984)
W. Bringmann: „Laserlicht in der Fußpflege", Der Fuss, Heft 1 (2000), 6-10.
W. Bringmann: „Lasertherapie. Licht kann heilen", Nemos Verlagsgesellschaft, Baden-Baden (2000)
I. Hansen: „Vielfältige Möglichkeiten – Lasertherapie in der Med. Fußpflegepraxis", Der Fuß 1 (2000), 12-13.
Kuberka-Wiese, Christine: „Skript FES Funktionelle Elektrostimulation"

6

Physikalische Therapie

(Teilbereich der Physiotherapie)

Podologen sollen nach der Durcharbeit dieses Kapitels in Verbindung mit dem Wissen aus der Anatomie, der Physiologie und der allgemeinen und speziellen Pathologie in der Lage sein, nach Abwägen der Indikationen und Kontraindikationen und mit dem Verständnis für die Grundlagen und die Wirkungsweise eine Massage an Fuß und Unterschenkel, inklusive Aufklärungsgespräch und Patientenhinweisen durchzuführen.
Sie kennen adäquate patientenzentrierte, individuelle gesunderhaltende Bewegungsübungen zur Stärkung der Fuß- und Beinmuskulatur sowie Mobilisierungsübungen als manuelle Therapie und Fußgymnastik bei Fehlstellungen und Deformitäten zur Besserung pathogener Bewegungsabläufe an Fuß und Unterschenkel und können diese fachgerecht inklusive Patientenedukation durchführen und anleiten.
Darüber hinaus verstehen sie es, verschiedene Arten und Formen von hydro-, balneo- und phytotherapeutischen podologierelevanten Anwendungen, die einen Teilbereich der physikalischen Therapie darstellen, vorzustellen, die Maßnahmen durchzuführen und an Patienten anzuwenden.
Der Bereich Elektrotherapie wird in Kapitel 5 (Physik) behandelt.

6.1 Massage
Ausgewählte Grundlagen und Inhalte für Podologen

Einleitung

Traditionell und aktuell gehört die Teilkörpermassage von Fuß und Bein in das Berufsbild „Podologie", wobei beide Beine als ein Körperteil zählen. Die Beschaffenheit und Kondition der Muskulatur des gesamten Körpers, der unteren Extremität und speziell an Fuß und Unterschenkel haben in besonderem Maße Auswirkungen auf die Gehabwicklung und die Belastung des Fußes, sodass eine Beeinflussung der podologischen Biomechanik und des gesamten Körpergefühls durch eine durchblutungsfördernde lockernde Massage, wenn auch in begrenztem Maße, möglich ist.

Bei einer Massage wirken mechanische Reize durch eine manuelle Behandlungstechnik auf damit erreichbare Gewebsschichten wie Haut, Unterhaut und Muskulatur [7], und werden zu Heilzwecken durchgeführt.

Zusätzlich werden im Gehirn durch angenehme Berührungen der Haut Botenstoffe wie Dopamin und Oxytocin ausgeschüttet, die auch das Stresszentrum dämpfen und den Cortisolspiegel senken. Ein dauerhaft erhöhter Cortisolspiegel führt unter anderem zu Osteoporose, Muskelatrophie, Bluthochdruck, verzögerter Wundheilung, Magengeschwüren, Körperstammfetteinlagerung; ein zu niedriger Cortisolspiegel zu Braunfärbung der Haut, Erschöpfung und niedrigem Blutdruck.

Durch die Botenstoffe und die Anregung des Stoffwechsels erfährt das Immunsystem eine Stärkung und eine Massage kann so den Schutz vor Infekten verbessern. Weitere positive Effekte sind die schmerzlindernde Wirkung durch die Hemmung von entzündungsfördernden Substanzen wie Zytokinen in den Muskelzellen sowie eine Förderung von Heilungsprozessen in den Zellen durch die vermehrte Bildung von Mitochondrien, den Energielieferanten für den Zellstoffwechsel. [1]

In Podologiepraxen wird eine notwendige Massage oder Dehnung und Kräftigung von Muskelanteilen proximal der Knie bei Indikation üblicherweise zu Masseuren oder Physiotherapeuten überstellt. Die Anleitung zu knieübergreifenden gymnastischen Übungen, wie beispielsweise Ausfallschritte und Streckung der Arme über den Kopf mit Anheben auf die Fußballen, zur allgemeinen Stärkung und Dehnung des Fußbereichs und zur Förderung der Gleichgewichtsfähigkeit und Balance werden individuell jedoch gegeben.

Auch sollen die Massagegriffe beim Ausstreichen des Unterschenkels das Lymphknotengeflecht in der Kniekehle, die Nodi lymphatici poplitei, erreichen, um Stauungen zu vermeiden. Die oberflächlichen Lymphknoten dort leiten Lymphe des lateralen Fuß- und Wadenbereichs weiter und liegen im Mündungsbereich der Vena saphena parva. Die tieferen Kniekehllymphknoten, die an der Vena poplitea in Fettgewebe eingebettet unterhalb der Faszie liegen, erhalten Lymphe von der dorsalen Seite des Unterschenkels. [2, 8]

Bei Sportlern auftretende Sehnenbeschwerden können auch nach, während oder kurz vor einem Wettkampf oder Volkslauf durch Friktionen der Sehnen entlang ihres Verlaufs gelindert werden. Dabei wird von möglichst zwei Seiten mit Daumen und Zeigefinger die Sehne kräftig Richtung proximal friktioniert. Die kleinen kräftigen Kreisbewegungen verschieben die Bindegewebsschichten gegeneinander und lösen Verklebungen, sodass die Sehne wieder freier beweglich ist. Ein durch Training beeinträchtigter Teilnehmer eines Volkslaufes konnte durch eine solche Achilles-Sehnenfriktion die 5km-Strecke fast schmerzfrei durchlaufen, obwohl er kurz vorher noch vor Schmerzen humpeln musste.

Der Bereich „sporttherapeutische Podologie" greift in die Thematiken „podologische Biomechanik" und „spezielle Pathologie" hinein und wird im nahen und fernen Ausland intensiv als eigenes Unterrichtsfach ausgebildet. Die Punktion von Bullae gehört als dermatologische Therapie genauso dazu. Seit Jahrzehnten betreuen Podologen mit Podo-Stopps an medizinischen Versorgungsposten beispielsweise in Frankreich Sportler, die an Volksläufen, Marathons und Wettkämpfen teilnehmen.

6.1.1 Allgemeine Grundlagen

Verschiedene Massagearten

Klassische Massage
Mit der klassischen Massage, die auch als Schwedische Heilmassage bekannt ist, wird durch große, zügig fließende und rhythmische, aufeinander aufbauende Streich-, Walk-, Knet-, Kreis-, Klopf- und Schüttelbewegungen eine Hyperämisierung (Mehrdurchblutung) und Lockerung der erreichten Gewebeschichten ausgelöst. Dies ist zusätzlich durch die Stoffwechsel- und Kreislaufaktivierung und die Wirksamkeit des Berührens an sich mit entspanntem Wohlfühlen (man fühlt sich anschließend frisch, wach und warm) verbunden. Bei allen Massagegriffen ist es wichtig, dass der Druck auf dem Weg zur Körpermitte zum Herzen hin, mit einem sanft stärkeren Druck ausgeführt wird als die Bewegung der Hände beim Zurückführen nach distal. Dabei werden die Hände lediglich leicht auf der Haut aufgelegt zurückgeführt. Diese Technik verhindert Stauungen von Blut und Lymphe in der Peripherie und verstärkt den Rückstrom zum Herzen, in dessen Folge sich die Arterien wieder besser mit sauerstoffangereichertem Blut füllen können. [8]

Faszientherapie
Zu unterscheiden davon ist die Faszientherapie, die bei guter Grifffestigkeit auf der Haut eine Spannungszustandsänderung und Neuorganisation im Bindegewebe bewirkt, wodurch es zu einer verbesserten Körperwahrnehmung kommt. Durch langsames, intensives Dehnen einzelner Muskelpartien, das auch mit Körpereigengewicht auf einer Faszienrolle durchgeführt werden kann, werden Stoffwechselprozesse aktiviert, die zu einem Umbau von kollagenem Bindegewebe führen.

Als Faszien (lat.: Band), bestehend aus Elastin, Kollagenfasern und Wasser, werden Sehnen, Bänder, Gelenkplatten sowie muskel- und organumschließende Gewebe bezeichnet. Triggerpunkte sind Verklebungen an Faszien, die eine reibungslose und schmerzfreie Beweglichkeit behindern. Durch das Lösen dieser Verklebungen, was meist schmerzhaft ist und mithilfe eines Trigger-Sticks durchgeführt werden kann, wird im Nachgang dort Bewegung wieder beschwerdefrei möglich.

Faszien sind das Verbindungselement zwischen Knochen und Muskeln, sie sind die Transportader für Nährstoffe und Lymphgefäße. Das Fasziennetzwerk ist zusätzlich ein Sinnesorgan, das auf innere und äußere Reize reagiert und dem Großhirn mit propriozeptiven Rezeptoren ständig Signale über die Situierung der Körperteile im Raum sendet. [5]

Fußreflexzonenmassage
Ebenfalls einen Sonderstatus hat die Fußreflexzonenmassage inne. Sie wird auch als Fußreflexzonentherapie bezeichnet und gehört zur CAM, der „Complementary and Alternative Medicine", der „Ergänzenden und Alternativen Medizin",

einer Ergänzung zur Schulmedizin, die derzeit ebenfalls unter der Bezeichnung „Integrative Medizin“, die konventionelle und alternative Methoden kombiniert, bekannt ist. [10]

Bei der Fußreflexzonentherapie wird davon ausgegangen, dass Zonen am Fuß durch eine nicht näher beschriebene reflexartige Wechselwirkung einem bestimmten Körperteil oder Organ zugeordnet sind. Durch die Stimulation des Haut- und Unterhautbereiches am Fuß durch Massage oder auch bioenergetische Laserbehandlung wird eine durchblutungs- und heilungsfördernde Wirkung im Körper erzielt. Befürwortende stützen sich auf die Annahme der Somatotopie, ähnlich der in der Medizin üblichen Bezeichnung für die Abbildung von Körperregionen und -strukturen auf bestimmte Nervenzellareale des Gehirns. [9]

Bisher nicht schlüssig belegte Wirkungen der Fußreflexzonentherapie sind:

- Blutkreislaufanregung und Anregung der Organ- und Drüsenfunktion
- Positive Beeinflussung der Ausscheidungsorgane
- Aktivierung der Selbstheilungskräfte
- Blutdruck- und Pulssenkung mit Stressabbau
- Allgemeine physische und psychische Entspannung

Die Darstellung der den im Körper zugehörigen Bereiche am Fuß variiert je nach Quelle und ein Wirknachweis konnte bisher durch kontrollierte klinische Studien nicht erbracht werden.

Ursprünglich fand sich die Fußreflexzonentherapie in der fernöstlichen Massagetradition, bevor der amerikanische Arzt William Fitzgerald (1872–1942) sie systematisierte und selbst durchführte. Er teilte den Körper in zehn senkrechte Zonen ein, die später von drei Längszonen ergänzt wurden. Diese Zonen legten den Grundstein für die heutige Reflexzonentherapie mit den Bereichen am Fuß, die alle inneren Organe, Drüsen, den Bewegungsapparat und die meisten Muskeln abbilden und enthalten.

Nach der Erstellung eines Gesamtbildes des zu Behandelnden mittels Anamnese, Tastbefund und Haltungs- und Ganganalyse, das auch Narben als mögliche Störzonen einschließt, kann die Massage nach Prüfung von Kontraindikationen (wie schlechter Allgemeinzustand des Patienten, systemische oder lokale akute Entzündungen, lokale Haut- oder Nagelinfektionen, Metastasen und Neoplasien, also die autonome pathologische Gewebevermehrung eines Tumors oder auch die einfache Neubildung von Körpergewebe als physiologische Regeneration von beispielsweise Epithelgewebe, Schwangerschaft mit Abortgefahr durch Hyperämisierung des kleinen Beckens) durchgeführt werden.

Da zu viel Druck als unangenehm empfunden wird, sollte einer Lehrmeinung nach die Massage sanft mit der Hand und ohne Hilfsmittel durchgeführt werden. Eine andere Theorie besagt, dass durch punktuellen pulsierenden Druck der Daumenspitze oder eines Massagestäbchens auf Schmerz- oder Triggerpunkte, die meist eine spürbare Verdickung aufweisen, der Körper mit einer Mehrdurchblutung an der gekoppelten Stelle reagiert und die Beschwerden dauerhaft gelindert werden können.

Jedenfalls werden begrenzte Areale der Fußsohle dem restlichen Körper und die Zehen dem Kopf zugeordnet. So werden spezielle Bereiche der Zehen bei Kopf- oder Ohrenschmerzen mit sanftem Druck oder bestimmte Areale der Fußsohle bei Obstipation (Darmträgheit, Verstopfung) bearbeitet. Die Reflexzonentherapie soll bei akuten Beschwerden helfen und sanft ausgeführt allgemein dem Wohlbefinden und der Entspannung dienen. [9]

Elektromechanische Massagegeräte
Die ohne Masseur durchgeführte massierende Einwirkung auf den Körper mithilfe von Walzen, Wasserdüsen, rotierenden Rollen, Saugwellengeräten, vibrierenden

und schüttelnden Unterlagen in Sitzgelegenheiten oder Fußmassagegeräten wird unter „elektromechanische Massagegeräte“ zusammengefasst. Im öffentlichen Bereich von Einkaufszentren und in privaten Haushalten werden sie hauptsächlich genutzt und dienen der Entspannung.

Lockerungen der Muskulatur, die mithilfe der Unterwasser-Druckstrahl-Massage in warmem Wasser durchgeführt werden, haben zusätzlich den Vorteil, dass durch die Wärme und die Auftriebskraft die Ausgangsspannung der Muskulatur bereits geringer ist. Das Wasser trifft aus feinen Düsen mit einem Druck von bis zu 4 bar auf das Gewebe und wirkt dort in der Tiefe.

6.1.2 Klassische Massage in der Podologie

Geschichtliche Entwicklung

Die Bezeichnung Massage entstand aus dem französischen Verb „masser“, was „massieren“ bedeutet und sich aus dem Arabischen Ausdruck „mas“ für „berühren“ oder „betasten“ und der griechischen Bezeichnung für „betasten“, „reiben“ oder „kneten“, „massein“, herleiten lässt.

Das menschlich instinktiv ausgeführte Reiben und Drücken einer gestoßenen, geschwollenen und schmerzenden Körperstelle kann ein Hinweis darauf sein, dass dieses Heilmittel „Massage“ seit Urzeiten von der Menschheit gezielt angewendet wird. Bei dem Eismumienfund im Ötztal, Frozen Fritz/Ötzi, wurden an typischen Schmerzpunkten Tätowierungen festgestellt, die auf eine spezielle Behandlung der Schmerztherapie vor bereits 5.300 Jahren in der Jungsteinzeit, dem Neolithikum, schließen lassen. Quellen belegen die Anwendung von Massagen bereits zu derselben Zeit mit dem Ursprung in Ägypten, China (Huáng Dì, 2600 v. Chr., Massagehandgriffe und gymnastische Übungen) und Persien und einer Verbreitung bei den Griechen (Arzt Hippokrates, ca. 460–370 v. Chr.), über dessen medizinische Schule die Massage letztendlich nach Europa gelangte), Römern (Rehabilitation der Gladiatoren), Indern (Ayurveda mit ätherischen Ölen und Kräutern, Mönche bei Ringkämpfen) und Japanern. In Europa hatte die Inquisition eine weitere Verbreitung von Massagetechniken vorübergehend gestoppt. Erst zu Zeiten Napoleon Bonapartes um 1800 kamen diese durch die ägyptischen Feldzüge in Frankreich wieder in Umlauf. Die wohl älteste Dokumentation einer Massage ist eine bildliche Darstellung aus dem 2. Jahrhundert n. Chr., die aus der Stadt Butkara im heutigen West-Pakistan stammt. [4, 8, 11]

Verschiedene Überlieferungen der Massage gibt es darüber hinaus vom Arzt und Universalgelehrten Galenos (129–199) aus Griechenland, vom Arzt und Alchimisten Paracelsus (1493–1541) und dem französischen Arzt Ambroise Paré (1510–1590). Vor allem letzterer bereitete der Massage den Weg in die moderne Medizin. Er verwendete sie als Rehabilitationstherapie nach Operationen. Auch Samuel Hahnemann (1755–1843) integrierte Massagen als therapeutische Ergänzung seiner homöopathischen Arzneibehandlungen. Er empfahl 1810 „das sogenannte Massiren, durch eine kräftige, gutmüthige Person, welche dem chronisch krank Gewesenen zwar Geheilten, aber noch in langsamer Erholung begriffenen, und noch an Abmagerung, Schwäche der Verdauung und Schlafmangel, Leidenden die Muskeln der Gliedmaßen, der Brust und des Rückens einzeln ergreift, sie mäßig drückt und gleichsam knetet, wodurch das Lebensprincip angeregt wird, in seiner Gegenwirkung den Ton der Muskeln und ihrer Blut- und Lymph-Gefäße wieder herzustellen.“ [12]

Etwa zeitgleich im Jahr 1813 begründete der schwedische Gymnastik- und Fechtlehrer Pe(h)r Henrik Ling (1776–1839) nach der Lehre des dänischen Professors für Gymnastik Franz Nachtegall (1777–

1847, Kopenhagen) und dem deutschen Pädagogen und Mitbegründer des Turnens Johann Christoph Friedrich Guts-Muths (1759–1839, Quedlinburg) das „Zentralinstitut für Heilgymnastik und Massage“ in Stockholm. Er entwickelte Handgriffe, die als „Reiben, Drücken, Walken, Hacken oder Klopfen und Kneipen beziehungsweise Kneifen“ bezeichnet wurden und bei uns als Schwedische Heilmassage bekannt sind. Die klassische Massage wurde in Amsterdam durch den holländischen Arzt Johann Georg Mezger (1838–1909) weiterentwickelt und in Wissenschaft und Medizin etabliert.

Der Berliner Orthopäde Albert Hoffa (1859–1907) führte Ende des 19. Jahrhunderts die von ihm modifizierte Massage in Kombination mit gelenkspezifischen Übungen in Deutschland ein und verbreitete sie durch die verpflichtende Lehre bei seinen Assistenzärzten. [8] Die von dem russischen Arzt Isidor Zabludowski (seit 1882 in Preußen, Buch „Technik der Massage“ 1903) aufgebaute staatliche Massageschule in Berlin unterstützte die Verbreitung, auch weil nachgewiesen werden konnte, dass ausgeübte mechanische Reize der Massage durch sensible Nerven über das Rückenmark im Gehirn aufgenommen werden. Vom Gehirn aus aktiviert das vasomotorische Nervensystem über das Rückenmark die Gefäße zu einer Hyperämisierung, einer Mehrdurchblutung der massierten Bereiche. [4]

Anschließend gab es weitere Entwicklungen in der Massage, wobei die direkte Einwirkung auf Haut und Muskeln in den Hintergrund trat, spezifischere Massagegriffe gefunden und spezielle Massagebereiche entwickelt wurden. Beispiele dafür sind die Bindegewebsmassage, die Kolonbehandlung bei Darmverstopfung, die Periostmassage mit der reflektorischen Wirkung auf innere Organe, die Fußreflexzonenmassage und die Lymphdrainage. [11]

Allgemeine Wirkung der klassischen Massage

Die evidenzbasierte Medizin (EbM) hat diese Methode anerkannt und führt sie in Lehrbüchern und Therapieleitfäden auf. Die Haut, das Bindegewebe und die Muskulatur werden durch Druck, Dehnung und Zug gereizt und diese mechanische Beeinflussung hat an der massierten Stelle und darüber hinaus im gesamten Körper und der Psyche eine wohltuende Wirkung.

- Spezielle Wirkungsweisen sind nachfolgend aufgelistet:
- Lokale Durchblutungssteigerung
- Entspannung der Muskulatur
- Blutdrucksenkung und Pulsfrequenzregulierung
- Stressabbau und Entspannung der Psyche
- Schmerzlinderung bei Gelenk- und Muskelbeschwerden
- Lösung von Narben und Verklebungen
- Verbesserter Zellstoffwechsel im Gewebe
- Prävention von Gelenkentzündungen
- Erhalt des Bewegungsumfanges von Gelenken

Transfer in die Podologie

Die klassische Massage an Fuß und Unterschenkel bewirkt neben einer topischen Hyperämisierung des Gewebes ebenfalls eine Förderung der Gelenkbeweglichkeit der massierten Bereiche. Die Massagegriffe werden gelenkübergreifend eingesetzt, verbessern den Bewegungsumfang und die Mikrozirkulation. Gleichermaßen wird die Herztätigkeit moderat angeregt, eine wohltuende Wärme entsteht, die Atmung vertieft sich und psychisch stellt sich meist eine Entspannung ein. Massierte Personen berichten ebenfalls über einen verbesserten Schlaf. [8]

Indikationen der klassischen Fuß- und Unterschenkelmassage

- Verspannungen und Verhärtungen der Muskulatur infolge von Traumen
- Muskelkontrakturen infolge von Fußdeformitäten
- Bewegungseinschränkungen
- Folgezustände von neurologischen Beeinträchtigungen wie Paresen (Lähmun-

gen), Teilparesen, Spastiken, Neuralgien, Sensibilitätsstörungen und stressbedingte psychosomatische Krankheitsbilder
- Allgemeine Muskelschwäche
- Folgen einer Immobilisation wie Gips oder Zweischalenorthese nach Knochenfraktur
- Bindegewebige Verklebungen, Narbengewebe

Kontraindikationen der klassischen Fuß- und Unterschenkelmassage

- Erkrankungen der Gefäße, wie
  - Thrombotische Erkrankungen wie Thrombosen, Phlebitiden – Gefahr von Thrombenbildung mit nachfolgender Embolie
  - Varizen
  - Arterielle Gefäßerkrankungen, Stadium III und IV der pAVK
- Lymphatische Störungen, Ödeme, Lymphaustritt am Bein
- Akute Entzündungen, auch Phlegmone – Sepsisgefahr
- Fieberhafte Erkrankungen
- Bluter, Medikamenteneinnahme zur Agglomerationshemmung – Gefahr von Einblutungen ins Gewebe, auch Nasen- oder Zahnfleischbluten wegen der Hyperämisierung und allgemeinen Anregung des Kreislaufs möglich
- Frisch-Operierte, Wunden wegen der erhöhten Blutungsneigung
- Hauterkrankungen oder Infektionskrankheiten – Vergrößerung des Defektes, Verschleppung von Keimen oder Ansteckung des Therapeuten möglich
- Geschwulstbildungen und Krebserkrankungen
- Allergien gegen die Massagelotion oder Gummihandschuhe

Ein ärztliches Attest klärt die Massagefähigkeit des Patienten oder ein Massageverbot im Zweifelsfall.

6.1.3 Allgemeine Anforderungen

Zur Beachtung vor Beginn der Massage

Die Räumlichkeiten für die Massage sollten gut gelüftet und auf etwa 23 bis 26 °C temperiert sein. Störungen, Telefonklingeln, Nebengeräusche und zu grelles oder zu dunkles Licht sind zu vermeiden; es soll für eine angenehme ruhige Atmosphäre, die eine Entspannung fördert, gesorgt werden. Hintergrundmusik kann als störend empfunden werden und kann unterbleiben.

Die Fuß- und Beinmuskeln sollten locker und warm sein, wenn die Massage beginnt. Eine vorangehende Wärmebehandlung in der Sauna, ein warmes Unterschenkelbad, eine Bestrahlung mit der Solluxlampe mit Rotfilter oder eine Ozonbedampfung helfen die Füße und Beine zu erwärmen. Dabei Grunderkrankungen und eventuelle Kontraindikationen der Wärmebehandlung beachten!

Damit die zu Massierenden sich entspannen können, ist eine bequeme Lagerung auf dem podologischen Behandlungsstuhl oder der Massageliege notwendig. Hilfreich sind ein Nackenkissen, eine Kniehalbrolle oder ein fest zusammengerolltes, frisches Handtuch.

Anforderungen an die Therapierenden sind

- warme Hände – um die Muskelentspannung nicht zu stören
- Einhaltung der persönlichen Hygiene
- kurze Fingernägel – Verletzungsvermeidung, regelkonforme Anwendung der Massagegriffe, beispielsweise bei der Druckausübung mit den Fingerkuppen
- kein Schmuck, keine Ringe – Verletzungsvermeidung, verbesserte Hygiene
- Tragen von Einmalhandschuhen, Mund-Nasen-Schutz bei Notwendigkeit
- korrekte saubere, nicht einengende Arbeitskleidung laut Arbeitsanweisung
- zusammengenommene längere Haare (Zopf) oder Tragen einer Haarhaube – um das Sichtfeld nicht zu beeinträchtigen oder nicht mit den Händen die

Haare aus dem Gesicht streichen zu müssen
- gute Organisation mit Vorbereiten der Räumlichkeiten, Bereitlegen der Utensilien wie Handtücher, Massagecreme oder -öl als Gleitmittel, sowie Decke zum Zudecken beim anschließenden Nachruhen, Karteikarte und Stift, Tablet oder PC für die Dokumentation u. ä.
- Empathie, Feedback geben lassen

Podologischer Sicht- und Tastbefund

Ein fuß- und beinuntersuchender Sicht- und Tastbefund klärt Indikationen, mögliche Kontraindikationen oder eine notwendige Anpassung der Druckintensität für die Massage.

Sollte es eine Veränderung bei der Farbe oder Form der Füße oder Unterschenkel geben, ist Vorsicht geboten, auch wenn sie einseitig auftritt. Eine übermäßige Rötung, Schwellung oder Überwärmung, oder auch auffällige Blässe und Kälte deuten auf eine ernsthafte Erkrankung hin und stellen eine Kontraindikation zur Massage dar. Bei Varizen sind, wenn überhaupt, lediglich leichte Streichungen oder intermittierendes Drücken erlaubt, um die Haut einzufetten oder das Wohlbefinden zu unterstützen. Krankheiten, Medikamente oder Symptome sind anhand obiger Kontraindikationsliste abzufragen und zu dokumentieren. Die Entscheidung für oder gegen eine Massageanwendung ist immer individuell zu treffen und kann nicht einfach anhand eines Kataloges ausgewählt werden.

Die Maßnahme wird mit Einfühlungsvermögen für die zu Massierenden durchgeführt. Das setzt eine Palpation der Muskulatur mit Tastbefund voraus, um eventuelle Verspannungen, die sich als Verhärtungen und schmerzhaft darstellen, zu erkennen und um die Stärke der Massagegriffe daran anzupassen und an den Punkten abzumildern oder bei Bedarf zu intensivieren. Die Muskulatur sollte bei der Massage entspannt sein und die einzelnen Muskeln und Muskelgruppen müssen den Therapierenden mit Ursprung, Verlauf und Ansatz bekannt sein.

Handgriffe der klassischen Fuß- und Beinmassage

Praxistipp zur Ausbildung der Fähigkeiten! Das Erlernen der praktischen Massagetechnik erfolgt sinnvollerweise mit einem Anleitenden, der die Intensität des auszuübenden Druckes, die Geschwindigkeit der Handgriffe und die Handhaltung bei den einzelnen Massagegriffen lehrt und beim Lernenden selbst anwendet und vorführt. Das Erfahrene kann in die eigene Anwendung einfließen und an Fuß und Bein des Anleitenden überprüft werden.

6.1.4 Handgriffe und Abfolge der Massagegriffe

Wichtige Handgriffe der Klassischen Massage, ihre Bedeutung und Anwendung
- Effleurage (fr. = französisch) – Ausstreichen, Streichung
- Friktion (fr.) – kreisförmig reiben
- Pétrissage (fr.) – Kneten, Walken
- Tapotement (fr.) – Klopfen, Hacken, Klatschen
- Vibration (fr.) – feines schnelles Rütteln, langsameres großvolumigeres Schütteln
- Intermittierendes Drücken – Druck, der immer wieder unterbrochen wird

Effleurage

Das sanfte Ausstreichen der Muskulatur wird mit beiden, flach an der Haut anliegenden Händen zu Beginn der Massage mehrmals ausgeführt. Der Druck der Hände verteilt sich recht großflächig und gleichmäßig, weil beide Handflächen mit leicht gespreizten Fingern vollständig aufliegen. Dabei wird das Massageöl verteilt und der Gewebe- und Muskelzustand überprüft, die Haut gewöhnt sich an die Berührung. Dieser Griff wird allgemein als detonisierend (entspannend) und angenehm empfunden (vgl. Abb. 6.1).

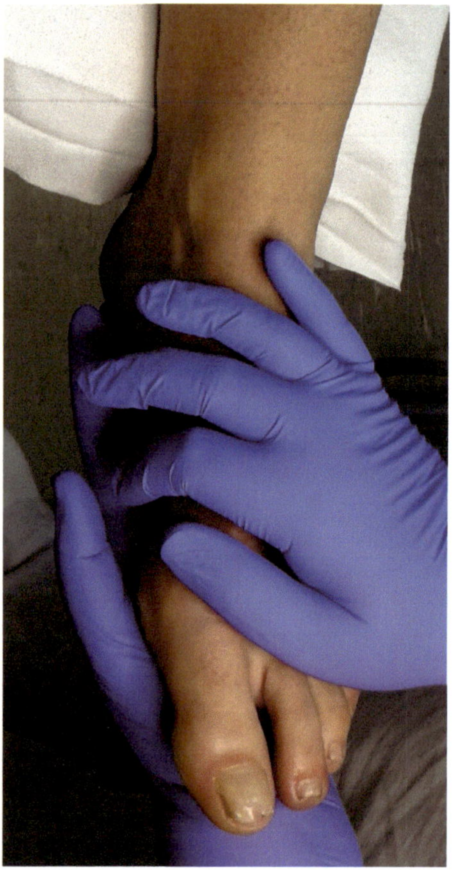

Abb. 6.1: Effleurage, das Ausstreichen des Fußes, durchgeführt zu Beginn, zwischen jedem anderen Griff und zum Abschluss der Massage

Das Ausstreichen, die Effleurage, wird ruhig und gleichmäßig ausgeführt, ohne den Hautkontakt jemals zu lösen. Dabei wird zum Herzen hin ein wenig mehr Druck ausgeübt als bei der Rückführung der Hände in die Ausgangsposition nach distal, bevor der nächste Massagegriff startet.

Nach jedem folgenden stärkeren Massagegriff während der Massage wird immer 3x ausgestrichen, sodass eine Erholungsphase für die Muskulatur entstehen kann. Die Massage endet auch immer mit dem Ausstreichen.

Das kräftige Ausstreichen der Muskulatur geschieht mit mehr Druck und fördert die Entleerung der Venen- und Lymphbahnen und den Abtransport von Abbauprodukten der Zellen, sodass sauerstoff-

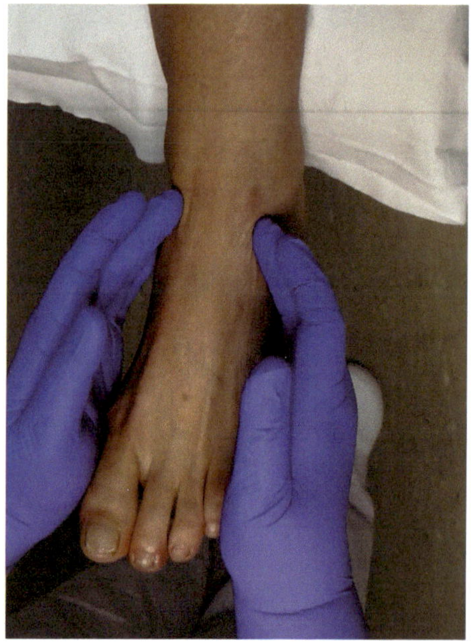

Abb. 6.2: Effleurage um die Malleolen, wird parallel medial und lateral ausgeführt

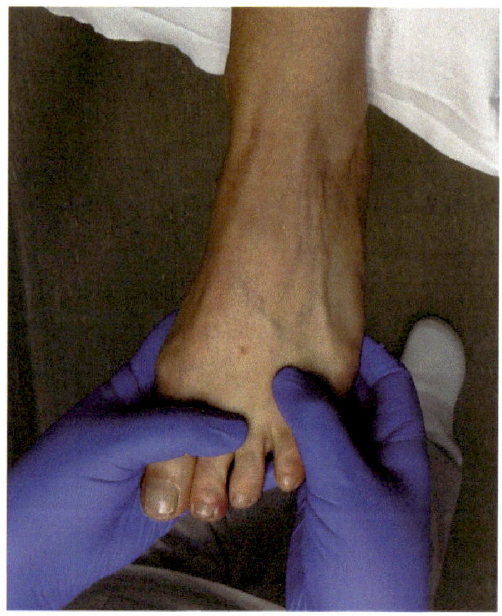

Abb. 6.3: Ausstreichen der Zehen, hier Digitus 4 bei der Ausführung bis zur Metatarsale

und nährstoffreiches Blut schneller nachfließen kann.

Bei behaarten Beinen kann zum Abschluss der Massage mit schnellen Streichungen Einreibealkohol auf die Haut aufgebracht werden, um Haarbalgentzün-

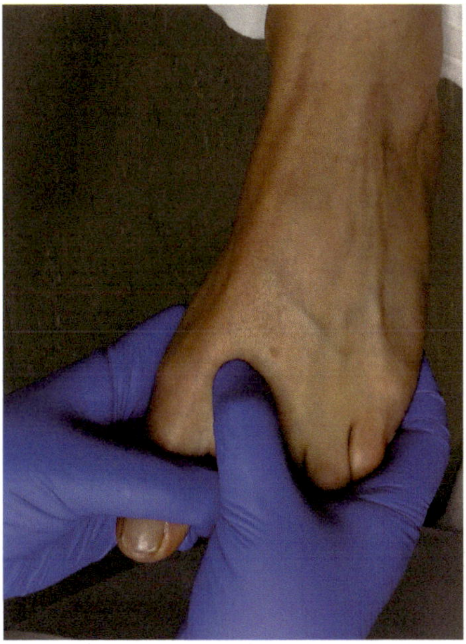

Abb. 6.4: Effleurage der Musculi interossei mit Abspreizen der Nachbarzehen

dungen vorzubeugen und die Muskulatur zu lockern.

Effleurage kann bei atrophischer geschwächter Muskulatur tonussteigernd wirken (vgl. Abb. 6.2).

Friktion

Mit den Fingerkuppen von Mittel- und Ringfinger (3 und 4) oder dem Handballen werden kleine schnelle kreisende Bewegungen mit etwa 2 bis 3 cm Durchmesser auf dem Muskel ausgeführt.

Dieser bei Verhärtungen und Verspannung der Muskulatur effektive Griff soll nur bei gut durchwärmtem Gewebe und vorsichtig eingesetzt werden, weil die Wirkung kraftvoll ist, in die Tiefe geht und Schmerzen oder Verletzungen verursachen kann.

Tonisierende (anregende) Friktionen lockern Muskelverspannungen und Verklebungen und bewirken eine mechanische Zerteilung von Ablagerungen bei Gewebsveränderungen wie auch Narben, Myogelosen oder Verwachsungen der Haut oder der Unterhaut (vgl. Abb. 6.5).

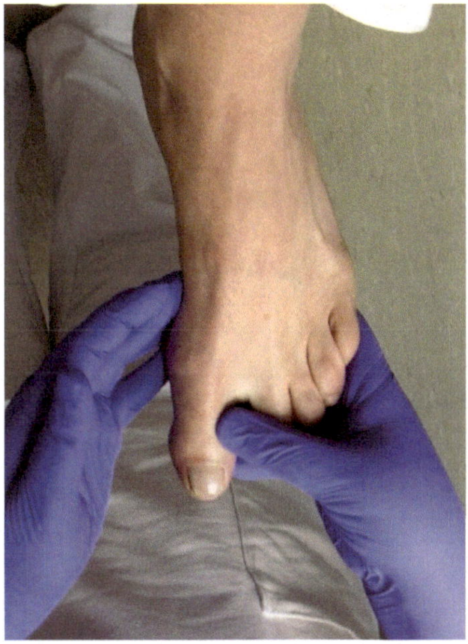

Abb. 6.5: Friktionen des Großzehenballens um die Articulationes metatarsophalangeales herum mit Abspreizen Digitus 1 nach medial

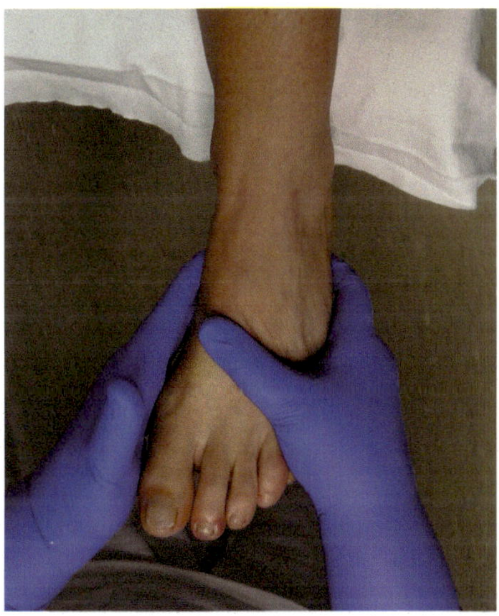

Abb. 6.6: Friktionen auf dem Fußrücken mit beiden Daumen gegeneinander laufend, dabei von der Mitte des Fußes jeweils nach außen streichen

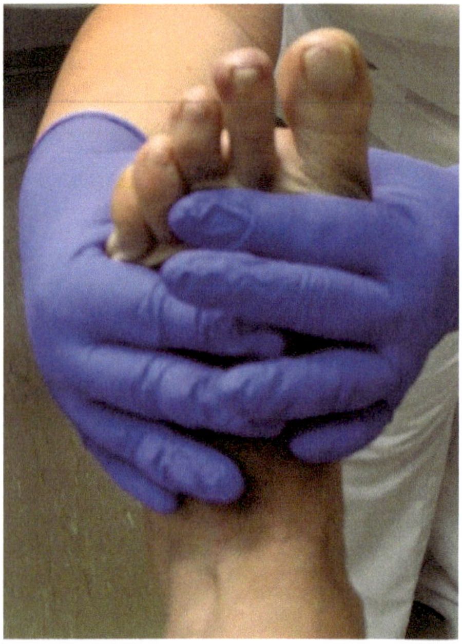

Abb. 6.7: Auswringen des Vorfußes mit Aufdehnung der Capita der Ossa metatarsalia von dorsal

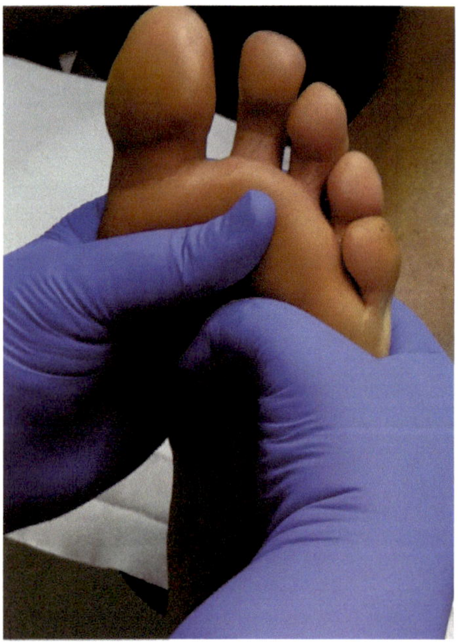

Abb. 6.8: Auswringen des Vorfußes mit Aufdehnung der Capita der Ossa metatarsalia mit der Handhaltung von plantar

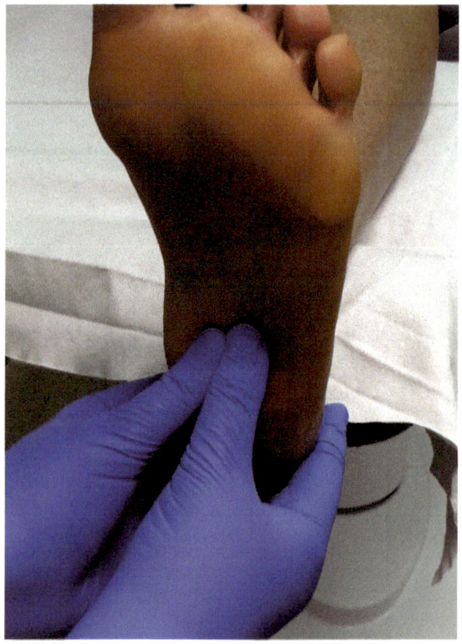

Abb. 6.9: Der Spreizfußgriff mit beiden Daumen ausgeführt und die Mitte der Fußsohle bis zum Ende der Ferse ausstreichend

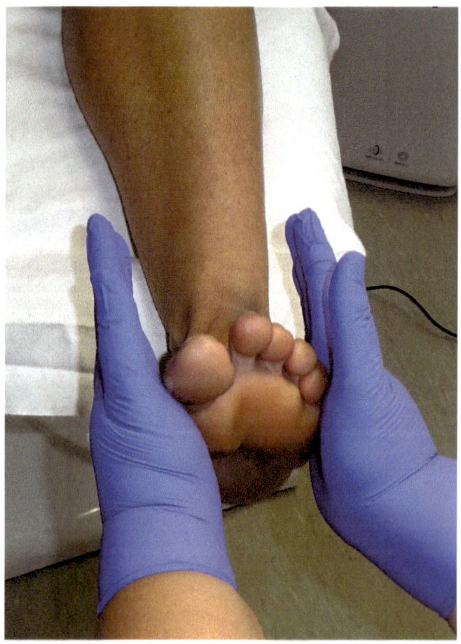

Abb. 6.10: Lockern des Fußes mit beiden Händen

Pétrissage
Haut und Muskulatur werden mit den Händen gefasst, geknetet und gewalkt und die Muskeln dabei kräftig quer zur Faserrichtung bewegt und ausgepresst. Die Griffe wirken in der Tiefe und sollen kräftig, jedoch nicht schmerzhaft sein.

Die Knetmassage wird je nach Größe des zu massierenden Muskels zwischen Daumen und Zeige- und Mittelfinger, mit der ganzen Hand oder mit beiden Händen ausgeführt. Dabei wird die Muskulatur kräftig quer zur Faserrichtung durchgeknetet und gelockert und die Wirkung von den Händen des Therapierenden erzeugt.

Bei der Walkmassage, einer besonderen Form der Knetung, die besonders in der Sportmassage Anwendung findet, wird die Wirkung durch den Druck des Muskels auf die darunter liegenden Knochen und die Verschiebung der Weichteile erzeugt. Bei der knetenden Walkung wird mit starkem Druck gearbeitet, der tonisierend wirkt, bei der lockeren Walkung mit beiden Händen gegeneinander laufend mit leichtem Druck in Richtung proximal, was detonisierend wirkt.

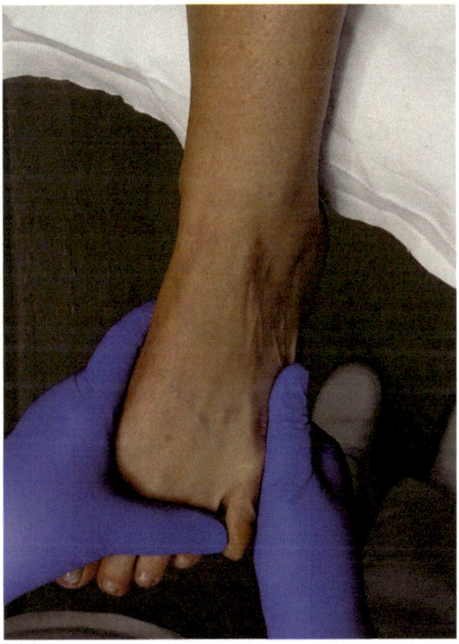

Abb. 6.11: Kneten des Fußaußenrandes hier mit der rechten Hand am linken Fuß

Die beiden Griffe Kneten und Walken lösen Verspannungen und Verhärtungen der Muskulatur, sie wirken ebenfalls auf das Unterhautbindegewebe und fördern die Durchblutung (Abb. 6.11).

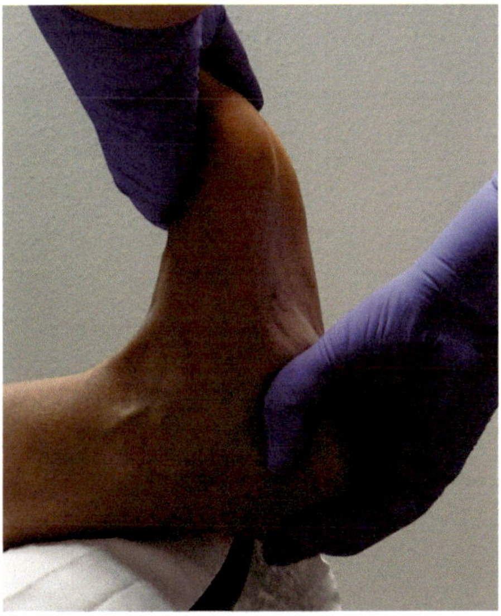

Abb. 6.12: Kneten und Auswringen der Ferse hier im Ansatz mit der rechten Hand als offene Faust

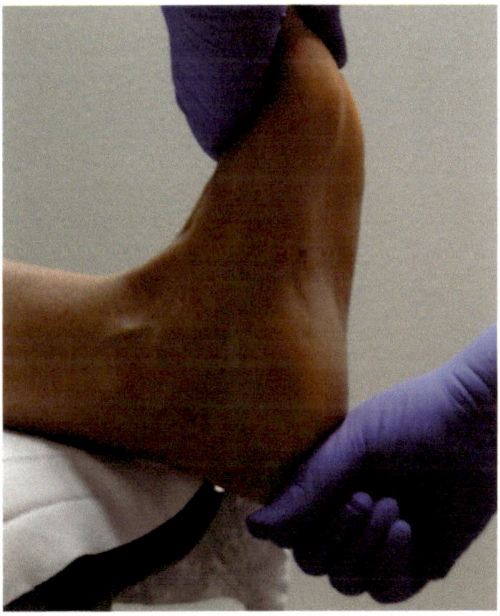

Abb. 6.13: Kneten und Auswringen der Ferse endet mit dieser Handhaltung, nachdem sich die Hand zur Faust geschlossen hat, ein als sehr angenehm empfundener Massagegriff

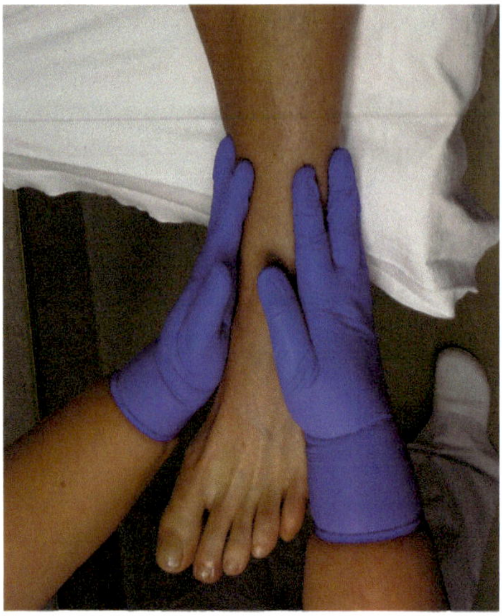

Abb. 6.14: Die Effleurage der Unterschenkelmuskulatur von anterior beginnt in der Ausgangsposition an den Malleolen medial und lateral

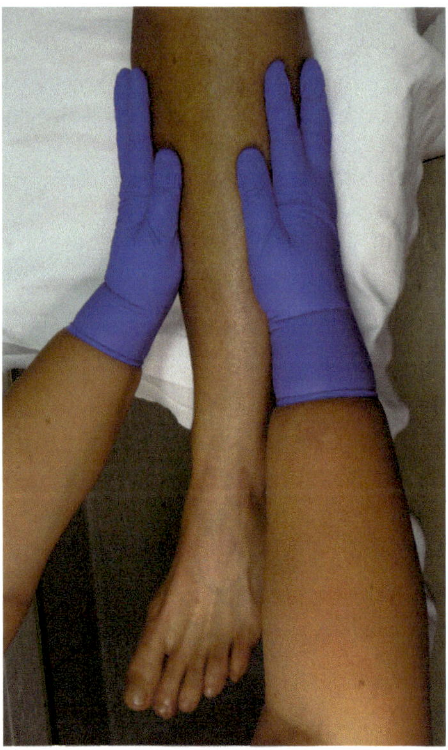

Abb. 6.15: Die Weiterführung der Effleurage der Unterschenkelmuskulatur von anterior läuft bis zur Höhe des Caput fibulae mit flach aufgelegten Handflächen und sanftem Druck

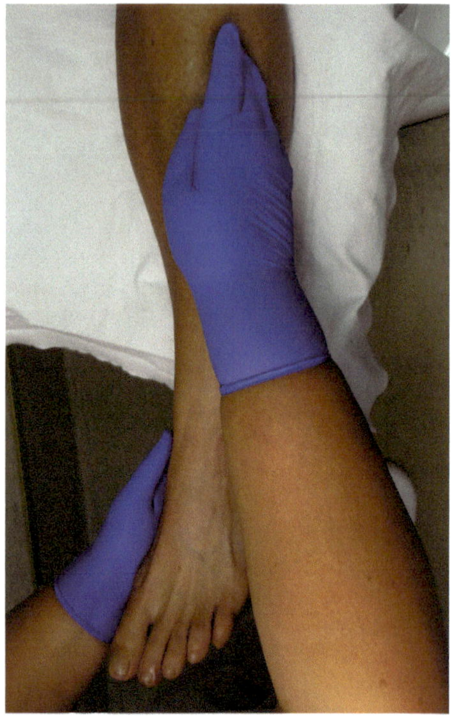

Abb. 6.16: Ausstreichen der Extensoren lateral neben der Crista anterior; auch Friktionen werden auf dieser Bahn ausgeführt, der Druck geschieht jeweils mit den Fingerkuppen drei und vier

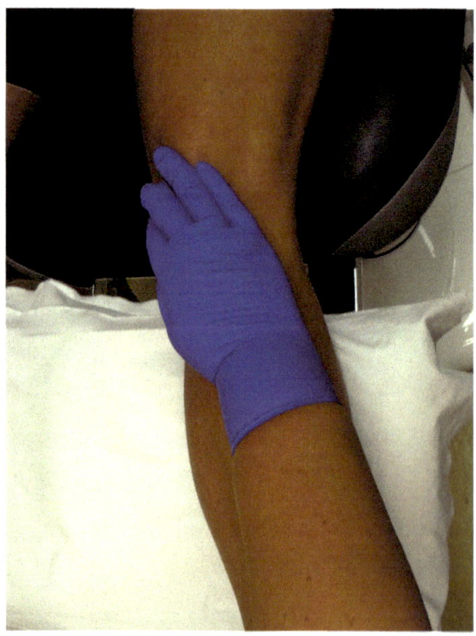

Abb. 6.17: Vor dem Zurückführen wird die Hand proximal der Patella nach medial geführt und dann weiter nach distal

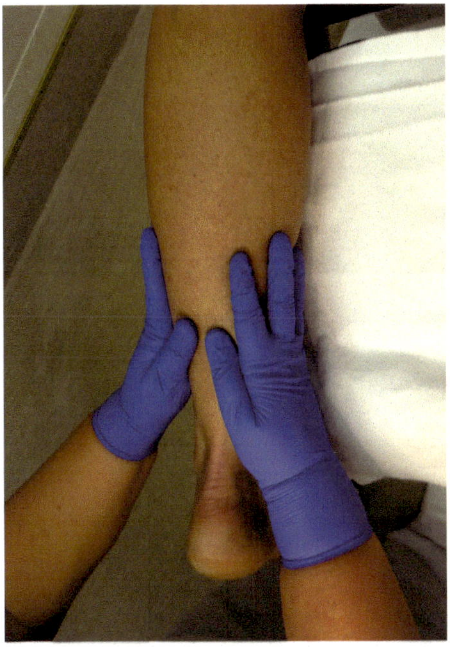

Abb. 6.18: Effleurage der Unterschenkelmuskulatur in Bauchlage von posterior mit flach aufgelegten Händen

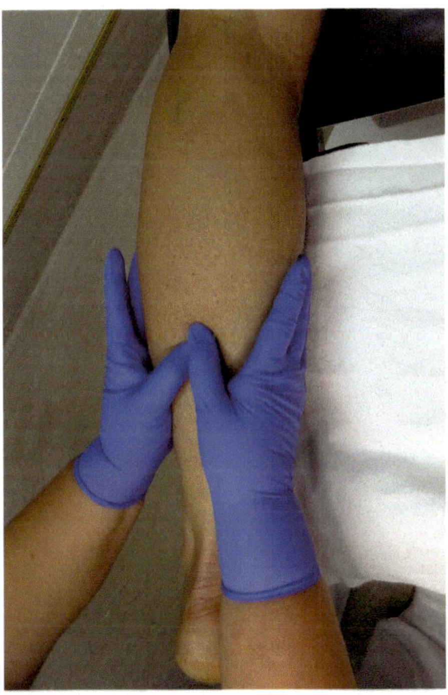

Abb. 6.19: Kräftiges Ausstreichen der Unterschenkelmuskulatur und dabei den Musculus gastrocnemius mit den Daumen bei Bauchlage teilen

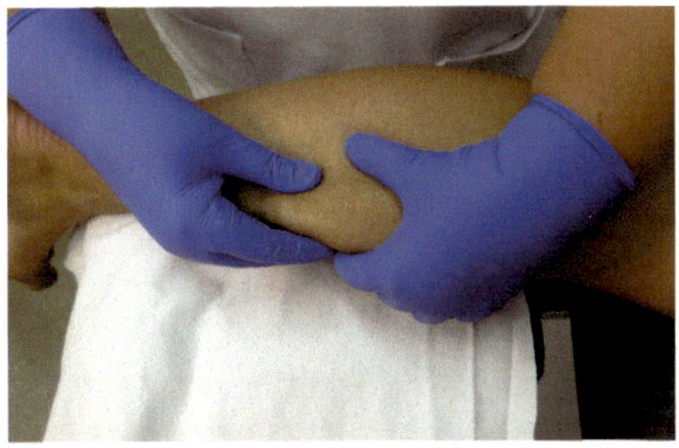

Abb. 6.20: Die Pétrissage der Flexoren von posterior in Bauchlage ausgeführt löst Verspannungen

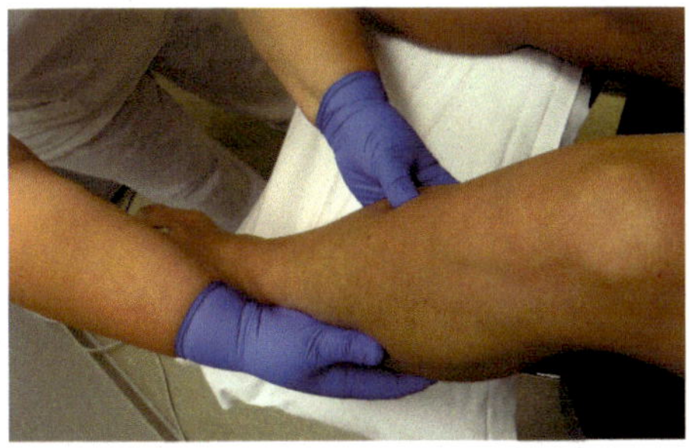

Abb. 6.21: Auch im Sitzen mit angestelltem Unterschenkel kann die Knetung der Flexoren durchgeführt werden

Tapotement

Beim Tapotement, der Klopfmassage, werden mit den Fingern, den Handkanten der gestreckten Hände oder mit der Hohlhand in rascher Folge kurze klopfende, schlagende Bewegungen auf die Muskulatur ausgeführt; dadurch wird die periphere Durchblutung gefördert und der Muskeltonus angeregt.

Vibration

Schwingungsreize werden entweder in gröberer Form durch großrahmige lockere Schüttelung der Muskulatur oder fein und schnell durch ein übertragenes Zittern hervorgerufen.

Durch die Hand des Therapierenden wird ein Muskelzittern, die Vibration, erzeugt. Die flache Hand oder die steil aufgestellten Fingerspitzen übertragen die schnellen kleinen Schwingungen auf die Muskulatur des zu Massierenden (Abb. 6.23).

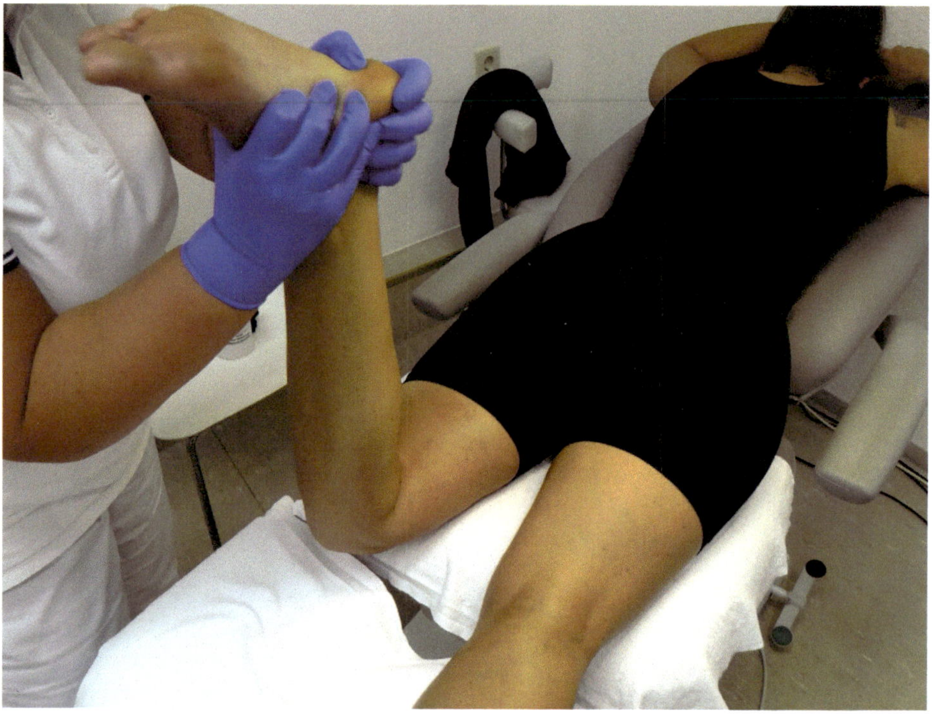

Abb. 6.22: Mit der Schüttelung werden auch tiefe Unterschenkelmuskeln gelockert; wichtig ist die gute Fixierung des Talo-crural-Gelenkes und des Calcaneus

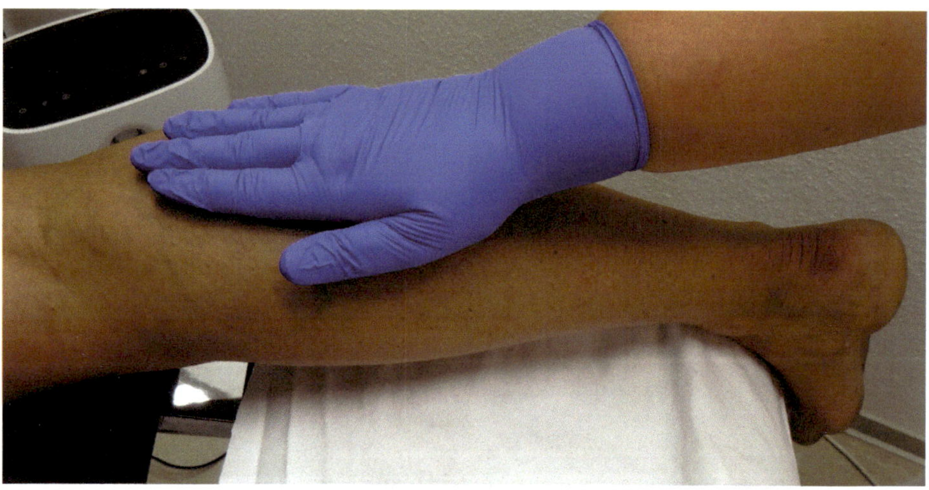

Abb. 6.23: Die Vibrationen werden durch das Muskelzittern des Therapierenden erzeugt und auf tiefe Gewebeschichten übertragen

Lockernde Schüttelungen der Unterschenkelmuskulatur lassen sich durch das Hin- und Herbewegen des Unterschenkels bei Bauchlage des zu Massierenden durchführen (Abb. 6.22).

Die Wirkung von Vibrationen und Schüttelungen ist sehr intensiv und reicht bis in tiefer gelegene Gewebsschichten, da die Schwingungsreize sowohl von der Haut und der Muskulatur als auch von der

Gelenkkapsel und den Sehnen aufgenommen werden. Dieser Massagegriff wirkt lockernd auf Muskeln, beruhigt erregte Nerven und hat eine krampflösende Wirkung auf Muskelspasmen.

Sonderform Intermittierendes Drücken

Der Griff besteht darin Druck auszuüben, der immer wieder unterbrochen wird. Mit flächig aufliegenden Händen wird, wie bei den Effleurage-Griffen, leicht Druck auf die Muskulatur, die Haut und das darunterliegende Gewebe ausgeübt. Dieser Griff kommt zum Einsatz, wenn die Haut geschädigt ist und keine Streichbewegungen und andere Massagegriffe zulässt. Das kann der Fall sein bei Ekzemen oder traumatischen Hautverletzungen, bei anderen Hautreizungen (wie nach dem Tragen von Verbänden oder bei dünner gewordener Haut nach langandauernder Medikamentengabe wie Cortison), bei Chemotherapie im Rahmen von Krebstherapien oder bei Menschen mit arteriellen Durchblutungsstörungen oder Diabetes mellitus mit Spätkomplikationen. [4, 8]

Abfolge der Massagegriffe einer klassischen Fuß- und Beinmassage und Lagerung der zu Massierenden in der Podologie

Die zu Massierenden sitzen auf dem individuell für sie bequem eingestellten podologischen Behandlungsstuhl mit entspannt aufgelegten Unterschenkeln auf den Beinstützen, die in Verlängerung der Sitzfläche in gleicher Höhe ohne Winkel eingestellt sind. Es kann als angenehmer empfunden werden, wenn die Rückenlehne ebenfalls abgesenkt wird und die zu Massierenden flach auf dem Rücken liegen.

Liegt eine Muskelverkürzung vor, ist dem Rechnung zu tragen und die Lagerung entsprechend anzupassen. Eventuell kann eine leichte Flexion der Kniegelenke als angenehmer empfunden werden. Nackenkissen, Halbrollen oder zusammengerollte Handtücher können bei der bequemen Lagerung helfen. Alle im Text weiter oben genannten Voraussetzungen für die Massage werden geprüft und vorbereitet.

Beim Massieren der Füße und Unterschenkel soll der Therapierende am besten im Stehen arbeiten. Eine kleine Fußmassage kann jedoch auch im Sitzen beispielsweise im Anschluss an eine podologische Behandlung erfolgen.

Die Massageliege wird etwa auf Bauchnabelhöhe des stehenden Therapeuten oder ein wenig tiefer eingestellt, damit die Schulterblätter tief bleiben können und die Schultern nicht hochgezogen werden müssen. Dadurch bleibt der Rücken gerade und die Nackenmuskulatur entspannt. Der Druck auf die Finger und Hände muss gut verteilt und dosiert und alle Bereiche an Fuß und Unterschenkel problemlos erreicht werden können. Der Behandlungsstuhl wird nun so arretiert, dass er sich nicht drehen oder kippen kann.

Die Fuß- und Beinmuskeln sollten locker und warm sein, wenn die Massage beginnt.

Abfolge der Massagegriffe für die Fußmassage

Eine Fußmassage kann ohne anschließende Beinmassage durchgeführt werden.

Als Ausgangsposition befindet sich die mediale Hand des Therapierenden plantar auf Höhe der Metatarso-Phalangeal-Gelenke und die laterale Hand dorsal.

Jeder Griff wird drei Mal ausgeführt und der Fuß anschließend drei Mal ausgestrichen, bevor mit dem nächsten Massagegriff begonnen wird.

Effleurage

- der Dorsal- und Plantarseite des Fußes gleichzeitig, die laterale Hand streicht dorsal und die mediale plantar; beim linken Fuß plantar mit der linken Therapeutenhand, dorsal mit rechts.
  Hände arbeiten ganzflächig mit etwas Betonung auf den Handballen, ohne den Kontakt mit der Haut zu verlieren und bei allen Massagegriffen mit stärkerem Druck Richtung Körpermitte und

ohne Druck zurück nach distal in die Ausgangsposition (vgl. Abb. 6.1).

- um die Malleolen medial und lateral mit Druck der Fingerkuppen 3 und 4, gleichzeitig mit beiden Händen ruhige Kreise um die Malleolen herum ausführen (vgl. Abb.6.2).
- der einzelnen Zehen bis zum Caput metatarsale mit dem Daumen einer Hand, während die andere Hand den Zeh distal und den Vorfuß leicht fixiert (vgl. Abb. 6.3).
- der Musculi interossei mit einem Finger; dabei Daumen oder Mittelfinger verwenden, die andere Hand spreizt leicht die benachbarten Zehen ab.
- der Fußsohle von den Zehen bis zur Ferse mit den Fingerknöcheln der Faust; die andere Hand liegt leicht dorsal auf dem Fußrücken.

Friktionen

- der Musculi interossei mit einem Finger (Daumen oder Mittelfinger) unter Abspreizung der dazugehörigen Zehen mit der anderen Hand
- um die Articulationes metatarsophalangeales 1 und 5 (Groß- und Kleinzehenballen) herum mit den Fingerkuppen 3 und 4 der jeweiligen Hand; die andere Hand spreizt dabei den dazugehörigen Zeh ab, um die bindegewebigen Anteile des Gelenks zu entspannen (vgl. Abb. 6.5).
- auf dem Fußrücken abwechselnd gegeneinander laufend mit beiden Daumen und dem Handballen, dabei von distal nach proximal arbeiten, mit den Fingerkuppen 3 und 4 medial und lateral am Fußrand zurück nach distal streichen (vgl. Abb. 6.6).
- quer über den Fußrücken in „Z-Form" mit den Fingerkuppen 3 und 4 der Arbeitshand; die andere Hand ruht plantar auf der Fußsohle, beide Hände streichen leicht sowohl dorsal als auch plantar wieder in die Ausgangsposition zurück.
- um die Malleolen gleichzeitig mit beiden Händen arbeiten und dabei Druck mit den Fingerkuppen 3 und 4 ausüben.

Auswringen

- des Fußes mit beiden Händen auf Höhe der Capita der Ossa metatarsalia (Metatarsalköpfchen), dabei die Hände mit ausgestreckten Fingern dorsal auf dem Fußrücken übereinanderlegen, Daumen plantar platzieren und dabei einen gestreckt halten und den anderen im Interphalangeal-Gelenk beugen und damit Druck auf die Mitte des plantaren Fußes ausüben. Nun zieht die Überlappung der Finger dorsal auseinander, sodass nur noch die Fingerenden übereinanderliegen und plantar der gestreckte Daumen nach distal zeigt. Dabei wird ein Quergewölbe erzeugt und aufgedehnt (vgl. Abb. 6.7, 6.8).

Ausstreichen

- der Fußsohle von den Capita der Ossa metatarsalia bis zur hinteren Ferse mit beiden nebeneinander herstreichenden Daumen (wird auch Spreizfußgriff genannt), dabei deutlich Druck ausüben und bis zum Ende der Ferse streichen, denn erst dann wird der Griff als angenehm empfunden (vgl. Abb. 6.9).

Lockern

- des Fußes mit an den Außenkanten auf Höhe der distalen Metatarsalia flach angelegten, sich gegeneinander auf und ab verschiebenden Händen; die entstehende Supination und Pronation lockert den Mittel- und Rückfuß (vgl. Abb. 6.10).

Verschieben

- der Articulationes Metatarso-Phalangealia 2 bis 5 (Eigelenke) mit dorsal und plantar flach parallel angelegten Handballen der sich ellipsenförmig gegeneinander verschiebenden Hände (wie bei einer Lokomotive).

Pétrissage

- des Fußinnenrandes mit dem Arbeitsbereich Daumen und Beuge des gebeugten Zeigefingers einer Hand, während die andere Digitus 1 abspreizt.

- des Fußaußenrandes mit dem Arbeitsbereich Daumen und Beuge des gebeugten Zeigefingers einer Hand, während die andere Digitus 5 abspreizt (vgl. Abb. 6.11).
- der Ferse mit dem Arbeitsbereich Daumen und Beuge des gebeugten Zeigefingers, wobei die anfangs geöffnete Faust kräftig mit der Ferse in der Hand zusammengedrückt und vor der Ferse ganz zur Faust geschlossen wird, die zweite Hand berührt den Fuß leicht im Bereich der Zehen (vgl. Abb. 6.12, 6.13).

Ausstreichen

- des Fußes mit beiden Händen zum Abschluss.

Abfolge der Massagegriffe für die Unterschenkelmassage

Die Unterschenkelmassage wird im Anschluss an eine Fußmassage ausgeführt und nur nach vorherigem Ausstreichen des Fußes begonnen.

Patient zuerst in Rückenlage oder alternativ im Behandlungsstuhl sitzend.

Später in Bauchlage oder alternativ im Behandlungsstuhl sitzend mit angewinkeltem Bein und aufgestelltem Unterschenkel.

In der Ausgangsstellung liegen beide Hände der Therapierenden jeweils auf einem Malleolus.

Ausstreichen

- der Unterschenkelmuskulatur medial und lateral gleichzeitig (seitlich) bis kurz über das Knie; dort führt die laterale Hand ohne Druck einen proximalen Bogen um die Patella herum aus, trifft sich medial von der Patella mit der medialen Hand und beide Hände streichen gemeinsam leicht an der medialen Seite des Unterschenkels nach distal zurück in die Ausgangsstellung (vgl. Abb. 6.14, 6.15).
- der Extensoren lateral neben der Crista anterior (Schienbeinkante) von distal nach proximal bis auf Höhe des Caput fibulae; der Druck wird mit den Fingerkuppen 3 und 4 der lateralen Hand ausgeübt, die anschließend einen proximalen Bogen um die Patella ausführt und am medialen Unterschenkelrand wieder zur Ausgangsposition zurückgeführt wird; die mediale Hand ruht in der Ausgangsposition am medialen Malleolus (vgl. Abb. 6.16, 6.17).

Friktionen

- der Extensoren lateral neben der Crista anterior von distal nach proximal bis auf Höhe des Caput fibulae; der Druck wird mit den Fingerkuppen 3 und 4 der lateralen Hand ausgeübt, die anschließend einen proximalen Bogen um die Patella beschreibt und am medialen Unterschenkelrand wieder zur Ausgangsposition zurückführt; die mediale Hand bleibt in der Ausgangsposition am medialen Malleolus.

Patient in Bauchlage <u>oder</u>

- auf dem Behandlungsstuhl kniend mit dem Blick über die Rückenlehne <u>oder</u>
- im Behandlungsstuhl sitzend mit leicht angewinkeltem Bein und aufgestelltem Unterschenkel.

Ausgangsposition der Therapierendenhände sind der mediale und laterale Malleolus.

Effleurage

- der Unterschenkelmuskulatur, dabei die Hände flächig mit einer leichten Betonung auf dem distalen Beginn der Handflächen lateral und medial am Unterschenkel nach proximal führen, auf Höhe des Kniegelenks im Bogen proximal über die Kniekehle beide Hände gemeinsam auf der medialen Seite sacht wieder zurückführen. Wichtig ist das Erreichen der Lymphknoten in der Kniekehle für den Abtransport des angeregten Lymphstroms (Abb. 6.18).
- kräftiges Ausstreichen der Unterschenkelmuskulatur; dabei den Musculus gastrocnemius mit den Daumen bei Bauchlage und mit den Fingerkuppen 3

und 4 bei aufgestelltem Bein, teilen und so Verklebungen lösen (vgl. Abb. 6.19).

Friktionen

- der Flexoren mit beiden Daumen von der Mitte auseinander laufend von distal nach proximal mit kleinen Kreisen ausführen, medial streichend zurückführen
- der Flexoren, der Wadenmuskulatur; mit Druck auf den Fingerkuppen 3 und 4 kleine kräftige Kreise auf den Muskelbäuchen beschreiben und von distal nach proximal arbeiten, über die Kniekehle ausstreichen und beide Hände medial zurückführen

Kneten und Walken

- der gesamten Unterschenkelmuskulatur mit beiden Händen gegeneinander laufend; das Muskelgewebe von einer Hand in die andere Hand fallen lassen und kräftig entgegengesetzt durchwalken, dabei die Betonung auf die Finger 3 und 4 sowie die Daumen legen. Erst medial und beim nächsten Durchgang lateral arbeiten. Die Grundrichtung der Bewegung bleibt von distal nach proximal bis zur Kniekehle. Vor dem Rückführen der Hände wird mit leichtem Druck ein Bogen proximal über die Kniekehle ausgeführt (vgl. Abb. 6.20).

Tapotement

- der Flexoren; dabei die Handflächen senkrecht zueinander in etwa 2,5 cm Abstand halten und die Handkanten quer zu den Muskelfasern mit schnellen kleinen hackenden Bewegungen auf die Muskulatur schlagen, dabei von distal nach proximal arbeiten und streichend medial zurückführen.

Lockern

- der gesamten Unterschenkelmuskulatur durch Schüttelung; dabei den jeweiligen Unterschenkel anheben im Sitzen beziehungsweise beugen bei Bauchlage und den Fuß und das Sprunggelenk dabei fest umfassen und schütteln, sodass die Muskulatur locker schwingt (vgl. Abb. 6.22).

Vibrationen

- für die Unterschenkelmuskulatur; die angespannte Handfläche einer Hand bei vorgestrecktem Arm leicht auflegen und die Vibrationen des Muskelzitterns des Therapeuten auf den Musculus triceps surae übertragen (etwa 5 Vibrationen pro Sekunde für eine Dauer von 5 bis 7 Sekunden Dauer) (vgl. Abb. 6.23).

Praxistipp! Eine auf den Händen verteilte wirkstofffreie Massagecreme oder ein Öl bilden einen dünnen Gleitfilm, sodass die zu massierende Haut nicht an den Händen des Massierenden haftet oder klebt und ein unangenehmes Zerren und Ziepen an der Epidermis verhindert wird.

Achtung! Ist die Hautoberfläche zu rutschig, wird die Wirksamkeit der Massagegriffe herabgesetzt. Und wenn Handschuhe getragen werden, wird weniger Gleitmittel benötigt als ohne, weil die Creme nicht in die Haut des Therapierenden einzieht.

Vor der Massage ist das Gleitmittel auf Hautverträglichkeit beim Patienten, z. B. in der Armbeuge, zu prüfen.

Zur Beachtung bei der Durchführung

Konzentriert arbeiten

- Jeden Massagegriff 2 bis 3x ausführen
- Zwischen jedem Massagegriff Fuß und Unterschenkel 3x ausstreichen
- Flüssige, gleichmäßige, rhythmische Ausführung der Massagegriffe
- Feedback zur Intensität der Massagegriffe erfragen
- Ergeben sich während der Massage Beschwerden wie Schmerzen oder Unwohlsein muss abgebrochen werden
- Anschließend zudecken und in der Wärme 5 bis 15 Minuten Nachruhe gewähren. Dabei jede Störung vermeiden und auf bequeme Lagerung achten
- Sich Feedback von den Massierten geben lassen [4, 6, 8]

Bilderrechte bei der Autorin mit herzlichem Dank an Carmen Ippensen, Klas Kupzok und Praxis Marion Stauber für die Unterstützung.

Übersicht der Abfolge klassischer podolischer Massagegriffe für Fuß und Unterschenkel

Fußmassage

Patient im Behandlungsstuhl sitzend, alternativ in Rückenlage liegend, Ferse hängt frei über die Liege hinaus

Massagegriff	Lokalisation	Therapieanweisung
Ausstreichen	des gesamten Fußes, Dorsal- und Plantarseite	mit beiden Händen, ohne den Kontakt mit der Haut zu verlieren (linker Fuß = linke Therapeutenhand plantar; rechter Fuß = rechte Therapeutenhand plantar)
Ausstreichen	der Unterschenkelmuskulatur	mit beiden Händen medial und lateral, bis über das Knie, im Bogen über die Patella, wieder zurückführen
Ausstreichen	um die Malleolen	Fingerkuppen 3 und 4
Ausstreichen	der Musculi interossei	mit einem Finger, Daumen oder Mittelfinger
Ausstreichen	der einzelnen Zehen	mit dem Daumen
Ausstreichen	der Fußsohle von den Zehen bis zur Ferse	mit den Fingerknöcheln der Faust
Friktionen	der Musculi interossei	mit einem Finger, Spreizung der dazugehörigen Zehen
Friktionen	um den Großzehenballen und Kleinzehenballen	dabei Groß- bzw. Kleinzeh abspreizen
Friktionen	gegeneinander laufend auf dem Fußrücken	mit beiden Daumen und dem Handballen
Friktionen	quer über den Fußrücken in „Z-Form"	Fingerkuppen 3 und 4
Friktionen	um die Malleolen	Fingerkuppen 3 und 4
Auswringen	des Fußes, Quergewölbe aufdehnen	Finger dorsal, Daumen plantar
Ausstreichen	der Fußsohle von den Mittelfußköpfchen bis zur Ferse	mit beiden Daumen, deutlich Druck ausüben, bis zum Ende der Ferse streichen, Spreizfußgriff
Lockern	des Fußes an seinen Außenkanten	mit flach angelegten, sich gegeneinander auf und ab verschiebenden Händen
Verschieben	der Articulationes metatarsophalangeales (Lokomotive)	mit dorsal und plantar flach angelegten Handballen der sich ellipsenförmig gegeneinander verschiebenden Hände wie bei einer Lokomotive
Kneten	des Fußinnenrandes	Arbeitsbereich Daumen und Beuge des gebeugten Zeigefingers
Kneten	Fußaußenrandes	Arbeitsbereich Daumen und Beuge des gebeugten Zeigefingers
Kneten	der Ferse	Arbeitsbereich Daumen und Beuge des gebeugten Zeigefingers
Ausstreichen	des Fußes	mit beiden Händen

Unterschenkelmassage

Patient in Rückenlage, oder alternativ im Behandlungsstuhl sitzend, Ferse hängt frei über die Liege hinaus

Massagegriff	Lokalisation	Therapieanweisung
Ausstreichen	der Unterschenkelmuskulatur	mit beiden Händen medial und lateral, im Bogen proximal der Patella wieder zurückführen
Ausstreichen	der Extensoren lateral neben der Schienbeinkante (Crista anterior)	Druck auf Fingerkuppen 3 und 4, im Bogen über die Patella wieder zurückführen
Friktionen	der Extensoren lateral neben der Schienbeinkante (Crista anterior)	Druck auf Fingerkuppen 3 und 4, im Bogen über die Patella wieder zurückführen
Ausstreichen	der Flexoren Peroneusgruppe lateral am Unterschenkel	Druck auf Fingerkuppen 3 und 4, im Bogen über die Patella wieder zurückführen
Friktionen	der Flexoren Peroneusgruppe lateral am Unterschenkel	Druck auf Fingerkuppen 3 und 4, im Bogen über die Patella wieder zurückführen

Patient in Bauchlage, Fuß hängt frei über die Liege hinaus oder alternativ auf dem Behandlungsstuhl knieend mit dem Blick über die Rückenlehne, Fuß hängt frei, oder im Behandlungsstuhl sitzend mit angewinkeltem Bein, aufgestelltem Unterschenkel und Fuß

Massagegriff	Lokalisation	Therapieanweisung
Ausstreichen	der Flexoren, M. triceps surae	mit beiden Händen medial und lateral bis zu den Köpfen an Epicondylus femoris lateral und medial, im Bogen über die Kniekehle wieder zurückführen
Ausstreichen	der Wadenmuskulatur, M. soleus	mit den Daumen über die Wadenmitte streichen, die beiden Bäuche des M. gastrocnemius seitlich spüren; in Sitzposition mit Fingerkuppen 3 und 4
Friktionen	der Wadenmuskulatur, M. soleus	mit den Fingerkuppen 3 und 4 die Mitte des Unterschenkels in kleinen Kreisen reiben, dabei die Bäuche des M. gastrocnemius seitlich spüren
Friktionen	der Wadenmuskulatur, M. gastrocnemius	gegeneinander laufend mit beiden Daumen nach außen arbeiten oder mit den Fingerkuppen 3 und 4; in Sitzposition mit Fingerkuppen 3 und 4
Kneten, Walken	der gesamten Wadenmuskulatur, M. gastrocnemius	gerade Finger, Muskel zwischen Daumen und Fingern dynamisch von distal nach proximal kneten, dabei heruntersinkende Muskelmasse mit den Fingern 2 bis 5 der anderen Hand auffangen und wieder anheben und kneten
Lockerung, Schütteln	der gesamten Wadenmuskulatur, M. gastrocnemius	in Bauchlage oder knieend das Talo-crural-Gelenk bei im Knie gebeugten Bein fest umfassen, anheben und durch hin- und herschütteln die Muskulatur zum Schwingen bringen
Vibrationen	der gesamten Wadenmuskulatur, M. gastrocnemius	bei gestrecktem Arm das „Zittern" der Hand auf die Muskulatur übertragen
Ausstreichen	der gesamten Wadenmuskulatur	mit beiden Händen

Prüfe Dein Wissen!

1. Welche Wirkung hat die Klassische Massage? Nenne mindestens 6 von 11 Punkten! Beachte die Kontraindikationen.
2. Nenne die 5 Handgriffe der Klassischen Massage (Fachbegriffe aus dem Französischen), erkläre kurz die Ausführung für die Podologie und begründe ihren Platz bei der Abfolge der Fuß- und Beinmassage!

Literatur- und Quellenverzeichnis

[1] **Albat, Daniela; Grunwald, Dr. Martin:** Die Macht der Berührung, www.scinexx.de/service/dossier_print_all.php?dossierID=91168, 27.10.2021

[2] **[n.n.]:** Nodi lymphatici poplitei, Doccheck Flexikon, 04.07.2021

[3] **Eckle, Georg:** Theorie und Praxis der medizinischen Fußpflege, Verlag Elmar Baehr Waiblingen, 2. überarbeitete Auflage 1991

[4] **Feindt, Sybille:** Massage, in: **Grünewald, Klaus:** Theorie der medizinischen Fußbehandlung, Band 2, Verlag Neuer Merkur GmbH, ISBN 978-3-95409-027-3, 3. Auflage 2015 und ISBN 978-3-929360-52-7, 1. Auflage 2001

[5] **Grossmann, Larissa:** Faszientherapie, faszienatelier.de, 04.07.2021

[6] **Grünewald, Waltrud:** Unterrichts-Skripte Berufsfachschule für Podologie, Braunschweig 1985

[7] **Högemann, Astrid; Hommes, Josée; Antwerpes, Dr. Frank; Heydemann, Peter:** Massage, Doccheck Flexikon, 04.07.2021

[8] **Kuberka-Wiese, Christine:** Skripte zur Podologieausbildung, ExpertInnenwissen durch 38-jährige Berufs- und Lehrtätigkeit, Bachelor-Studium, Fortbildungen und Vorträge im In- und Ausland

[9] **Steiger, NHP TEN Gisela; Antwerpes, Dr. Frank; Offierowski, Nina; Messner, Mag. med. vet. Patrick:** Fußreflexzonentherapie, auch Bildtafel, Doccheck Flexikon, 20.11.2021

[10] **Tovar, Christiane:** Alternativmedizin, www.planet-wissen.de/gesellschaft/medizin/alternativmedizin_hilfreich_oder_hokuspokus/index.html, 21.11.2021

[11] **[n.n.]:** Massage, wikipedia.org/wiki/Massage, 08.01.2022

[12] **Hahnemann, Samuel:** Organon der Heilkunst, Textkritische Ausgabe der 6. Auflage, Hrsg. von Joseph M. Schmidt. Karl F. Haug Verlag: Stuttgart 2002, S. 233. https://epub.ub.uni-muenchen.de/91265/1/Hahnemann_Schmidt_Hrsg_Organon%20der%20Heilkunst%20Textkritische%20Ausgabe.pdf

6.2 Bewegungsübungen für Fuß und Bein

Einleitung

Das tägliche Training der Fuß- und Beinmuskulatur ist ein wichtiger Baustein des allgemeinen Wohlbefindens und der Gesunderhaltung des menschlichen Organismus. Der Vergleich der Füße mit einem Fundament oder Sockel, auf dem der gesamte Körper ruht und von dem er getragen wird, ist realistisch. Denn durch eine Veränderung in den Füßen und der Fußbelastung verändert sich auch die Stellung und Bewegung in den Knie- und Hüftgelenken, die wiederum eine Veränderung der Wirbelsäule, des Armschwungs und der Kopfhaltung nach sich zieht.

Durch Kräftigungsübungen gegen den allgemeinen Schwachfuß kann das körperliche Gleichgewicht für einen stabilen Körperzustand mit ausgeglichener Balance in Ruhe oder Bewegung durch muskuläre Koordination erzielt werden. Als Vorbild der idealen Beweglichkeit und Muskelstärke des Fußes dienen Menschen, die ohne die Hilfe der Arme möglichst viele Verrichtungen des täglichen Lebens ausführen. Der 1904 in Schottland geborene und im Alter von 7 Jahren mit der Familie nach Westkanada ausgewanderte Schriftsteller William R. Watson beispielsweise rasierte und kämmte sich mit den Füßen und schrieb mit dem Füllfederhalter seine akademischen Arbeiten kaum langsamer als andere Menschen mit den Händen. Beide Arme waren durch die Geburtskomplikation Steißlage gelähmt. In der Kunstwelt sind Bilder von Fußmalern allgemein bekannt. Nach den Fehlbildungen (Dysmelien) oder dem Fehlen (Amelien) von Gliedmaßen und Organen durch das Schlafmittel Contergan mit dem Wirkstoff Thalidomid in den 1960er Jahren mussten Menschen die Hände durch die Füße ersetzen. Bilder von Menschen, die barfuß mit dem Autoschlüssel zwischen den Zehen die Fahrertür eines angepassten Automobils aufschließen, bleiben einem im Gedächtnis, wenn man sie einmal gesehen hat (Abb. 6.24).

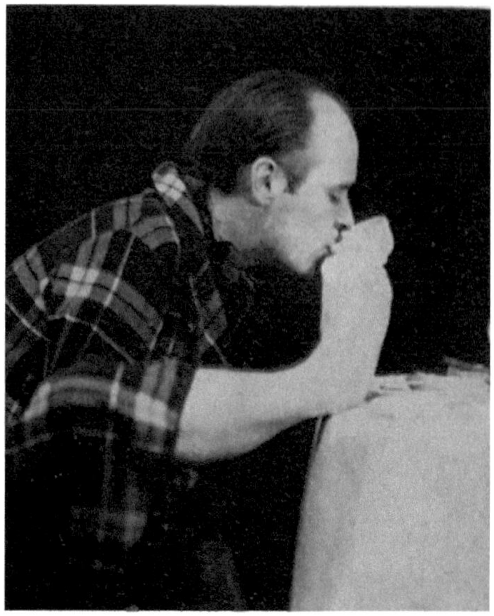

Abb. 6.24: Gute Beweglichkeit, Muskelstärke, Koordination und Kontrolle, wie hier bei Mr. William R. Watson mit gelähmten Armen, gelten als Merkmale des normalen gut trainierten Fußes. Die Betrachtung zeigt jedenfalls, welche Beweglichkeit und Muskelaktivität möglich ist, und kann uns motivieren, täglich unsere Füße durchzubewegen und die Muskulatur moderat zu trainieren. [1]

Wie diese Menschen ihre Muskulatur, Beweglichkeit und Koordination der Füße trainieren, ist es für diejenigen, die das nicht unbedingt müssen, noch dazu tagtäglich ihre Füße in luftundurchlässigen, einengenden Strümpfen und Schuhen „einsperren“ und auf komplett ebenen, harten und unnachgiebigen Untergründen wie Straßen, Gehwegen und Wohnungsfußböden unterwegs sind, kaum vorstellbar.

Umso wichtiger ist die Anleitung von Fußspezialisten, sich auf die Beweglichkeit der Fußgelenke im Alltag zu besinnen, Spaziergänge auf unebenem, federndem Untergrund wie im Wald in den Tag einzubauen, Barfußpfade zu benutzen und so den gesamten Bewegungsapparat durch moderates Training gesund zu erhalten. Die Gymnastik kann schon vor dem Aufstehen im Bett mit „Fahrradfahren und Fußkreisen in der Luft" beginnen. Dabei den gesamten Bewegungsumfang der Gelenke ausnutzen und bei der Radfahrbewegung bewusst das Bein bei der Streckung mit den Fersen voran nach oben führen und auf die Plantarflexion des Fußes achten. Am obersten Punkt den Fuß plantarflektieren, die Zehen krallen und das Bein gebeugt nach unten führen. Je nach Leistungsfähigkeit 20 bis 30x oder 50x üben.

Wenn Kleinkinder beginnen zu laufen, brauchen die Füße und besonders die Zehen Freiraum für eine gesunde Entwicklung der Fuß- und Beinmuskulatur; stabilisierende Schuhsohlen oder einengende Obermaterialien sind dafür nicht förderlich. Geeignet sind Stoppersocken (dicke Frotteesocken mit Weichgummifeldern an der Fußsohle, die eine Rutschgefahr vermindern) und draußen Matschüberzieher aus demselben Material wie Regenmatschhosen, wenn das Wetter keine Barfußerfahrungen zulässt. Später helfen zehenfreie Sandalen oder zehenweite nachgebende Schuhe bei Ausflügen in die Natur und auf Spielplätzen. Fehlentwicklungen werden bei den regelmäßigen Untersuchungen beim Kinderarzt festgestellt und dann in eine Therapie überführt.

Das körperliche Gleichgewicht und die Balance können auch durch mehr oder weniger aufwendige Hilfsmittel wie Wackelboards oder elektronische Übungsplattformen zu Hause oder in Fitnessstudios trainiert werden, oder wir besinnen uns auf die spielerischen Fußbeweglichkeitsübungen aus unserer Kindheit, als wir Handtücher oder Buntstifte vom Fußboden mit den Zehen aufgehoben haben.

Ganz nebenbei wird die gesamte Fuß- und Beinmuskulatur durch das Tragen von Barfußschuhen trainiert, die auch noch andere anregende Auswirkungen auf die Stoßdämpfungsmechanismen, wie Bandscheiben und Knorpelanteile in Gelenken des gesamten Körpers, haben. Diese sehr leichten Schuhe sind der Auftrittsfläche belasteter Füße mit einem Zehenbereich, der breiter ist als der Rückfußbereich angepasst, sodass auf die Zehen kein seitlicher Druck ausgeübt wird. Die Sohle besteht aus schützendem flexiblen Material wie Naturkautschuk oder ähnlichem ohne Fußbettung, wodurch der Barfußeffekt entsteht und das natürliche Abrollen mit aktiver Muskelarbeit gefördert wird. Barfußschuhe werden ganz normal wie andere Schuhe ebenfalls mit oder ohne Socken getragen. Der Barfußeffekt entsteht in diesen Schuhen, indem eine Situation für den Körper geschaffen wird, als ob barfuß ohne Schuhe gegangen oder gelaufen wird (!). Die Füße sind lediglich vor Kälte, Nässe und Verletzungen geschützt. Der Zeitrahmen und die Anlässe für das Tragen von Barfußschuhen müssen individuell abgestimmt und die Auswirkungen bei der Veränderung der Gehabwicklung regelmäßig kontrolliert werden.

Durch das Tragen von Zehensocken kann Zehenfehlstellungen und Hautschäden entgegengewirkt werden. Sie sind etwas langwierig anzuziehen, ermöglichen jedoch die Belüftung interdigital und schützen vor Mazeration der Haut. Wenn auf genügend Platz im Schuh geachtet wird, sind sie ein guter Beitrag, um Zehenfehlstellungen vorzubeugen (Abb. 6.25).

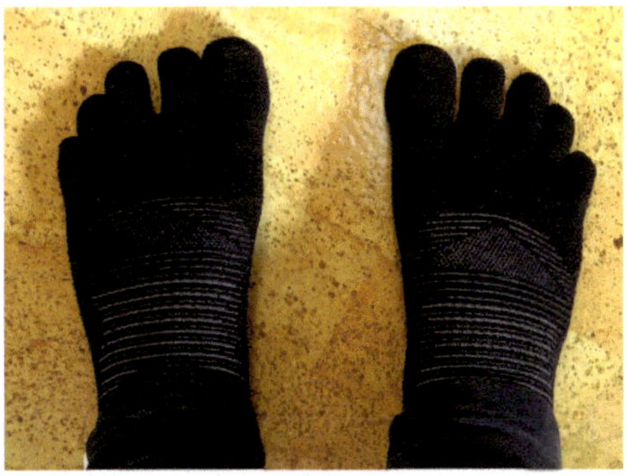

Abb. 6.25: Zehensocken begünstigen eine normale Gehabwicklung mit einer kräftigen stabilen Abstoßbewegung. Voraussetzung ist, dass der Schuh genügend Platz für diese natürliche Fußform bietet.

6.2.1 Bewegungsübungen allgemein

Bewegungsübungen werden sowohl in **passive, assistive, aktive** und **resistive**, als auch in **isotone** und **isometrische** Bewegungsübungen unterschieden.

Bei passiven Übungen werden die Bewegungen vom Therapierenden ausgeführt und die Muskeln bleiben entspannt.

Bei assistiven Übungen unterstützt der Therapierende die von den Übenden selbstständig ausgeführten Bewegungen und die aktiven Bewegungen führen die Übenden ausschließlich selbst aus. Gegen einen tatsächlichen oder gedachten Widerstand trainieren Patienten bei resistiven Bewegungsübungen.

Die Spannung des Muskels bleibt bei isotonen Bewegungsübungen gleich, während sich die Länge des Muskels verändert und die Gelenke bewegt werden. Die isometrische Kontraktur beschreibt die statische Muskelarbeit, wenn bei Übungen die Länge des Muskels gleichbleibt, während sich nur die Spannung verändert und in beteiligten Gelenken keine Bewegung stattfindet.

Bei Übungen gegen einen echten oder vorgestellten imaginären Widerstand handelt es sich beispielsweise um isotone Fußgymnastik.

Indikationen

Bei reduzierter Muskelkraft an Fuß und Bein durch allgemeine körperliche Schwäche nach Ruhigstellung, durch Bewegungsmangel oder zur Kontrakturprophylaxe werden gezielt Bewegungsübungen eingesetzt. Zusätzlich besteht die Möglichkeit, Fehlbelastungen und reduzierte Bewegungsumfänge bei Gelenken zu korrigieren und Gangunsicherheiten entgegenzuwirken. Somit stellen Bewegungsübungen oder Fußgymnastik eine konservative Therapie bei verschiedenen Pathologien oder postoperativ zum Wiedergewinn der Koordination und Verbesserung der Beweglichkeit dar.

Grundsätzlich erhält eine allgemeine Fußgymnastik auch den derzeitigen Fußstatus und kann helfen ernsthaften Verletzungen vorzubeugen.

Kontraindikationen

Bewegungsübungen können keine Anwendung finden, wenn gravierende oder unbehandelte Herzkreislauferkrankungen, Schmerzempfindlichkeit, fieberhafte Erkrankungen, Unwohlsein, Übelkeit, Diarrhö, Kopfschmerzen, Anzeichen für eine Phlegmone oder Beinvenenthrombose, frische Operationswunden, chronische Wunden oder andere Erkrankungen des Bewegungsapparates wie beispielsweise Bandscheibenvorfall oder ähnliches vorliegen, die das aus medizinischer Sicht verbieten. Auch bei akutem Unguis incarnatus mit Caro luxurians (Granulationsgewebe) oder anderen schmerzhaften Haut- und Fußpathologien soll zu dem Zeitpunkt nicht geübt werden.

Weisen Gelenke Entzündungszeichen wie Rötung, Schwellungen, Schmerzempfindlichkeit und Überwärmung auf, verbietet sich ein Training ebenfalls.

Sollte eine Polyneuropathie der Füße und Beine vorliegen, wie sie bei Menschen mit Diabetes mellitus mit Spätkomplikation häufig, aber auch sonst isoliert vorkommt, sollten Kräftigungs- und Koordinationsübungen im Sitzen auf dem podologischen Behandlungsstuhl durchgeführt werden. So lassen sich Stürze vermeiden, die als Folge der mangelnden Propriozeption, der Rückmeldung der Stellung des Körpers im Raum, auftreten können. Ein Trainieren im Stehen ist in diesem Fall nicht angezeigt.

Die Wirkung von Bewegungsübungen für die Füße liegt in der Förderung der Gelenkbeweglichkeit, der Stärkung der Muskulatur an Fuß und Bein, der Anregung der Muskelpumpe zur Verbesserung des venösen Rückstroms des Blutes zum Herzen, der Koordination und dem moderaten Training der Ausdauer.

Gelenke sollen unter Berücksichtigung ihrer physiologischen Möglichkeiten bewegt werden, um den natürlichen individuellen Bewegungsumfang zu erhalten, wiederherzustellen oder zu erweitern. Dazu sind Kenntnisse über die Anatomie der Muskeln und Gelenke, über den physiologischen Aufbau und die Art der Bewegungsmöglichkeiten jedes Gelenks notwendig.

Da Gelenke durch Muskeln bewegt werden, ist es wichtig, die Muskulatur regelmäßig (täglich) moderat zu trainieren und bis ins hohe Alter aktiv zu erhalten. Die Sturzprophylaxe beispielsweise besteht aus den Elementen Gelenkbeweglichkeit, Gleichgewicht, Koordination und Muskelkraft, die mit Bewegungsübungen an Fuß und Bein, zusätzlich zur Rumpfmuskulatur, trainiert werden kann.

Merke! Ohne die Unterschenkel- und manchmal die Oberschenkelmuskulatur zu benutzen, ist kaum eine Bewegung des Fußes möglich, weswegen Kenntnis der gesamten Fuß- und Beinmuskulatur sowie der Qualität und des Zeitraums der Muskelaktivität bei der Gehabwicklung, beim Laufen und beim Sport, von Podologen zu erwerben ist.

6.2.2 Förderung der Beweglichkeit und Mobilisation

Die Beweglichkeit eines Gelenkes, die funktionelle Anatomie, ist grob betrachtet sowohl abhängig von den Gelenkstrukturen (Gelenkflächen, Synovia und Gelenkkapsel) als auch den muskulären Anteilen (Muskelbauch, Sehnen und Sehnenansätzen), die das Gelenk bewegen. Eine allgemeine Beweglichkeit wird durch jedwede Bewegung gefördert, die Mobilisation beispielsweise ist eine passive Therapie, bei der die Muskeln ganz entspannt sind und die durch ganz gezielte, von Experten durchgeführte, 10-malige passive Bewegung des Gelenks innerhalb des 1. Stopps des Endgefühls mit dem einmaligen nachdrücklichen Abschluss bis zum 2. Stopp des Endgefühls den Bewegungsumfang eines Gelenkes erweitern kann.

Allgemeines zur Beachtung vorab

Die Bewegungsübungen sollten bei angenehmen Temperaturen draußen an der frischen Luft oder in einem frisch gelüfteten angenehm warmen, nicht zu heißen oder kalten Raum bei etwa 22 °C ausgeführt werden. Für die Motivation kann es positiv sein, vorausgesetzt die Platzverhältnisse, hygienischen Vorgaben und Gegebenheiten erlauben es, in einer Gruppe gemeinsam zu trainieren. Akustische Störquellen und Ablenkungen von außen sind genauso zu vermeiden wie grelles, blendendes oder zu wenig Licht.

Für die exakte Ausführung der Übungen ist es hilfreich, die Aufgaben gezeigt zu bekommen oder einfach dem Anleitenden zu folgen, der in Sichtweite die Übungen gleichzeitig ausführt. Es soll vom Anleitenden darauf geachtet werden, dass der mögliche Bewegungsradius voll ausgeschöpft wird. Zum Aufwärmen barfuß, auf dem vorderen Teil eines Stuhles sitzend, die Füße zehnmal aktiv von der Ferse zu den Zehenspitzen abrollen, dabei auch gegengleich üben.

Auf genügend Flüssigkeitszufuhr während des Trainings muss geachtet werden, auch soll nicht mit ganz leerem oder vollem Magen geübt werden.

Nach einer Kräftigung soll der beübten Muskulatur eine Regenerationszeit von mindestens 12 bis 48 Stunden ermöglicht werden, wobei sich eine Mischung aus aktiver und passiver Entspannung bewährt hat. Am nächsten Tag sollte auch besser eine andere Muskelgruppe trainiert werden. Nach anstrengenden Übungen soll eine Lockerung erfolgen, wie beispielsweise 20 Schritte auf der Stelle gehen, ein paar ruhige Runden im Schwimmbad drehen oder ein warmes Fuß- oder Unterschenkelbad nehmen. Wärme regt die Durchblutung an und beschleunigt die Regeneration der Muskeln.

Wenn ein Stuhl gebraucht wird, ist es notwendig, dass der Stuhl aus Sicherheitsgründen kippsicher und nicht zu leicht ist und die vier stabilen Beine am besten senkrecht und direkt unter den Ecken der Sitzfläche angebracht sind.

Wird im Stehen geübt, soll die Unterlage trocken und rutschsicher sein und es soll barfuß trainiert werden.

Grundsätzlich ist es wichtig die Bewegungsübungen mit warmen Füßen und Beinen durchzuführen, um Schädigungen am Bewegungsapparat wie Zerrungen oder Krämpfe zu vermeiden.

Bewegungsübungen kann grundsätzlich jeder durchführen. Die Intensität der einzelnen Aufgabe muss jedoch dem jeweiligen Leistungsvermögen des Übenden angepasst werden.

Merke! Bei Frischoperierten oder anderweitig gesundheitlich eingeschränkten Personen ist kein Training ohne ärztliche Abklärung anzuraten, auch wenn nicht das betroffene Gelenk oder Bein beübt wird.

6.2.3 Ausgewählte spezielle Übungen für das tägliche Training für 50+ oder Ungeübte jeden Alters

Aktivierung der Muskelpumpe für einen verbesserten Rückstrom des Blutes zum Herzen und eine Stärkung der Fuß-, Bein- und Bauchmuskulatur

Mit nackten Füßen auf einen Stuhl setzen und wenn möglich auf das vordere Drittel vorrutschen. Mit einem Bein mit der Zehenspitze vortippen, dabei das andere Bein unter dem Knie positioniert auf die Ferse stellen.

Nun mit dem anderen Bein vortippen und nur mit der Zehenspitze aufsetzen, gleichzeitig den anderen Fuß unter dem Knie mit der Ferse aufsetzen.

20mal wechseln, zuerst langsam, dann (wenn die Automatisierung stattgefunden hat) schneller.

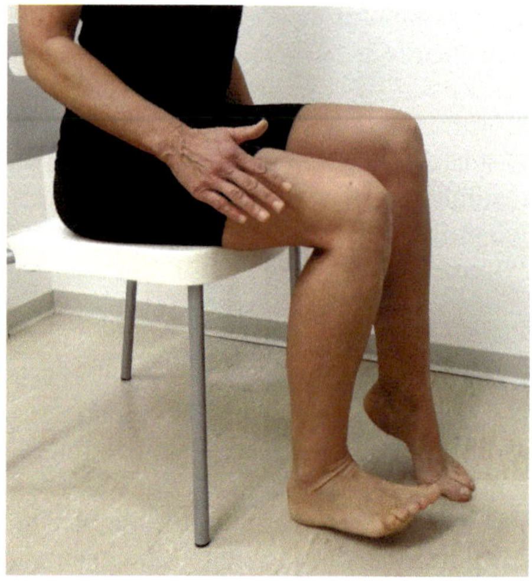

Abb. 6.26: Zum Aufwärmen und Anregen der Muskelpumpe die Füße abwechselnd von der Ferse zum Fußballen abrollen und auch zum Trainieren die Fußspitzen vorn auftippen.

Gleichmäßig atmen und fühlen, wie die Fuß- und Beinmuskulatur arbeitet, die Fußgelenke beweglich gemacht werden, das Blut aus den Beinen zum Herzen gepumpt wird und in den Arterien wieder nachströmt und wie die Bauchmuskulatur ebenfalls trainiert wird.

Eine Pause anschließen, beide Füße nebeneinander unter die Knie platzieren und nachspüren.

Zyklus noch zweimal wiederholen (Abb. 6.26)

Verbesserung der Beweglichkeit von Fußgelenken, Dehnung der Fuß- und Beinmuskulatur

Im Sitzen beide Füße parallel hüftbreit aufstellen und dabei auf einen rechten Winkel in den Kniegelenken achten. Nun beide Fersen anheben, weit nach außen drehen und absetzen. Langsam bis 5 zählen, die Fersen wieder anheben und in der Mitte absetzen. Dann beide Fersen wieder anheben und weit zur Mitte führen, bei Bedarf die Beine weiter auseinander nehmen, dort absetzen, bis 5 zählen und wieder zurückführen.

Anschließend die Zehen anheben, sodass nur die Fersen den Boden berühren. Die Zehen weit nach außen führen und absetzen, bis 5 zählen und wieder zur Mitte zurückführen. Dann die Zehen anheben und weit nach innen führen, absetzen, langsam bis 5 zählen und wieder zurückführen.

Koordination und kognitive Steuerung kontrollierter Fußbewegungen, Beweglichkeitsförderung und Kräftigung der Fußmuskulatur

Zwei Blätter Zeitungspapier vorbereiten. Mit nackten Füßen auf einen Stuhl setzen und bis etwa auf die Hälfte der Sitzfläche vorrutschen. Den rechten Unterschenkel anheben, bis das Bein waagrecht in Verlängerung des Oberschenkels ausgestreckt ist. Nun nur mit dem Fuß eine deutliche 1 in die Luft schreiben – Unter- und Oberschenkel möglichst ruhig halten –, danach eine 2, 3, 4 und 5 schreiben, dann den Fuß absetzen. Den linken Unterschenkel anheben und die Zahlen 6 bis 9 deutlich in die Luft schreiben. 1x wiederholen, auch zusammengesetzte Zahlen probieren: 72 (die 7 mit links, die 2 mit rechts, kognitive koordinatorische Übung).

Anschließend das eine Blatt Zeitungspapier mit den Zehen fassen, mit dem anderen Fuß ein Stück abreißen und weiter in kleine Stücke zerreißen, bis das Blatt zerkleinert ist. Die Schnipsel mit den Zehen einsammeln, auf das zweite Stück Zeitungspapier legen und alles zu einem Ball zusammenknüllen, der dann in den Papierkorb entsorgt werden kann. Geübte hüpfen auf einem Bein, den Papierball mit dem anderen Fuß festhaltend oder ähnliches. Handberührung ist nicht erlaubt – nur beim anschließenden Füßewaschen und Abtrocknen.

Übung gegen den allgemeinen Schwachfuß, Stärkung und Aktivierung der Fußmuskulatur, Förderung der Beweglichkeit, Dehnung der Achillessehne

Mit nackten Füßen auf einen Stuhl setzen und bis etwa auf die Hälfte der Sitzfläche vorrutschen. Beide Unterschenkel anheben, bis sie als Verlängerung der Oberschenkel waagerecht ausgestreckt sind. Nun den rechten Fuß zum Körper hin anziehen und gleichzeitig die Zehen spreizen. Die nach unten gekrallten Zehen des linken Fußes zeigen weit nach vorn vom Körper weg. Nun wechselseitig die Zehen anziehen und spreizen und wieder zur Fußsohle gekrallt weit vom Körper wegschieben, dabei die Streckung im Kniegelenk immer wieder kontrollieren. 20x wiederholen, die Unterschenkel absenken, pausieren und nachspüren. Den Zyklus noch 2x wiederholen.

Zu Anfang kann jedes Bein einzeln geübt werden, bis die Koordination gelingt.

Der Trainingseffekt kann auch erreicht werden wenn die Beine auf einer Unterlage liegen und nur die Fersen frei hängen, wie beispielsweise auf dem Behandlungsstuhl in der Podologiepraxis.

Stärkung der Beugemuskulatur – Raupengang

Auf der vorderen Hälfte des Stuhles sitzend an einem Fuß die Zehen strecken und weit nach vorn aufsetzen, dann die Zehenkuppen auf den Boden drücken und durch das Beugen der Zehen und das Hochwölben des Mittelfußes bei über den Boden rutschender Ferse den Fuß nach vorn ziehen, den Fuß von der Ferse aus wieder mit gespreizten Zehen weit nach vorn strecken und vollständig aufsetzen. Die Zehen wieder beugen und die Ferse über den Boden möglichst weit nach vorn ziehen wie eine Raupe. Nach 5 Wiederholungen ist das Bein meist zu weit nach vorn gestreckt, um weiter üben zu können, deswegen den Fuß wieder unter das Knie führen und drei weitere Durchgänge üben. Dann die Seite wechseln, dreimal wiederholen und ausruhen.

Beweglichkeit speziell für Metatarsophalangealgelenke und Vorfuß

Mit nackten Füßen auf die vordere Hälfte des Stuhles setzen und ein Bein überschlagen, sodass der laterale Anteil des Talocrural-Gelenks des einen Beines angewin-

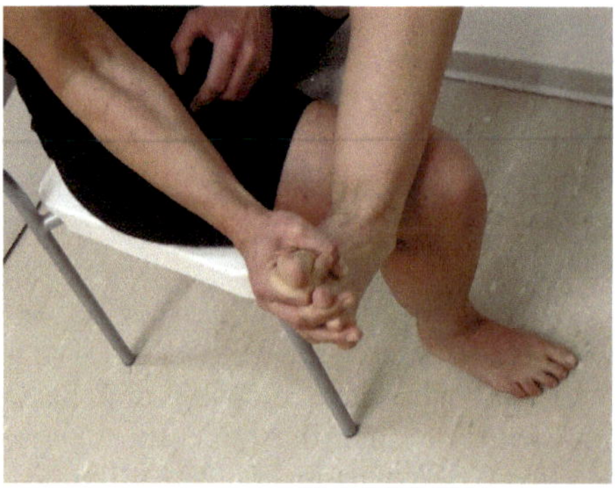

Abb. 6.27: Die Beweglichkeit der Zehengrundgelenke kann mit Dehnung durch die eigenen Finger verbessert werden; bei der ersten Durchführung eine echte Herausforderung. Geübte beschreiben nun mit Hand und Fuß eine Kreisbewegung, die die Übung noch intensiviert.

kelt auf dem Knie des aufgestellten Beines liegt. Dann die Finger der gegenüberliegenden Hand zwischen den Zehen positionieren, kleiner Finger interdigital 4 und 5, Ringfinger 3 und 4 usw. Um die Übung zu intensivieren, kann nun ein Kreis mit dem Handgelenk und dem Vorfuß beschrieben werden. Nach 10 Sekunden langsam lösen und das Bein wechseln. Wie bei dem Massagegriff „Lokomotive" werden die Zehengrundgelenke 2 bis 5 (Articulationes Metatarso-phalangeales) kreisförmig in alle Richtungen bewegt (Abb. 6.27).

Achtung! Articulatio Metatarsophalangealis 1 kann als Sattelgelenk nur plantarflektiert und dorsalextendiert werden! Die Bewegung lateral-medial des Digitus 1 geschieht im mittleren Tarsalbereich mit Hilfe der Musculi adductor hallucis und abductor hallucis im Gelenk der proximalen Basis der Metatarsale 1 mit dem distalen Caput des Os cuneiforme 1, also des gesamten 1. Strahls.

Balance, Beweglichkeit der Fußgelenke, Aktivierung der kurzen Fußmuskeln und der Beinmuskulatur

Im Stehen beide Füße auf dem Boden spüren, dann bei Stabilität in den Beinen mit dem gesamten Körper nach links und

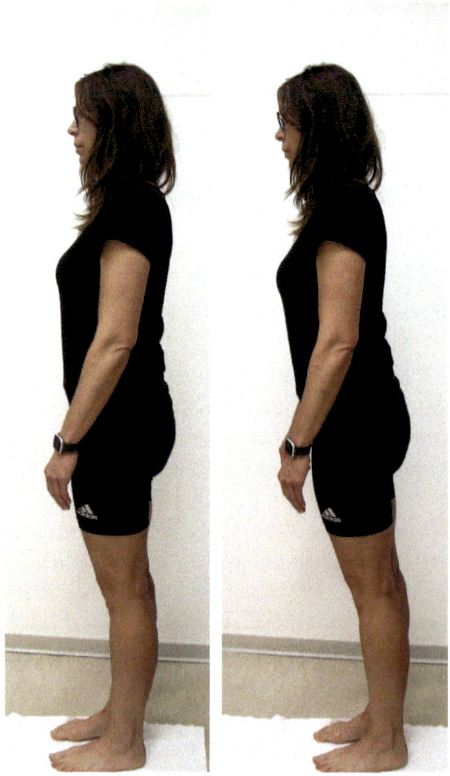

Abb. 6.28 (links) und Abb. 6.29 (rechts): Im Stehen mit dem gesamten Körper nach vorn, hinten, zu den Seiten oder im Kreis zu pendeln ohne die Füße vom Boden abzuheben, trainiert die Fuß- und Beinmuskulatur ganz intensiv.

dann nach rechts pendeln. Beide Füße bleiben dabei immer ganzflächig in Bodenkontakt. 10x pendeln, dann zur Mitte kommen. Dann 10x mit dem ganzen Körper nach vorn und nach hinten pendeln. Wieder zur Mitte kommen. Nun beide Bewegungen verbinden und im Kreis um die Basis Füße herumpendeln, dabei spüren, wie die Bauchmuskulatur aktiviert wird. 5x in jede Richtung kreisen. Zur Mitte kommen und nachspüren (Abb. 6.28 und 6.29).

Aktivierung und Dehnung der einzelnen Muskelgruppen im Unterschenkel, Ausdauertraining

Beginnen auf der Stelle zu gehen, dabei die Arme locker mitschwingen und die Knie etwas höher anheben. 10x gehen,

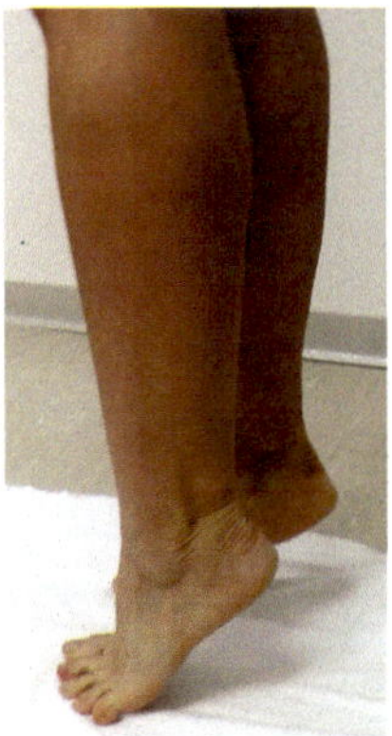

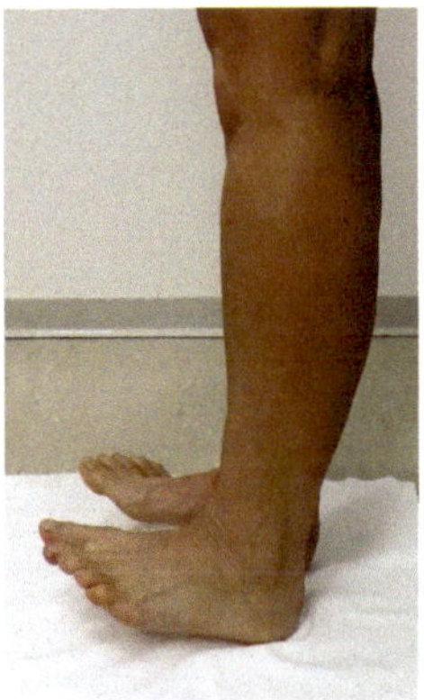

Abb. 6.30 (links): Sich in den Ballenstand zu heben (Volksmund: auf Zehenspitzen gehen) und dort womöglich noch mit über den Kopf gestreckten Armen zu verweilen, einige Schritte auf der Stelle zu machen und im Wechsel in die Kniebeuge zu gehen, verlangt der Balance einiges ab und fördert die Propriozeption.

Abb. 6.31 (rechts): Eine wichtige Übung für Muskeltraining und Gleichgewicht ist das Fußspitzen-im-Stehen-Anheben und Auf-den-Fersen-Stehen-und-Laufen. Mit angespanntem Beckenboden gelingt es noch besser.

dann weitergehen und 10x nur die Außenkanten der Füße belasten. Anschließend beim Gehen nur die Innenkanten der Füße belasten, Arme weiter locker mitschwingen. Auch 10 Schritte auf den Fersen machen und 10 auf den Fußballen – dabei weit nach oben strecken und die Arme mitnehmen. Zum Abschluss noch einmal 10 Schritte normal marschieren und dabei die Knie noch etwas höher heben, 10 Schritte machen und dabei die Beine nach hinten anwinkeln und wenn möglich am Oberschenkel anschlagen. Ausruhen (Abb. 6.30 und 6.31).

Balance, Propriozeption, Koordination, Stärkung der gesamten Fußmuskulatur

Im Stehen mit nackten Füßen auf dem Boden Belastung auf ein Bein bringen, ohne das andere anzuheben, den Oberkörper dabei bewusst aus der Hüfte des Standbeins kontrolliert nach oben drücken und dabei spüren, wie sich dieses Bein unwillkürlich streckt, wie die Fuß- und Beinmuskeln und auch die Bauchmuskulatur kontrahieren, arbeiten und Stabilität geben.

Nun das andere Bein anheben und die Zehenspitze vor dem Körper auftippen, dabei das Körpergewicht nach hinten verlagern und den gegenüberliegenden Arm angewinkelt neben den Kopf führen. Nun dasselbe Bein nach hinten führen und weit hinter dem Körper mit der Zehenspitze auftippen, dabei das Gewicht nach vorn auf das leicht gebeugte Standbein verlagern und den anderen Arm angewinkelt nach oben neben den Kopf führen und den anderen Arm angewinkelt nach hinten führen. Wieder nach vorn tippen und Arme wechseln.

Noch einmal beim Standbein den aus der Hüfte nach oben gedrückten Oberkörper kontrollieren. Erst langsam üben und bei Routine zügiger.

Bei Sicherheit in der Übung das hintere Bein nicht auftippen, sondern in die Luft heben.

5x wiederholen und das Bein wechseln (Abb. 6.32 und 6.33).

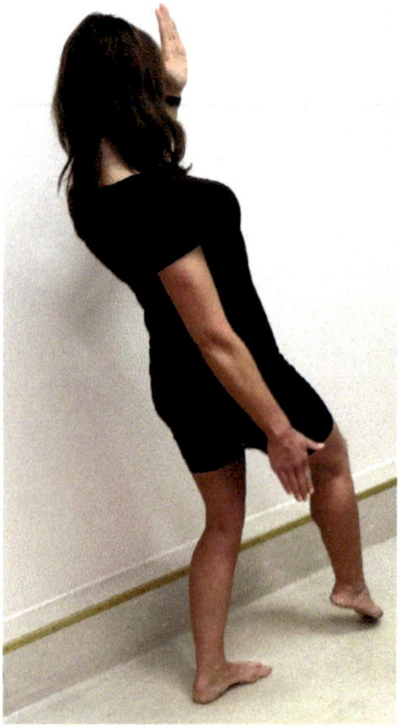

Abb. 6.32

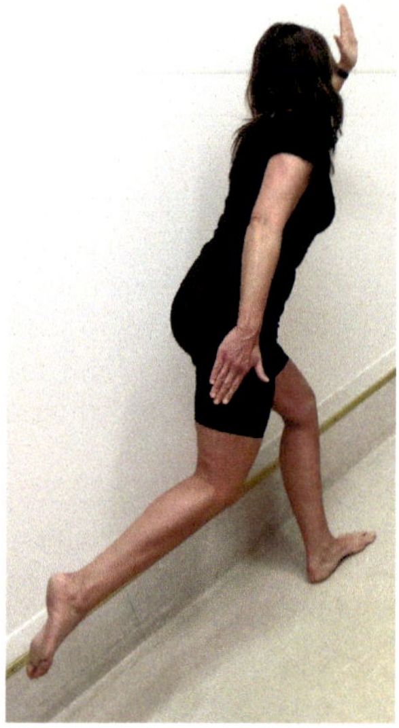

Abb. 6.33

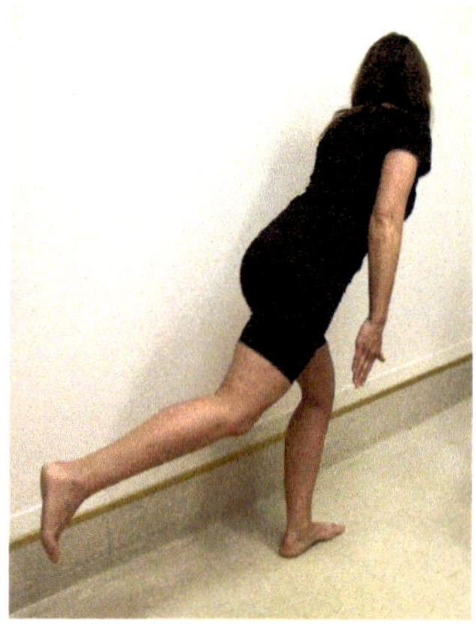

Abb. 6.34

Abb. 6.32, Abb. 6.33 und Abb. 6.34:
Zur Verbesserung der Balance und Koordination auf einem Bein das Gewicht nach hinten verlagern und im Wechsel das vorher vorn aufgetippte Bein nach hinten führen und das Gewicht nach vorne verlagern. Durch unterschiedliche Armführung verändert sich auch das Training für die Fußmuskulatur und bei Anheben des Brustbeins übt der Rücken intensiver mit.

Variation für die intensivere Stärkung der Rumpf- und Fußmuskulatur

Das Spielbein leicht gebeugt mit den Zehenspitzen auftippen, das Gewicht etwas nach hinten verlagern und beide Arme gleichzeitig gebeugt mit den Ellbogen voran nach hinten führen und hochziehen. Beim Nachhintenführen des Spielbeins nun beide Arme nach vorn strecken bis die Ohren zwischen den Oberarmen liegen, den Oberkörper langziehen, das Brustbein aufrichten und den Blick nach vorn unten richten, dabei das Spielbein weit nach hinten strecken wie bei der Standwaage.

Während der gesamten Übung auf einen geraden Rücken, beim Standbein auf die Stabilität des Talo-crural-Gelenks und das Hochdrücken aus der Hüfte und auf eine gleichmäßige Atmung achten.

Mindestens 5 Wiederholungen ausführen. Dann aufrecht stehen und kurz nachspüren (Abb. 6.34, 6.35 und 6.36).

Jede Bewegung trainiert

Grundsätzlich trainiert jede Bewegung, die uns aus dem Gleichgewicht bringt, auch die Fußmuskulatur. Dazu ist es möglich, auf einem oder beiden Beinen stehend den Oberkörper und die Arme kontrolliert zur Seite oder nach vorn und hinten zu bewegen und so den Gleichgewichtssinn und die Muskulatur zu trainieren. Oder beim Zähneputzen nebenbei Kniebeugen im Zehenballenstand üben. Wenn der Körper wackelt, werden propriozeptorische Reize ausgelöst, die das Gleichgewicht trainieren und die notwendigen Muskelpartien aktivieren, um nicht umzukippen. Dabei hilft es besonders, die Bauchmuskulatur bewusst anzuspannen und mit den Augen einen Punkt vor sich zu fixieren.

Für Geübte

werden die Aufgaben beispielsweise durch Federn, Sprünge und Nach-unten-Federn

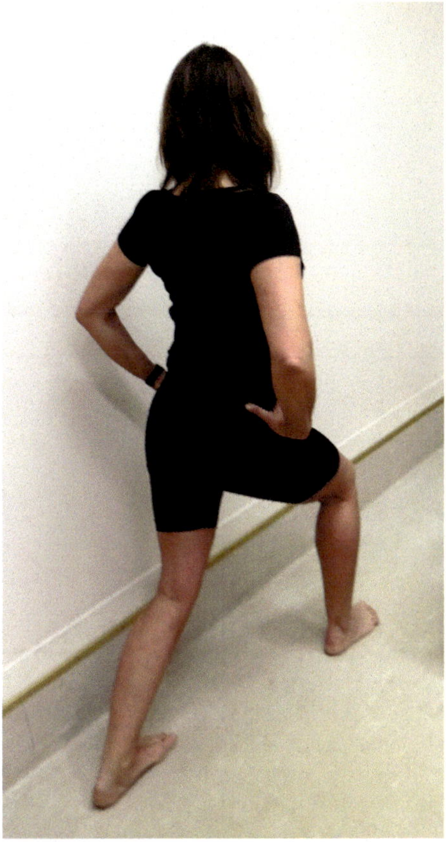

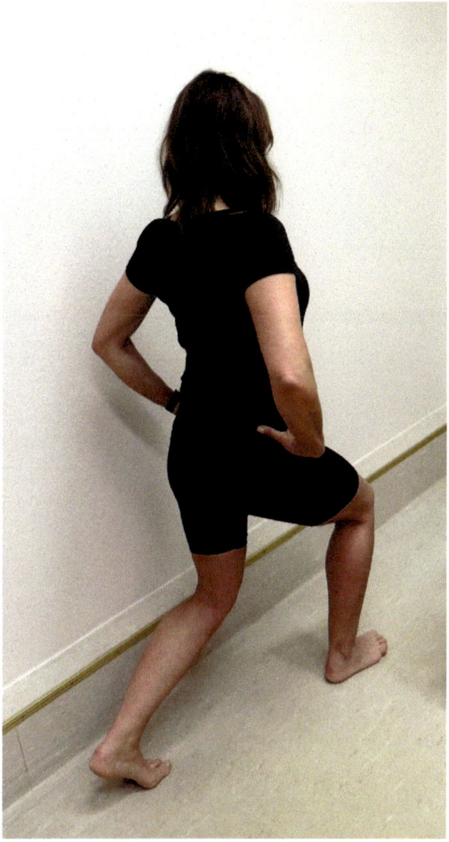

Abb. 6.35 (links) und Abb. 6.36 (rechts):
Eine allgemein bekannte Übung stellt die Dehnung des Wadenmuskels Triceps surae dar – bei weiter Schrittstellung bleibt die Fußsohle des hinteren Beins bei mehr oder weniger gestrecktem Bein am Boden. Eine andere Qualität der Dehnung in der Wade entsteht, wenn die Ferse wie in Abb. 6.36 angehoben wird. Die Dehnung wird näher Richtung Ferse in das distale Drittel des lateralen Unterschenkels verlagert.

ergänzt, wo Ungeübte die Füße nacheinander abrollen, sich auf die Zehenballen heben und den Körper strecken oder die Arme bei gebeugten Knien nach unten führen oder fallen lassen. Ausfallschritte können tiefer ausgeführt werden, wobei das hintere Knie fast den Boden berührt. Die Anzahl der Aufgaben kann bei Trainierten mit guter Kondition verdoppelt werden. Die Leistungsgrenze ist unbedingt zu beachten (Abb. 6.37, nächste Seite).

6.2.4 Übungen für spezielle Pathologien

Spezielle Pathologien, ihre Therapie und auch die notwendigen Muskelstärkungsübungen sind im Fachbuch der podologischen Biomechanik [Grünewald Band 3, S. 48 ff., 83 ff.] aufgeführt. Wenn die Lage jedes Muskels an der unteren Extremität, Stichwort „Funktionelle Anatomie“, bekannt ist, kann gezielt die Muskelkraft des geschwächten Muskels trainiert werden, wenn die spezielle Bewegung des Muskels mehrmals kräftig ausgeführt wird und auch gegen den Widerstand der Therapeu-

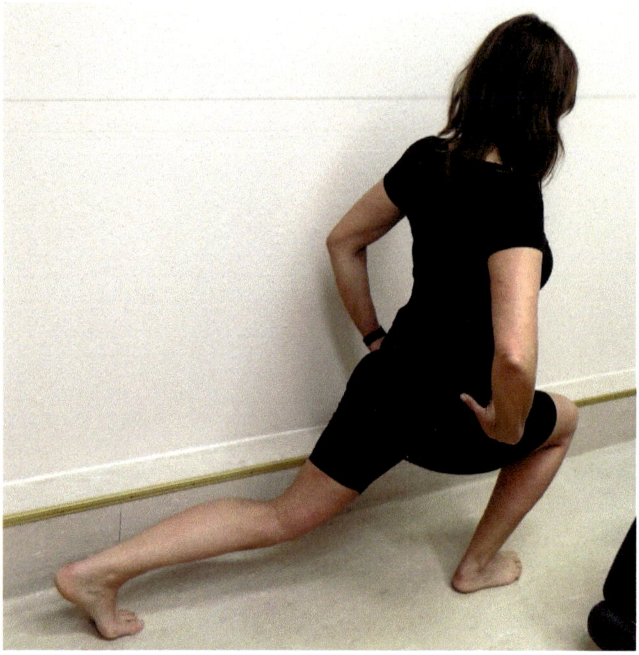

*Abb. 6.37:
Für Geübte kann der Ausfallschritt tief ausgeführt werden, wobei das Aufrichten dementsprechend anstrengender wird. Je häufiger die Übung wiederholt wird, desto intensiver wird auch die Ausdauer trainiert und desto mehr muss die Regenerationsphase dieser beübten Muskelgruppen beachtet werden.*

tenhand oder eines elastischen Übungsbands aus Gummi (z. B. Theraband) geübt wird.

15x üben und dann ausruhen, Übungszyklus 3x wiederholen, dann in Ruhe und entspannt nachspüren.

Pes planus

Einer Absenkung des medialen Längsgewölbes kann durch Kräftigungstraining der Fuß- und Unterschenkelmuskulatur, die das Längsgewölbe unterstützt, entgegengewirkt werden. Reine Stützmechanismen beispielsweise in Einlagen lassen die Muskulatur lediglich weiter atrophieren, weil sie nicht aktivieren, sondern ihr die Arbeit abnehmen. Das Längsgewölbe des Fußes hilft bei der Anpassung des Fußes an den Untergrund beim Auftreten und bei der Stoßdämpfung und -abfederung beim Aufkommen des Fußes auf dem Boden. Durch die Abfederung werden abrupte Stöße auf die Wirbelsäule, deren Bandscheiben und damit auch auf das Gehirn verringert.

Das Längsgewölbe unterstützende Muskeln des Unterschenkels sind der Musculus flexor hallucis longus (Ursprung proximales Drittel der posterioren Fibula und der Membrana interossea cruris, Ansatz distale Phalanx Digitus 1) und flexor digitorum longus (Ursprung im proximalen Drittel der Tibia, Ansatz an den distalen Phalangen der Digiti 2 bis 5) und der Musculus tibialis posterior (Ursprung im proximalen Drittel der Membrana interossea cruris und an Tibia und Fibula, Ansatzpunkte mit Hauptstrang an Os naviculare, Ossa cuneiformia 1 bis 3, Basen Ossa metatarsalia 2 bis 4 und Sustentaculum tali)

Eine Stärkung der das Längsgewölbe des Fußes unterstützenden Muskeln wird im Sitzen mit ausgestrecktem Bein auf einer Unterlage (Behandlungsstuhl in der Podologiepraxis) durch die Supinationsbewegung gegen den Widerstand der Therapeutenhand bewirkt.

Im Stehen kann eine Supinationsbewegung ausgeführt werden, indem der Großzehen- und Ballenbereich in Richtung der Ferse bewegt wird, wobei das Gewicht mehr auf den lateralen Fußrand verlagert wird und das Fersenbein eine Inversionsbewegung beschreibt. Wieder das mediale Fußgewölbe absenken und erneut anheben. 5x üben und dann pausieren.

Eine weitere Übung zur Erhaltung des Längsgewölbes kann im Stehen ausgeführt werden, indem die Beine überkreuzt werden, sodass die Füße exakt parallel nebeneinander zu stehen kommen. Diese Ausgangsstellung ist schon ein Anspruch an die Balance, bei Bedarf an einer Stuhllehne aufstützen. Zum Üben nun die Fersen federnd anheben und wieder senken. 5x üben. Dann die Beine nebeneinander bringen und das andere Bein überkreuzen, Füße parallel aufstellen und 5x federnd anheben und senken. Beine wieder nebeneinander aufstellen und nachspüren.

Hallux valgus

Für die Hallux-valgus-Fehlstellung, von der gesprochen wird, wenn die Deviation des Digitus 1 (Großzehe) von der Metatarsale nach lateral > 19° beträgt, ist es sinnvoll, die verkürzten Gelenkanteile frühzeitig zu dehnen und täglich Kräftigungsübungen der Gegenspielermuskulatur durchzuführen.

Ohne Frage muss das Tragen zeheneinengender Fußbekleidung wie Strümpfe und Schuhwerk auf ein Minimum reduziert werden, wenn es sich nicht ganz vermeiden lässt. Sobald die Möglichkeit dazu besteht, sollen die Zehen Freiraum haben und die Absatzhöhe auf 0 reduziert werden, um jede übermäßige Belastung des Vorfußes mit Auseinanderdrängen der Metatarsalköpfchen zu vermeiden. Nachtschienen sind passive Hilfsmittel zur Dehnung verkürzter Gewebeanteile und teilelastische Riemenkonstruktionen korrigieren bei Bewegung auch im Schuh.

Merke! Bei der Korrektur von Zehenschiefstellungen tagsüber muss genügend Platz für die korrigierte Fußform vorhanden sein, sonst kommt es zu Scheuerstellen an der Haut und kontraproduktiven Folgen bei der Bewegung.

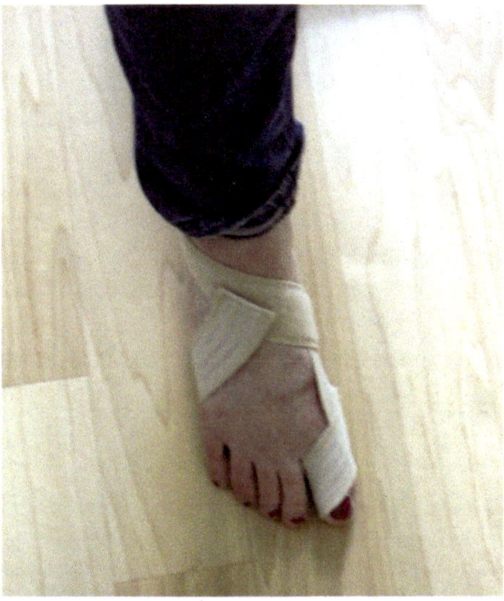

Abb. 6.38: Das kaum auftragende und mit Klettband ausgestattete elastische Hallux-valgus-Korrekturband ist kostengünstig und lässt sich leicht selbst anlegen. Die Druckausübung, und damit die korrigierende Wirkung, wird selbst eingestellt.

Mit einem elastischen Band oder breiten Gummiband, das über beide Großzehen gelegt wird, adduzieren nun die Phalangen der Digiti 1, wenn die Füße langsam auseinander bewegt werden. Entweder wird im Sitzen mit angewinkelten Beinen und auf den Fußboden aufgesetzten Füßen oder mit gestreckten aufgelegten Beinen mit den Zehen in der Luft geübt. Sanften Druck auf die Großzehen ausüben und langsam bis 5 zählen, dann wieder locker lassen und erneut üben. 5x wiederholen (Abb. 6.38).

Überstrecktes Metatarsophalangealgelenk 1

Eine Großzehe, die pathologisch ständig oder bei jedem Schritt besonders nach dorsal angehoben wird, zeigt, dass der Musculus extensor hallucis longus (Ursprung/Ansatz an der distalen Phalanx Digitus 1) bei jedem Schritt übermäßig mithilft den Vorfuß anzuheben. Hier muss dringend das Anheben bzw. Anziehen des Fußes ohne übermäßige Mithilfe des Musculus extensor hallucis longus geübt und automatisiert werden, indem beispielsweise die anderen Extensoren gekräftigt werden. Dazu gehören der Musculus extensor digitorum longus mit der Abspaltung Musculus peroneus tertius (Ursprung Caput fibulae, Condylus lateralis tibiae und Membrana interossea cruris, Ansatz Basen der medialen und distalen Phalangen Digiti 2 bis5), Musculus tibialis anterior (Ursprung Condylus lateralis tibiae, Ansatz plantar Os cuneiforme mediale und Basis Os metatarsale 1). Dazu wird geübt, den Fuß bei gestrecktem und abwechselnd bei gebeugtem Knie in Richtung Tibia zu bewegen und sich darauf zu konzentrieren die Großzehe nicht zu überstrecken, sondern die Bewegung mit dem Fußrücken voran auszuführen. Jeweils 5x wiederholen.

Als zusätzliche Dehnübung werden alle Zehen im Sitzen gekrallt, die dorsale Seite der Zehen auf den Boden gedrückt und so die Metatarsophalangealgelenke maximal gebeugt. Langsam bis 5 zählen und langsam wieder lösen. 5x wiederholen.

6.2.5 Bewegungsübungen mit Hilfsmitteln

Zum Training der allgemeinen Beweglichkeit können Hilfsmittel motivieren.

Kleine Bälle, Igelbälle oder auch Tennisbälle werden dazu genutzt mit der Fußsohle darauf hin und her zu rollen. Dabei wird die Durchblutung gesteigert und es werden die Fußgelenke durchbewegt. Je mehr Körpergewicht auf den Ball gebracht wird, desto intensiver wird geübt. Der Fuß kann belastet werden, wenn der Ball unter dem Ballen, unter der Ferse oder unter einer Seite des Vorfußes platziert wird, dabei kann sowohl im Sitzen als auch im Stehen trainiert werden. Immer ist die persönliche Leistungs- und Schmerzgrenze zu beachten.

Für manche ist schon das Stehen auf einem Bein auf einer Gymnastikmatte, also einer nachgebenden Unterlage, herausfordernd und stellt eine Übung zur Kräftigung der intrinsischen (Ursprung und Ansatz am Fußskelett selbst) und extrinsischen (habt Ursprung außerhalb des Fußskelettes) Muskulatur dar. Für andere wieder darf es ein Wackelboard oder ein Halbball sein, auf dem die Balance geübt wird. In Physiotherapiepraxen werden unterschiedlichste Hilfsmittel bereitgehalten, die mit der Zeit auch immer technischer geworden sind. Von einer Bildwand können beispielsweise Bewegungen vorgegeben werden, die dann spielerisch als Fangen eines imaginären Balls vom Üben den ausgeführt werden. Wenn die Hilfsmittel nicht personenbezogen benutzt werden, ist die Desinfektion nach jeder Benutzung notwendig.

Auch hier bei den Bewegungsübungen mit Hilfsmitteln gilt, dass alles was uns aus dem Gleichgewicht bringt, eine gute Übung für unsere Muskeln ist, um in Notsituationen besser reagieren zu können, nicht gleich zu stürzen und, falls doch, wieder vom Boden aufstehen zu können – in jedem Lebensalter. Egal mit welcher Methode, wichtig ist es im Alltag einem Bewegungsmangel entgegenzuwirken; Hauptsache, die Übungen werden ausgeführt.

Praxistipp!
Wenn die Patienten die dem Therapierenden bekannten Grundsätze und das Hintergrundwissen über Bewegungsübungen ebenfalls kennen, besteht eine gute Voraussetzung für die Adhärenz, also die Einsicht und der eigene Wunsch zur Einhaltung der Therapie.

→ Die Wirkungen der Übungen zu erklären, fördert die Mitarbeit der Patienten und erfüllt gleichzeitig den Anspruch zur Patientenaufklärungspflicht durch den Behandelnden über die Therapie und mögliche Alternativen! (s. a. Abb. 6.39)

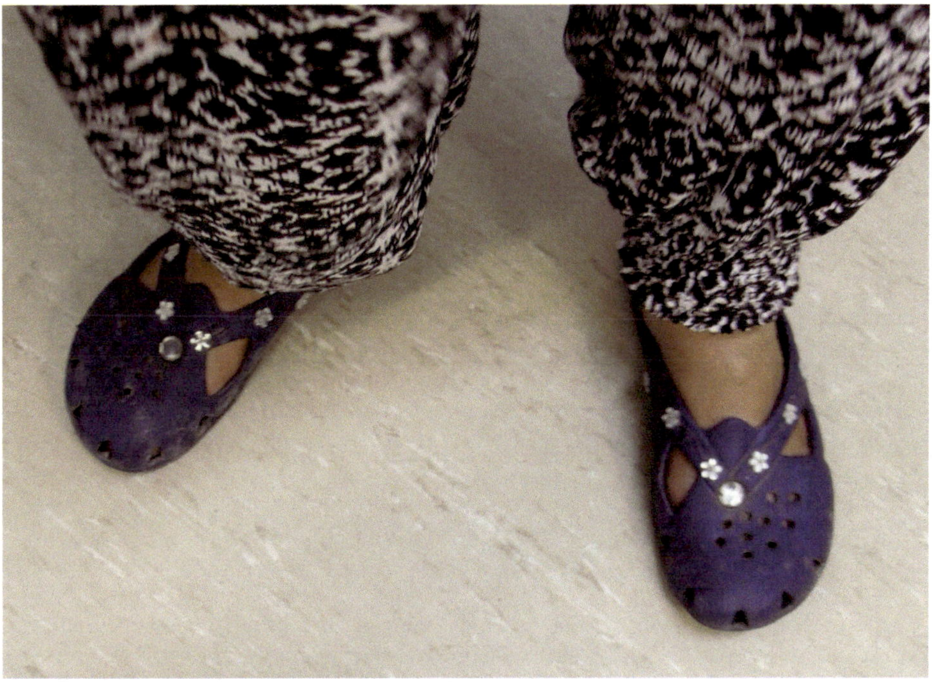

Abb. 6.39: Ein Beispiel fußgerechten Schuhwerks für warme Tage

Praxistipp für das Erlernen der Anleitung

Zu zweit üben. Einer liest den Text in ruhiger Stimmlage vor und gibt dem anderen so die Anleitung die Bewegungen auszuführen. Danach wechseln.
Die Sendereihe „TeleGym" des Bayerischen Rundfunks in Zusammenarbeit mit Krankenkassen beinhaltet abwechslungsreiche Anleitungen zur körperlichen Fitness. Sie ist als DVD erhältlich, steht in der Mediathek zur Verfügung und kann als Anregung genutzt werden (www.br.de/mediathek/rubriken/themenseite-tele-gym-100).

Bilderrechte der Abbildungen unter 6.2 bei der Autorin außer Abb. 6.24 (W. Thomson, gemeinfrei) und Abb. 6.25 (Klas Kupzok), mit herzlichem Dank an die abgebildeten Personen und die Unterstützung bei den Aufnahmen an Carmen Ippensen, Klas Kupzok, Magdalena Hafezi-Chojecka und die Praxis Marion Stauber.

Nachfolgend Tabelle 6.1, Übersicht über Bewegungsübungen für Fuß und Bein.

Tab. 6.1 Übersicht podologischer Bewegungsübungen für Fuß und Bein

Anlass	Übung
vor dem Aufstehen	Radfahren, Fußkreisen in der Luft (Beine senkrecht in die Luft strecken)
Fußgesundheit Kind	viel barfuß, Stoppersocken, zehenweites Schuhwerk
spielerisch trainieren	Bleistift, Handtuch aufheben, malen und schreiben mit den Füßen, Zeitungspapier zerreißen
nebenbei trainieren	Barfußschuhe, Zehensocken, auf nachgebenden unebenen Böden spazieren gehen beim Zähneputzen Kniebeugen im Ballenstand
draußen üben	Barfußpfad, bei angenehmen Temperaturen
Übungen mit Hilfsmitteln	Igelball, Tennisball, Wackelboard, elektronische Übungsboards, elastische Bänder, Gymnastikmatte
Übungen im Sitzen	Füße vor und zurück abrollen Füße abwechselnd vortippen und auf Ferse stellen Füße nach innen und außen drehen und aufsetzen Zahlen in die Luft schreiben Zehen spreizen bei Dorsalextension und Krallen bei Plantarflexion Raupengang Finger in Zehenzwischenräume zum Dehnen
Übungen im Stehen	Körper-Pendeln vor, zurück, seitlich, kreisen Marschieren auf der Stelle Gehen auf der Stelle auf Fußballen, Fersen, Außenkanten, Innenkanten im Einbeinstand aus der Balance bringen ein Bein vortippen und dann weit nach hinten ausstrecken, Armbewegung ergänzen
intensiv trainieren	Übungen häufiger und verändert ausführen, federn, kleine Sprünge, tiefe Ausfallschritte
Pes planus	Beine überkreuzen und in Ballenstand heben Widerstandsübungen zur Muskelkräftigung, Supinationsbewegung
Hallux valgus	Zehenweites Schuhwerk, kein Absatz passive Dehnung Übungen zur allgemeinen Muskelstärkung
Überstrecktes Großzehengrundgelenk	kontrollierte Dorsalextension Kräftigung der Gegenspielermuskulatur Dehnübung: plantarflektiert sanft zu Boden drücken
Regeneration	Muskellockerung, ruhig schwimmen, warmes Fuß- oder Unterschenkelbad

Prüfe Dein Wissen!

1. Bewegungsübungen wirken durch Muskelstärkung und verbesserte Gelenkbeweglichkeit bei der Sturzprophylaxe, der Koordination und Propriozeption mit. Wiederhole die gesamte Fuß- und Unterschenkelmuskulatur auch mit lateinischen Bezeichnungen, Ursprung und Ansatz und sowie der Funktion, mit der die Bewegung ausgeführt wird!
2. Leite drei Übungen an, die für die Patienten passen, die Du kennst!

Literatur- und Quellennachweis zu 6.2

Antwerpes, Dr. Frank: Gleichgewicht, Doccheck Flexikon, 02.01.2022

Antwerpes, Dr. Frank; Güney, Oguz Tom: Fußgewölbe, Doccheck Flexikon, 03.01.2022

Eckle, Georg: Theorie und Praxis der medizinischen Fußpflege, Verlag Elmar Baehr Waiblingen, 2. überarbeitete Auflage 1991

Fleischner, Dr. Gerhard: Spezielle Anatomie des Beines für den medizinischen Fußpfleger, Band 1, Verlag Neuer Merkur München 1987, ISBN 3-921280-656

Glück, Hermann: Die Grundausbildung in der medizinischen Fußpflege, Verlag Elmar Baehr Waiblingen, 5. überarbeitete Auflage 1975

Grünewald, Klaus: Unterrichts-Skripte, Berufsfachschule für Podologie, Braunschweig 1985

Kapandji, Ibrahim A.: Funktionelle Anatomie der Gelenke, schematisierte und kommentierte Zeichnungen zur menschlichen Biomechanik, Übersetzung aus dem Französischen, Band 2 Untere Extremität, 3. unveränderte Auflage, 1999, ISBN 3-7773-1402-1

Kuberka-Wiese, Christine: PSA und SA Musculus tibialis posterior und seine Relevanz für die podologische Therapie, IKT shb, 2015

Kristen, Karl-Heinz; Bock, Peter: Fußgymnastik, Engelhardt Lexikon Orthopädie und Unfallchirurgie, Springer Verlag 2017, www.lexikon-orthopaedie.com/pdx.pl?dv=0&id=00775, 04.01.2022

Larsen, Dr. Christian: Gut zu Fuß ein Leben lang, Trias-Verlag Stuttgart, 4. vollständig überarbeitete Auflage 2014, ISBN 978-3-8304-3852-6

Root, Merton; Orien, William; Weed, H. John: Normal and abnormal Function of the Foot, Clinical Biomechanics Corporation Los Angeles, California, USA, 1. Auflage 1977

Seibel, Michael O.: Foot Function a programmed text, Williams & Wilkins, Baltimore, USA, 1988

[1] **Thomsen, Prof. W.**: Schreibende Füße. „Sie können es, weil sie es sich zutrauen", Karl Haug Verlag 1972, ISBN 3-7760-0177-1

Winkel, Dos: Nichtoperative Orthopädie und Manualtherapie, 2/2: Diagnostik der Extremitäten, Untere Extremität, Übersetzung aus dem Niederländischen, Gustav Fischer Verlag 1995, ISBN 3-437-11566-9

6.3 Hydro-, Balneo- und Phytotherapie
Ausgewählte Grundlagen für die Podologie

Einleitung

Fußbadeeinrichtungen, Wasseranschlüsse mit kalter und warmer Zuleitung und pflanzliche Wirkstoffpräparate gehören in Podologiefachschulen zur Grundausstattung. Die Lehrinhalte sind nach langer Beratung verschiedenster Experten und Berufsgruppen in der Ausbildungs- und Prüfungsverordnung des Podologen-Gesetzes festgeschrieben worden. Historisch gesehen hat sich die Podologie über die medizinische Fußbehandlung und Fußpflege aus dem Beruf des Baders entwickelt, der eine Vielzahl von Fähigkeiten im Rahmen der Therapie von körperlichen Leiden und Zipperlein vereinte – darunter auch die Kenntnisse in der Hydro-, Balneo- und Phytotherapie. Im beruflichen podologischen Alltag, der sich der Ausbildung anschließt, bleibt oftmals keine Zeit für die Beachtung der Indikationen für Hydro-, Balneo- oder Phytotherapie, weil die regelmäßig wiederkehrende Versorgung von Risikopatienten mit Heilmittelverordnung 13 die Kapazitäten bereits erschöpft. Zusätzlich hat die Diskussion über den Wellness-Begriff im Zusammenhang mit Aroma- und Bädertherapie den therapeutischen Blick auf die Hydro-, Balneo- und Phytotherapie abgeschwächt, zumal bei der in vielen Praxen vorwiegend podologischen Klientel, den diabetischen RisikopatientInnen, exzessive Wasseranwendungen und starke thermische Reize wegen der häufigen Spätkomplikationen Neuro- und Angiopathie kontraindiziert sind.

Podologen haben jedoch die ethische Verpflichtung, Fußbeschwerden bei allen Altersgruppen und Gesundheitszuständen zu lindern; bei jungen Menschen beispielsweise, die beim Eintritt in das Berufsleben lernen müssen, acht Stunden am Tag ohne Unterbrechung Sicherheitsschuhe zu tragen und die zu Schweißfüßen neigen, bei jungen Eltern, die unsicher sind, ob sie bei ihrem Nachwuchs beim Nagelschnitt alles richtig machen oder bei Personen, die sich bei der Arbeit im Büro dazu verpflichtet fühlen, modisch enge Schuhe und Strümpfe mit Synthetikanteil zu tragen. Dieser Personenkreis braucht den Rat von Podologen bei seinen Fußproblemen ebenfalls. Hier kommt auch das Wissen über die Wirkung von Wasser und Wirkstoffen auf der Haut und die Durchblutung der Füße und Beine zum Einsatz. Eine aufgetragene Salbe oder Creme mit pflanzlichen Wirkstoffen als Phytotherapeutikum kann ebenfalls Linderung von Beschwerden bringen.

Die zunehmende Akzeptanz von Therapiemaßnahmen der die Schulmedizin ergänzenden Alternativ- und Komplementärmedizin durch Ärzte und Krankenkassen in den letzten Jahren hat bewirkt, dass der Bereich der Bäder- und Pflanzentherapie wieder vermehrt als konservative Behandlungsmethode anerkannt wird. Zumal Phytopharmaka, also pharmazeutische Drogen, deren Bezeichnung aus dem niederländischen Wort „droog“ für „trocken“ stammt, und Drogenextrakte nach dem Arzneimittelgesetz (AMG) formal als Wirkstoff betrachtet werden, ihre Zulassung genauso wie chemisch-synthetische Arzneimittel auf Antrag an das BfArM (Bundesinstitut für Arzneimittel und Medizinprodukte) geprüft wird und die pharmazeutische Qualität, die Wirksamkeit und die Unbedenklichkeit belegt werden muss.

Ein Gremium der europäischen Arzneimittelagentur und Zulassungsbehörde EMA (European Medicines Agency), deren Aufgabe die Evaluierung, Überwachung und Sicherheitsüberprüfung von Human- und Tierarzneimittel in der EU (Europäischen Union) ist [3], erarbeitet beispielsweise seit 2004 Gemeinschaftsmonografien und Gemeinschaftslisten für pflanzliche Wirkstoffe, deren Zubereitung und Kombinationen für die Rubriken „well-established medical use“ („allgemeine medizinische Verwendung“ mit ausreichenden Daten zur Unbedenklichkeit und Wirksamkeit beim althergebrachten medizinischen Gebrauch) und „traditional use“ (mit vorliegenden ausreichenden Daten zur Unbedenklichkeit und Plausibilität der traditionellen Verwendung) eingestuft sind. 25 Arzneidrogen sind bereits als „well-established medical use“ akzeptiert worden, die WHO (World Health Organisation/Weltgesundheitsorganisation) hat 110 ausführliche Monografien zu Arzneipflanzen aus Europa und Asien veröffentlicht und die Europäische Wissenschaftliche Kooperation der Phytotherapie/European Scientific Cooperative of Phytotherapy (ESCOP) unterstützt die Akzeptanz und den wissenschaftlichen Status pflanzlicher Arzneien. [5]

Herstellende eines pflanzlichen Arzneimittels müssen außerdem die Reproduzierbarkeit des Inhaltsstoffspektrums durch validierte Herstellungs- und Kontrollverfahren gewährleisten. [15]

Die Kräuterweiblein und Medizinmänner mit der mündlichen Überlieferung ihres Wissens haben sich weltweit über die Forschung der modernen Phytotherapie und die Dokumentation der „Pflanzenheilkunde in der ärztlichen Praxis“ weiterentwickelt zu ernstzunehmenden Therapierenden mit nachweislich wirksamen alternativen Behandlungsmethoden. In Kombination mit ärztlicher Therapie wird hier von Integrativer Medizin gesprochen. [17]

Begriffsklärung

Hydro- und Balneotherapie sind Teilbereiche der Physikalischen Therapie, die wiederum ein Teil der Physiotherapie ist, wobei **Hydrotherapie** den Gebrauch von Wasser bezeichnet, der zur Linderung und Heilung von akuten und chronischen Krankheiten eingesetzt wird, und **Balneotherapie** die Heilbädertherapie mit der therapeutischen Nutzung von Bädern und den darin enthaltenen Wirkstoffen.

Phytotherapie beschreibt die Prävention und Therapie von Krankheiten und Störungen des Befindens mithilfe von Heilpflanzen und Pflanzenteilen wie Blättern, Blüte, Frucht, Samen, Wurzel und deren Zubereitungen. Zur Heilpflanzenkunde gehören zusätzlich noch die Bereiche Phytochemie, Phytopharmazie und Phytopharmakologie. [5]

6.3.1 Hydrotherapie

Alle therapeutischen Formen der **Heilbehandlung durch Wasseranwendung** werden unter diesem Begriff zusammengefasst. In der Hydrotherapie wird dem zu Behandelnden Wärme oder Kälte mit Wasser in den Aggregatzuständen Eis (auch Schnee), kaltes, warmes, heißes Wasser und Dampf zugeführt, um thermoregulatorische (wärmeregelnde) oder Körperkerntemperatur erhaltende, analgetische (schmerzstillende) und antiphlogistische (entzündungshemmende) Effekte zu erzielen. Die Hydrotherapie wirkt gleichfalls auf die Haut, die Skelettmuskulatur, das Nervensystem und die Blutverteilung des Körpers. Leitungswasser kann anstatt natürlichem Quellwasser verwendet werden, wenn keine Quelle vorhanden ist. Wirkstoffe können dann dem Leitungswasser zugesetzt werden, um bestimmte Wirkungen zu erzielen.

Der tschechisch-österreichische Medizin-Professor Wilhelm Winternitz (1834–1917) gilt als Begründer der modernen Physiotherapie. Er verstand unter Hydrotherapie die Anwendung des Wassers und beachtete dabei die verschiedenen Temperaturen und Aggregatzustände. Winternitz empfahl Maßnahmen einer gesunden, dem Körper angepassten Lebensweise. Seitdem wird das Wasser zu therapeutischen, prophylaktischen und diätetischen Zwecken eingesetzt.

Definition

Der Begriff Hydrotherapie ist vom griechischen Wort „hýd r“ für „Wasser“ und „therapeia“ für „Krankenpflege“ bzw. „Methode zur Heilung einer Krankheit“ abgeleitet. Die Wirkung der Hydrotherapie basiert auf den mechanischen, chemischen und thermischen Reizen des Wassers. Die äußerliche Anwendung geschieht mittels Bädern, Teilbädern, Güssen, Packungen und Wickeln. Die innerliche Wasseranwendung ist der Balneotherapie zuzuordnen und wirkt auf den Verdauungstrakt als Trinkkur und auf die Atemorgane als Inhalation.

Historie

Die Heilwirkung des Wassers wurde bereits von dem griechischen Arzt Hippokrates (460–370 v. Chr.) und dem römisch-griechischen Arzt Galenos (129–199 n. Chr.) beschrieben. Im römischen Reich waren Badehäuser für die Kalt- und Warmwasseranwendung weit verbreitet und auch in Deutschland hat die Hydrotherapie eine lange Tradition. Vincenz Prießnitz (1799–1851) gilt als Erneuerer der Kaltwasserkur und hinterließ das 1847 entstandene „Vincenz Prießnitz sche Familien Wasserbuch“, und auch Siegmund Hahn und die Söhne Johann Siegmund und Johann Gottfried Hahn, die „Wasserhähne“, hatten bereits einhundert Jahre vorher Bücher zum Thema „Kalt-Baden und Kalt-Trinken“ verfasst.

Veröffentlichungen von Pfarrer Sebastian Anton Kneipp (1821–1897), der bereits zu Lebzeiten Wasseranwendungen systematisch zu Heilzwecken für spezielle Krankheiten anwendete und sein Wissen auch in schriftlicher Form weitergab, verbreiteten die Lehre der Hydrotherapie weiter.

Für die Selbstheilung einer Lungenerkrankung (vermutlich Tuberkulose) hatte Kneipp die Anweisungen des von Johann Siegmund Hahn (1696–1773), einem Doktor der Philosophie und der Medizin, 1738 erstmals veröffentlichten und von Christian Oertel 1833–34 überarbeiteten Buchs mit dem Titel „Unterricht von Krafft und Würckung des frischen Wassers in die Leiber der Menschen, besonders der Krancken, bey dessen innerlichen und äusserlichen Gebrauch (...)“ befolgt. Nach wöchentlich mehrfachen Kaltwasseranwendungen wie Halbbädern und Körpergüssen oder auch einem kurzen Vollbad in der kalten Donau bei Dillingen, wo er das königlich bayerische Gymnasium besuchte, war Kneipp gesund geworden.

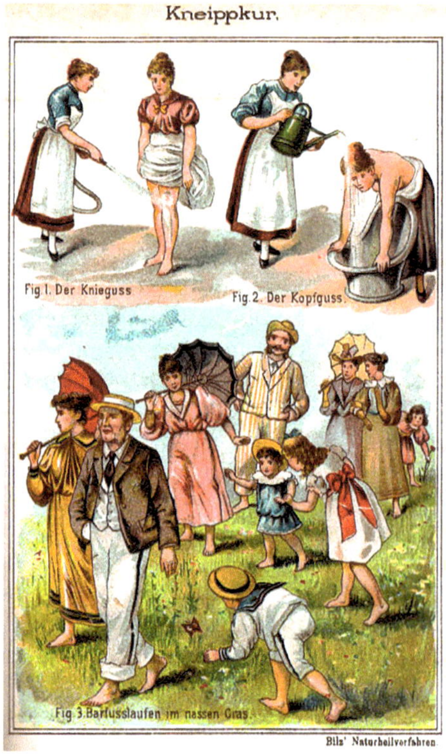

Abb. 6.40 Ein Ausschnitt aus Friedrich Eduard Bilz' Naturheilverfahren um 1900 zeigt die Kneippkur als Anwendung von Knie- und Kopfguss und das Barfußlaufen im nassen Gras für die ganze Familie als freizeitgestaltenden Ausflug und geeignet für jedes Alter.

Die Abbildung (Abb. 6.40) der Kneippschen Anwendungen von Friedrich Eduard Bilz (1842–1922) in seinem 1882 erschienen Buch „Das menschliche Lebensglück. Ein Wegweiser zu Gesundheit und Wohlstand durch die Rückkehr zum Naturgesetz. Hausfreund und Familienschatz für Gesunde und Kranke. Zugleich ein Beitrag zur Lösung der sozialen Frage" hat in allgemein verständlicher Form zur weiteren Verbreitung und richtigen Anwendung beigetragen.

Auch kurzes Barfußlaufen im Schnee und ein Kurzfußbad in Eiswasser sind Teil der Heilbehandlungslehre nach Pfarrer Kneipp. Wer das einmal selbst durchgeführt hat, weiß, dass ein tiefer Atemreflex unvermittelt folgt und sich eine aktivierende Wirkung von lokalen Kältereizen auf den gesamten Körper ausbreitet.

Die Lehre von Pfarrer Kneipp für die präventive wie auch die heilende Behandlung basiert gemeinsam mit den beiden Leitsätzen „arbeite niemals kalt auf kalt" und „wo ich heilen will, muss ich Blut hinführen", auf den fünf zusammenwirkenden Teilaspekten Lebensordnung, Wasser, Bewegung, Ernährung und Pflanzenheilkunde.

Die Heilbehandlung mit Wasser nach der Lehre von Sebastian Kneipp ist 2015 von der Deutschen UNESCO-Kommission als traditionelles Wissen und traditionelle Praxis in das bundesweite Verzeichnis des immateriellen Kulturerbes aufgenommen worden (Abbildungen 6.40, 6.40 a, 6.40 b und 6.40 c).

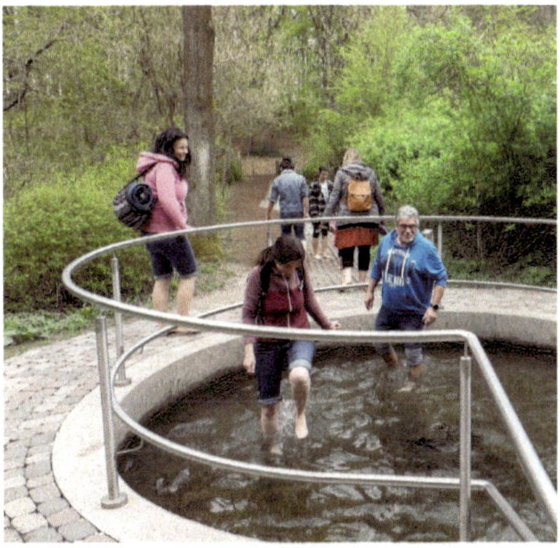

Abb. 6.40 a Wassertretbecken nach Kneipp im Storchengang zu benutzen.

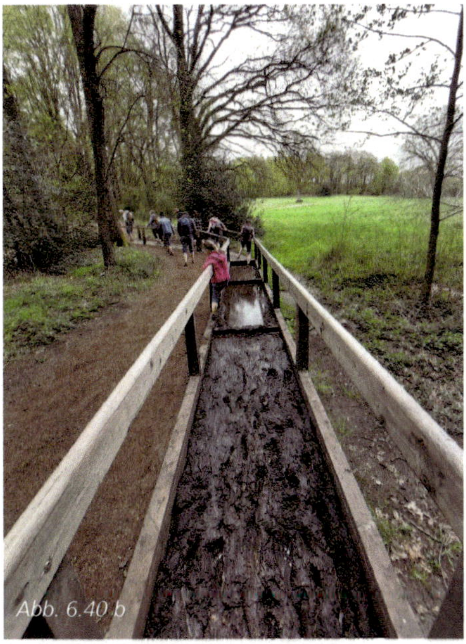

Abb. 6.40 b

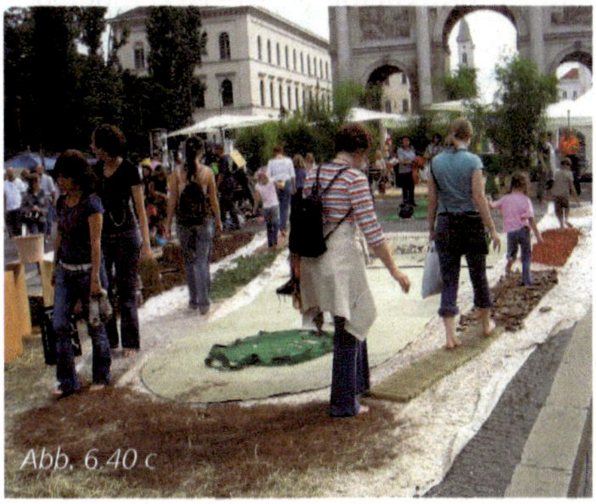

Abb. 6.40 c

Abb. 6.40 b und 6.40 c: Heutzutage werden in ganz Deutschland aufwändig Barfußpfade auch mit Wassertretbecken kombiniert (Abb. 6.40 b) und besonders in ländlichen Gebieten wo sich naturliebende Menschen einfinden, oder auch temporär in Großstädten, wie hier in München zu einem Streetlife-Festival, angelegt (Abb.6.40 c), um dieses Erlebnis wieder zu ermöglichen. Nicht nur die kühlende Wasserwirkung, die eine Wärmereaktion hervorruft, wird zum Wohlbefinden genutzt, es ergeben sich auch die Nebeneffekte freie Fußentfaltung ohne einengendes Schuhwerk, Training ungewohnter Muskelgruppen an Fuß und Bein durch unebene und verschieden gestaltete Auftrittsflächen in der Natur, eine verbesserte Propriozeption (Wahrnehmung des Körpers im Raum), bessere Wahrnehmung der Füße und die Schulung der verschiedenen Rezeptoren unterschiedlicher Reizwahrnehmung bei ungewohnter Exposition und Stimulation an der Fußsohle.

Allgemeine Indikationen und Kontraindikationen der Hydrotherapie, der Wasserheilbehandlung

Indikationen, Gründe für die Durchführung der Hydrotherapie, sind das Gefäßtraining (Vasokonstriktion/Verengung und Vasodilatation/Weitstellung) zur Prävention von Gefäßerkrankungen bei Bindegewebsschwäche, die Schmerzlinderung bei rheumatischen Erkrankungen, die Therapie bei Verbrennungen oder zur Muskellockerung und Entspannung mit reaktiver Wärme. [13]

Kontraindikationen, Umstände, welche die Maßnahme verbieten, sind Erkrankungen des Herz-Kreislauf-Systems mit Herzkomplikationen oder Gefäßveränderungen, die eine Vasokonstriktion oder Vasodilatation nicht erlauben, wie beispielsweise die periphere arterielle Verschlusskrankheit und Thrombophlebitis, Wunden und andere ekzematöse Hauterkrankungen mit Hautläsionen. Weiterhin ist zu beachten, dass für bestimmte Anwendungen wie Kältereize eine kalte Haut bei Beginn der Anwendung oder ein aufgeheizter Organismus für Wärmeanwendung eine Kontraindikation darstellt.

Spezielle podologische Hydrotherapie

Die Wirkung des Wassers wird hauptsächlich für den Gesamtorganismus und nur in ausgewählter Fachliteratur speziell für die Füße beschrieben. Das mag daran liegen, dass die Verfechtenden der Hydrotherapie die Gesundheit des ganzheitlich betrachteten Menschen mitsamt der Sozialhygiene im Blick hatten.

Im Zeitalter der Industrialisierung und der bettelarmen, unter gesundheitsschädigenden Bedingungen arbeitenden Fabrikarbeitern, Weberfamilien und anderen Handwerksberufen oder der Landwirtschaft war schon die frische Luft ein gesundheitsbringendes Gut. Die offenen Feuer als Heizquellen in den Häusern, die Abgase der Industrie und vielleicht auch der Landwirtschaft waren gesundheitsschädlich und die Nahrung minderwertig, besonders bei den ärmeren Bevölkerungsschichten, die sich ebenfalls keine teuren Heilbehandlungen leisten konnten. Hier war eine günstige, für alle zugängliche Therapiemaßnahme auch zur Förderung der Gesunderhaltung ein großer Beitrag für die Erhaltung der Arbeitskraft und der Volksgesundheit.

Merke! Unabhängig von der Art der Wasseranwendung muss anschließend sichergestellt werden, dass die Fußhaut, besonders interdigital (zwischen den Zehen), abgetrocknet wird und etwa 10 Minuten ablüften kann, bevor wieder Strümpfe angezogen werden. Verbleibt Restfeuchtigkeit, kann es zur ungewollten Mazeration (Erweichung) der Haut kommen, die wiederum eine Eintrittspforte für pathogene Mikroorganismen ist, die zu einem Erysipel (Wundrose) und einer Sepsis (Blutvergiftung) führen kann. Sollte ein übliches Frotteehandtuch für das Abtrocknen der Zehenzwischenräume zu dick sein, kann stattdessen ein Geschirrtuch aus Baumwolle oder Leinen, das anschließend in der Kochwäsche der Waschmaschine gereinigt wird, oder ein Küchentuch aus Zellstoff, das anschließend einfach weggeworfen wird, verwendet werden.

6.3.2 Allgemeines zu Wasser, Temperatur und Fußbad

Das Wasser hat Auswirkungen auf den Organismus durch

- die Temperatur über die Hautoberfläche, Gefäße und die Muskulatur
- den hydrostatischen Druck
- die Auftriebskraft
- den Reibungswiderstand
- und mechanische, chemische und physikalische Reizfaktoren.

Grundsätzlich gilt, dass die Wirkung des Wassers durch Zusätze wie Pflanzenextrakte, Gase oder andere chemische Stoffe beeinflusst werden kann. Die Beeinflussung kann sowohl abmildernd als auch verstärkend sein.

Je nach Temperatur des Wassers unterscheidet sich die Wirkung auf die Haut, die darunterliegenden Gewebe und das Gefäßsystem mit Arterien, Venen und Lymphbahnen sowie auf das vegetative Nervensystem und die Wärmeregulation des Körpers.

Auch bei Teilbädern oder Güssen muss die Auswirkung auf den gesamten Körper bedacht werden. So können beispielsweise bei Überwärmung unerwünschte Wirkungen wie übermäßiges Schwitzen mit Flüssigkeitsverlust und Bluteindickung mit Pulsbeschleunigung, Erhöhung der Atemfrequenz und der Leukozytenzahl, vermehrter Energiebedarf und erhöhte Hypophysenhormonproduktion, mit Abbauprodukten im Harn nachweisbar, auftreten.

Bei Unterkühlung werden durch den angeregten Stoffwechsel mehr Kalorien verbraucht, Muskelbewegungen eingeschränkt, Puls und Herzfrequenz verringert, es wird ein Temperaturausgleich geschaffen, die Atmung vertieft, Blutserum wandert mit der Folge Bluteindickung in das Gewebe ein, der Blutzuckerspiegel sinkt und bei erhöhter Nierentätigkeit kommt es zu vermehrter Harnausscheidung.

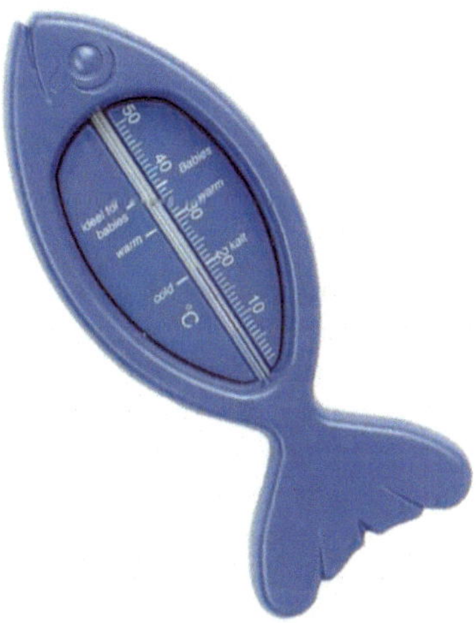

Abb. 6.41: *Bei jeder hydrotherapeutischen Anwendung wird zur Kontrolle der richtigen Temperatur immer ein Thermometer verwendet. Nur ein Thermometer ist objektiv.*

Die Bezeichnungen von Wassertemperaturen in Deutschland variieren je nach Literaturangabe. Nachfolgend eine übliche Einteilung. [4, 16]

10 - 15 °C – brunnenkalt
< 30 °C – kalt
30 - 33 °C – kühl bis lauwarm
34 - 36 °C – indifferent
36 - 38 °C – warm
38 - 40 °C – sehr warm
40 - 45 °C – heiß

Wirkung der Temperatur auf die Haut

Die Hautfarbe zeigt mit einer Rötung eine Hyperämisierung (Mehrdurchblutung) an, die sich innerhalb der gewünschten Stärke hellrot darstellt. Eine dunkle Rötung oder blaurote, zyanotische Verfärbung deutet auf Stauungen im Blutkreislauf und eine Verringerung des Sauerstoffgehaltes im Blut hin und wird nicht angestrebt.

Anfängliche Blässe bei Kalt- oder Heißanwendungen zeigt eine Gefäßkontraktion an, die kurzzeitig unbedenklich ist, aber bei längerer Dauer eine Durchblutungsstörung signalisiert, die mit starken Schmerzen einhergehen kann.

Wirkung der Temperatur auf Muskeln, Gefäße und Nerven

Wärme wirkt entspannend auf Muskulatur und erweitert die Gefäße (Vasodilatation). Bei Kälte kontrahiert die Muskulatur und die Gefäße ziehen sich zusammen (Vasokonstriktion).

Auf einen **plötzlichen heißen Reiz** reagiert gesundes Gewebe primär mit kurzem heftigem Zusammenziehen mit Gänsehaut und Frösteln, sekundär jedoch mit einer Vasodilatation aller Gefäße mit nachfolgender Hyperämisierung.

Bei einer **langsamen Erwärmung** kommt es zu einer dauerhaften Vasodilatation mit sinkendem Muskeltonus und starker Hyperämisierung. Ein anschließender kalter Guss regt den Gefäßtonus wieder an.

Indifferente und warme Bäder wirken entspannend und beruhigend und können vor dem Zubettgehen angewendet schlaffördernd sein. Heiße Bäder hingegen beschleunigen den Puls und wirken eher schlafhemmend.

Bei **plötzlichen kurzen kalten Reizen** kommt es primär zur schnellen heftigen Vasokonstriktion mit anschließender **sekundärer** Vasodilatation mit reaktiver Hyperämisierung, um den Körper vor Kälteschäden zu bewahren.

Verbleibt der Kältereiz länger auf der Haut, bleibt es bei der primären Vasokonstriktion, die zu Gefäß- und Muskelkrampf durch Sauerstoffmangel und zyanotischer Blaufärbung führen kann. An den Zehen und Fingern zeigt eine wächserne Blässe die mangelnde Durchblutung an.

Wichtig ist, sich über die **konsensuelle Reaktion** im Klaren zu sein, dass eine Anwendung eine Fernwirkung auf andere Körperteile haben kann. Anwendungen an den Füßen und Beinen beeinflussen den gesamten Körper, auch innere Organe, verändern die Atmung, den Herzschlag und den gesamten Körperkreislauf; bei Fieber angewendete kalte Wadenwickel beispielsweise verringern die gesamte Körpertemperatur.

Bei pathologisch veränderten Blutgefäßen mit verminderter Elastizität kann es bei plötzlichen intensiven thermischen Reizen zu **paradoxen Gefäßreaktionen** kommen, sodass sie krampfartig in der primären Vasokonstriktion verbleiben und die sekundäre Dilatation nicht stattfinden kann. Gefäßverschlüsse mit Gangrän- und Nekrosebildung können die Folge sein. Solche Grunderkrankungen sind arteriosklerotische Angiopathien auch als Spätkomplikation bei Diabetes mellitus und angiospastische Erkrankungen wie Morbus Raynaud, bei denen besonders wechselwarme Anwendungen kontraindiziert sind.

Das **Nervensystem** ermöglicht die Gefäßreaktion auf thermische Reize, wobei die Nervenleitgeschwindigkeit bei Kälte ab- und bei Wärme zunimmt. Der Sympathikus regt den Stoffwechsel, die muskuläre Durchblutung und die Reaktion an, während der Parasympathikus die Schlafbereitschaft, die Erholung, Entspannung und Verdauung fördert. Ein Kältereiz wirkt auf den Sympathikus und ein Wärmereiz auf den Parasympathikus innervierend. Bei Reizverstärkung kehrt sich die Wirkung um. Bei regelmäßiger Wiederholung der Anwendung thermischer Reize kann eine Umstellung der vegetativen Reaktionslage bewirkt werden und eine funktionale Anpassung des Körpers auf einen thermischen Reiz erfolgen. So erklärt sich die Abhärtung und Erhöhung der Widerstandskraft.

Der **hydrostatische Druck** wirkt komprimierend auf die im Wasser befindlichen Körperteile. Dabei werden bei Fuß- und Beinbädern hauptsächlich die Kapillaren, die Venen und Lymphgefäße (das Niederdrucksystem) beeinflusst, sodass es in der Folge lokal zu einem besseren venösen Abfluss und systemisch zu verstärktem Harndrang, einer tieferen Atmung, zur Senkung der Herzfrequenz, Steigerung des Schlagvolumens und Volumenverschiebung im kleinen Kreislauf kommt. Vorsicht bei Beendigung des Bades, wobei es besonders bei vorbelasteten Patienten und bei Vollbädern durch die weitgestellten Gefäße zu einem Kreislaufkollaps kommen kann.

Die **Auftriebskraft**, die Tragkraft des Wassers, erleichtert Bewegungen und fördert die Entspannung der Muskulatur.

Der **Reibungswiderstand** des Wassers wirkt bewegungshemmend und damit muskelkräftigend, wenn gegen den Widerstand des Wassers trainiert wird.

Mechanische, chemische und physikalische Reizfaktoren wie Wellengang, Strömung, Luftbläschen und gelöste Stoffe im Wasser können das Temperaturempfinden, die Wirkung auf das gesamte Gefäß- und Nervensystem und das Therapieergebnis verändern.

Spezielle mechanische Reize können durch Reibungen mit Bürsten, Tüchern, den Händen oder mit der Unterwasserdruckstrahlmassage erreicht werden. Bei Kälteanwendungen kann das Kälteempfinden beispielsweise durch das Aneinanderreiben der Füße vermindert werden. Bei heißen Anwendungen sollen mechanische Reize vermieden werden, um die Thermorezeptoren, die das Warnsystem vor Verbrennungen darstellen, nicht zu irritieren.

Chemische Reizfaktoren können Inhaltsstoffe von Badezusätzen oder des Wassers und der Heilschlämme an sich sein, die über die Haut resorbiert (aufgenommen) und abgelagert werden und den gesamten Organismus beeinflussen können.

Als physikalische Reize sind thermische und elektrische Faktoren wie bei der Gleichstromelektrotherapie oder dem galvanischen Zweizellenbad, die eine schmerzlindernde oder durchblutungsfördernde Wirkung zeigen, zu nennen.

Vor Beginn der Maßnahme

Der Reaktionstyp des zu Behandelnden muss vor Beginn der Wasseranwendung bestimmt werden. Dazu werden die Reaktionslage des Patienten und die körperliche und seelische Verfassung aufgenommen. Danach richtet sich entsprechend die Reizstärke, die aus der Temperatur, der Einwirkdauer und der Größe des Areals der zu behandelnden Haut besteht. Nach der Lampertschen Reaktionstypenlehre wird in wärmesatte und wärmehungrige Typen unterschieden. Wärmesatte weisen einen Wärmeüberschuss mit gut durchbluteter warmer Haut auf, die deutlich und rasch auf die Hydrotherapie reagiert und eine schlechte Wärmeverträglichkeit hat. Im Gegensatz dazu zeigen Wärmehungrige eine blasse Haut, ein dauerndes Wärmedefizit, kalte Gliedmaßen, leichtes Frieren, eine träge und wenig deutliche Reaktion auf die Hydrotherapie, aber *eine sehr gute Wärmeverträglichkeit*.

Nach Operationen, Krankheiten oder mit zunehmendem Alter nimmt das Wärmebedürfnis zu, die Wärmeempfindlichkeit kann jedoch gesteigert sein, sodass ähnlich wie bei Kreislaufschwäche, Infektionen, schlechtem Allgemeinzustand, Unterernährung, Alkoholabusus, Neuropathien, Angiopathien und akuten Entzündungen intensive Wärmemaßnahmen kontraindiziert sind.

Zu bedenken ist auch, dass eine Gewöhnung an Reize möglich ist, denn ein ständiger Reiz stumpft ab, wie beispielsweise an der Kleidung zu merken ist. Der ständige Körperkontakt zu normaler Kleidung wird nicht mehr wahrgenommen. Dementsprechend kann auch ein Wärmereiz nicht in der ursprünglichen Intensität wahrgenommen werden, etwa wenn die zu Behandelnden regelmäßig in die Sauna zum Schwitzen gehen.

Entsprechend unterschiedlich und individuell werden auch die Gradeinteilungen zu den Begriffen kalt, indifferent, warm und heiß empfunden.

Der Temperaturbereich indifferent entspricht in etwa der Körpertemperatur und wird weder als kalt noch als warm empfunden. Diese Temperaturempfindung ist nicht konstant und hängt in hohem Maße von Faktoren ab, die auch bei ein und derselben Person je nach Tagesform variieren können. Die Empfindung wird beispielsweise davon beeinflusst, ob derjenige ein wärmehungriger oder wärmesatter Typ ist, ob die Blutgefäße gerade eng oder weit gestellt sind, wie hoch die eigene Körperwärme in dem Moment ist, ob bei der Wasseranwendung äußere Reize wie Strömung, Wellengang oder Luftbläschen auf den Körper wirken oder neuronale Empfindungsstörungen vorliegen.

Bei Patienten mit einer Herzkreislauferkrankung muss die Indifferenztemperatur strikt eingehalten werden. Durch höhere Wassertemperatureinwirkung erweitern sich die Blutgefäße besonders in der Peripherie an den Füßen, während der hydrostatische Druck die Gefäße komprimiert, sodass es zu keinem therapeutischen Effekt kommen kann, weil sich die beiden Reaktionen aufheben.

Merke! Der Toleranzpunkt ist der Toleranzbereich, bei dem der menschliche Körper noch keinen Schaden nimmt. Je nach Wassergehalt des Wärmeleiters variiert die maximal anwendbare Temperatur, die nie überschritten werden darf – bei Wasser liegt sie bei 44 °C, bei Moorpackungen bei 45 °C, für Fango bei 56 °C und bei Luft bei etwa 100 °C. Vom Körper kann die Toleranzgrenze nur kurz vertragen, jedoch durch gezieltes Trainieren erhöht werden.

Die Wirkung des hydrostatischen Druckes durch die Kompression auf die Blut- und Lymphgefäße und die Atmung ist bei Teilbädern im Gegensatz zu Vollbädern deutlich reduziert. [4, 7]

Für alle Wasseranwendungen gilt, dass die Temperatur immer mit einem Thermometer eingestellt wird, das sich im Badewasser befindet und die reale Temperatur anzeigt.

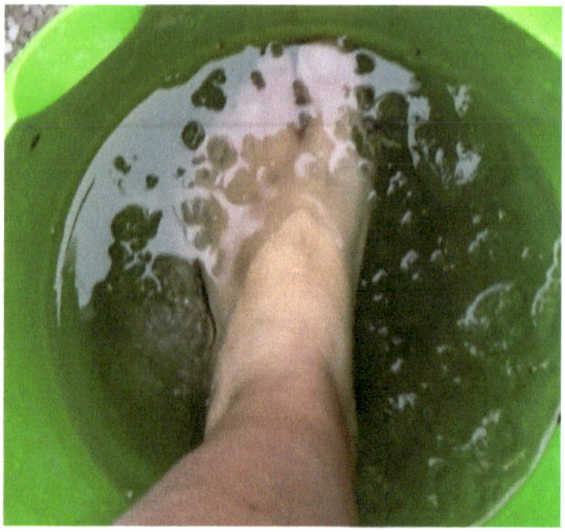

Abb. 6.42: Das über Nacht durch mäßigen Frost sulzig gewordene Wasser kann morgens gleich für ein kurzes Eiswassertauchbad für die Füße verwendet werden. Anschließend Wasser abstreifen, warm anziehen und weiter in Bewegung bleiben oder Gymnastik machen. Diese Anwendung soll durch sogenanntes Abhärten vor Erkältung schützen und bietet ein Gefäßtraining durch Zusammenziehen bei Kältereiz und durch anschließendes Weiten der Blutgefäße bei Wieder-Erwärmung.

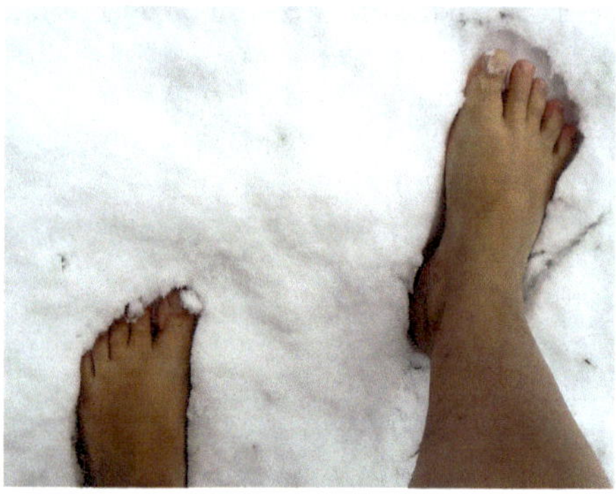

Abb. 6.43: Das Barfußlaufen im Schnee wird ebenso wie das Eiswasserbad nur kurz (1–5 Minuten) durchgeführt. Vorsicht, Rutschgefahr!

6.3.3 Podologische Fuß- und Unterschenkelwasseranwendung

Kaltes Fuß- und Unterschenkelbad, kalter Reiz

10–18 °C brunnenkaltes bis kaltes Wasser in eine Fußbadewanne oder einen Eimer füllen und die warmen Füße für 15–60 Sek. in das Wasser halten. Das anfängliche Kältegefühl wird nach wenigen Sekunden einem Wärmegefühl weichen. Bei Kälteschmerz das Bad abbrechen. Wasser anschließend abstreifen und durch Bewegung oder Nachruhen im Liegen zugedeckt wieder aufwärmen. Warme Kleidung vorher bereitlegen. Es wird eine Hyperämisierung (Mehrdurchblutung) durch die reaktive Wärmereaktion hervorgerufen.

Ein kalter Reiz für 1–5 Minuten kann auch beim Baden in Eiswasser oder mit zusätzlichen mechanischen Reizfaktoren beim Barfußlaufen in taunassem Gras oder im Schnee auf die Füße wirken (Vorsicht Rutschgefahr!).

Indikationen für einen kalten Fußreiz sind Schweißfüße, venöse Angiopathie, Varizen, akuter Gichtanfall, müde Füße,

Nasenbluten, Kopfschmerzen und Schlafstörungen.

Kontraindikationen sind Hypertonie (Bluthochdruck), akute Ischialgie, krampfartige Unterleibsbeschwerden und Menstruation, Blasenentzündung, Neigung zu Beinkrämpfen und Kälteallergie.

Kalter Knieguss

Grundsätze für Kneippsche Güsse

- nur mit warmen Füßen und Beinen beginnen
- keine Anwendungen mit vollem Magen
- regelmäßige Anwendung verbessert die Wirkung
- Stehen auf einer rutschfesten Matte, durch die das Wasser abfließen kann
- rein thermischer Reiz durch drucklosen Wasserstrahl, früher Gießkanne
- 2 cm dicker Schlauch/Gießrohr (Duschkopf vom Schlauch entfernen)
- Strahl soll 4 Querfinger/7–8 cm hoch heraussprudeln
- 12–15 cm Entfernung Haut und Schlauchmündung
- Überprüfung Wassertemperatur am besten mit installiertem Wasserhahnthermometer
- kalter Guss bei 10–12 °C, temperierter Guss 20 °C, heißer Guss 40 °C
- Dauer eines kalten Gusses 40–60 Sek. bis Hautrötung auftritt
- Wechselguss warm 38 °C 1–2 min, kalt 10–15 °C 20 Sek., Abschluss kalt
- während der Kaltanwendung tief atmen
- anschließend nicht abtrocknen, Wasser nur abstreifen, sofort warm anziehen
- abschließend durch Bewegung, schnelles Gehen oder Gymnastik Durchblutung anregen

Knieguss

Herzfern distal lateral Digitus 4 und 5 dextra den drucklosen Wasserstrahl zur Ferse führen und von dort posterior die Wade hoch bis eine Handbreit über die Kniekehle. Dort einen Wassermantel über die gesamte Wade bilden und 5 Sek. halten. Langsam den Wasserstrahl an der Innenseite der Wade wieder zurück zur Ferse führen.

Für die Vorderseite des Unterschenkels wieder lateral an den kleinen Zehen des rechten Fußes beginnen, den Strahl lateral der Tibia (Schienbein) bis über das Knie führen und dort für 5 sec. einen Wassermantel bilden und anschließend medial der Crista anterior (innere Schienbeinkante) wieder über den medialen Malleolus bis zur Großzehe zurückführen.

Den Knieguss für das linke Bein ebenso durchführen.

Abschließend beide Fußsohlen kurz abgießen und das Wasser an den Unterschenkeln mit den Handflächen nur abstreifen, die Verdunstungskälte genießen und nachspüren, wie sich die Haut wieder erwärmt; auf der Stelle gehen und dabei die Knie gut hochziehen regt die Durchblutung zusätzlich an.

Indikationen sind Neigung zu kalten Füßen, venöse Angiopathie, Varizen, Gefäßtraining, Einschlafstörungen und Abwehrschwäche.

Kontraindikationen sind arterielle Angiopathie und akute Nieren- und Blasenentzündungen.

Warmes und heißes Fuß- und Unterschenkelbad

38–45 °C warmes bis heißes Wasser in eine Fußbadewanne oder Eimer füllen und die Füße für 5–10 min in das Wasser hängen. Wenn ein warmes Gefühl eintritt und die Füße gut durchwärmt und durchblutet sind, das Bad beenden, die Haut trockenrubbeln und warme Kleidung anziehen. Bei Bedarf nachruhen.

Indikationen für ein warmes oder heißes Fußbad sind Kältegefühl, Einschlafstörungen, chronische subakute Entzündungen, Traumen oder Reinigungsbedarf. Bewegungsübungen gelingen durch die Auftriebskraft und verbesserte Gelenkbeweglichkeit in warmem Wasser besser als ohne Wasser.

Kontraindikationen sind venöse Angiopathien, Hypertonie, lokale akute entzündliche Prozesse.

Wechselfußbad

Eine höhere Fußbadewanne wird mit kaltem Wasser (15–20 °C) befüllt und eine weitere mit sehr warmem bis heißem Wasser (39–42 °C). Während der Badedauer von etwa 10–25 Minuten muss auf die gleichbleibende Temperatur der Badegefäße geachtet und bei Bedarf nachgefüllt werden.

Gestartet wird mit beiden Beinen im heißen Wasser für 3–5 Minuten, bis sich ein Wärmegefühl einstellt. Dann erfolgt ein schneller Wechsel in das kalte Wasser für 10–30 Sekunden. Anschließend wieder für 3–5 Minuten im heißen Wasser baden. Je nach Verträglichkeit und Trainingsstand 3–5 mal wechseln und mit kalt abschließen. Wasser abstreifen, warme Kleidung anlegen und durch Bewegung oder Gymnastik aufwärmen. Durch den Temperaturwechsel wird die Durchblutung gefördert, der Gefäßtonus gesteigert und das Immunsystem gestärkt.

Indikationen für das Wechselfußbad sind chronisch kalte Füße, Kopfschmerzen, Hypotonie (niedriger Blutdruck), instabiler Kreislauf und Schlafstörungen.

Kontraindikationen sind jede Art von Gefäßerkrankungen wie arterielle oder venöse Angiopathie, da die Gefahr der paradoxen Gefäßreaktion besteht. Weitere Gegenanzeigen sind die Neigung zu Gefäßspasmen oder Neuropathie und Diabetes mellitus mit Spätkomplikationen.

Ansteigendes Fußbad

35 °C indifferentes Wasser in eine Fußbadewanne oder die spezielle „Schiele"-Fußbadewanne, die sich automatisch mit einer im Boden befindlichen Heizplatte langsam und kontinuierlich aufheizt, einfüllen und beide Füße hineinstellen. Der Körper soll in eine Wolldecke eingehüllt werden. Innerhalb der nächsten 10–20 Minuten wird die Temperatur des Fußbades kontinuierlich durch Zugeben von heißem Wasser auf maximal 43–45 °C erhöht (jede Minute 1 °C oder 0,5 °C) und so die Durchblutung in Füßen und Beinen und im gesamten Körper gefördert. Anschließend gut abtrocknen und mindestens 20 Minuten nachruhen oder das Bad vor dem Schlafengehen durchführen.

Indikationen für das ansteigende Fußbad sind kalte Füße und Unterschenkel, lokale Beschwerden bei rheumatoider Arthritis, subakute Gewebsdystrophien nach Traumen und Infektionen, periphere arterielle Angiopathie, Gefäßspasmen, Endangiitis obliterans (arterielle Verschlusskrankheit ohne Atherosklerose), Menstruationsbeschwerden und beginnende Erkältungen.

Kontraindikationen sind venöse Angiopathie (es sei denn, das warme Wasser reicht maximal bis zu den Malleolen/Knöcheln), Niereninsuffizienz und schlaffe Lähmungen.

Luftsprudelbad

Indifferent 34–36 °C temperiertes Wasser wird in eine spezielle Fußbadewanne (Whirlpool) eingefüllt und der Luftsprudler eingestellt. Die Luftperlen bewirken ein Mikromassage mit entspannender Wirkung auf das vegetative Nervensystem.

Indikationen sind nervöse Erregungszustände, Hypertonie, vegetative Dysregulation, Arteriosklerose und Schlaflosigkeit.

Kontraindikationen sind keine bekannt.

Kalter Umschlag

Ein mit kaltem Wasser (<30 °C) getränktes Tuch wird nach dem Auswringen etwas größer als die zu behandelnde Körperstelle an Fuß oder Bein aufgelegt; dabei wird die entstehende Verdunstungskälte therapeutisch genutzt. Wenn der kalte Umschlag Körpertemperatur erreicht hat, muss er gewechselt werden. Die Zusätze essigsaure Tonerde, Arnika, Heublumen, 20%iger Alkohol, Rosmarin oder direkt auf die Haut aufgebracht Quark, Lehm oder Fango verstärken die Wirkung des kalten Umschlags. Bei Eisumschlägen oder -kompressen darf der Umschlag wegen der Gefahr von Kälteschäden nur mit einer Zwischenlage aufgelegt werden.

Kalte Umschläge sind in ihrer Wirkung schmerzlindernd, abschwellend und ableitend.

Indikationen für kalte Umschläge sind Verstauchungen, Pusbildung nach Verruca-Ätzungen, Hämatome, Metatarsalgien, Bursitiden und entzündete Clavi.

Kontraindikationen sind Blasen- oder Nierenbeckenentzündungen, frierende Patienten und rheumatoide Arthritis.

Sehr warmer und heißer Umschlag

Ein mit sehr warmem oder heißem Wasser (38–42 °C) getränktes kleines Tuch wird nach dem Auswringen nur in der Größe der zu behandelnden Körperstelle auf Fuß oder Bein gelegt und mit einem Abdichtungstuch abgedeckt. Wirkstoffe aus Kamille, Arnika, Heublumen, Rosmarin, Fango, Moor oder Kleie werden durch heiße Umschläge besser aufgenommen. Bei Gelenkentzündungen kann ein in heißes Öl getauchter Wattebausch mit einer Binde fixiert aufgebracht werden und so die Beschwerden lindern. Auch Kartoffeln halten die Wärme lange und eignen sich für heiße Umschläge. Vorsicht vor Verbrennungen! Nach 10–20 Minuten wird der Umschlag entfernt.

Heiße Umschläge wirken entzündungswidrig und stark hyperämisierend.

Indikationen für heiße Umschläge sind geschlossene Entzündungen der Haut und von Gelenken.

Kontraindikation für heiße Umschläge ist Neuropathie.

Merke! Vor der podologischen Behandlung sollte die Haut nicht unnötig mit Wasser behandelt werden, da Haut und Nägel nachquellen und sich nicht abschließend glätten lassen, sodass kleine Hautschüppchen hochstehen, abtrocknen und eine raue Oberfläche entsteht. Bei bestehenden Läsionen soll generell nicht gebadet werden, um den Defekt nicht zu vergrößern und Mazerationen oder Infektionen zu vermeiden.

Sollte ein reinigendes Fußbad vor der Behandlung unbedingt notwendig sein, darf es maximal 2–5 Minuten bei indifferenter Badetemperatur von 34–36 °C, die immer mit dem Thermometer gemessen wird, dauern und die Haut muss gut abgetrocknet werden, um das anschließend entstehende Kältegefühl zu vermeiden. Als Badezusätze eignen sich spezielle zusammengestellte Fußbadezusätze mit Seifengeistgrundlage, Wirk- und Duftstoffen. Syndets, alkalifreie künstliche oder natürliche Seifen wie Kernseife, können je nach Zusammensetzung auch eine bakterizide oder antimykotische Wirkung haben, die Haut aber unterschiedlich stark trotz zugesetzter Fette austrocknen.

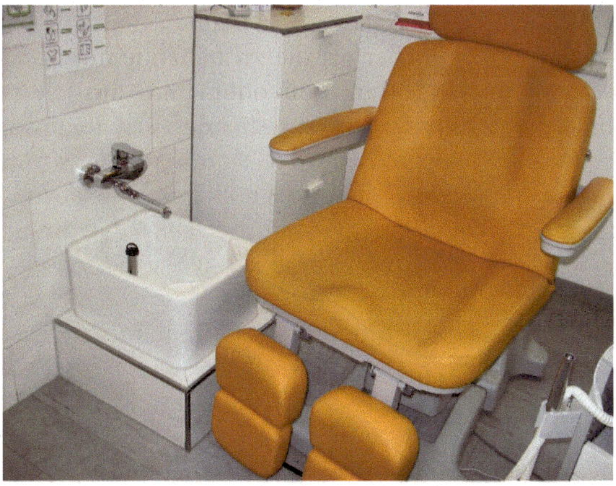

Abb. 6.44: Ein fest eingebautes Fußbadebecken in der Podologiepraxis ist bequem für die Therapierenden, weil nichts transportiert werden muss, und ermöglicht ein bequemes Eintauchen durch Drehen und die elektrische Höhenverstellung des Behandlungsstuhles. (Praxis Niehus)

Eine gewissenhafte Fußinspektion, bevor das Bad begonnen wird, ist unabdingbar. Selbst bei kleinsten Verletzungen, interdigitalen Rissen, Rhagaden, Ekzemen, Allergien, venösen oder arteriosklerotischen Angiopathien, entzündlichen Prozessen oder anderen Hauterkrankungen ist ein Fußbad kontraindiziert und darf nicht durchgeführt werden.

Als therapeutisches Bad im Anschluss an die podologische Behandlung bei gesunden Patienten ist das Fußbad bei richtiger Anwendung durchaus indiziert. Beispiele sind ein anregendes wärmendes Fußbad mit Rosmarinzusatz bei Neigung zu kalten Füßen oder ein adstringierendes Fußbad mit Eichenrindenextrakt (Quercus cortex) gegen übermäßige Schweißbildung bei Hyperhidrosis. [2, 4, 5, 6, 8, 9, 11, 13]

6.3.4 Balneotherapie

Die Balneologie als Bäderheilkunde ist die Lehre und Wissenschaft ortsgebundener Heilquellen, Peloide (Heilerden, „pelos" = „Schlamm") und Heilgase sowie deren Entstehung, Gewinnung und therapeutische Anwendung.

Die Balneotherapie, die Klimatologie (Auswirkungen des Klimas oder eines Klimawechsels) und die Thalassotherapie (Meereswasseranwendungen) sind Bereiche der Balneologie. Ebenfalls zugehörig ist die Balneochemie (chemische Zusammensetzung der Heilbäder) und die Balneophysik sowie der Bau von Bädern, die Balneotechnik, und die Technik zur Herstellung von Heilbädern. Die Ausbildung zum Facharzt für Physikalische Therapie und Balneotherapie, dem Bade- oder Kurarzt, dauert 12 Monate im Anschluss an das Medizinstudium.

Die natürlichen Vorkommen und die speziellen Zusammensetzungen örtlicher, meist warmer Heilquellen, Gase oder Heilerden werden als Bäder, bei Erkrankungen der Atemwege mit Supplement (Zusatz) ätherischer Öle als Inhalationen oder als Trinkkuren in Kombination mit einem besonderen Klima von Luftkurorten oder Reizklimas und speziellen Ernährungsplänen angewendet.

Beispiele für kurortspezifische Heilbäder, die auch im Bereich der Füße und Beine wirksam sind:

- Schlamm, Moor und Torf für langanhaltende Wärmeanwendung
- Bewegungsbad bei Arthritis, Fibromyalgie, Psoriasis-Arthritis, Osteoporose, als Rehabilitation und nach Sportverletzungen zum Muskeltraining
- Inhalationsbad bei Atembeschwerden
- Algenpackungen zur Stoffwechselanregung und bei Rheuma und Arthrose
- Kohlensäurebad zur Steigerung der Durchblutung und Blutdrucksenkung
- Sauerstoffbad zur Steigerung der Durchblutung durch Sprudeln und Mikromassage
- Schwefelbad zur Steigerung der Durchblutung und Linderung der Hauterkrankungen Psoriasis und Ekzeme
- Solebad zur Rheumatherapie und Linderung bei Hauterkrankungen
- Jodbäder zur Eindämmung entzündlicher Vorgänge der Haut

In der Podologie werden entsprechend Teilbäder für Füße und Beine verabreicht.

Die Wirkweise von Heilwasser-Wärmeanwendung mit den gelösten Inhaltsstoffen Jod, Schwefel, Magnesium, Eisen, Kohlendioxid, Kohlensäure und radioaktiver Stoffe ist

- die Steigerung der Blutzirkulation und periphere Vasodilatation (Gefäßweitstellung in den Extremitäten), Regulierung des Blutdruckes,
- Muskelentspannung, Stressreduktion, Besserung psychosomatischer Erkrankungen, Linderung von Schmerzen und
- die Verbesserung des Hautbildes durch Förderung der Abschuppung. [1, 5, 6, 10, 12]

Siehe dazu auch Tabelle 6.2, Wirkung und Indikation von Inhaltsstoffen.

Tab. 6.2 Wirkung und Indikation von Inhaltsstoffen in der Balneotherapie

Inhaltsstoff	**Anwendung, Wirkung**	**Indikation**
Torf, Moor	warmes bis heißes Bad, 30 Minuten durchblutungsfördernd	periphere Angiopathie
Fango „heilkräftiger Schlamm" mit Schwefel, Kupfer, Radon	warm bis heiß, 20–30 Minuten Auflage als Packung muskellockernd	Vorbereitung einer Massage, Nachbehandlung von Frakturen, rheumatoide arthrotische Erkrankungen
Schlick Süß- oder Salzwasser	kaltes bis warmes Bad entzündungswidrig durch Schwefel knorpelstärkend durch Kieselsäure	periphere venöse Angiopathie, rheumatoide arthrotische Erkrankungen, Gicht nach Traumata
Löss, Lehm sehr feinkörnig	kalte Packungen, Auflagen oder Bäder entzündungswidrig ableitend, entgiftend durch Kieselsäure	nach Traumata wie Verrenkungen, Verstauchungen, bei Hautunreinheiten und Entzündungen
Sauerstoff aus Gasflasche oder chemisch an Salz (2 Esslöffel) oder Sole gebunden	Einleitung in das warme Bad Mikromassage durch kleine Sauerstoffbläschen zirkulationsfördernd, stoffwechselanregend	Angiopathie, Erschöpfungszustände, Ermüdung
Kohlensäure aus natürlichen Heilquellen	28–35 °C, Einleitung oder chemisch an Salz gebunden, Bad mit Abdeckung stark hyperämisierend (kreislaufschonende niedrige Temperatur), vasodilatierend, wärmemantelbildend	leichte arterielle Angiopathie
Luftsprudelbad Whirlpool, Hot Tub, Jacuzzi	Einleitung in das warme Bad Mikromassage der Haut mit Wirkung auf das vegetative Nervensystem	leichte Angiopathie, Arteriosklerose, Hypertonie, Schlaflosigkeit, vegetative Dysregulierung, nervöse Erregungszustände
Iod/Jod	warmes Bad, 8–10 Esslöffel antiseptisch, adstringierend entzündungswidrig	Wunden, eitrige Hauterscheinungen
Schwefel	warmes Bad, 1–2 Esslöffel antiseptisch, entzündungswidrig, adstringierend, gerbend	Ekzeme (lauwarm), Psoriasis, oberflächliche Entzündungen, Fissuren, rheumatoide Arthritis, Hyperhidrosis (Schweißfüße, lauwarm)
Alaun schwefelsaures Kalium-Aluminium-Salz	kühl-lauwarmes Bad, 2–4 Esslöffel hämostyptisch, adstringierend, zirkulationsfördernd	Rhagaden, Fissuren, Pernionen (Frostschäden der Haut – warmes Bad)
Kaliumpermanganat	warmes Bad einige Kristalle auf ein Fußbad – Farbe helllila antiseptisch, antimykotisch, durchblutungsfördernd, adstringierend, desinfizierend, desodorierend	Caro luxurians (wildes Fleisch), Panaritium, Hyperhidrosis, Ekzeme, Psoriasis, Mykosen

1 Esslöffel = 15 ml

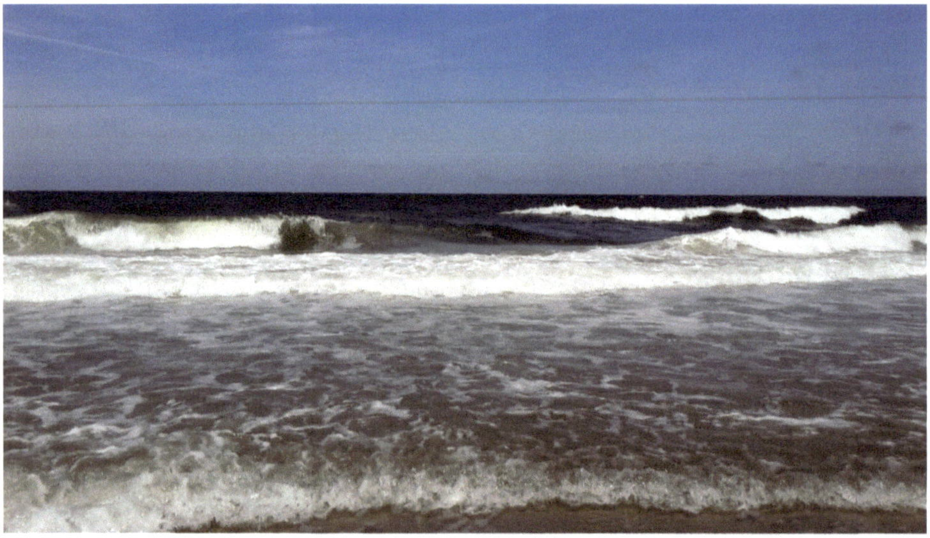

Abb. 6.45: An Meeresküsten, wie hier an der Nordsee, kann gezielt die Wirkung des Meerwassers und des Aufenthaltes am Meer als Thalasso-Therapie eingesetzt werden. Schon der Klimawechsel kann eine Initialzündung für die Linderung von Hauterkrankungen oder Stresssymptomatiken bringen.

6.3.5 Thalassotherapie

Die Thalassotherapie leitet sich aus dem Griechischen („thalassa" = „Meer") ab und wird auch als Salzwasser- oder Meertherapie bezeichnet. Sie kann nur in Einrichtungen am Meer durchgeführt werden, da nicht nur das Baden in frischem unbehandeltem Meerwasser zur Anwendung kommt, sondern auch das Meeresklima als Klimatherapie besonders bei einem Klimawechsel für den Behandlungserfolg notwendig ist. Somit hat die Thalassotherapie in Deutschland lediglich an den Küsten von Nord- und Ostsee Bedeutung.

Bereits der griechische Arzt Hippokrates von der Ägäis-Insel Kos beschrieb das Bad in warmem Meerwasser zur Therapie von Rheuma und Ischiasbeschwerden. In ganz Westeuropa und besonders in Frankreich war die Thalassotherapie im 19. Jahrhundert beliebt. Durch Studien konnte die Wirksamkeit bisher nicht belegt werden.

Heute wird mit dem kurativen, präventiven und gesundheitsfördernden Einsatz von kaltem und warmem Meerwasser, der Meeresluft, der Sonne, den Algen und dem Sand die Gesamtheit der Meernähe zur Therapie genutzt.

Indikationen sind Hauterkrankungen wie Psoriasis oder Neurodermitis, rheumatoide Arthritis, Durchblutungs- und Stoffwechselstörungen, chronische Rückenprobleme und Verspannungen, Stress, Morbus Crohn, Atemwegserkrankungen und Schlafstörungen.

Kontraindikationen sind eine Jodallergie, Hyperthyreose (Schilddrüsenüberfunktion) bei der Anwendung von Algen, Hypertonie (chronischer Bluthochdruck) und schwere Nieren- und Krebserkrankungen.

Die Thalassotherapie sollte eine Woche dauern und individuell vom Arzt spezifisch verordnet werden. Magnesium, Kalium, Natrium, Calcium und Jod, die mineralischen Inhaltsstoffe des Wassers, werden bei den verschiedenen Anwendungsformen wie warme Meerwasserdusche, Meerwasserwickel (auch mit Algenpaste oder Meeresschlamm), Frischluftbad oder Strandspaziergang durch die Haut aufgenommen.

Für die Podologiepraxis in Küstennähe oder als Empfehlung zur Urlaubsgestal-

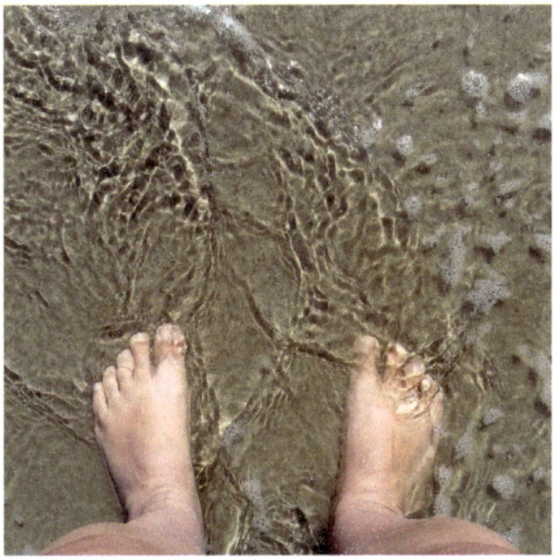

Abb. 6.45a: Speziell an den Füßen kann das salzige Meerwasser, gemeinsam mit Barfußlaufen im Sand und in der Sonne, durch die austrocknende Wirkung mykotische Infektionen eindämmen und durch die Reizung der sensiblen Nerven wohltuend für den gesamten Körper wirken.

tung hat die Thalassotherapie ihre Berechtigung, da Spaziergänge barfuß im Sand an der Meeresküste nicht nur die Fuß- und Beinmuskulatur trainieren und übermäßige Callositas an der Ferse und plantar abgeschmirgelt wird, sondern beim Gehen an der Brandungszone auch die Meerwasserinhaltsstoffe über die Haut aufgenommen werden. Außerdem wird bei Sonne Vitamin D zur Verbesserung der Knochendichte gebildet, das Meeresmineral Calcium wirkt ebenfalls Osteoporose entgegen und es werden Hautkrankheiten wie Psoriasis und Neurodermitis im Fuß- und Beinbereich verbessert.

Bei Erkrankungen des rheumatischen Formenkreises, die häufig an den kleinen Fußgelenken auftreten, kann die Thalassotherapie mit warmen oder kalten Fußbädern je nach individueller Empfindung Linderung bei Rheumaschüben bewirken. [14]

6.3.6 Podologische Phytotherapie

Die therapeutische Anwendung von Pflanzen, Pflanzenteilen oder deren Zubereitungen, den Phytopharmaka, bei Krankheiten und zur Prävention wird Pflanzenheilkunde oder Phytotherapie genannt.

Die moderne Phytotherapie, zur Unterscheidung von althergebrachten Traditionen (vermutlich sind seit der Steinzeit Pflanzen zur Krankheitsbekämpfung eingesetzt worden), ist maßgeblich vom Mediziner und Botaniker Prof. Dr. med. Rudolf Fritz Weiß (1895–1991) geprägt worden. Er stellte die Pflanzenheilkunde auf eine wissenschaftliche Basis und berief sich in seiner Lehre auf die beiden Pfarrer Kneipp und Künzle, die Publikationen zur Heilkunde mit Pflanzen veröffentlicht hatten, und korrespondierte mit dem französischen Arzt Henri Leclerc (1870–1955), der den Begriff Phytotherapie 1913 eingeführt und bereits in naturwissenschaftlich orientierte und traditionelle Pflanzenheilkunde unterschieden hatte.

Allgemein für alle pflanzlichen Inhaltsstoffe, sowohl in Form von Badezusatz als auch von Fuß- und Beincremes, alkoholischen Einreibungen oder Lotionen, gilt, dass die Anwendung ausschließlich nach den Herstellerangaben durchgeführt werden soll.

Für die Zulassung pflanzlicher Wirkpräparate muss ein validiertes Herstellungs- und Kontrollverfahren nachgewiesen werden, um das Inhaltsspektrum, das auch aus mehreren Stoffen bestehen kann, immer wieder gleich zur Verfügung zu stellen. Drogen und Drogenextrakte sind nach dem Arzneimittelgesetz (AMG) Wirkstoffe pflanzlicher Arzneimittel. Bei nicht bedrohlichen Erkrankungen können phytotherapeutische Präparate ihren Platz in einer nebenwirkungsarmen Therapie haben.

Die Wirkstoffe von Pflanzenteilen werden auf unterschiedliche Weise herausgelöst. Je härter und größer Pflanzenteile sind, desto stärker muss zerkleinert und umso länger der Wirkstoff entzogen werden.

Rinde, Hölzer und Wurzeln werden zerkleinert, entweder kalt aufgesetzt erhitzt und kurz bzw. bis zu 30 Minuten gekocht (Dekokt) oder als Kaltwasserauszug 30 Minuten bis 12 Stunden eingeweicht (Mazerat), bevor sich der Wirkstoff extrahieren lässt.

Blätter, Blüten und Samen können zerkleinert, gequetscht und getrocknet (als Teemischung oder Trockenextrakt), mit heißem oder kochendem Wasser übergossen und 3–20 Minuten abgedeckt stehengelassen als Aufguss (Infus), als Presssaft, Fluid- oder Dickextrakt, als spirituöse Lösung mit ätherischen Ölen oder als Zusatz in Salben (Unguentum) zur Anwendung kommen.

Nach der Zubereitung muss die Flüssigkeit von den festen Pflanzenbestandteilen getrennt, also abgeseiht werden. Anschließend dient die Flüssigkeit mit dem Pflanzenauszug als Zusatz zum Badewasser oder für Umschläge und Packungen. Es ist auch möglich, die Pflanzenteile in ein Säckchen zu füllen, es im Badewasser zu schwenken und so die Inhaltsstoffe dazu im Badewasser zu verteilen.

Bei Bädern gilt, wenn nicht ausdrücklich anders angegeben, eine Badetemperatur von 36–38 °C und eine Badedauer von 10–15 Minuten. Außer bei anregenden Bädern ist eine Ruhephase von 30 Minuten anzuschließen.

Beispiele für Phytotherapeutika und ihre Anwendung mit podologischer Relevanz in alphabetischer Reihenfolge

Die Anwendung muss entsprechend der vom Hersteller vorgegebenen Anweisung erfolgen und die individuelle Verträglichkeit geprüft werden. Allergien müssen vorab beachtet werden.

Bei Bäderanwendung hat die Wassertemperatur einen wichtigen Einfluss auf die Auswirkung und Wirksamkeit der Anwendung. Speziellen Temperaturen sind Begriffe zugeordnet, die von verschiedenen Autoren unterschiedlich benannt werden (siehe Definition oben). [4, 16]

Acker-Schachtelhalm (Equisetum arvense), auch Zinnkraut genannt, enthält Mineralsalze, Kieselsäure und Bitter- und Gerbstoffe, wächst an Brachflächen, Wegrändern und Äckern und wirkt adstringierend, hämostyptisch (blutstillend) und granulationsfördend. Zwei Esslöffel feingeschnittener Ackerschachtelhalm mit 500 ml Wasser 30 Minuten aufgekocht, abgeseiht und im Fußbad angewendet lindert Beschwerden bei Senk- und Plattfüßen, rheumatoider Arthritis, Pernionen, angiologischen Störungen, Schwellungen und nach Knochenfrakturen durch die lokale Aktivierung des Bindegewebsstoffwechsels.

Arnika (Arnica montana) ist eine unter Naturschutz stehende krautige Pflanze, die auf höhergelegenen Wiesen in Gebirgen wächst und dessen Blüte hauptsächlich Verwendung findet. Die Wirkung ist vorrangig hyperämisierend, schmerzlindernd und adstringierend. Sie kann als Salben- oder Badezusatz Anwendung finden. Die Badetemperatur soll kühl bis lauwarm oder bei Ekzemen und serösen Entzündungen kühler temperiert werden (Thermometer!). Die häufigsten Anwendungsgebiete sind Hämatome, Phlebitis, schlecht heilende Wunden und Geschwüre oder auch Fissuren und Rhagaden.

Baldrian (Valeriana officinalis) ist eine Pflanze, die in Deutschland und Italien auf feuchten Wiesen und in Wäldern gedeiht. Ein lauwarmes Fußbad wirkt bei Schlafstörungen, Hyperthyreose und nervöser Unruhe stark beruhigend. Für Salben und Tinkturen wird die getrocknete Wurzel geraspelt und so das therapeutisch wirksame Öl gewonnen, für Aufgüsse und Tee wird das oberflächliche Kraut verwendet.

Chlorophyll, dem grünen Pflanzenfarbstoff, werden geruchsbindende Eigenschaften zugeschrieben, sodass es Verwendung in Fußcremes (bei Neigung zu Fußschweiß mit anschließender unangenehmer Geruchsentwicklung bei Bakterienzersetzung durch die entstehende Buttersäure) findet. Zusätzlich zu chlorophyllhaltigen Anwendungen sollten die Strümpfe mindestens einmal täglich gewechselt werden und aus Baumwolle gefertigt sein.

Fichtennadel-Extrakt wird als Auszug aus nadelbesetzten Zweigen und den harzhaltigen Zapfen heimischer 60–80 Jahre alter Fichten (Picea abies), Tannen (Abies alba) und Kiefern (Pinus sylvestris) gewonnen und durch Destillation des ätherischen Öls, Extraktion zur Gewinnung wasserlöslicher Bestandteile, Eindickung zu Extrakt und anschließendem Wiederzusetzen des zuvor gewonnenen ätherischen Öls verwendet. Die Anwendung von Fichtennadelauszügen gilt als das am weitesten verbreitete vegetabilische (pflanzliche) Bad. Begründet ist es durch die leichte Anregung der Hautdurchblutung und die desodorierende Wirkung. Bei vegetativen Störungen wirkt ein kühles Fußbad mit 1 Esslöffel Extrakt beruhigend und ausgleichend. Bei rheumatoider Arthritis soll das Bad warm temperiert sein.

Heublumen (Graminis flos) verströmen beim Verwelken den typischen Geruch, der durch die Abspaltung von Kumarin entsteht. Heublumenextrakt wird in Mittelgebirgen und im Alpenvorland aus artenreichem Heu gewonnen und wirkt hyperämisierend (durchblutungsfördernd) sowie hautreizend und dadurch stoffwechselanregend. Für ein Fußbad werden etwa 15 g Heublumen mit 150–200 ml Wasser aufgekocht. Die Abkochung wird nach Abseihen der festen Bestandteile dem Fußbad (4,5–5 l) zugesetzt. Bei Muskel- und Nervenschmerzen bei rheumatoider Arthritis und Zirkulationsstörungen werden 10–15-minütige warme Bäder durchgeführt.

Kalmus (Acorus calamus), dessen Wurzelstock (Calami rhizoma) verwendet wird, wächst in Deutschland an Gräben, Teich- und Flussufern und sein ätherisches Öl, die Bitter- und Gerbstoffe wirken stark hyperämisierend, adstringierend und gerbend. Indikationen für ein Kalmus-Fußbad mit 4,5 g Extrakt sind Erfrierungen und Pernionen, Schlaf- und Zirkulationsstörungen sowie Erschöpfungszustände.

Kamille (Matricaria recutita) ist eine krautige Pflanze und kommt in Deutschland an Feldrändern, auf Wiesen und in Gärten vor. Die echte Kamille weist beim Abpflücken des Blütenstandes einen hohlen Stiel auf. Der Aufguss mit dem Inhaltsstoff Bisabolol wirkt antimikrobiell, entzündungswidrig sowie krampflösend und kann die Wundheilung beschleunigen. Ein kühles bis lauwarmes Fußbad mit einem Esslöffel Extrakt hilft bei oberflächlichen eitrigen Wunden, nässenden Ekzemen, gereizter Haut und Fisteln. Als warme Bäder oder Umschlag ist Kamille bei geschlossenen Entzündungen anzuwenden.

Latschenkiefer-Extrakt wird aus dem Nadelbaum Latsche gewonnen. Es werden die Nadeln, Knospen, der Saft und das Holz verwendet. Die Wirkung ist anregend, antiseptisch und hautreizend. Anzuwenden ist es bei vegetativen und angiopathischen Störungen, Erschöpfungszuständen und Entzündungen. Auf ein Fußbad wird ein Esslöffel des Extrakts verwendet. Die Temperatur wird warm bei Entzündungen und angiopathischen Störungen gewählt, bei vegetativen Problemen lauwarm.

Lavendel (Lavendula angustifolia) stammt aus Südfrankreich und anderen Ländern des Mittelmeerraums. Das ätherische Öl aus den sprossenden Blütenspitzen hat eine beruhigende, antiseptische, krampflösende sowie granulierende Wirkung und kann bei neurologischen, nervösen Beschwerden oder Einschlafstörungen als indifferentes oder lauwarmes

10-minütiges Fußbad mit einem Esslöffel Extrakt vor dem Zubettgehen durchgeführt werden. Bei rheumatischen Erkrankungen ist das Bad warm bis heiß zu temperieren.

Melisse (Melissa officinalis) wirkt beruhigend und ausgleichend, sodass nach einem anstrengenden Tag oder bei allgemeiner Unruhe ein warmes Fußbad mit der entsprechenden Menge an Melissenkonzentrat oder 1 Esslöffel reines Oleum Melissae Entspannung bringt und anschließend der Feierabend aktiver genutzt werden kann.

Pfefferminze (Mentha) ist eine krautige Arzneipflanze mit einem hohen Anteil an Menthol in den Blättern. Die subjektiv empfundene Kühlwirkung wirkt durch das ätherische Öl erfrischend auf der Haut und bringt in Fuß- und Beinbalsamen eingearbeitet Erleichterung bei dem Gefühl von heißen schweren Füßen und Beinen. Als lauwarmes Fußbad kann der beruhigende Effekt der Minze abends zur Nervenberuhigung und Schlafförderung genutzt werden.

Quercus cortex ist **Eichenrinde**, die getrocknet und zerkleinert nach 30-minütigem Kochen als Auszug im indifferenten Fußbad mit 20 g bei übermäßigem Fußschweiß adstringierend und mit dem Inhaltsstoff Tannin gerbend auf die Haut wirkt, eine Reduktion der Schweißbildung bewirkt und auch bei Varizen und Ekzemen eingesetzt wird. Die Anwendung hat sich ebenfalls bei mykotischen Haut- und Nagel-Infektionen am Fuß bewährt. Die Dauer der Anwendung sollte bei Fußbädern alle 2 Tage nach 2 Wochen enden und erst nach einer etwa 4-wöchigen Pause bei Bedarf wieder begonnen werden. Als Begleittherapie bei Pernionen (Frostbeulen) werden warme bis heiße Bäder angesetzt.

Rosmarin (Rosmarinus officinalis) aus dem Mittelmeerraum rollt die Blätter, die das ätherische Öl enthalten, bei Hitze und Wassermangel verdunstungsmindernd zu kleinen Nadeln ein. Rosmarin wirkt hyperämisierend (durchblutungsfördernd), tonisierend und wärmend bei kalten Füßen und Beinen. Die Wirkung kann auf den gesamten Körper übergehen, sodass ein warmes bis heißes Rosmarinfußbad oder die Anwendung rosmarinhaltiger Fußcreme nur in der ersten Tageshälfte erfolgen sollte oder zumindest nicht direkt vor dem Schlafengehen. Bei Hämatomen und Neuralgien wirkt Rosmarin-Spiritus als Einreibung durchblutungsfördernd und heilend.

Rosskastanien (Aesculus hippocastanum) sind Bäume, die in Europa heimisch sind und deren phytotherapeutische Bestandteile in den Samen, also den Kastanien und der Rinde, enthalten sind. Rosskastanienextrakt wirkt adstringierend, hämostyptisch, antiphlogistisch und gefäßtonisierend, sodass die Anwendungsgebiete die venöse Angiopathie, Pernionen, rheumatologische Arthritis, Neuralgien und Pruritus (Hautjucken) sind. Es werden kalte ableitende Umschläge gemacht, die Beschwerden lindern, oder kühle bis warme Bäder mit einem Esslöffel Extrakt auf ein Fußbad.

Salbei (Salvia officinalis) stammt ursprünglich aus dem Mittelmeerraum und hat gerbende, adstringierende Inhaltsstoffe, die bei Fußschweiß reduzierend wirken. Die Pflanze wurde bereits in der Antike als Heilkraut angebaut. Der Name leitet sich von „salvare", was „heilen" bedeutet, ab. Die Wirkung ist antiphlogistisch und adstringierend. Eine Behandlungseinheit kann eine Serie von täglichen Fußbädern für eine Woche sein. Dann sollte für mindestens 4 Wochen pausiert werden, bevor eine neue Serie zur Eindämmung übermäßiger Schweißbildung mit täglichen Fußbädern beginnt, falls Bedarf besteht.

Schafgarbe (Achillea millefolium) ist ein Wildkraut, das auf Wiesen und Grünstreifen überall in Deutschland wächst. Das ätherische Öl wird aus den Blüten und Blättern der Schafgarbe gewonnen, wirkt antiphlogistisch, adstringierend und tonisierend auf Bindegewebe sowie Muskulatur und wird als warme Umschläge oder Bäder bei akuten Entzündungen oder als kühle, lauwarme Bäder bei geschädigter Haut wie Rhagaden oder Ekzemen angewendet.

Schöllkraut (Chelidonium majus) wächst überall in Deutschland als unerwünschtes Gartenbeikraut und auf Brachflächen. Es enthält den orangefarbenen milchigen Pflanzensaft, der bei Warzen aufgetragen eine Abheilung hervorrufen kann. Die Wirkung von Schöllkraut ist antiphlogistisch (entzündungshemmend) und spasmolytisch (krampflösend), wobei für die lokale Verrucatherapie der ätzend wirkende Milchsaft mit den Inhaltsstoffen Coptisin, Berberin und Chelidonin verwendet wird. Chelidonin ist ein Mitose-Gift, das als Cytostatikum (zellteilungshemmend bei sich besonders schnell teilenden Zellen, woraus sich die reduzierende Wirkung bei Verrucae ergibt) und auch gegen grampositive Bakterien einsetzbar ist.

Thymian (Thymus vulgaris) enthält das ätherische Öl Thymol und gedeiht in Südeuropa an warmen trockenen Hängen. Thymol wirkt antiseptisch, desodorierend, hoch konzentriert hautreizend sowie tonisierend und wird mit lauwarmem bis warmem Fußbad bei Hämatomen, auch nach Distorsionen, Entzündungen oder angiopathischen Störungen angewendet. Die Hauptanwendung liegt mit der spasmolytischen und broncholytischen Wirkung bei chronischem Husten.

Weizenkleie (Furfur tritici) als Bestandteil des Getreides Weizen mit den Inhaltsstoffen Kohlehydrate, Lipide, Proteine, Mineralsalze, Kalium, Phosphor, Kalzium, Spurenelemente und den Vitaminen des B-Komplexes, Vitamin D und E wird bei akuten Hauterkrankungen wie Psoriasis, Allergien, Ekzemen oder auch bei nervöser Erschöpfung als lauwarmes Fußbad, auch als Weizenschlammbad, angewendet und wirkt beruhigend und reizmildernd auf die Haut. [4, 5, 6, 15]

Siehe dazu auch Tabelle 6.3, Podologische Phytotherapie, nächste Seite.

Tab. 6.3: Podologische Phytotherapie

Phytotherapeutikum	Wirkung	Indikation
Ackerschachtelhalm	adstringierend, hämostyptisch, granulationsfördend	Senk- und Plattfüße, rheumatoide Arthritis, Pernionen, angiologische Störungen, Schwellungen, nach Knochenfrakturen
Arnika	beschleunigte Rückbildung von Hämatomen, hyperämisierend, schmerzlindernd, adstringierend	Hämatome, Phlebitis, schlecht heilende Wunden und Geschwüre, Fissuren, Rhagaden, Ekzeme, seröse Entzündungen
Baldrian	stark beruhigend	Schlafstörungen, Hyperthyreose, nervöse Unruhe
Chlorophyll	geruchsbindend	übermäßiger Fußschweiß mit Geruchsbildung
Fichtennadel	anregend, desodorierend	vegetative Störungen, rheumatoide Arthritis
Heublumen	hyperämisierend, hautreizend, stoffwechselanregend	Muskel- und Nervenschmerzen bei rheumatoider Arthritis, Zirkulationsstörungen
Kalmus	stark hyperämisierend, adstringierend, gerbend	Erfrierungen, Pernionen, Schlaf- und Zirkulationsstörungen, Erschöpfungszustände
Kamille	antimikrobiell, entzündungswidrig, krampflösend, kann die Wundheilung beschleunigen	oberflächliche eitrige Wunden, nässende Ekzeme, gereizte Haut, Fisteln, geschlossene Entzündungen
Latschenkiefer	anregend, antiseptisch, hautreizend	vegetative und angiopathische Störungen, Erschöpfungszustände, Entzündungen
Lavendel	beruhigend, antiseptisch, krampflösend, granulierend	Neurologische, nervöse Beschwerden, Einschlafstörungen
Melisse	beruhigend, ausgleichend	allgemeine Unruhe
Pfefferminze	kühlend, beruhigend	Schlafstörungen, nervöse Zustände
Quercus cortex	adstringierend, gerbend	übermäßige Schweißbildung, Varizen, Pernionen, Ekzeme, Haut- und Nagelmykose
Rosmarin	hyperämisierend, tonisierend und wärmend	Müdigkeit, Erschöpfung, Hämatome und Neuralgien
Rosskastanie	adstringierend, hämostyptisch, antiphlogistisch und gefäßtonisierend	venöse Angiopathie, Pernionen, rheumatologische Arthritis, Neuralgien, Pruritus
Salbei	antiphlogistisch, adstringierend	Eindämmung übermäßiger Schweißbildung
Schafgarbe	antiphlogistisch, adstringierend, tonisierend auf Bindegewebe und Muskulatur	akute Entzündungen, geschädigte Haut wie Rhagaden oder Ekzeme
Schöllkraut	zellteilungshemmend, antiseptisch bei grampositiven Bakterien, antiphlogistisch, spasmolytisch	Verrucatherapie, Entzündungen, Krämpfe
Thymian	antiseptisch, desodorierend, hoch konzentriert hautreizend, tonisierend	Hämatome, auch nach Distorsionen, Entzündungen oder angiopathischen Störungen, chronischer Husten
Weizenkleie	beruhigend, reizmildernd	Psoriasis, Allergien, Ekzeme, nervöse Erschöpfung

Resümee Physikalische Therapie

Beschwerdefreie Füße sind die Grundlage für eine gute Lebensqualität, die durch eine ausgewogen trainierte Fuß- und Beinmuskulatur mit physiologischer Gelenkbeweglichkeit für einen sicheren Gang inklusive Sturzprophylaxe erreicht werden kann. Begleitend dazu lockern spezielle Massagegriffe sämtliche Fuß- und Beinmuskeln, um Verspannungen zu lösen und die Durchblutung sowie den Lymphfluss anzuregen. Mit der Hydro-, Balneo-, Thalasso- und Phytotherapie werden je nach Indikation Reize gesetzt, die Linderung bei unterschiedlichsten Beschwerden bringen – ein Teilbereich der Podologie mit unterstützender Heilwirkung und mit der Hydrotherapie in Deutschland sogar ein immaterielles UNESCO-Kulturerbe.

Prüfe Dein Wissen!

1. In der Hydrotherapie wirkt ein bestimmter Stoff. Welcher ist das und wodurch wirkt er auch unterschiedlich auf die Haut und den gesamten Organismus? Überlege ausführliche Antworten!
2. Was ist die Besonderheit der Balneotherapie, was wirkt hier? Und wofür kann die Thalassotherapie in der Podologie eingesetzt werden?
3. In der Phytotherapie wirken Pflanzenauszüge auf Haut und Organismus. Welche 2 Pflanzenextrakte wirken jeweils lindernd bei Ekzemen und bei kalten Füßen, welche bei Fußschweiß und wie werden sie aus dem verwendeten Pflanzenteil gewonnen?

Literatur- und Quellennachweis zu 6.3

[1] **Antwerpes, Dr. Frank; Merz, Sebastian**: Peloid, Doccheck Flexikon, 06.01.2022

[2] **Bilz, Friedrich Eduard**: Das neue Heilverfahren. Lehrbuch der naturgemäßen Heilweise und Gesundheitspflege, Verlag F. E. Bilz, Dresden 1888, Kneippkur, wikipedia.org/wiki/Kneipp-Medizin#/media/Datei:Kneippkur.jpg, 06.01.2022

[3] **Europäische Arzneimittel-Agentur** (EMA), european-union.europa.eu/institutions-law-budget/institutions-and-bodies/institutions-and-bodies-profiles/ema_de, EMA, 06.01.2022

[4] **Feindt, Sybille**: Hydrotherapie, in: Grünewald, Klaus: Theorie der medizinischen Fußbehandlung, Band 2, Verlag Neuer Merkur GmbH, ISBN 978-3-95409-027-3, 3. Auflage 2015 und ISBN 3-929360-52-7, 1. Auflage 2001

[5] **Fintelmann, Volker; Weiss, Rudolf Fritz; Kuchta, Kenny**: Lehrbuch Phytotherapie, Haug Verlag/Thieme Verlag 2017, ISBN 978-3-13-240015-3, 13. Auflage

[6] **Grünewald, Waltrud**: Unterrichts-Skripte, Berufsfachschule für Podologie, Braunschweig 1983-85

[7] **JoJessie2612**: Quiz Hydrotherapie, quizlet.com/de/415956237/hydrotherapie-flash-cards, 06.01.2022

[8] **Kerscher, Lorenz**: Streetlife Barfußpfad, commons.wikimedia.org/w/index.php?curid=23777931, 24.03.2022

[9] **Kneipp, Sebastian**: Wassertreten, wikipedia.org/wiki/Kneipp-Medizin#/media/Datei:Wassertreten_1.jpg , 06.01.2022

[10] **Merz, Sebastian; Antwerpes, Dr. Frank; Lorenzen, Fiona; Roth, Sascha**: Balneologie, quizlet.com/de/415956237/hydrotherapie-flashcards/, 28.03.2022, 00:37

[11] **Meyers Großes Konversations-Lexikon**: Wassertreten, 6. gänzlich überarbeitete und vermehrte Auflage, 20. Band, Leipzig und Wien, Bibliographisches Institut 1908

[12] **Mörkl, Dr. med. univ., Sabrina**: Balneotherapie, Doccheck Flexikon, 28.10.2021

[13] **Mörkl, Dr. med. univ., Sabrina; Antwerpes, Dr. Frank; Blaschke, Jannik; Lange, Antje**: Hydrotherapie, Doccheck Flexikon, 27.10.2021

[14] **Mörkl, Dr. med. univ. Sabrina**: Thalassotherapie, Doccheck Flexikon, 06.01.2022

[15] **Patz, Brigitte; Antwerpes, Dr. Frank**: Phytotherapie, Doccheck Flexikon, 06.01.2022

[16] **Rosatti-Bonauer, Christine**: Heilpädagogik und Physiotherapie, Definition Wassertemperaturen, heilpaed.ch/therapienmethoden/wassertherapie.htm, 21.11.2021

[17] **Tovar, Christiane**: Alternativmedizin, planet-wissen.de/gesellschaft/medizin/alternativmedizin_hilfreich_oder_hokuspokus/index.html, 21.11.2021

Theorie der medizinischen Fußbehandlung
Band 1-3

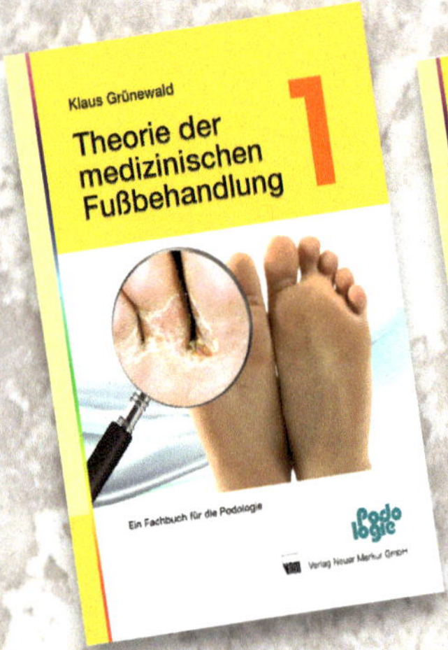

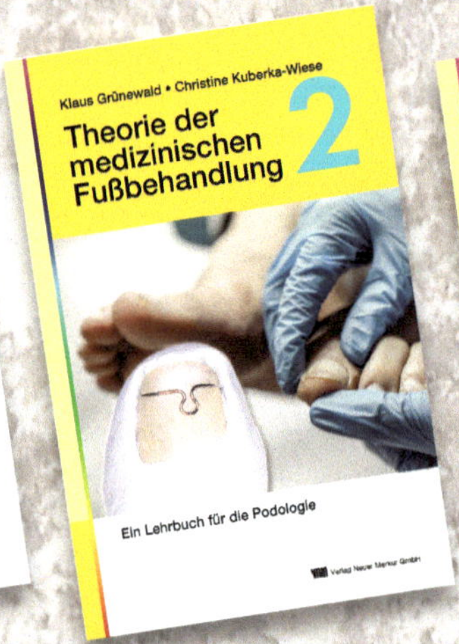

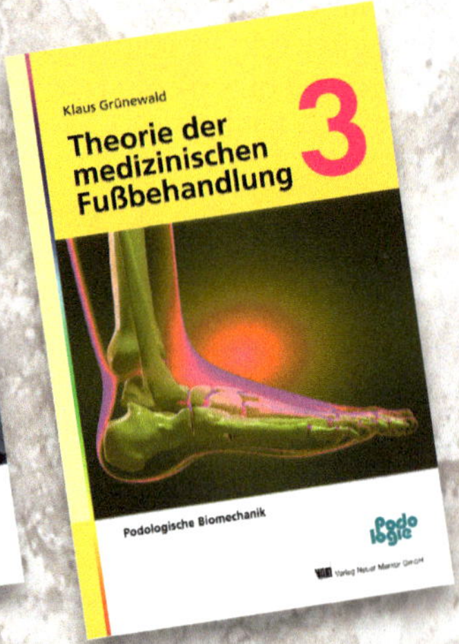

Ein fundiertes Grundlagenwissen ist für jede:n erfolgreiche:n Podologen und Podologin und medizinische:n Fußpfleger:in die Voraussetzung – ein Wissen, das die dreibändige Theorie der medizinischen Fußbehandlung umfassend aufbereitet.

Band 1 u. a.: Haut- und Nagelerkrankungen; Instrumentenkunde; Nagelbehandlung und -falztamponaden; Skalpellbehandlung; Callositas, Clavi, Verrucae; medikamentöse Versorgung des Fußes usw.

Band 2 u. a.: Diabetischer Fuß; Angewandte Techniken in der Fußbehandlung; Physikalisches Grundwissen; Infektionserreger; Hygiene; Massage; Hydrotherapie

Band 3 u. a.: Podologische Biomechanik; Grundbegriffe der Biomechanik des Fußes; Untersuchungen; Das System zur Fortbewegung; Gangbildanalyse; Funktionen des Subtalar-Gelenks (STG); Kompensationsformen des Fußes; Physik, Kräfte, Hebel, Momente und Druckzentren; Einteilung der Fußarten mit den damit verbundenen Pathologien

Klaus Grünewald et. al.
Theorie der medizinischen Fußbehandlung

Band. 1, 384 Seiten	ISBN 978-3-937346-83-0	75,90 Euro
Band. 2, 360 Seiten	ISBN 978-3-95409-070-9	79,90 Euro
Band. 3, 336 Seiten	ISBN 978-3-95409-013-6	75,90 Euro
SET: Band 1 bis 3, 1.080 Seiten	ISBN 978-3-95409-075-4	189,90 Euro

Verlag Neuer Merkur GmbH